2021

퍼시픽 물리치료학 개념서

# 물리치료 진단평가

03

V·O·L·U·M·E

PHYSICAL THERAPY

## DIAGNOSIS & EVALUATION FOR PHYSICAL THERAPY

ANATOMY & PHYSIOLOGY / KINESIOLOGY

PHYSICAL AGENTS

DIAGNOSIS & EVALUATION FOR PHYSICAL THERAPY

PHYSICAL THERAPY INTERVENTION

Pacific Books

— PHYSICAL THERAPY —

# INTRODUCTION

신규 물리치료사들의 등용문을 책임진다는 신념으로 첫 출간을 한지 벌써 15년이 지났습니다. 그동안 수험생들의 꾸준한 성원으로 가장 많이 찾는 수험 서적이 되었지만 이에 안주하지 않고 변화하는 국가고시 경향에 맞추어 학생들이 대비할 수 있도록 꾸준히 개정 작업을 해왔습니다.

특히 2014년 42회부터는 해부생리학, 물리적인자치료, 공중보건학이 기초과목으로 편성되면서 과목 수 감소로 과락은 줄었으나 전체 과목의 이해도를 반영하는 평락이 다수 발생하였습니다. 그중에서도 작년 48회 시험은 2008년 36회 시험 이후 가장 낮은 80.2%의 합격률을 보여 1,100여명이라는 전례 없는 탈락율이 나타나 이에 대비할 수 있는 전략적 개정의 필요성이 대두되었습니다. 즉 과락발생률이 낮아짐으로써 국가고시 합격률은 상승하였으나 이에 따른 심층적인 학습의 부족으로 문제가 조금만 어려워져도 난이도가 급격히 떨어지게 된 것입니다. 따라서 본 교재는 이에 대한 대비책으로 보다 심화적인 자기주도 학습이 가능할 수 있도록 개정의 방향의 정하고 아래와 같이 구성하였습니다.

- **필수적인 내용을 정리한 핵심요약 매뉴얼** : 영역별 필수적인 내용을 놓치지 않고 학습 할 수 있도록 매뉴얼을 과목별로 정리하였으며, 핵심 부분과 기출빈도가 높은 부분은 별도로 표시하였습니다.

- **기출문제 해설 및 핵심 문제 선별** : 국가고시 기출 문제를 유형별로 철저하게 분석하여 관련된 지식을 통합적으로 기억할 수 있도록 정리하였습니다. 더불어 출제가능성이 높고 새로운 방향성을 제시하는 문제들을 검토하여 새로운 국시 유형에 대비할 수 있도록 구성하였습니다.

- **신규 기출문제 추가 및 해설** : 2020년도 국가고시 문제를 중심으로 해부생리학, 의료법규, 공중보건학, 전기광선치료학, 보조기 및 의수족학, 물리치료진단학, 물리치료중재학 등 출제빈도가 높은 영역의 문제와 해설, 요약 등을 개정하고 추가하였습니다.

- **물리치료 진단평가학 매뉴얼 재구성** : 물리치료 진단평가학을 과목별로 나누어 학생들이 효율적으로 학습할 수 있도록 재구성 하였으며, 출제경향의 변화에 따라 다양한 교재의 내용을 참고하여 새로운 내용을 추가하였습니다.

- **실전모의고사 10회** : 핵심요약 매뉴얼과 문제집을 공부한 이후에 국가고시의 철저한 실전대비를 위해 모의고사를 10회 구성하였습니다. 퍼시픽 국가고시 문제집의 안내에 따라 학습하면 기초부터 실전대비까지 완벽한 준비가 될 것입니다.

# 머·리·말

본 매뉴얼과 문제집은 효과적인 국가고시 대비를 위하여 다음과 같은 장점들을 가지고 있습니다.

- 중요한 내용들을 위주로 구성한 매뉴얼은 국가고시 과목의 구성과 동일하여 각 과목별로 체계적인 대비가 가능합니다. 또한 여러 학교에서 채택하였고 국가고시에 출제빈도가 높았던 교과서들을 중심으로 내용을 구성하였습니다. 따라서 단지 국가고시뿐 아니라 평상시의 학과 공부를 할 때에도 많은 도움이 되도록 하였습니다. 실제로 처음 출간된 이후 매년 많은 학생들이 본 매뉴얼로 학과의 과제물이나 시험 준비에 유용하게 사용하였습니다.
- 일반적인 교과서의 설명형 문장이나 가독성이 낮은 번역체가 아닌 간결한 요약과 표, 그림 등을 채택하여 수험생들이 체계적이고 쉽게 이해할 수 있도록 하였습니다.
- 국가고시에 출제가 예상되는 중요한 부분들은 노란 마커로 표시하여 정리하였습니다.
- 국가고시에 출제된 부분은 기출 표시를 하여 중요한 부분을 찾지 않아도 확인될 수 있도록 하였습니다.

물리치료를 전공한 전문 집필진들, 임상 현상의 지식을 모아주신 임상 물리치료사님들께 지면을 빌어 감사의 말씀을 전합니다. 물리치료사국가고시를 준비하는 많은 수험생들이 가까이 하는 책을 만든다는 책임감으로 오랜 시간 동안 지혜를 모아주시고 물리치료계의 발전에 작은 밑거름이 되길 바라는 마음으로 애써주셨습니다. 쉽지 않은 작업에 15년 동안 꾸준히 수고해주신 집필진 분들과 편집위원 분들께 다시 한 번 고개 숙여 감사드립니다. 또한 수험생들을 지도하시는 전국의 물리치료학과 교수님들께도 고마움을 표합니다.

그리고 무엇보다 이 책을 사랑해주신 많은 수험생 분들께 감사드립니다. 매해 새로운 예비 물리치료사분들에게 꿈과 희망을 안겨드릴 수 있도록 앞으로도 부지런히, 그리고 성실히 노력하겠습니다. 부디 퍼시픽과 함께 합격의 영광을 손에 쥐시길 바랍니다. 감사합니다.

퍼시픽북스 학술편찬국

## 물리치료사 국가시험 응시자격

| | |
|---|---|
| 1. 응시자격 | 다음 각 호의 자격이 있는 자가 응시할 수 있습니다.<br>1) 취득하고자 하는 면허에 상응하는 보건의료에 관한 학문을 전공하는 대학·산업대학 또는 전문대학을 졸업한 자. 단, 졸업예정자의 경우 이듬해 2월 이전 졸업이 확인된 자이어야 하며 만일 동 기간 내에 졸업하지 못한 경우 합격이 취소됩니다.<br>2) 보건복지부장관이 인정하는 외국에서 취득하고자 하는 면허에 상응하는 보건의료에 관한 학문을 전공하는 대학과 동등이상의 교육과정을 이수하고 외국의 해당 의료기사등의 면허를 받은 자<br>다만, '95. 10. 6 당시 보건사회부 장관이 인정하는 외국의 해당 전문대학 이상의 학교에 재학 중인 자는 그 해당학교 졸업자 |
| 2. 결격사유 | 다음 각 호에 해당하는 자는 응시할 수 없습니다.<br>1) 정신보건법 제3조제1호에 따른 정신질환자. 다만, 전문의가 의료기사등으로서 적합하다고 인정하는 사람은 그러하지 아니하다.<br>2) 마약·대마 또는 향정신성의약품 중독자<br>3) 금치산자·한정치산자<br>4) 의료기사 등에 관한 법률 또는 형법중 제234조·제269조·제270조제2항 내지 제4항·제317조제1항, 보건범죄단속에 관한 특별조치법, 지역보건법, 국민건강 증진법, 후천성면역결핍증 예방법, 의료법, 응급의료에 관한 법률, 시체 해부 및 보존에 관한 법률, 혈액관리법, 마약류관리에 관한 법률, 모자보건법 또는 국민건강보험법에 위반하여 금고 이상의 실형의 선고를 받고 그 집행이 종료되지 아니하거나 면제되지 아니한 자 |

## 물리치료사 국가시험 안내

| | |
|---|---|
| 1. 인터넷 원서접수 | 1. 인터넷 접수 대상자<br>• 졸업예정자 명단에 등록 후, 응시자격이 확인된 인원은 인터넷 접수 가능<br>※ 단, 졸업예정자 명단에 등록되지 않은 자는 방문 접수만 가능<br>• 과거 응시자격을 인정받아 시험에 응시한 경험이 있는 자<br>• 사전심의를 통해 응시자격을 인정받은 자(해당직종에 한함)<br>• 외국대학 인정심사를 통해 응시자격을 인정받은 자 |

## 2. 인터넷 접수 준비사항

- 회원가입 등
  - 회원가입 : 약관 동의(이용약관, 개인정보 처리지침, 개인정보 제공 및 활용)
  - 아이디/비밀번호 : 응시원서 수정 및 응시표 출력에 사용
  - 연락처 : 연락처1(휴대전화번호), 연락처2(자택번호), 전자 우편 입력
  
  ※ 휴대전화번호는 비밀번호 재발급 시 인증용으로 사용됨
- 응시원서 : 국시원 홈페이지 [원서접수]－[원서접수(하위메뉴)]에서 직접 입력
  - 실명인증 : 성명과 주민등록번호를 입력하여 실명인증을 시행, 외국국적자는 외국인등록증이나 국내거소신고증 상의 등록번호 사용. 금융거래 실적이 없을 경우 실명인증이 불가능함. NICE신용평가정보(1588－2486, http://www.idcheck.co.kr)에 문의
  - 공지사항 확인
  
  ※ 원서 접수 내용은 접수 기간 내 홈페이지에서 수정 가능(주민등록번호, 성명 제외)
- 사진파일 : jpg 파일(컬러), 236×315픽셀 이상 크기, 해상도는 200dpi 이상

## 3. 응시수수료 결제

- 결제 방법 : [응시원서 작성 완료] → [결제하기] → [응시수수료 결제] → [시험선택] → [온라인계좌이체 / 가상계좌이체 / 신용카드] 중 선택
- 마감 안내 : 인터넷 응시원서 등록 후, 접수 마감일 21:00시까지 결제하지 않았을 경우 미접수로 처리

## 4. 접수결과 확인

- 방법 : 국시원 홈페이지 [원서접수]－[접수결과 확인] 메뉴
- 영수증 발급 : http://ecredit.uplus.co.kr [거래내역 조회]에서 열람·출력

## 5. 응시원서 기재사항 수정

- 방법 : 국시원 홈페이지 [마이페이지]－[응시원서 수정] 메뉴
- 기간 : 시험 시작일 하루 전까지만 가능
- 수정 가능 범위
  - 응시원서 접수기간 : 아이디, 성명, 주민등록번호를 제외한 나머지 항목
  - 마감~시행 하루 전 : 비밀번호, 주소, 전화번호, 전자 우편, 학과명 등
  - 단, 성명이나 주민등록번호는 개인정보(열람, 정정, 삭제, 처리정지) 요구서와 주민등록초본이나 기본증명서를 제출하여야만 수정이 가능

(국시원 홈페이지 [정보공개]－[서식모음]에서 「개인정보(열람, 정정, 삭제, 처리정지) 요구서」 참고)

## 6. 응시표 출력

- 방법 : 국시원 홈페이지 [원서접수]－[응시표 출력]
- 기간 : 시험장 공고일부터 시험 시행일 아침까지 가능
- 기타 : 흑백으로 출력하여도 관계없음

| | |
|---|---|
| **2. 방문 원서접수** | **1. 방문 접수 대상자**<br>외국대학 졸업자 중 국가시험에 처음 응시하는 경우는 응시자격 확인을 위해 방문접수만 가능합니다.<br>※ 단, 기 응시경력자 및 인터넷 응시원서 접수를 위한 응시자격 사전심의를 신청하여 응시자격이 확인된 자는 인터넷 접수 가능합니다.<br>**2. 방문 접수 시 준비 서류**<br>• 국내대학 졸업자 제출 서류<br>– 응시원서 1매<br>– 동일 사진 2매(3×4cm 크기의 인화지로 출력한 컬러사진)<br>– 개인정보 수집·이용·제3자 제공 동의서 1매<br>– 졸업예정증명서 1매(졸업예정자에 한함)<br>– 응시수수료(현금 또는 카드결제)<br>※ 대리접수 시 제출서류와 함께 응시자 도장을 지참하시거나, 응시원서에 응시자 도장이 날인되어 있어야 합니다.<br>**3. 응시수수료 결제**<br>• 결제 방법 : 현금, 신용카드, 체크카드 가능<br>• 마감 안내 : 방문접수 기간 18:00까지(마지막 날도 동일)<br>**4. 공통 유의사항**<br>1) 등록기준지 작성<br>• 내국인의 등록기준지 작성<br>– 확인 방법<br>○ 가까운 주민자치센터에서 ‘기본증명서’를 발급<br>○ 전자가족관계등록시스템(http://efamily.scourt.go.kr)에서 공인인증서로 본인 확인을 거쳐 ‘가족관계등록부’를 조회하면 등록기준지 확인 가능<br>– 입력 방법 : 기본증명서 상에 기재된 등록기준지를 정확하게 입력<br>– 작성 사유 : 보건의료관계 법령에 의거 응시자격 및 면허자격 확인을 위한 결격사유조회를 위해 활용<br>※ 응시원서 작성 시 기재한 등록기준지가 기본증명서 상에 기재된 실제 등록기준지와 다를 경우, 결격사유조회가 불가능하여 응시 및 면허발급이 제한·지연될 수 있음<br>2) 원서 사진 등록<br>• 모자를 쓰지 않고, 정면을 바라보며, 상반신만을 6개월 이내에 촬영한 컬러사진<br>• 응시자의 식별이 불가능할 경우, 응시가 불가능할 수 있음<br>• 셀프 촬영, 휴대전화기로 촬영한 사진은 불인정<br>• 기타 : 응시원서 작성 시 제출한 사진은 면허(자격)증에도 동일하게 사용<br>※ 면허 사진 변경 : 면허교부 신청 시 변경사진, 개인정보(열람, 정정, 삭제, 처리정지) 요구서, 신분증 사본을 제출하면 변경 가능 |

## 3. 시 험

### 1. 시험과목 및 시험방법

| 시험종별 | 시험 과목 수 | 문제수 | 배점 | 총점 | 문제 형식 |
|---|---|---|---|---|---|
| 필기 | 4 | 190 | 1점/1문제 | 190 | 객관식 5지선다형 |
| 실기 | 1 | 70 | 1점/1문제 | 70 | 객관식 5지선다형 |

### 2. 시험시간표

| 교시 | 과목(문항수/과락수) | 세부과목 | 시험형식 | 시험시간 |
|---|---|---|---|---|
| 1교시<br>(105) | 물리치료기초<br>(60/24) | 해부생리학<br>운동학<br>물리적인자치료<br>공중보건 | 객관식<br>5지선다형 | 09:00～10:30<br>(90분)<br>30분 전 입장 |
| | 물리치료진단평가<br>(45/18) | 진단평가 원리<br>검사와 평가<br>임상의사결정<br>물리치료 문제해결(진단평가) | | |
| 2교시<br>(85) | 물리치료중재<br>(65/26) | 근골격계 중재<br>신경계 중재<br>심폐혈관계 중재<br>피부계 중재<br>물리치료 문제해결(중재) | | 11:00～12:15<br>(75분)<br>10분 전 입장 |
| | 의료관계법규<br>(20/8) | 의료법<br>의료기사 등에 관한 법률<br>장애인복지법<br>노인복지법<br>국민건강보험법 | | |
| 3교시<br>(70) | 실기시험<br>(70/42) | 근골격 물리치료<br>신경 물리치료<br>심폐혈관 물리치료<br>피부 물리치료<br>지역사회 물리치료<br>소아청소년 물리치료<br>스포츠 물리치료<br>노인 물리치료<br>여성건강 물리치료 | 객관식<br>5지선다형<br><br>사례형<br>40% | 12:45～14:10<br>(85분)<br>10분 전 입장 |

※ 현행 대비 총 시험시간 10분 증가(전년 대비 1교시 5분 감소, 3교시 15분 증가)

| | |
|---|---|
| **4. 합격 기준** | 1) 필기시험에 있어서는 매 과목 만점의 40퍼센트 이상, 전과목 총점의 60퍼센트 이상 득점한 자를 합격자로 하고, 실기 시험에 있어서는 만점의 60퍼센트 이상 득점한자를 합격자로 합니다.<br>2) 응시자격이 없는 것으로 확인된 경우에는 합격자 발표 이후에도 합격을 취소합니다. |

| | 시험과목 | 과목별 최저합격점수 | 최저합격점수 |
|---|---|---|---|
| 1교시 | 물리치료기초<br>물리치료진단평가 | 24점 이상(60점 만점)<br>18점 이상(45점 만점) | 156점 이상<br>(260점 만점) |
| 2교시 | 물리치료중재<br>의료관계법규 | 26점 이상(65점 만점)<br>8점 이상(20점 만점) | |
| 3교시 | 실기시험 | 42점 이상(70점 만점) | |

| | |
|---|---|
| **5. 합격 예정자 발표** | 1) 합격자 명단은 다음과 같이 확인할 수 있습니다.<br>• 국시원 홈페이지 [합격자조회]메뉴<br>• 국시원 모바일 홈페이지<br>• ARS 전화번호 : 060－700－2353<br>• ARS 이용기간 : 합격자 발표일부터 7일간<br>• 기타 자세한 사용방법은 ARS의 안내에 따르시기 바랍니다.<br>2) 휴대전화번호가 기입된 경우에 한하여 SMS로 합격여부를 알려드립니다.<br>(휴대전화번호가 010으로 변경되어, 기존 01* 번호를 연결해 놓은 경우 반드시 변경된 010 번호로 입력(기재)하여야 합니다.) |

CONTENTS

C O N T E N T S

CONTENTS

PHYSICAL THERAPY

# 근골격계 검사 및 평가

퍼시픽 물리치료학 개념서

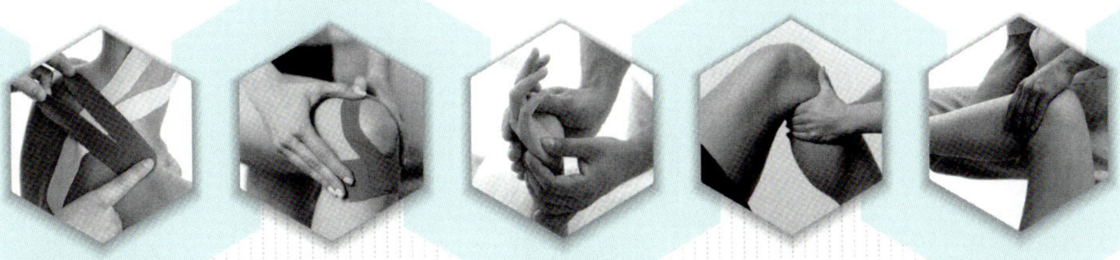

PHYSICAL THERAPY

PHYSICAL THERAPY

# 어깨 복합체의 검사 및 평가

EXPLANATION

## 어깨관절의 검사 및 평가

### 1. 어깨관절 주위의 촉진

1) 뼈의 촉진

(1) **목아래패임(suprasternal notch)**

어깨세모근과 어깨뼈봉우리 위에 양손을 놓고 목아래패임이 느껴질 때까지 안쪽으로 움직인다.

(2) **복장빗장관절(sternoclavicular joint)**

목아래패임의 바로 가쪽에 위치한다.

(3) **빗장뼈(clavicle)**

빗장뼈의 가쪽 1/3의 오목한 곳을 따라 만져 보면서 어떤 융기나 염발음 또는 골절의 징후일지 모르는 연속성의 상실이 있는가를 주의해서 살펴본다.

(4) **부리돌기(coracoid process)**

빗장뼈의 가장 오목한 곳의 깊숙한 곳에 위치, 빗장뼈 앞면에서 약 1인치 아래쪽으로 손가락을 내려서 부리돌기를 느낄 때까지 아래쪽으로 손가락을 내려서 비스듬히 가쪽관절융기 뒤쪽으로 눌러보아야 한다.

(5) **봉우리빗장관절(acromioclavicular joint)**

빗장뼈에서 약 2.5cm 정도에서부터 가쪽으로 촉진을 계속하여 피부밑의 봉우리빗장관절까지 만져본다.

(6) **어깨뼈봉우리(acromion)**

직사각형의 형태로, 어깨의 가장 꼭대기에 해당한다.

(7) **위팔뼈 큰결절(greater tuberosity)**

어깨뼈봉우리 가쪽모서리로부터 어깨뼈봉우리 가쪽 가장자리 아래에 있는 위팔뼈 큰결절을 가쪽으로 촉진한다.

(8) **위팔두갈래근고랑(bicipital groove)**

큰결절의 앞/안쪽에 위치, 가쪽은 큰결절에 의하여, 안쪽은 작은결절에 의하여 경계를 이룬다.

(9) **어깨뼈**

두 번째 갈비뼈부터 일곱 번째 갈비뼈 위에 자리 잡고 있으며 안쪽모서리는 가시돌기에서 2~

3.5cm 떨어져 있다.

(10) **어깨뼈가시**

세 번째 등뼈가시돌기의 반대편이다.

(11) **어깨뼈의 척추모서리**

어깨뼈 아래각에서 넓은등근, 큰원근, 작은원근 아래로 어깨뼈가 만져지지 않는 지점까지 가쪽 모서리를 따라 만져본다.

2) 연부조직 촉진

(1) 돌림근띠(rotator cuff)

① 가시위근(supraspinatus), 가시아래근(infraspinatus), 작은원근(teres minor) → 위팔뼈 큰결절 촉지

② 어깨밑근(subscapularis) → 어깨뼈 안쪽 촉지

(2) 어깨세모근밑주머니(subacromial bursa), 어깨세모근밑주머니(subdeltoid bursa)

① **어깨세모근밑**주머니

- 어깨관절을 수동으로 펼 때 어깨뼈봉우리 아래로부터 돌림근띠와 함께 앞으로 돌림
- 어깨뼈봉우리의 앞면 가장자리에서부터 위팔두갈래근까지 퍼져 있다.

② **어깨세모근밑**주머니

어깨뼈봉우리의 가쪽 가장자리에서부터 어깨세모근까지 퍼져 있다.

(3) 겨드랑(axilla)

| 앞면 | 뒤면 | 안쪽면 | 가쪽벽 |
|---|---|---|---|
| 큰가슴근(Pectoralis major) | 넓은등근(Latissimus dorsi) | 앞톱니근(Serratus anterior) | 위팔뼈의 위팔두갈래근고랑 |

(4) 팔이음뼈의 돌출근육

① 목빗근

② 큰가슴근

③ 위팔두갈래근

④ 어깨세모근

⑤ 등세모근

⑥ 큰마름근, 작은마름근

⑦ 넓은등근

⑧ 앞톱니근

(5) 위팔동맥

부리위팔근과 위팔세갈래근 사이의 위팔뼈몸통을 향하여 약간 압박을 가해 쉽게 찾을 수 있다.

## 2. 어깨관절 및 어깨뼈 변형

1) **에르브 마비(Erb's palsy)**

팔이 안쪽돌림, 모음되어 있는 상태

2) **스프랭겔의 기형(Sprengel's Deformity)**

앞톱니근의 위축이나 약화로 인하여 어깨뼈가 부분적으로 가슴에서 목뼈 쪽으로 올라간다.

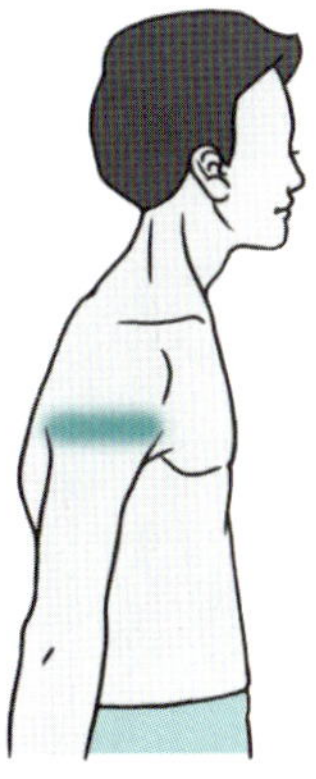

에르브의 마비

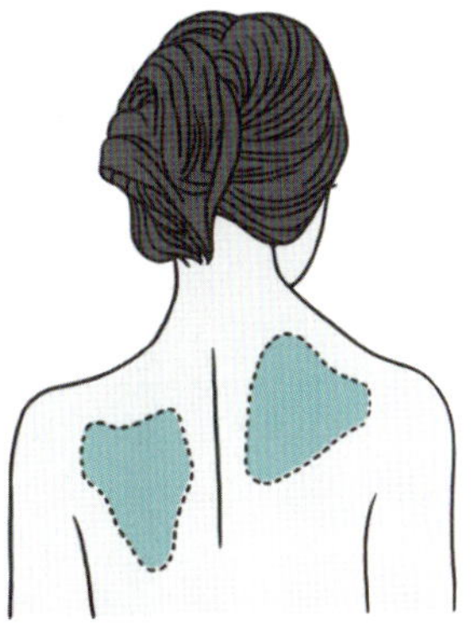

스프랭겔의 기형

## 3. 관절 운동 범위 검사

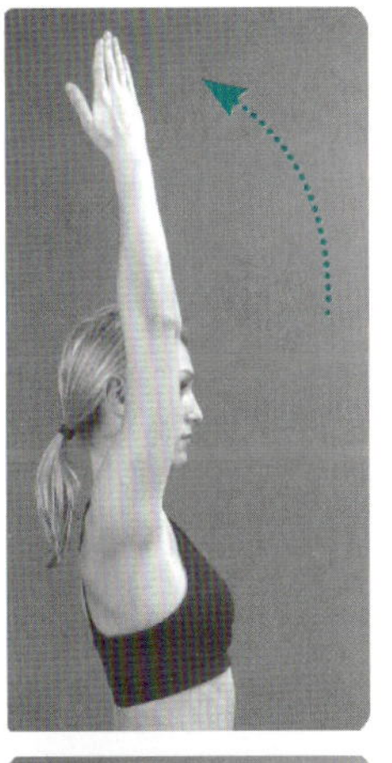

1) 굽힘(160°～180°)
   (1) 작용하는 근육 : 어깨세모근(Deltoid)(앞섬유), 위팔두갈래근(biceps brachii), 큰가슴근(pectoralis major), 부리위팔근(coracobrachialis)
   (2) 신장되는 조직 : 넓은등근(latissimus dorsi), 큰원근(teres major), 큰가슴근(pectoralis major), 위팔세갈래근(triceps brachii)(긴 머리(long head)), 아래위팔어깨관절주머니(inferior GH capsule), 원뿔인대(conoid ligament)
   (3) 압박되는 조직 : 가시위근힘줄(supraspinatus tendon), 어깨세모근밑주머니(subdeltoid bursa), 위쪽위팔어깨관절주머니(upper GH joint capsule)

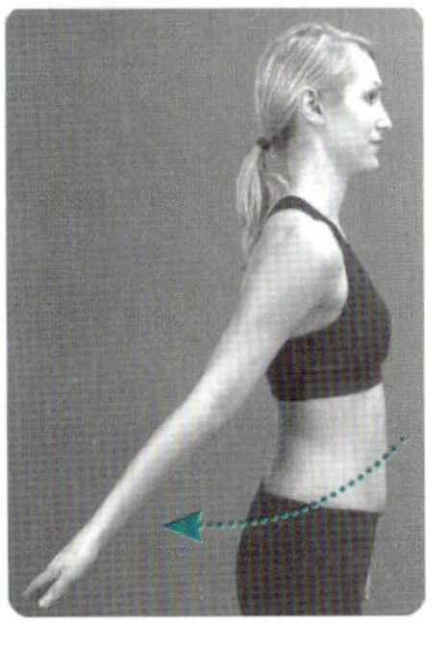

2) 폄(40°～60°)
   (1) 작용하는 근육 : 어깨세모근(뒤섬유), 넓은등근, 큰원근, 작은원근(teres minor), 가시아래근(infra spinatus), 위팔세갈래근
   (2) 신장되는 조직 : 어깨세모근(앞섬유), 위팔두갈래근, 큰가슴근, 앞위팔어깨관절주머니(anterior GH capsule)
   (3) 압박되는 조직 : 뒤위팔어깨관절주머니(posterior GH capsule)
3) 벌림(160°～180°)
   (1) 작용하는 근육 : 가시위근(supraspinatus), 어깨세모근(중간섬유), 등세모근(trapezius), 앞톱니근(seratus anterior)
   (2) 신장되는 조직 : 넓은등근, 큰원근, 큰가슴근(아래섬유), 위팔세갈래근(긴머리), 아래위팔어깨관절 주머니, 원뿔인대
   (3) 압박되는 조직 : 가시위근힘줄, 어깨세모근밑주머니, 위쪽위팔어깨관절주머니

4) 모음(30°~40°)

(1) 작용하는 근육 : 어깨세모근(앞섬유), 큰가슴근, 넓은등근, 큰원근, 부리위팔근, 등세모근

(2) 신장되는 조직 : 어깨세모근(중간섬유), 뒤위팔어깨관절주머니

(3) 압박되는 조직 : 큰가슴근, 봉우리빗장관절(AC joint), 복장빗장관절(SC joint), 앞위팔어깨관절주머니

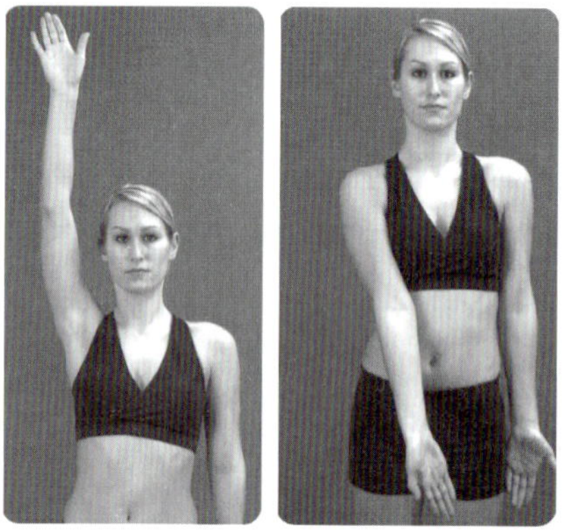

5) 가쪽돌림(80°~100°)

(1) 작용하는 근육 : 가시아래근, 작은원근, 어깨세모근(뒤섬유)

(2) 신장되는 조직 : 큰가슴근, 어깨밑근(subscapularis), 앞위팔어깨관절주머니

(3) 압박되는 조직 : 뒤위팔어깨관절주머니

6) 안쪽돌림(70°~90°)

(1) 작용하는 근육 : 큰가슴근, 어깨밑근, 어깨세모근(앞섬유), 큰원근, 넓은등근

(2) 신장되는 조직 : 가시아래근, 작은원근, 어깨세모근(뒤섬유), 뒤위팔어깨관절주머니

(3) 압박되는 조직 : 앞위팔어깨관절주머니

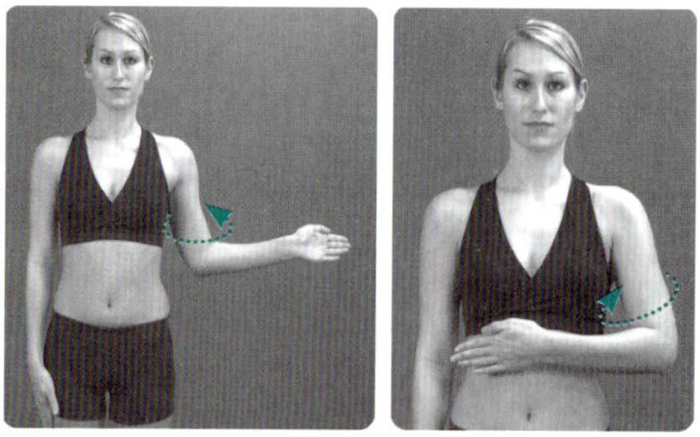

## 4. 어깨관절의 근력 검사

1) **굽힘(flexion)**

앞어깨세모근(anterior portion of the deltoid), 부리위팔근(coracobrachialis)

2) **폄(extension)**

넓은등근(latissimus dorsi), 큰원근(teres major), 뒤어깨세모근(posterior portion of the deltoid)

3) **벌림(abduction)**

중간어깨세모근(middle portion of the deltoid), 가시아래근(supraspinatus)

4) **모음(adduction)**

큰가슴근(pectoralis major), 넓은등근(latissimus dorsi)

5) **가쪽돌림(external rotation)**

가시아래근(infraspinatus), 작은원근(teres minor)

6) **안쪽돌림(internal rotation)**

어깨밑근(subscapularis), 큰가슴근(pectoralis major), 넓은등근(latissimus dorsi), 큰원근(teres major)

7) **어깨뼈의 올림(elevation)**

등세모근(trapezius), 어깨올림근(levator scapular)

8) **어깨뼈 내밈(retraction)**

큰마름근(rhomboid major), 작은마름근(rhomboid minor)

9) **어깨뼈 들임(protraction)**

앞톱니근(serratus anterior)

## 5. 어깨관절의 감각 검사

1) 감각 검사(sensation testing)

(1) 팔의 가쪽 : $C_5$ 신경뿌리

(2) 팔의 안쪽 : $T_1$ 신경뿌리

(3) 겨드랑 : $T_2$ 신경뿌리

(4) 겨드랑에서 젖꼭지까지 : $T_3$ 신경뿌리

(5) 젖꼭지 : $T_4$ 신경뿌리

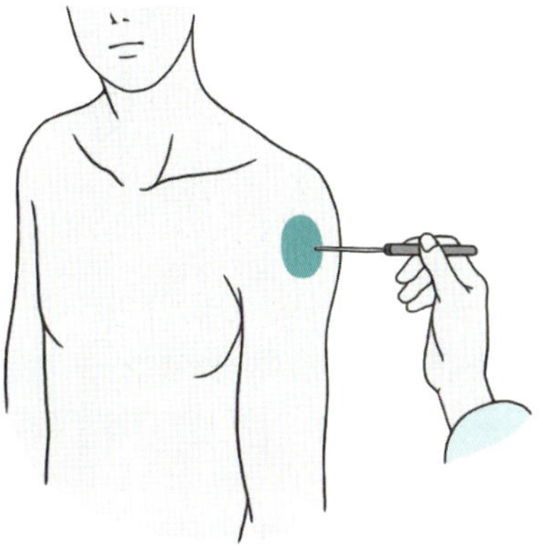

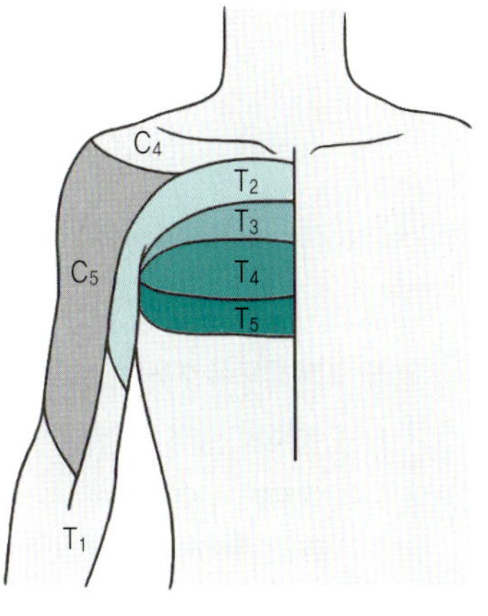

2) 어깨관절 통증을 일으킬 수 있는 관련통

| 심장근육경색증 | 왼쪽 어깨에서 방사통이 있을 수 있음 |
|---|---|
| 어깨관절충돌증후군 | 가로막 자극과 깊은 관계가 있음(어깨 위의 피부분절과 가로막은 신경뿌리 지배가 동일하기 때문) |
| 목뼈의 원반탈출증이나 일반 외상의 경우 | 일어나는 목의 문제들도 어깨관절과 어깨뼈에 통증 방사 |
| 척추골절 | 국소적 작열통 외에도 골절에 의해 침범된 근육의 주행 경로를 따라 어깨까지 통증방사 |
| 어깨관절은 팔꿉관절과 위팔뼈 먼쪽끝의 병변에 의해 영향 | 골절 시 어깨관절 쪽 방사통 유발 |

## 6. 정형 검사(special testing) (기출)

### ■ 선별검사(Screening test)

1) **팔 떨어뜨리기 검사(drop arm test)**

| 방법 | • 환자 팔을 벌림<br>• 그 팔을 천천히 내려 보게 함 |
|---|---|
| 결과 | • 이상 시 : 팔은 약 90° 벌림상태에서 몸 옆으로 툭 떨어지게 됨<br>환자의 팔이 벌림 시 검사자가 아래팔을 살짝 누르면 환자 팔은 몸 옆으로 툭 떨어짐 |

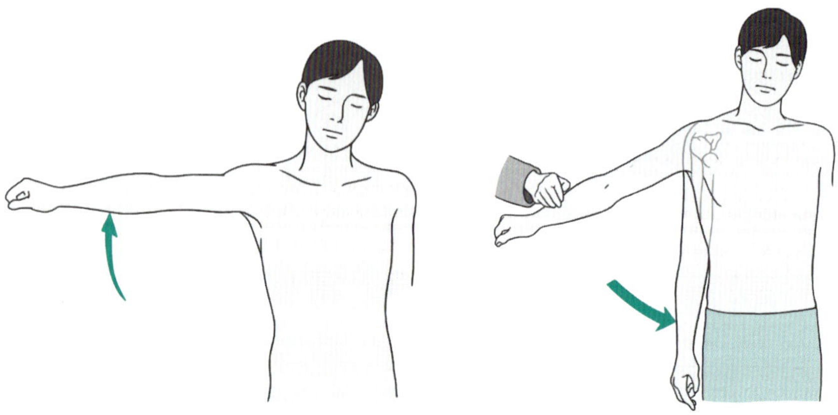

2) **아플레이 긁기 검사(Apley's scretch test)**

| 방법 | 환자는 앉거나 서서, 검사자는 환자가 손을 등 뒤에 위치하고 등 중앙 아래쪽을 만지도록 하며, 위쪽에서도 반복하도록 지시 |
|---|---|
| 결과 | (+) 통증과 동작 수행할 수 없음 → 근육둘레띠(rotator cuff) 병변(위팔두갈래근이나 가시위근 힘줄염(bicipital or supraspinatus tendinitis)), 가쪽 오목위팔관절 근육둘레띠(external GH rotator) 긴장(tightness)이나 병변, 테두리(labral) 질환, 봉우리빗장관절염(AC arthritis), 주머니/근육(capsular/muscle) 구축(contracture) |

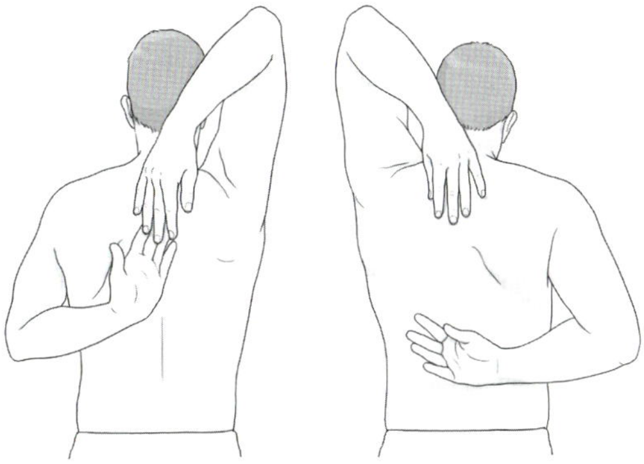

3) **듀가스 검사(Dugas test)**

| | |
|---|---|
| 방법 | 환자는 앉은 자세에서, 검사자는 환자에게 몸을 가로질러 뻗어 반대쪽 어깨 위에 손을 얹고 팔꿈치(elbow)를 올리도록 지시한다. |
| 결과 | (+) 통증 → 부딪힘–요첨 검사(impingement-Yochum's test)는 호킨스 검사(Hawkin's test)와 니어 검사(Neer's test)와 결합되어 사용<br>검사를 마칠 수 없음 → 어깨 탈구(shoulder dislocation), 오목위팔관절 구축(GH contracture) |

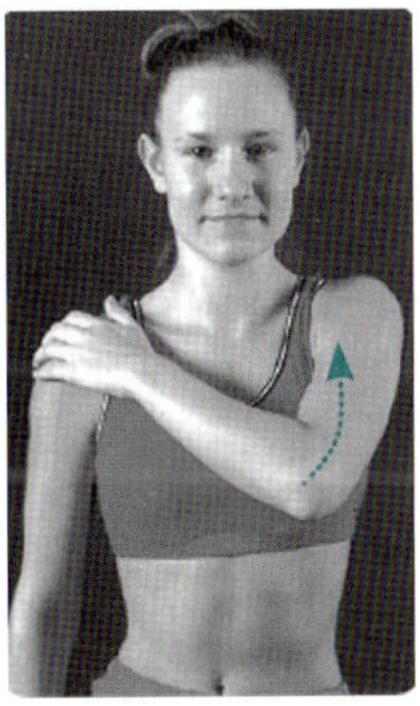

## ■ 위팔두갈래근힘줄염

1) **요르가손 검사(Yergason test)**

| 위팔두갈래근 긴갈래힘줄이 위팔두갈래근 고랑 내에 있는지 유무를 알아보기 위한 검사 | |
|---|---|
| 방법 | • 환자의 팔꿉관절을 완전히 굽힘<br>• 검사자는 환자의 팔을 가쪽돌림 하면서 동시에 팔꿉관절을 아래쪽으로 잡아당김 |
| 결과 | • 이상 시 : 통증<br>• 정상 시 : 반응 없음 |

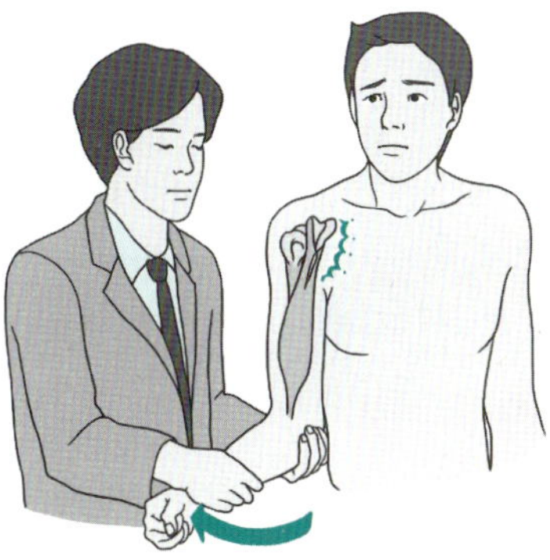

2) 젖힘 검사(Hyperextension test)

| | |
|---|---|
| 방법 | 환자는 어깨는 폄, 팔꿉 완전히 굽힘. 검사자는 수동적으로 환자의 어깨를 펴고 팔꿉은 곧게 함 |
| 결과 | (+) 어깨의 통증 → 두갈래근힘줄염(biceps tendinitis) |

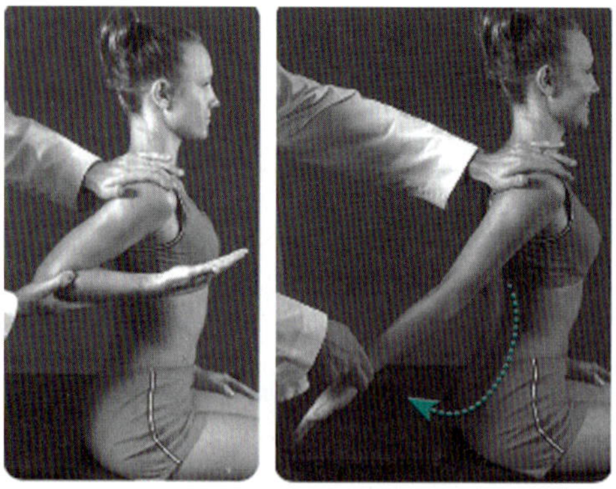

3) 스피드 검사(Speed's test)

| | |
|---|---|
| 방법 | 환자를 앉히고 아래팔(forearm)은 펴서(extended) 뒤침(supinated)하여 옆에 두게 함. 환자는 능동적으로 팔을 120°까지 구부리고, 검사자는 두갈래근고랑(bicipital groove)을 촉진하면서 이 움직임에 저항 |
| 결과 | (+) 통증 → 두갈래근 힘줄염(bicipital tendinitis), 충돌 증후군(impingement syndrome), 테두리 병변(labral lesion), 주머니염(bursitis) |

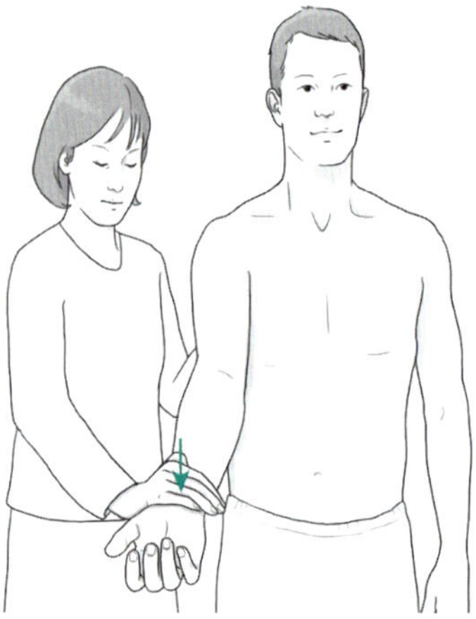

## ■ 위팔어깨관절 불안정

1) 앞/뒤 불안 검사(Ant/Post apprehension test)

| 만성 어깨관절 탈구 검사 | |
|---|---|
| 방법 | 환자는 앉거나 바로 눕혀 어깨를 90°벌리고, 팔꿉을 90°굽힘. 검사자는 부드럽게 앞쪽으로 압력(anterior pressure)을 적용하고 환자가 불안이나 불편의 징후가 있는지 관찰 |
| 결과 | (+) 과도한 앞 전위(anterior translation), 탈구(dislocation)나 환자 불안(apprehension) → 앞 오목위팔관절의 불안정(instability) |

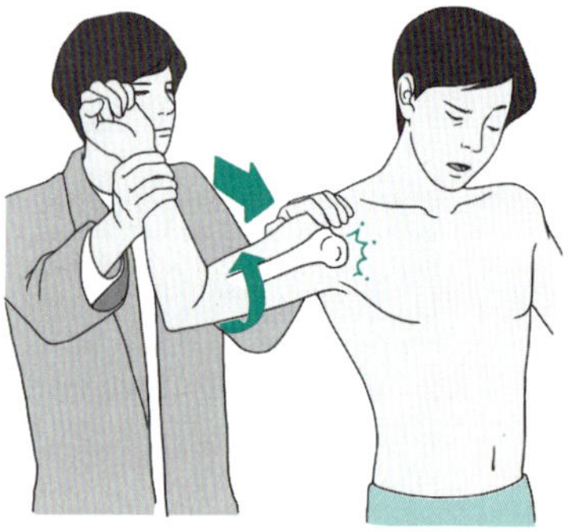

2) 앞/뒤 밀기 검사(Ant/Post drawer test)

| | |
|---|---|
| 방법 | 환자는 바로 눕고, 검사자는 한 손으로 환자의 팔을 잡고 다른 손으로 부리돌기(coracoid process)와 뒤어깨뼈(posterior scapula) 위를 감싸 촉진한다(어깨뼈를 고정하도록 시도한다). 검사자는 위팔뼈(humerus)에 긴축(long axis)방향으로 떼어당김(distraction)을 적용 |
| 결과 | (+) 움직임이나 불안 증가 → 앞 오목위팔관절(glenohumeral)의 불안정(instability)<br>(+) 국소 통증 → 근육둘레띠(rotator cuff) 인대 손상 |

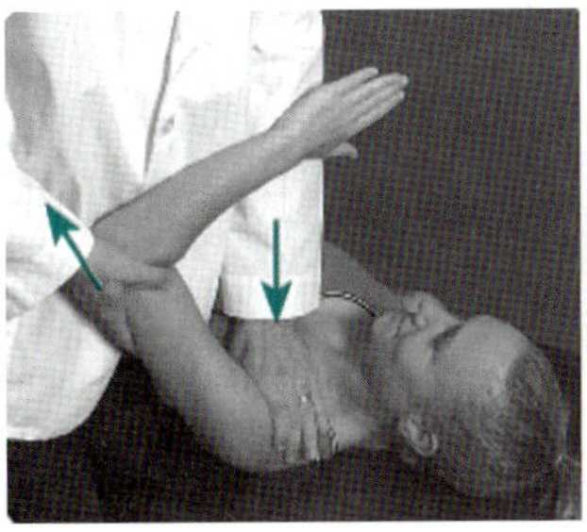

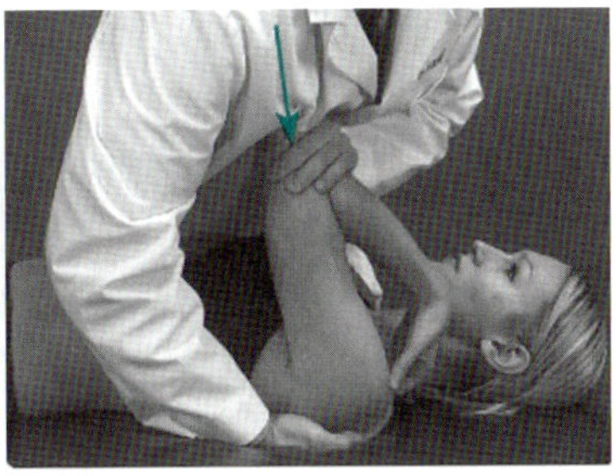

3) 부하/이동 검사(Load/shift test)

| | |
|---|---|
| 방법 | 환자는 의존자세(dependent position)에 팔을 위치한 후 앉히고, 검사자는 어깨를 고정하면서 위팔뼈에 압력을 가해 오목위팔관절에 "부하(load)"를 주면서, 검사자는 어깨를 앞, 뒤 그리고 아래로 움직인다. |
| 결과 | (+) 과도한 이동(translation) (앞쪽으로 25% 이하이거나 뒤쪽으로 50% 이하이어야 한다) → 어깨 불안정, 테두리 째짐(labral tear), Bankart 병변 |

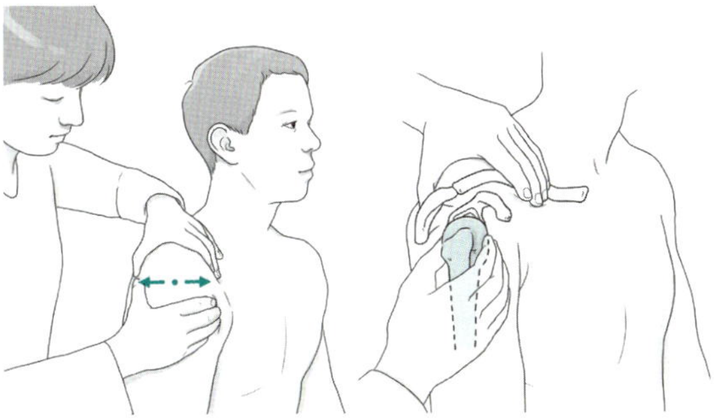

## ■ 부딪힘(Impingement)

### 1) 호킨스-케네디 검사(Hawkins-Kennedy test)

| | |
|---|---|
| 방법 | 환자는 어깨를 90°벌리고, 팔꿉은 90°구부린 상태로 앉히고, 검사자는 봉우리 에 위팔뼈의 큰 결절이 대항하도록 어깨를 안쪽으로 돌리고 수평으로 모음 |
| 결과 | (+) 통증(앞가쪽 어깨) → 가시위근 충돌(supraspinatus impingement), 근육둘레띠 째짐(rotator cuff tear). 마찰음(crepitus)은 뼈관절염을 나타낼 수 있음 |

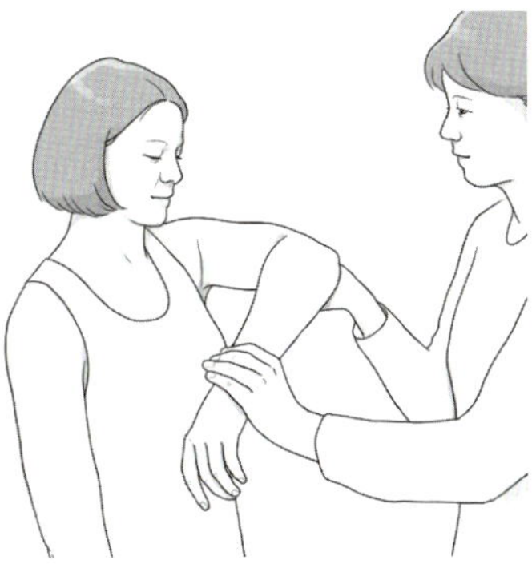

2) **부딪힘 징후(Impingement sign)**

| | |
|---|---|
| **방법** | 환자는 앉거나 서게 하여, 검사는 두 가지로 구성<br>1. 환자는 능동적으로 손바닥을 위로 향한 채 어깨를 구부림(팔을 가쪽으로 돌림)<br>2. 환자는 능동적으로 손바닥을 아래로 향한 채 어깨를 구부림(팔을 안쪽으로 돌림) |
| **결과** | (+) 능동 굽힘시 통증 → 어깨 충돌<br>(+) 통증 → 안쪽으로 돌려진 어깨 → 가시위근 충돌<br>가쪽으로 돌려진 어깨 → 두갈래근 긴 갈래 충돌 |

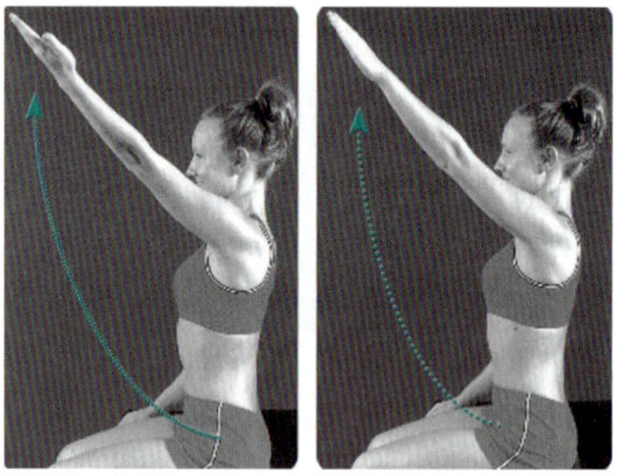

3) **통증호 검사(Painful arc test)**

| | |
|---|---|
| **방법** | 환자는 서거나 자리에 앉고, 검사자는 환자에게 어깨를 벌리라고 한 후 환자에게 불편함이나 통증이 있는지 관찰 |
| **결과** | (+) 어깨 통증 → 근육둘레띠(Rotate cuff) 또는 어깨봉우리빗장의 병리, 충돌 증후군 |

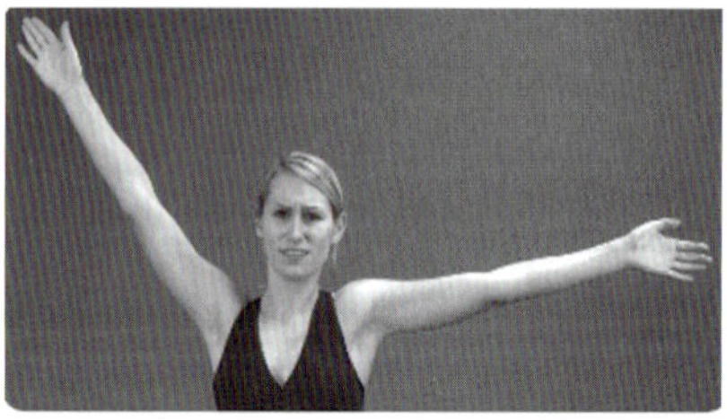

4) **니어 검사(Neer's test)**

| | |
|---|---|
| **방법** | 환자는 팔을 지지한 채 앉고, 검사자는 먼저 환자의 팔을 곧게 편 상태로 굽힘의 전체 범위에서 팔을 가쪽으로 돌린 채(손바닥이 위쪽 향함, palm up) 들어 올린다. 그 후 팔을 안쪽으로 돌린 채(손바닥이 아래쪽 향함, palm down) 움직임을 반복 |
| **결과** | (+) 어깨를 안쪽으로 돌릴 때 통증 → 가시위근 충돌, 봉우리밑 주머니염<br>(+) 어깨를 가쪽으로 돌릴 때 통증 → 두갈래근 긴 머리 충돌 |

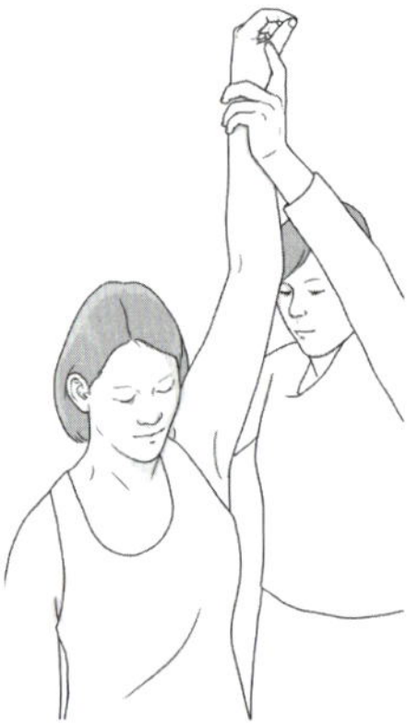

## ■ 근육둘레띠(Rotator cuff)

### 1) 빈 깡통 검사(Empty can test) (기출)

| | |
|---|---|
| 방법 | 환자는 서거나 앉은 후 능동적으로 팔을 쭉 펴서 손바닥을 위로 한 채 어깨뼈 면(scapular plane)을 따라 120°까지 올린 후 끝 지점에서 환자는 깡통을 비우듯이 엄지손가락을 아래로 향하게 하여 팔을 안쪽으로 돌림 |
| 결과 | (+) 통증이나 약화(weakness) → 가시위근의 손상이나 병변 |

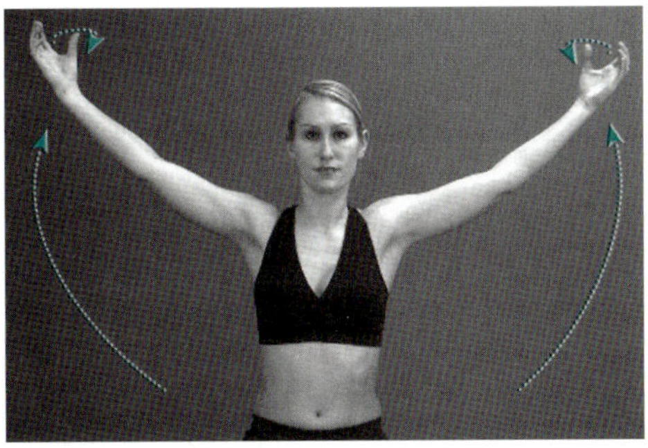

### 2) 올림 검사(Lift-off test)

| | |
|---|---|
| 방법 | 환자는 앉거나 서거나 엎드린 자세에서 손등이 엉치뼈(sacrum) 위에 얹은 후 손을 엉치뼈에서 뒤쪽으로 떼는 것을 시도할 때 검사자는 동작을 관찰하거나 동작에 약간의 저항을 적용할 수 있다. |
| 결과 | (+) 엉치뼈에서 손을 떼지 못함 → 어깨밑근의 완전 째짐이나 마비, 근육둘레띠 병변, 어깨밑근 근막발통점 |

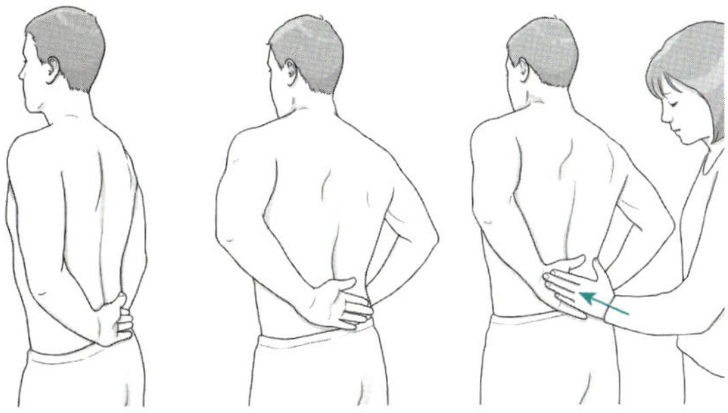

## ■ 테두리 째짐(Labral tear)

### 1) 크랭크 검사(Crank test)

| | |
|---|---|
| 방법 | 환자는 어깨를 180°정도 벌리고 팔꿉은 90°정도 구부린 채 앉거나 바로 눕고, 검사자는 긴축 압력(long axis compression)을 가하고 위팔(humerus)을 안쪽과 가쪽으로 돌림 |
| 결과 | (+) 어깨 통증과 마찰음 → 관절테두리 병변 |

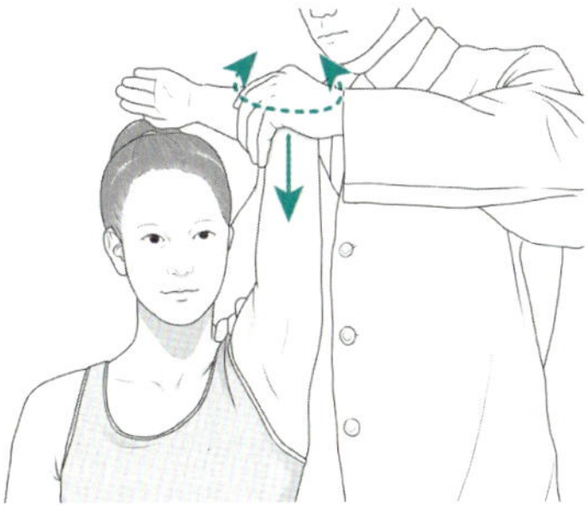

2) **오브라이언 검사(O'brien's test)**

| | |
|---|---|
| **방법** | 두 가지 검사는 모두 환자는 어깨를 90°굽히고 팔을 20°모은 상태로 앉고 두 가지 검사에서 검사자가 환자의 팔을 아래로 누르는 동안 환자는 자세를 유지하려고 노력<br>• 팔 안쪽 돌림(엄지손가락 아래쪽 향함)<br>• 팔 가쪽 돌림(손바닥 위쪽 향함) |
| **결과** | (+) 두 번째 검사 시행시 오목위팔관절 통증이나 마찰음이 줄거나 제거됨 → 앞 테두리 째짐, SLAP 병변, 봉우리빗장관절 병리<br>(+) 손바닥을 위로 향할 때 앞 어깨 통증이 증가됨 → 두갈래근 힘줄염(biceps tendinitis) |

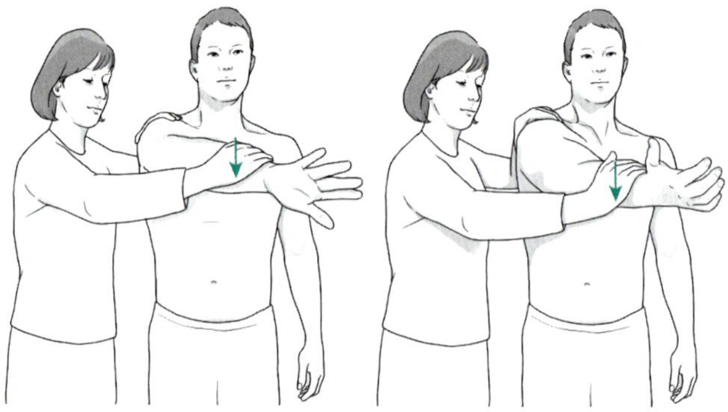

# 팔꿉관절의 검사 및 평가

EXPLANATION

## 팔꿉관절의 검사 및 평가

### 1. 뼈의 촉진

1) 안쪽위관절융기(medial epicondyle)
   (1) 위팔뼈 먼쪽부분 안쪽에 위치
   (2) 어린아이에게서 골절이 자주 일어나는 부위
2) 위팔뼈의 안쪽관절융기위선(medial supracondylar line)
3) 팔꿈치머리(olecranon)
   (1) 자뼈 위의 큰돌기
   (2) 팔꿉관절의 굽힘을 최대로 허용하도록 느슨하고 넓은 피부로 덮여 있는 꼭대기가 뾰족한 모양을 하고 있음
4) 팔꿈치오목(olecranon fossa)
   (1) 위팔뼈 뒤면의 먼쪽끝 위치
   (2) 팔꿉관절을 폄했을 때 팔꿈치머리가 들어가는 곳
5) 가쪽위관절융기(lateral epicondyle)
   팔꿈치돌기의 가쪽
6) 노뼈머리
   (1) 손목관절 폄근군의 안/뒤쪽의 약간 오목한 곳 위치
   (2) 엎침, 뒤침시켜 보면 검사자의 엄지손가락 밑에 노뼈머리가 돌림하는 것을 느낌
7) 기타
   (1) 팔꿉관절 굽힘 : 팔꿈치머리, 안쪽위관절융기, 가쪽위관절융기는 이등변삼각형을 이룸
   (2) 팔꿉관절 폄 : 팔꿈치머리, 안쪽위관절융기, 가쪽위관절융기는 일직선상에 있음

### 2. 연부 조직의 촉진

1) 1구역 : 안쪽면
   (1) 자신경(ulnar nerve)
   안쪽위관절융기와 팔꿈치돌기 사이의 오목한 곳에 위치

(2) 손목관절 굽힘, 엎침근 : 원엎침근, 노쪽손목굽힘근, 긴손바닥근, 자쪽손목굽힘근
주행방향 : 아래팔의 안쪽위관절융기 위에 검사자의 손바닥 중에서 엄지두덩을 얹어 놓음

| 엄지손가락 | 집게손가락 | 가운데손가락 | 반지손가락 |
|---|---|---|---|
| 원엎침근 | 노쪽손목굽힘근 | 긴손바닥근 | 자쪽손목굽힘근 |

(3) 안쪽곁인대(medial collateral ligament)
위팔자관절을 고정시키는 것 중 하나
(4) 관절융기위 림프절
관절융기위 림프절의 비대 여부를 알기 위하여 안쪽관절융기위선을 검사

2) 2구역 : 뒷면
(1) 팔꿈치머리윤활주머니(olecranon bursa)
(2) 위팔세갈래근(triceps muscle)
① 긴갈래 : 위팔의 위/안쪽의 피부밑 촉진
② 가쪽갈래 : 긴갈래과 동일 방법으로 촉진
③ 안쪽갈래 : 위팔뼈 먼쪽부분 안쪽면에서 촉진

3) 3구역 : 가쪽면
(1) 위팔노근(brachiradialis)
① 위팔 가쪽 관절융기위능선에서 이는곳
② 주먹을 쥐게 한 다음 책상 모서리 밑을 중립위치로 받치고 있는 상태에서 책상을 들어 올려 보도록 하면 쉽게 식별 가능
(2) 긴노쪽손목폄근(extensor carpi longus), 짧은노쪽손목폄근(extensor carpi radialis brevis)
① 환자에게 주먹을 쥐고 손목관절을 펴게 하고 검사자는 손등에 저항을 주면 식별 가능
② 가쪽면 세 근육(특히 짧은노쪽손목폄근)은 테니스팔꿈치와 관계가 깊음
(3) 가쪽곁인대
가쪽위관절융기에서 노뼈를 감싸고 있는 고리인대의 옆까지 연결
(4) 고리인대

4) 4구역 : 앞면
(1) **팔오금(cubital fossa)**
① 삼각형의 공간

| 가쪽 | 안쪽 | 위면 |
|---|---|---|
| 위팔노근 | 원엎침근 | 위팔뼈의 양측 위관절융기 사이 |

② 팔오금의 가쪽에서 안쪽으로 통과하는 구조물
위팔두갈래근힘줄, 위팔동맥, 정중신경, 근육피부신경
(2) **위팔두갈래근 힘줄(biceps tendon)**
① 환자가 테이블 모서리 아래에서 주먹을 쥐고(뒤침 상태) 테이블을 들어 올리려 할 때 촉진

② 검사자는 가능한 위팔두갈래근 힘줄의 먼쪽부분을 따라 내려가면서 손목관절 굽힘근 그룹을 가로지르고 위팔두갈래근을 움직이지 못하도록 고정하는 안쪽의 위팔두갈래근 널힘줄을 살펴봄

(3) **위팔동맥** : 위팔두갈래근 힘줄의 바로 안쪽에서 느낄 수 있음

(4) **정중신경** : 위팔동맥 안쪽에 위치

(5) **근육피부신경** : 위팔두갈래근 힘줄의 가쪽, 아래팔의 감각을 지배

## 3. 팔꿉관절의 변형 및 검사

1) 운반각(carrying angle)

(1) 밖굽이팔꿈치(cubitus valgus)

① 아래팔이 운반각의 정상범위(5～15°) 이상으로 벌어진 경우

② 지연성 자신경 마비의 원인이 될 수 있음

③ 원인 : 가쪽위관절융기 골절로 인한 이차적인 뼈끝선의 손상

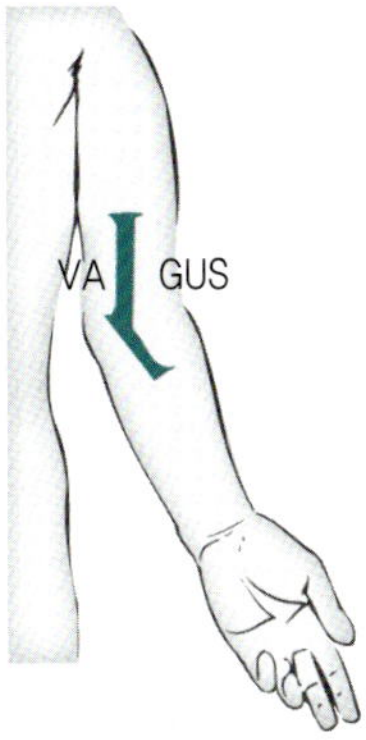


(2) 안굽이팔꿈치(cubitus varus)

① 운반각의 감소, 개머리판 변형(gunstock deformity)

② 원인

어린아이 : 위팔뼈의 말단이 뼈끝면에서 부정유합되거나 골절과 같은 외상

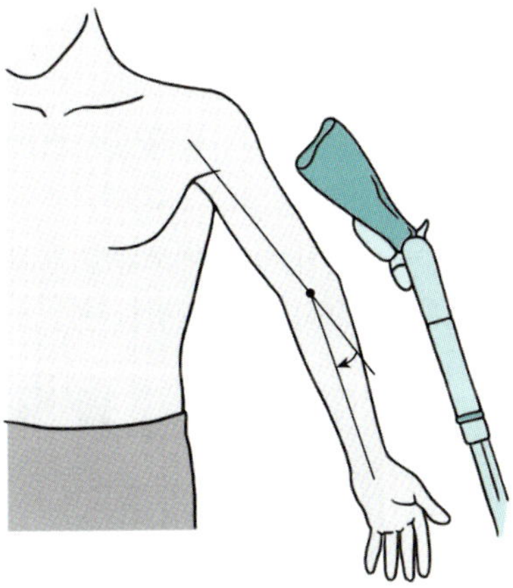

2) 종창(swelling)

| 국소적인 종창 | 산재성 종창 |
|---|---|
| 피부 밑에 특수한 덩어리가 나타나며 이러한 종창은 윤활주머니에만 국한됨 | • 팔꿉관절 전체가 붓는 것<br>• 환자가 팔꿉관절을 45°정도 굽힘 상태로 유지 → 종창의 면적은 최대, 통증을 최소<br>• 원인 : 외상성 손상<br>– 위팔뼈말단의 위관절융기골절<br>– 팔꿉관절의 압좌상 |

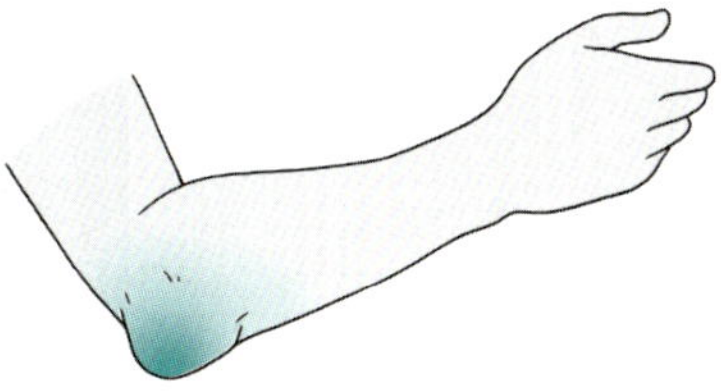

3) 흉터(scar)
   (1) 팔꿉관절 운동을 제한하는 관절 구축으로 발전할 수 있음
   (2) 팔꿉관절 주위를 촉진함

## 4. 관절 운동 범위 검사

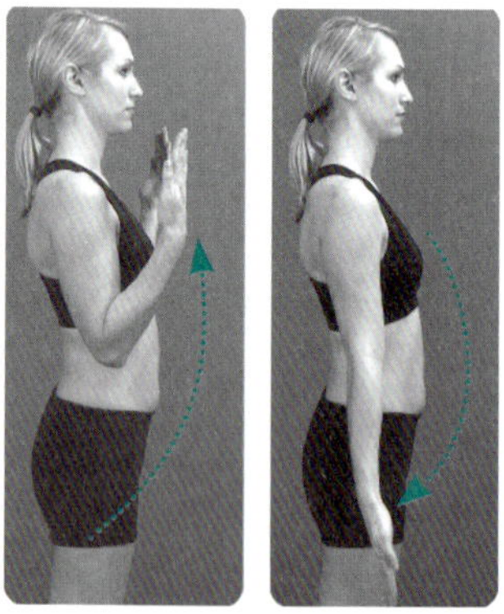

1) 굽힘(150°～160°)
   (1) 작용하는 근육 : 위팔근(brachialis), 위팔두갈래근(biceps brachii), 위팔노근(brachioradialis)
   (2) 신장되는 조직 : 위팔세갈래근(triceps brachii), 뒤팔꿉관절주머니(posterior elbow joint capsule), 자신경(ulnar nerve)
   (3) 압박되는 조직 : 아래팔굽힘근(forearm flexors), 정중신경(median nerve), 앞관절주머니(anterior capsule)
2) 폄(0°～－5°)
   (1) 작용하는 근육 : 위팔세갈래근(triceps brachii), 팔꿈치근(anconeus)
   (2) 신장되는 조직 : 위팔근, 위팔두갈래근, 위팔노근, 정중신경
   (3) 압박되는 조직 : 뒤관절주머니(posterior joint capsule)
3) 뒤침(80°～100°)
   (1) 작용하는 근육 : 위팔두갈래근, 손뒤침근(supinator)
   (2) 신장되는 조직 : 원엎침근(pronator teres), 네모엎침근(pronator quadratus)
4) 엎침(80°～100°)
   (1) 작용하는 근육 : 원엎침근(pronator teres), 네모엎침근(pronator quadratus)
   (2) 신장되는 조직 : 위팔두갈래근, 손뒤침근, 위팔노근

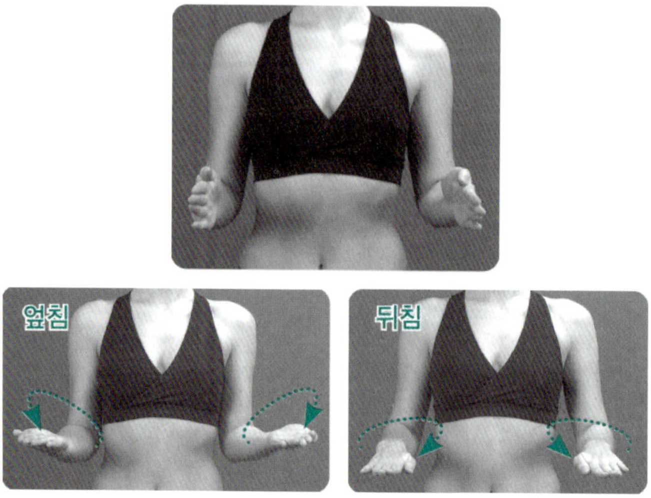

## 5. 팔꿉관절의 근력 검사(muscle testing)

1) **굽힘(flexion)**

(1) 팔을 서서히 구부려 보라고 말한 다음 45° 정도 구부렸을 때부터 저항을 줌

(2) 위팔근(brachialis), 위팔두갈래근(biceps)

2) **폄(extension)**

(1) 약 90°가 되기 전에 환자기 이겨낼 수 있는 최대의 저항을 줌

(2) 위팔세갈래근(triceps)

3) **뒤침(supination)**

위팔두갈래근(biceps), 뒤침근(supinator)

4) **엎침(pronation)**

원엎침근(pronator teres), 네모엎침근(pronator quadratus)

## 6. 팔꿉관절의 반사검사

1) **위팔두갈래근 힘줄 반사** : $C_5$

검사자의 아래팔 위에 환자의 팔을 걸쳐 완전히 이완한 후, 팔오금을 지나가는 위팔두갈래근 힘줄을 반사방치로 가볍게 침

| 반사의 항진 | 뇌혈관 장애와 같은 위운동신경세포 병소 |
|---|---|
| 반사의 저하 | 이차적 아래운동신경세포 장애 |

2) **위팔노근힘줄 반사** : $C_6$

반사망치의 편평한 부분을 사용하여 노뼈끝에서 위팔노근의 힘줄을 살짝 침

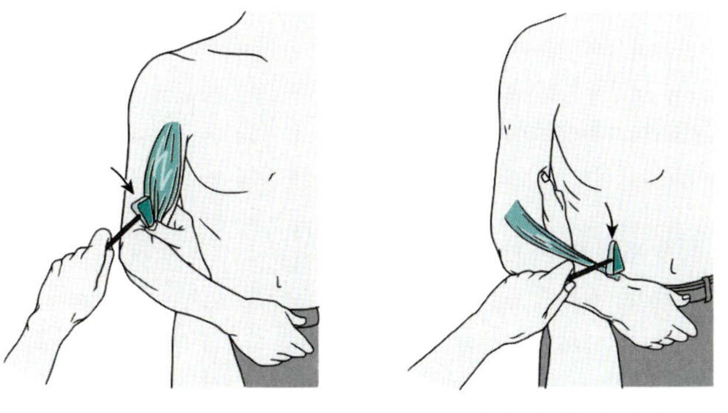

위팔두갈래근힘줄 반사　　위팔노근힘줄 반사

3) **위팔세갈래근힘줄 반사** : $C_7$

반사망치의 뾰족한 부분으로 위팔세갈래근이 팔꿈치의 팔꿈치오목을 가로지르는 지점에서 힘줄을 살짝 침

## 7. 팔꿉관절의 감각검사

1) 수준별 감각검사

(1) $C_5$ – 위팔 가쪽 : 겨드랑신경의 감각지

(2) $C_6$ – 아래팔 가쪽 : 근육피부신경의 감각지

(3) $C_7$ – 아래팔 안쪽 : 아래팔피부신경

(4) $T_1$ – 위팔 안쪽 : 위팔피부신경

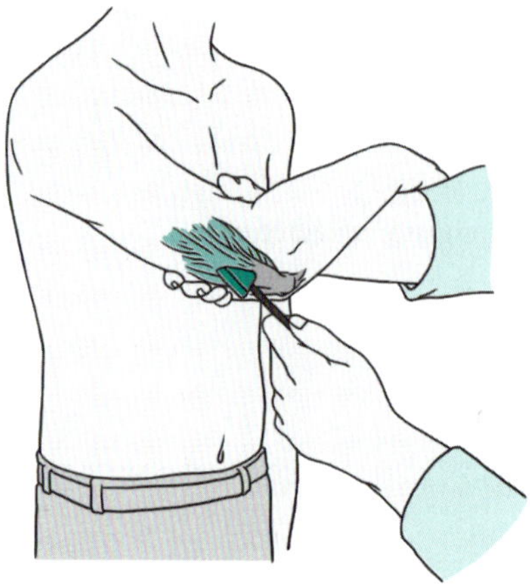

위팔세갈래근힘줄 반사

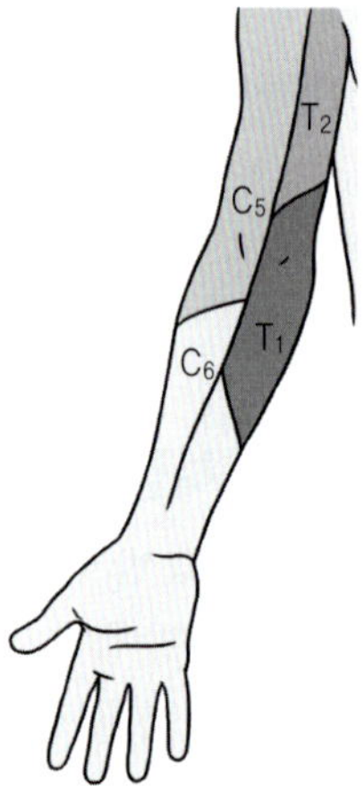


감각검사

2) 관련통

(1) 목뼈의 척추원반탈출증이나 뼈관절염일 경우 팔꿉관절에 관련통 유발

(2) 손목관절의 류마티스성 관절염일 경우 관련통 유발

## 8. 정형 검사(special testing)

### ■ 가쪽위관절융기염(Lateral epicondylitis)

1) 코젠 검사 (기출)

| 테니스 엘보의 동통 재현(가쪽위관절융기쪽 통증) | |
|---|---|
| 방법 | • 환자의 아래팔을 고정<br>• 환자에게 주먹을 쥔 채로 손목을 폄 → 검사자는 환자의 손등에서 굽힘방향으로 저항 |
| 결과 | • 이상 시 : 손목 폄근군의 이는곳(가쪽위관절융기) 심함 통증 |

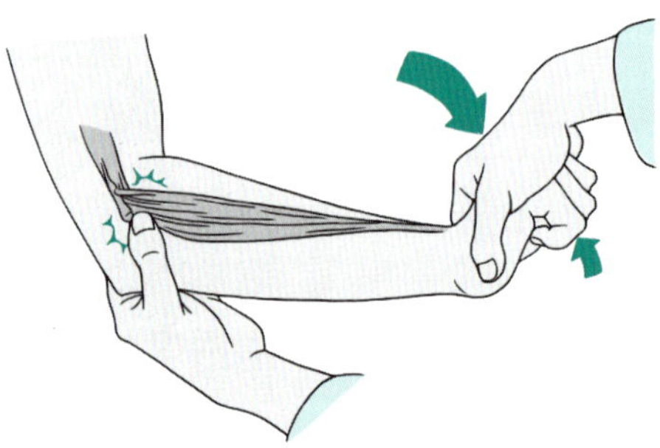

### 2) 밀 검사

| | |
|---|---|
| 방법 | 환자는 앉히고, 검사자는 환자의 손목을 구부리게 하면서 환자의 팔꿉을 펴고 엎치게 한다(온폄근힘줄(common extensor tendon) 신장 검사). |
| 결과 | (+) 검사하는 동안 가쪽 팔꿉 통증 → 가쪽 위관절융기염(lateral epicondylitis) |

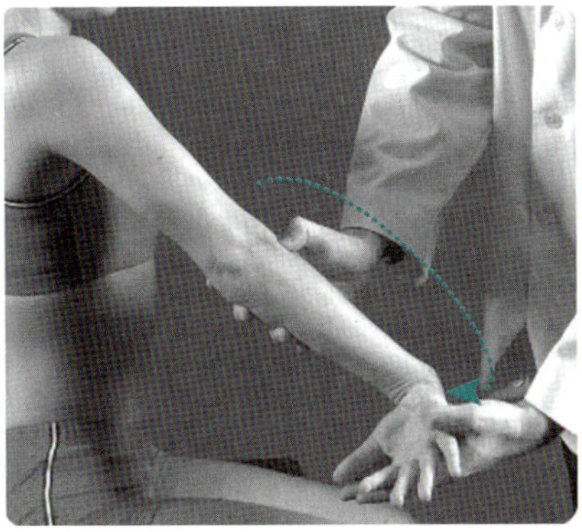

### 3) 카플란 검사

| | |
|---|---|
| 방법 | 환자는 팔꿉을 90°구부리고 앉힌다. 검사는 두 가지로 구성된다.<br>1. 쥐는 힘(grip strength)을 힘측정계(dynamometer)를 통해 측정한다.<br>2. 테니스팔꿉보조기(tennis elbow brace)를 팔꿉관절선(elbow joint line) 3cm 이하 아래에 위치시키고 쥐는 힘을 다시 측정한다. |
| 결과 | (+) 팔꿉보조기를 착용했을 때 쥐는 힘이 증가되거나 통증이 감소됨 → 가쪽위관절융기염(lateral epicondylitis) |

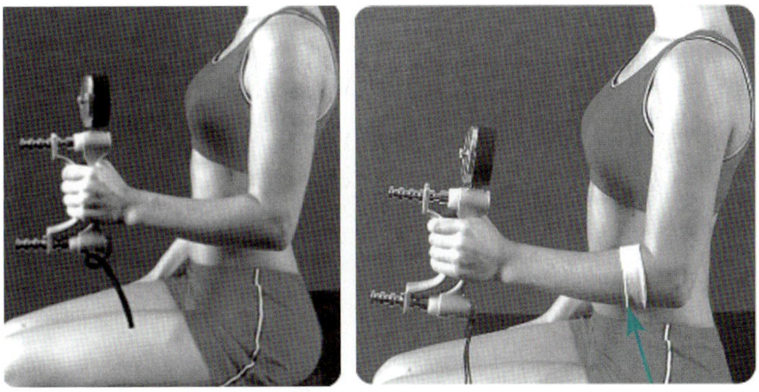

## ■ 안쪽위관절융기염(Lateral epicondylitis)

### 1) 역 코젠 검사

| | |
|---|---|
| 방법 | 환자는 팔꿉을 120° 구부리고 앉는다. 아래팔은 뒤침시키고 손목은 약간 구부리며 자뼈 쪽으로 편위시킨다. 검사자는 다른 손으로 환자의 팔꿉을 고정하고 안쪽 위관절융기를 촉진하면서 한 손으로 환자의 손바닥에 압력을 가한다. |
| 결과 | (+) 안쪽 위관절융기나 먼쪽 온굽힘근힘줄(distal common flexor tendon)의 국소통증 → 안쪽위관절융기염(골프팔꿉(Golfer's elbow)) |

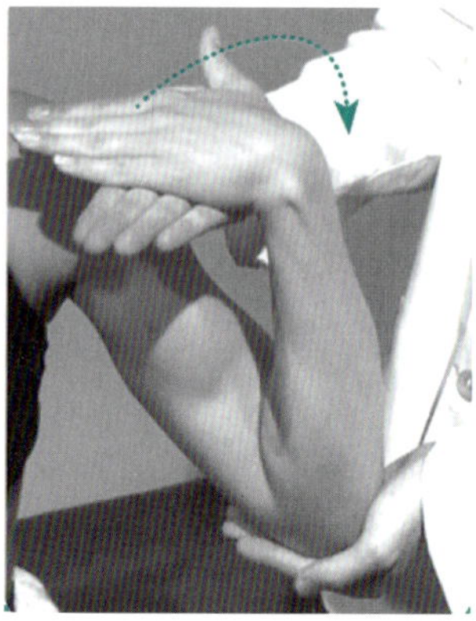

### 2) 역 밀 검사

| | |
|---|---|
| 방법 | 환자는 앉힌다. 검사자는 안쪽위관절융기에 있는 온굽힘근힘줄(common flexor tendon)을 신장시키기 위해 환자의 팔꿉, 손목과 손가락을 편다. |
| 결과 | (+) 안쪽 위관절융기나 먼쪽 온굽힘근힘줄(distal common flexor tendon)의 국소통증 → 안쪽 위관절융기염(medial epicondylitis, 골퍼팔꿉(Golfer's elbow)) |

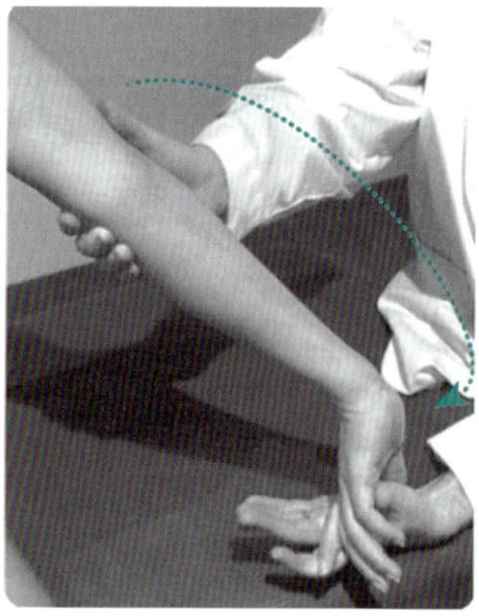

## ■ 팔꿉굴증후군(Cubital tunnel syndrome), 원엎침근증후군(pronator teres syndrome)

1) 팔꿉굽힘검사

| | |
|---|---|
| 방법 | 환자는 팔꿉을 완전히 구부린 채 앉힌다. 검사자는 환자에게 이 자세를 3분 이상 동안 유지하도록 한다. 검사자는 관찰하거나 굽힘을 증가시키는 압력을 부드럽게 가할 수 있다. |
| 결과 | (+) 자신경 분포된 곳에서의 저린감(numbness), 저림(tingling), 감각 이상(paresthesia) → 팔꿉굴증후군(cubital tunnel syndrome), 원엎침근증후군(pronator teres syndrome) |

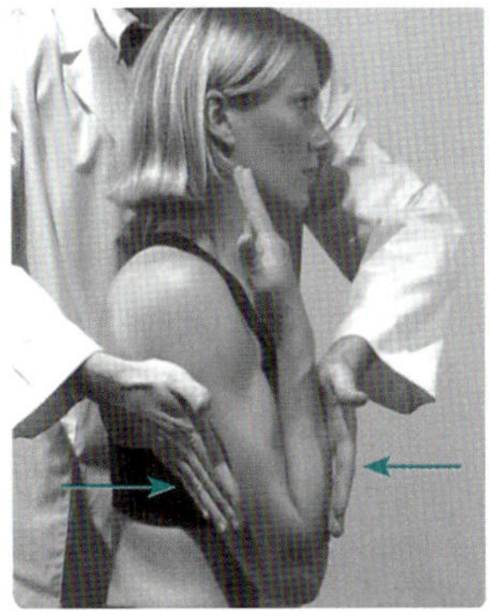

2) 원엎침근 증후군 검사

| | |
|---|---|
| 방법 | 환자는 팔꿉을 90°구부리고 앉는다. 검사자는 환자에게 팔꿉을 펴면서 아래팔의 엎침을 시도 하라고 지시한다. 검사자는 팔꿉이 펴지는 동안 엎침 동작에 강하게 저항한다(검사자는 신경 압박과 검사 민감도를 증가시키기 위해 근육을 압박할 수 있다). |
| 결과 | (+) 저림(tingling)이나 감각 이상(paresthesia) → 원엎침근에서 정중신경(median nerve) 압박, 원엎침근증후군(pronator teres syndrome) |

## ■ 안정성 검사

| 팔꿉관절의 안쪽곁인대와 가쪽곁인대의 안정성을 평가하기 위한 검사 | |
|---|---|
| 방법 | • 검사자 : 한 손은 환자의 팔꿉관절 뒷면을 감싸 쥠(받침점) 다른 손은 환자의 손목을 잡음(아래팔을 미는 힘)<br>• 환자에게 팔꿉을 약간 구부리게 함<br>• 관절의 안쪽에 바깥굽은 압력이 생기도록 환자의 아래팔을 가쪽으로 힘을 가함(가쪽곁인대 검사 반대) |
| 결과 | • 검사자의 손 밑으로 안쪽을 따라 어떤 틈이 생기는지 주의 (가쪽곁인대 검사는 가쪽 틈을 확인)<br>• 팔꿉관절을 고정하는 손으로 검사하는 동안 곁인대를 촉진함 |

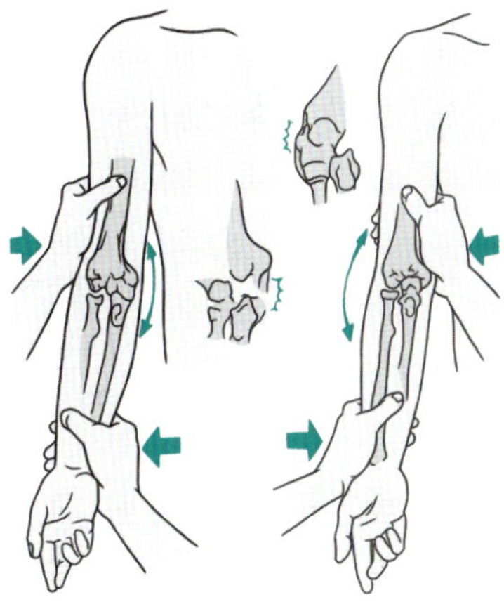

## ■ 티넬 징후(Tinel sign)

| • 자신경 내의 신경종 위에 압통을 유발하는 검사<br>• 말초 신경 재생 시 생기는 증상 | |
|---|---|
| 방법 | 팔꿈치오목 안쪽위관절융기 사이의 고랑의 신경 부위를 침 |
| 결과 | 검사부위를 압박할 경우 말초부위로 찌릿한 통증 |

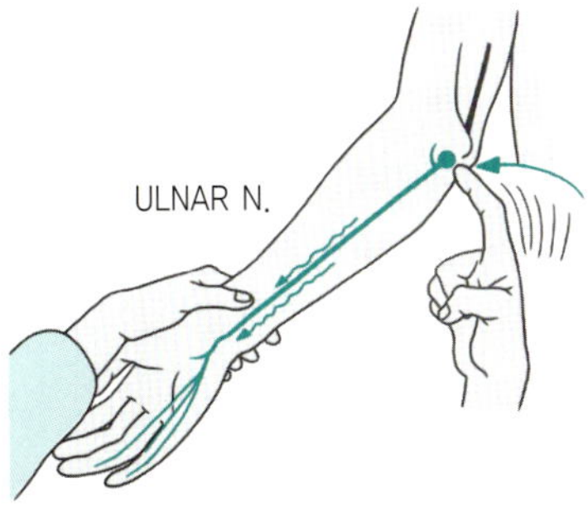

# 손목관절과 손의 검사 및 평가

EXPLANATION

## 손목관절과 손의 검사 및 평가

### 1. 손목관절과 손 주위의 촉진

1) 피부의 촉진

(1) 손가락의 피부는 손가락의 안/가쪽을 따라 피부에서 뼈까지 주행하는 작은 인대들과 격막에 의하여 뼈에서 고정된다.

(2) 피부의 과도한 국소열감은 화농성 감염의 징후이며 비정상적으로 건조한 상태는 **말초신경 손상**을 의심해 볼 수 있다.

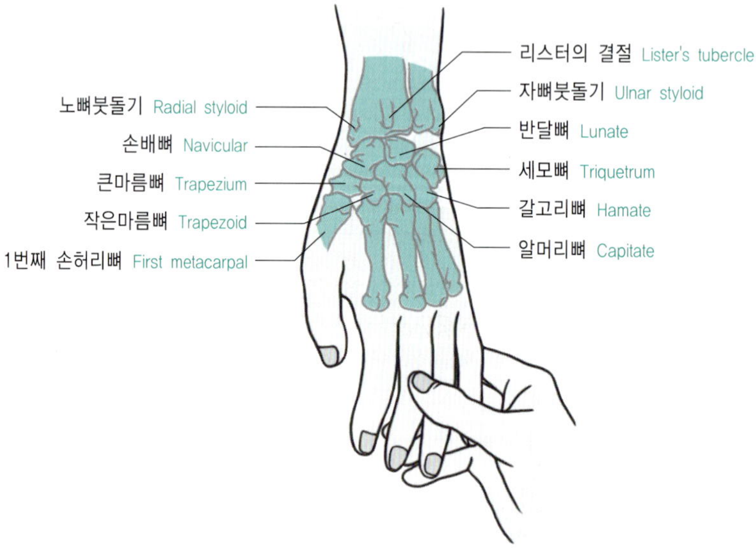

2) 뼈의 촉진

| | |
|---|---|
| 손목관절의 뼈 | • 두 줄로 된 여덟 개의 손목뼈로 구성 |
| 노뼈 붓돌기 | • 손바닥을 앞면으로 향한 해부학적 자세에서 손의 가쪽에 위치 |
| 해부학적 코담배갑 | • 노뼈붓돌기의 바로 아래 먼쪽 손등쪽에 있는 작고 오목한 곳 |
| 자뼈 붓돌기 | • 손목관절 안/뒤쪽 위치 |
| 손배뼈 | • 손목관절의 노쪽에 위치<br>• Anatomic snuff box의 밑바닥을 형성<br>• 가장 골절이 잘되는 큰 뼈, 자쪽 굽힘 시 촉진 가능 |
| 큰마름뼈 | • 손목관절의 노쪽에 위치<br>• 1번째 손허리뼈와 관절을 이룸<br>• 엄지손가락을 구부렸다 폈다하게 하면 더 쉽게 만져 볼 수 있음 |
| 노뼈의 결절 | • 리스터의 결절, 손목 손등쪽의 약 1/3되는 노쪽에 위치 |
| 알머리뼈 | • 손목뼈 중에서 제일 크고 가장 두드러진 3번째 손허리뼈의 바닥면과 만남<br>• 손목관절을 중립위로 하고 알머리뼈 부위를 눌러보면 약간 함몰된 느낌 |
| 반달뼈 | • 알머리뼈 바로 위에 위치, 노뼈결절의 바로 아래에서 촉진 가능 |
| 세모뼈 | • 자뼈붓돌기 밑에서 밖으로 빠져 나오도록 손을 노쪽으로 굽힘<br>• 자뼈붓돌기 바로아래 |
| 콩알뼈 | • 손바닥쪽 세모뼈 위에 위치, 가이온 터널의 안쪽모서리 형성 |
| 갈고리뼈갈고리 | • 손으로 들어가는 자신경과 자동맥이 통과하는 가이온 터널의 가쪽모서리 형성 |
| 손허리뼈 | • 2, 3번째 손허리뼈는 손목부에서 견고히 고정, 4, 5번째 손허리뼈는 유동성이 있음 |

## 2. 연부조직의 촉진

1) **손목관절 1구역 : 노뼈붓돌기**

(1) 해부학적 코담배갑(Anatomic snuffbox)

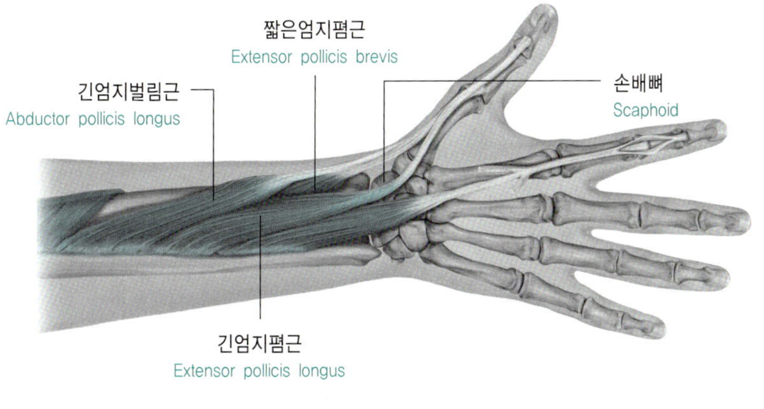

① 엄지손가락 폄 시 경계가 두드러지게 나타난다.

② 노쪽모서리는 긴엄지벌림근힘줄과 짧은엄지폄근힘줄로 구성, 자쪽모서리는 긴엄지폄근힘줄, 손바닥면에는 손배뼈가 바닥을 이룬다.

(2) 터널 Ⅰ : **협착성 힘줄윤활막염이 발생하는 부위**(Finkelstein test → 엄지손가락을 넣고 주먹 쥐게 한 후 자쪽굽힘해서 검사)

긴엄지벌림근 힘줄과 짧은엄지폄근 힘줄이 통과

2) **손목관절 2구역 : 노뼈결절**

(1) 터널 Ⅱ : 노뼈결절의 노쪽에 있고 긴노쪽손목폄근 힘줄, 짧은노쪽손목폄근 힘줄이 통과

(2) 터널 Ⅲ : 노뼈결절의 자쪽, 긴엄지폄근 힘줄이 통과, 콜레스 골절 시 단열위험

(3) 터널 Ⅳ : 노자관절의 노쪽, 온손가락폄근 힘줄, 집게폄근 힘줄이 통과, 낭종은 손목관절 손등쪽이나 손바닥쪽에 생김

3) **손목관절 3구역 : 자뼈붓돌기**

(1) 터널 Ⅴ : 손목관절 손등쪽에서 노자관절의 먼쪽끝부, 새끼손가락 폄근 힘줄이 통과

책상 위 손을 펴놓고 새끼손가락만 위로 올려보게 한 후 자뼈 붓돌기의 노쪽 함몰 부위를 눌러보면 움직임을 느낄 수 있다.

(2) 터널 Ⅵ : 자뼈머리와 자뼈붓돌기의 첨단 사이에 있는 고랑, 자쪽손목폄근 힘줄이 통과, 손목관절을 폄, 자쪽 편위를 시킬 때 촉진이 가능하다.

콜레스 골절 시 손등등쪽 손목인대 단열 가능성, 엎침 시 붓돌기를 넘어 탈구

4) **손목관절 4구역**

(1) 자쪽손목굽힘근 : 손목관절을 저항에 대항하여 굽혔을 때 긴손바닥근의 자쪽과 콩알뼈의 몸쪽에서 두드러지게 찾아 볼 수 있다.

(2) 가이온 터널(Guyon tunnel) : 콩알뼈와 갈고리뼈갈고리와의 사이에 함몰 부위, 자신경과 자동맥이 통과

(3) 자동맥 : 콩알뼈의 몸쪽부분에서 촉지 가능

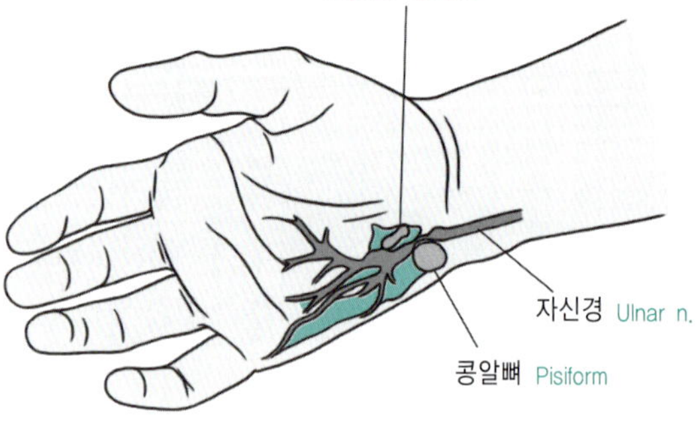


5) **손목관절 5구역**

(1) 긴손바닥근 : 손목관절을 굽히고 엄지손가락과 새끼손가락 끝을 맞섬시키면 촉지가능

(2) 손목굴(carpal tunnel)

| 경계 | 몸쪽부분 | 손배뼈의 결절과 콩알뼈 |
|---|---|---|
| | 먼쪽부분 | 큰마름뼈 결절과 갈고리뼈갈고리 |
| 통과 구조물 | 손가락 굽힘힘줄과 정중신경 | |
| 손목굴 압박 원인 | 콜레스 골절에 따른 2차적인 종창, 류마티스성 관절염에 의한 윤활막염, 손목관절 외상으로 인한 염좌, 점액수종이나 파젯츠병과 같은 요인으로 발병 → Phalen's test : 손목관절을 최대로 굽혀 1분 유지 | |
| carpal tunnel syndrome | 정중신경 지배 영역을 따라 감각과 운동 제한 손가락의 굽힘을 제한 | |

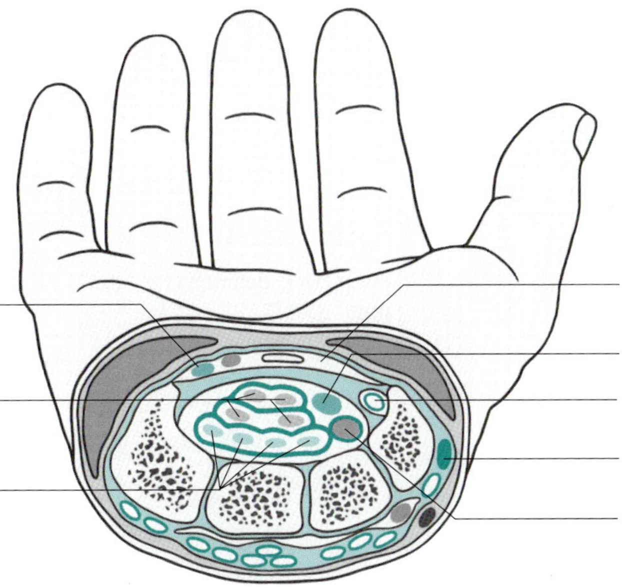


(3) 노쪽손목굽힘근 : 긴손바닥근힘줄의 노쪽에 위치, 손목관절 레벨에서는 자쪽손목굽힘근힘줄보다 더욱 돌출

6) **손 1구역 : 엄지두덩**

(1) 짧은엄지벌림근은 얕은층, 엄지맞섬근은 중간층, 짧은엄지굽힘근은 깊은층

(2) 엄지두덩의 근육들은 정중신경의 지배를 받음 → 정중신경의 압박은 엄지두덩을 위축시키는 원인

7) **손 2구역 : 새끼두덩**

(1) 벌림근, 새끼맞섬근, 새끼굽힘근으로 구성

(2) 자신경에 의하여 지배 → 압박 시 새끼두덩의 근위축 초래

8) **손 3구역 : 손바닥**

(1) 손바닥널힘줄 : 반지 손가락과 새끼손가락의 자쪽 몸쪽부분에서 손바닥널힘줄이 두꺼워져 분리된 작은결절을 형성하고 있는지를 촉진 → Dupuytren's contracture의 원인

(2) 손가락 굽힘근힘줄 : 깊은층에 있는 힘줄집 속을 주행

9) **손 4구역 : 손등**

펌근 힘줄 : 손목관절을 약간 폄한 상태에서 손가락을 폄할 때 촉진가능

RA → 손허리손가락관절에서 자쪽으로 전위되어 손가락이 자쪽으로 휘어지는 원인

10) **손 5구역 : 손가락뼈**

(1) 관절의 가쪽면은 두꺼운 관절주머니와 곁인대에 의해 덮여 있기 때문에 방추상으로 느껴짐

(2) Bouchard's node : 비정상적인 방추상의 종창은 류마티스성 관절염으로 인한 2차적인 윤활막염을 나타내는 것

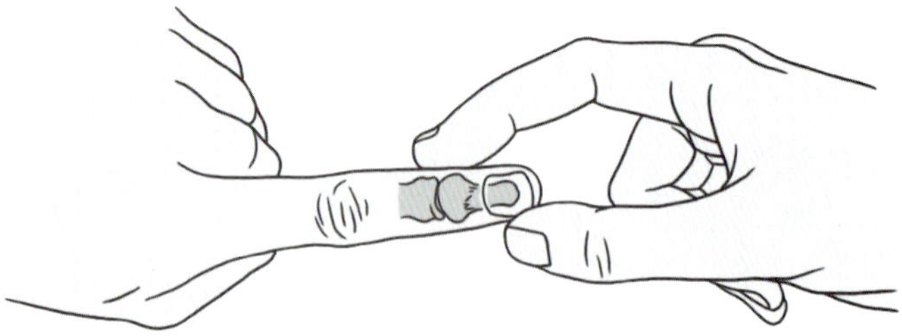

(3) 류마티스성 관절염은 백조목 변형(swan neck deformity)을 일으킴. PIP 과다폄, DIP 굽힘

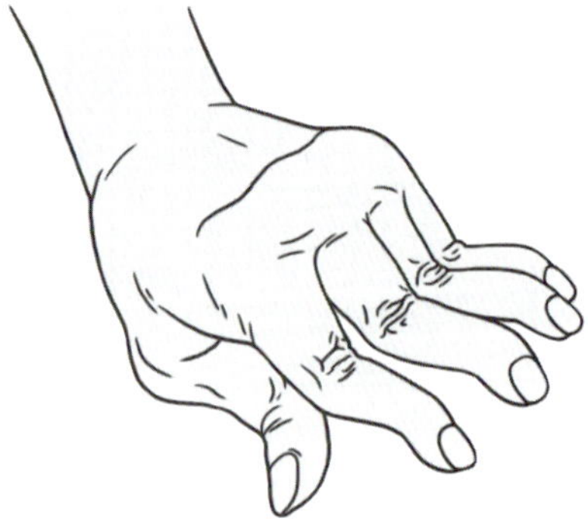

(4) 헤버딘 결절(Heberden's node) : 손가락끝마디뼈사이관절에 종창이 생기는 것 → 뼈관절염을 나타냄

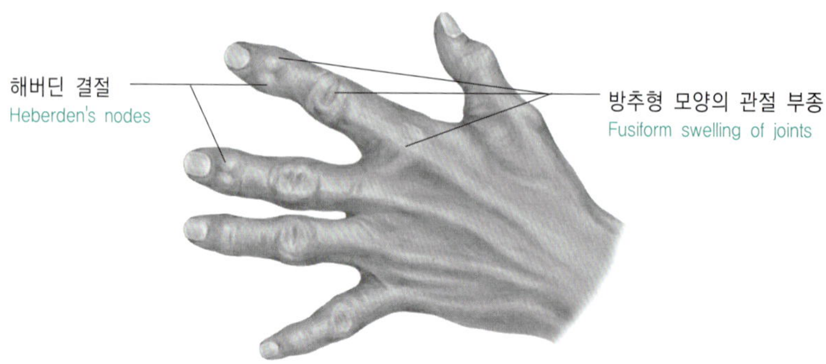

11) **손 6구역 : 손가락배**

(1) 지복은 감각신경 종말을 많이 내포

(2) 지복의 국소적인 감염은 피부에서 뼈까지 붙어 있는 격막 사이에 염증이 생기므로 그 자체의 압력을 줄일 수가 없음

> ❋ **카나벨의 4가지 징후**(지복에서 시작하는 감염 → 힘줄집을 따라 이동)
> - 손가락이 굽혀진 상태에서 고정됨
> - 손가락의 균일한 종창
> - 손가락을 수동적으로 폄시킬 때의 심한 동통
> - 힘줄집의 경로를 따라 촉진할 때의 과민성



## 3. 손과 손가락의 기형

1) 백조목 기형(Swan Neck Deformity) (기출)

(1) 원인 : 내재근의 구축, 손바닥판의 열상으로 생기고, 류마티스 관절염에서 자주 발생

(2) 증상 : 손허리손가락관절과 먼쪽손가락뼈사이관절의 굽힘, 몸쪽손가락뼈사이관절 폄 발생

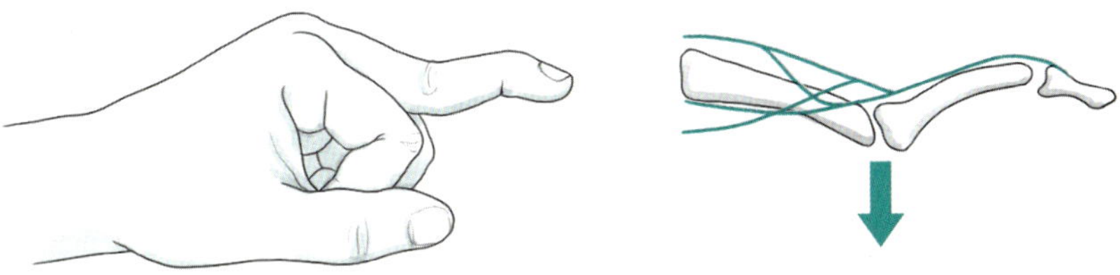

2) 단추구멍 변형(Boutonniere Deformity)

(1) 원인 : 폄근 덮개를 둘러싼 가는 중심힘줄의 파열로 생기고, 류마티스 관절염에서 자주 발생

(2) 증상 : 손허리손가락관절과 먼쪽손가락뼈사이관절의 폄과 몸쪽손가락뼈사이관절의 굽힘(일차적 변형)

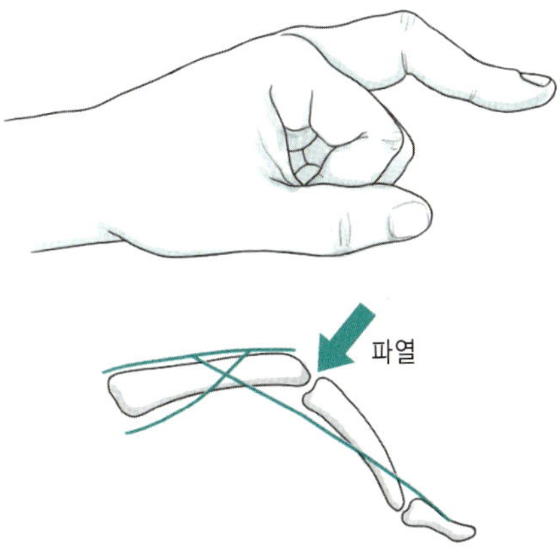


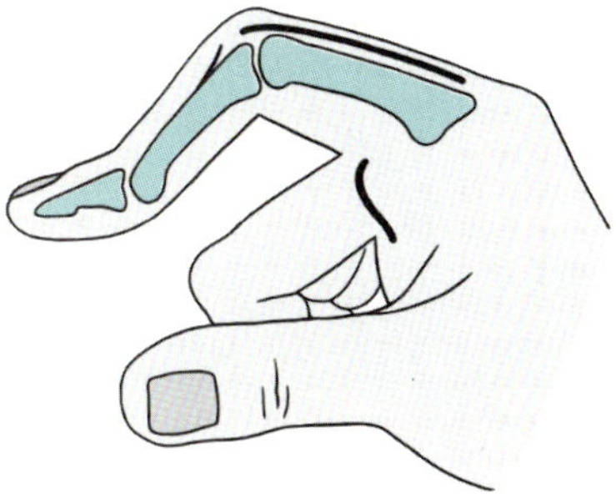

3) 갈퀴손가락(Claw fingers)

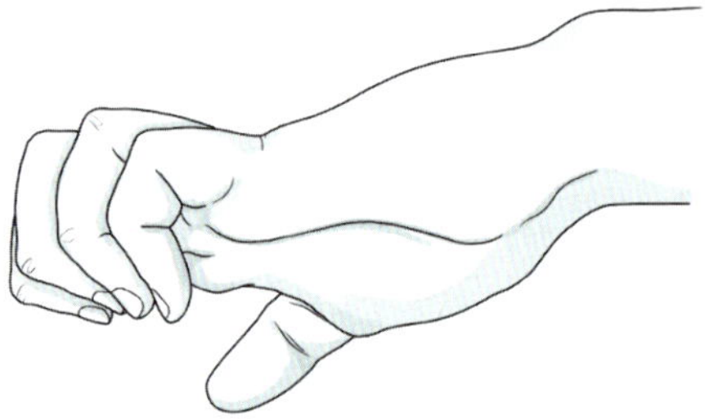

(1) 원인 : 손가락의 몸쪽손가락에 있는 속근육 작용의 상실과 바깥근육의 과작용으로 초래. 정중신경과 자신경마비의 복합

(2) 증상 : 손허리손가락관절은 과다폄되고, 몸쪽과 먼쪽손가락뼈사이관절은 굽힘

4) 방아쇠손가락(Trigger Finger)

(1) 원인 : 환자가 손가락을 굽히려 할 때 힘줄의 정지를 일으키는 굽힘근힘줄집의 비후

(2) 증상 : 손가락협착성힘줄윤활막염으로 알려진 기형. 대개 세 번째와 네 번째 손가락에서 발생. 류마티스 관절염에서 자주 발생

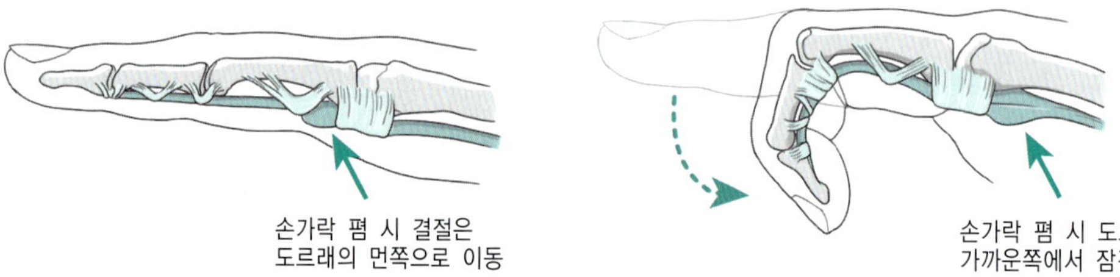


5) 원숭이손 변형(Ape Hand Deformity)

(1) 원인 : 엄지두덩의 소실은 정중신경 마비의 결과로 일어나고 폄근의 당김

(2) 증상 : 엄지는 손가락들과 일직선상에 배열. 엄지의 맞섬이나 굽힘 불가

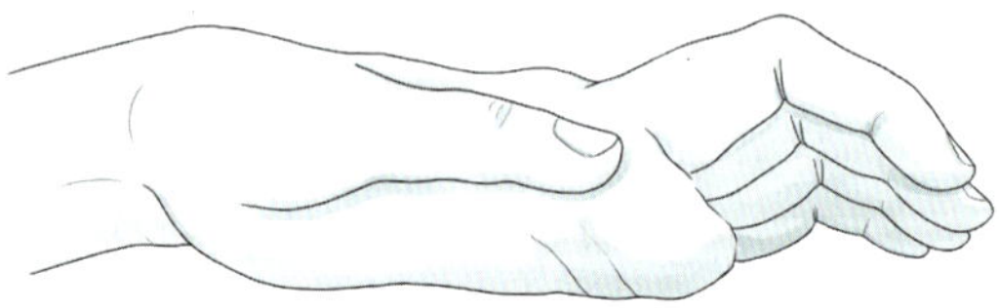

6) 비숍손 변형(축복손 변형)

(1) 원인 : 자신경의 마비로 새끼두덩근육, 뼈사이근, 두 개의 안쪽벌레근의 소실

(2) 증상 : 네 번째와 다섯 번째 손가락의 굽힘

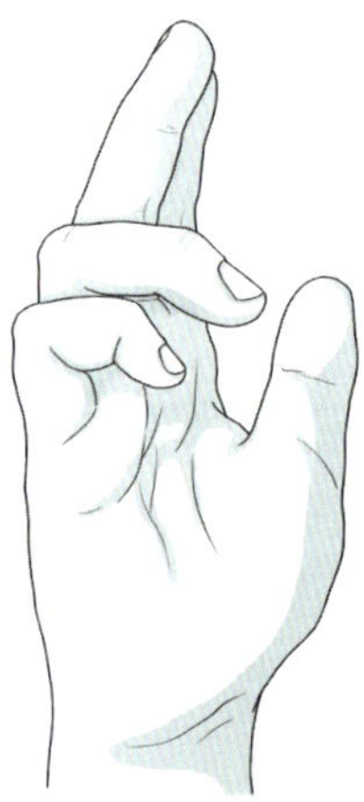

7) 손목처짐 변형(Drop wrist Deformity)
   (1) 원인 : 노신경의 마비
   (2) 증상 : 손목과 손가락의 능동 폄 불가

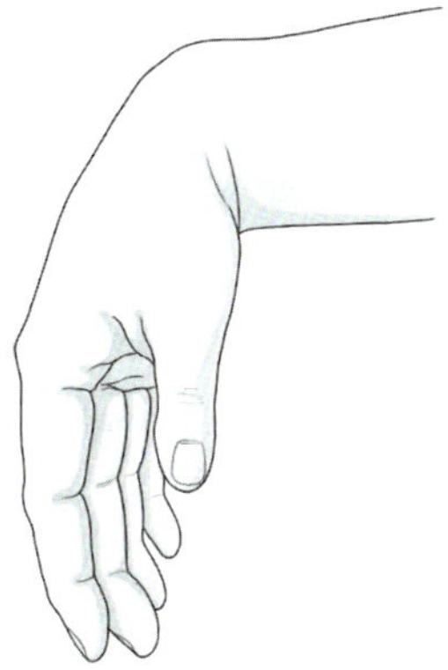

8) 엄지의 'Z'형 기형(Zigzag Deformity of the Thumb)
   (1) 원인 : 류마티즘성 관절염과 연관. 과운동성이나 유전적 요인에 기인
   (2) 증상 : 손목손허리관절의 과다폄으로 엄지의 손목손허리관절에서 손허리뼈가 가쪽으로 탈구. 손가락뼈사이관절은 긴엄지굽힘근의 폄과 긴장으로 인해 부분적 굽힘

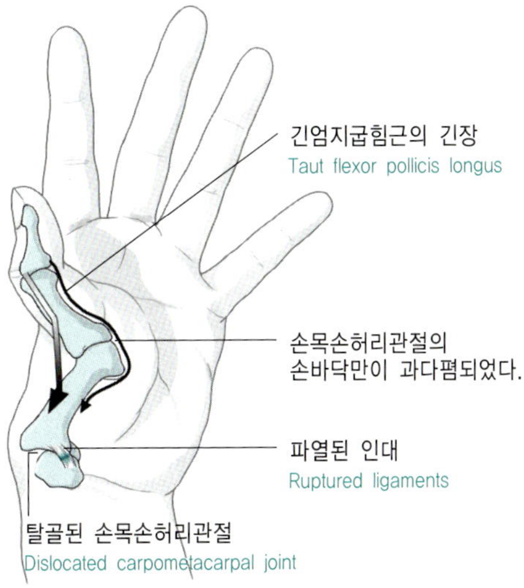


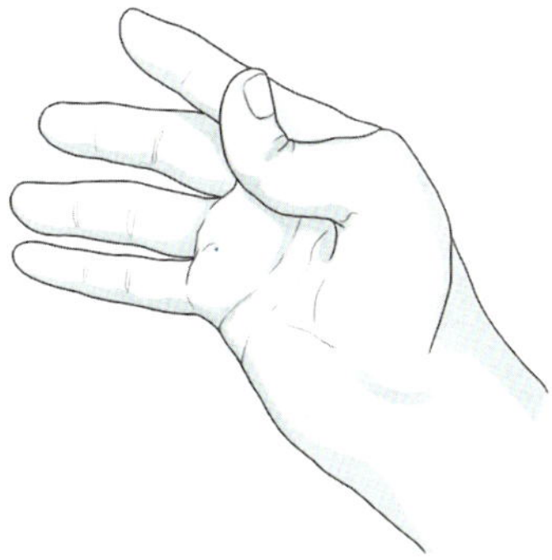

9) 뒤피트렌 구축(Dupuytren's Contracture)
   (1) 원인 : 손바닥쪽근막의 구축
   (2) 증상 : 손허리손가락관절과 몸쪽손가락뼈사이관절의 고정된 굽힘 기형. 대개 반지손가락과 새끼손가락에서 보이고 피부는 근막에 유착

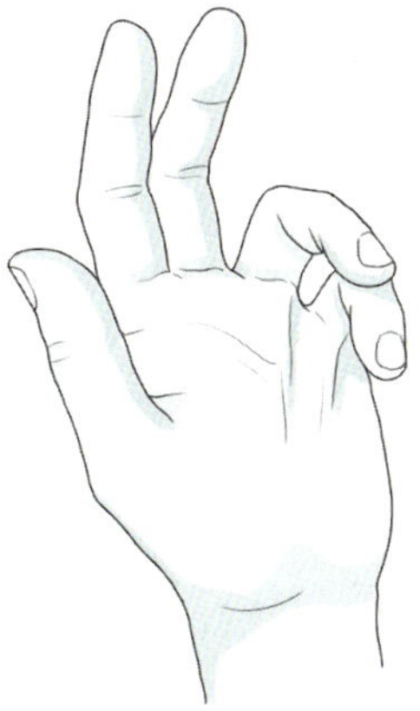

10) 망치 손가락(Mallet finger)

(1) 원인 : 먼쪽손가락뼈에 정지하는 폄근힘줄의 결출이나 파열

(2) 증상 : 먼쪽손가락뼈의 굽힘 구축

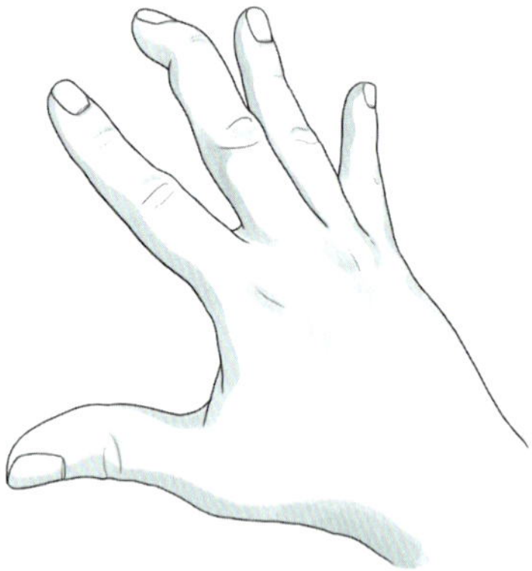

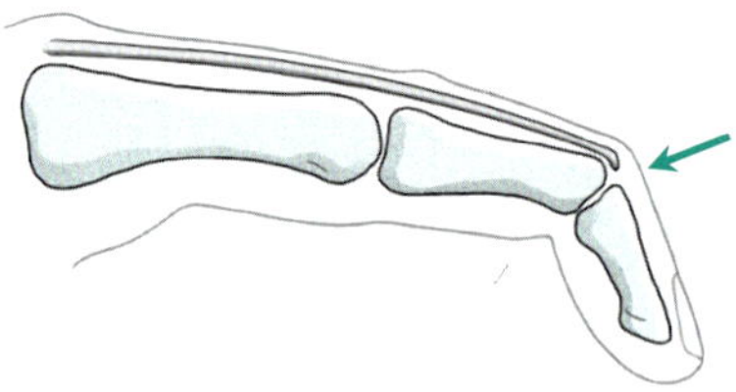


11) 저지 손가락(Jersey finger)

(1) 원인 : 얕은손가락굽힘근 힘줄의 파열

(2) 증상 : 주먹을 쥐면 침범된 손가락의 몸쪽 손가락과 먼쪽 손가락뼈는 구부릴 수 없다(스웨터 징후)

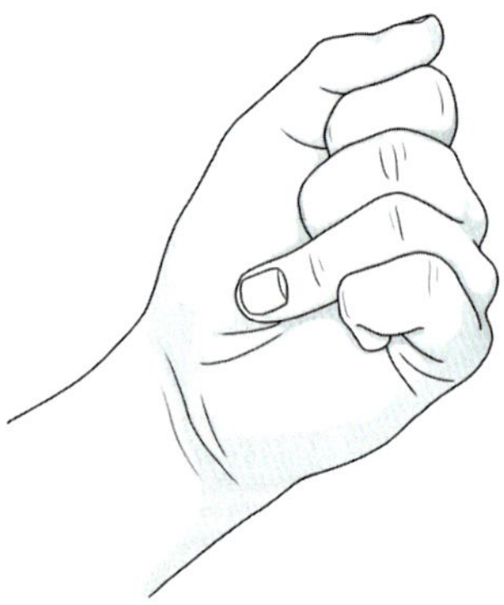

12) 볼크만허혈성구축

(1) 원인 : 신경학적 결함을 동반한 앞아래팔근육의 허혈성구축

(2) 증상 : 아래팔 부위 앞쪽 구획에 발생. 초기 증상으로 5p sign(창백, 이상감각, 통증, 무맥, 마비), 갈퀴손가락 변형 발생

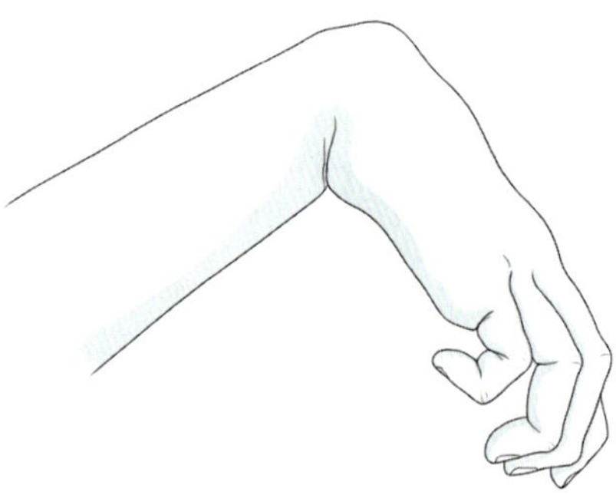

13) 자뼈쪽 변이 : 류마티즘성 관절염을 가진 환자에서 흔히 발견

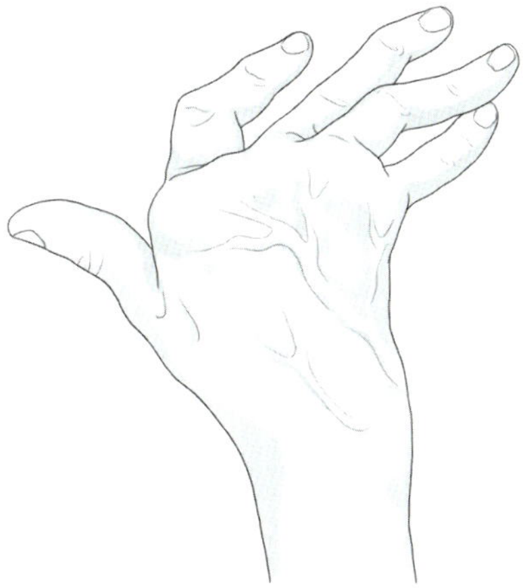

## 4. 관절 운동 범위 검사

1) 굽힘(75°～90°)
   (1) 작용하는 근육 : 노쪽손목굽힘근(flexor carpi radialis), 자쪽손목굽힘근(flexor carpi ulnaris), 긴손바닥근(palmaris longus), 얕은손바닥굽힘근(flexor digitorum superficialis), 깊은손바닥굽힘근(flexor digitorum profundus)
   (2) 신장되는 조직 : 긴노쪽손목폄근(extensor carpi radialis longus), 짧은노쪽손목폄근(extensor carpi radialis brevis), 자쪽손목폄근(extensor carpi ulnaris), 손가락폄근(extensor digitorum), 앞손목인대(anterior carpal ligaments)
   (3) 압박되는 조직 : 손목굴(carpal tunnel), 정중신경(median nerve)
2) 폄(70°～90°)
   (1) 작용하는 근육 : 긴노쪽손목폄근, 짧은노쪽손목폄근, 자쪽손목폄근, 손가락폄근
   (2) 신장되는 조직 : 노쪽손목굽힘근, 자쪽손목굽힘근, 긴손바닥근, 얕은손바닥굽힘근, 깊은손바닥굽힘근
   (3) 압박되는 조직 : 뒤손목인대(posterior carpal ligaments)
3) 벌림(노쪽굽힘radial flexion)(15°～25°)
   (1) 작용하는 근육 : 긴노쪽손목폄근, 짧은노쪽손목폄근, 노쪽손목굽힘근
   (2) 신장되는 조직 : 자쪽손목굽힘근, 자쪽손목폄근, 안쪽손목인대(medial carpal ligament), 세모섬유연골(triangular fibrocartilage)
   (3) 압박되는 조직 : 가쪽손목인대(lateral carpal ligaments), 손배뼈(scaphoid), 큰마름뼈(trapezium)
4) 모음(자쪽굽힘ulnar flexion)(20°～35°)
   (1) 작용하는 근육 : 자쪽손목굽힘근, 자쪽손목폄근
   (2) 신장되는 조직 : 긴노쪽손목폄근, 짧은노쪽손목폄근, 노쪽손목굽힘근, 가쪽손목인대
   (3) 압박되는 조직 : 안쪽손목인대, 갈고리뼈(hamate), 세모뼈(triquetrum), 세모섬유연골(TFC)

## 5. 손목관절과 손의 감각검사

말초신경의 지배 : 노신경, 정중신경, 자신경

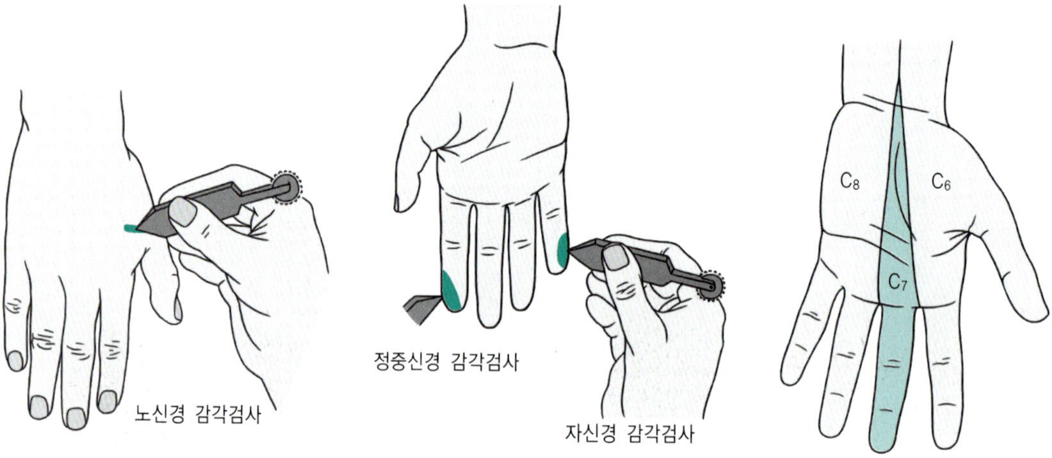


※ **관련통**

**손의 관련통 원인 : 목뼈 척추원반탈출증, 뼈관절염, 가슴문증후군, 포착증후군**

## 6. 정형 검사(special testing)

### ■ 손목굴증후군(Carpal tunnel syndrome)

1) 팔렌 검사

| 손목굴증후군을 재현하기 위한 검사 | |
|---|---|
| 방법 | 환자는 손목을 최대한 구부린 상태로 앉음<br>두 가지 방법<br>1. 환자는 손등을 몸 앞에서 맞닿게 하고 손목을 완전히 구부린 후 그 자세를 1분 이상 유지한다.<br>2. 검사자는 아픈 손목을 부드럽게 잡고 지속된 굽힘 자세를 1분 동안 유지 |
| 결과 | (+) 정중신경(median nerve) 분포에 따른 저린감(numbness) 또는 저림(tingling), 앞쪽 손목 통증 증가나 엄지손가락 맞섬(opposition) 약화 → 손목굴증후군(Carpal tunnel syndrome) |

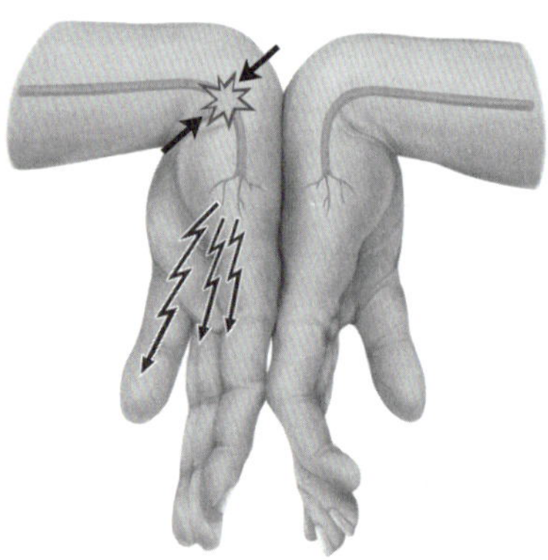

2) 역 팔렌 검사

| | |
|---|---|
| **방법** | 환자는 손목을 편 채 의자에 앉는다. 두 가지 방법이 있다.<br>1. 환자는 몸 앞에 손바닥을 맞닿게 하고 손목은 펴게 한다(기도자세). 이 자세를 1분 이상 유지한다.<br>2. 검사자는 아픈 손목을 잡고 지속된 폄 자세를 1분 동안 유지한다. |
| **결과** | (+) 정중신경 분포에 따른 저린감 또는 저림, 앞쪽 손목 통증 증가나 엄지손가락 맞섬 약화 → 손목굴증후군, 아래팔 굽힘근과 연관된 근막 발통점 |

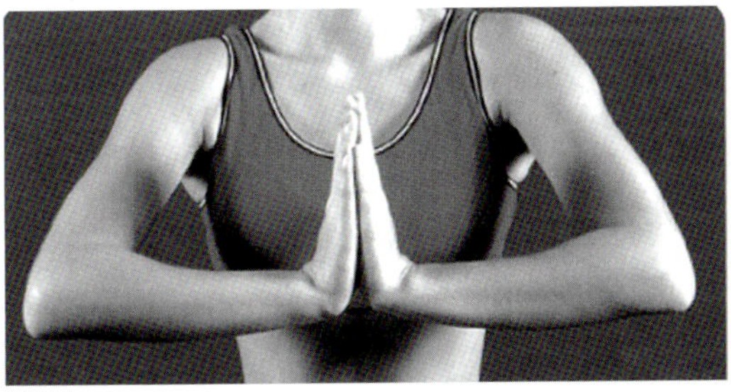

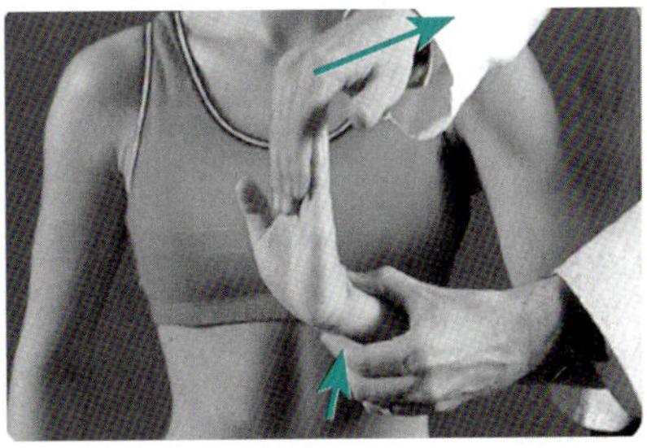

3) 손목 티넬 징후(Tinel's at Wrist)

| | |
|---|---|
| **방법** | 환자는 앉힌다. 검사자는 손목굴과 자뼈굴을 손 끝이나 반사망치를 이용해서 부드럽게 두드린다. |
| **결과** | (+) 감각 이상, 저린 감, 저림, 찌르는 듯한 전기적 통증<br>정중신경 분포 → 정중신경병증<br>자신경 분포 → 자신경병증 |

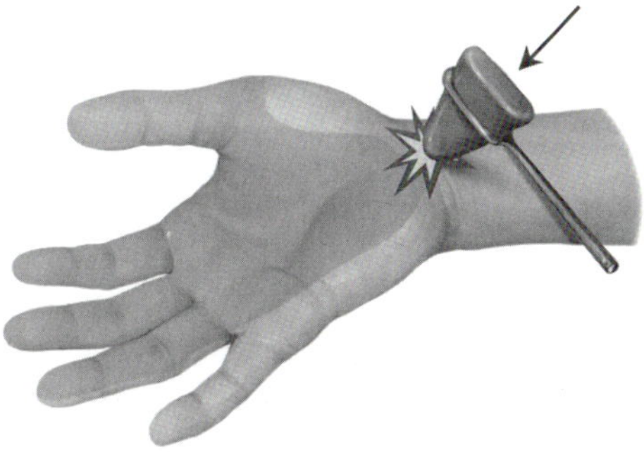

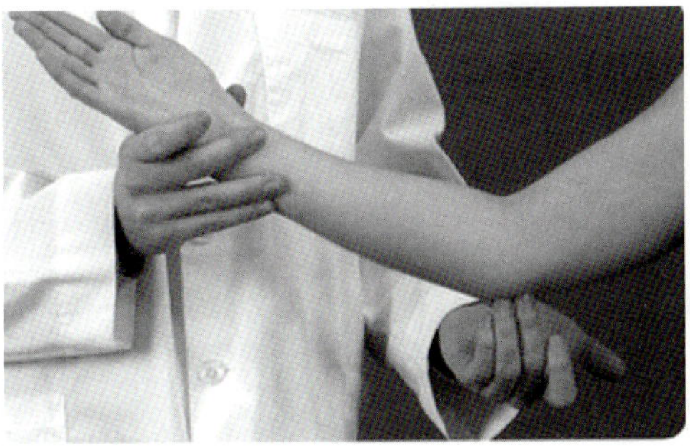

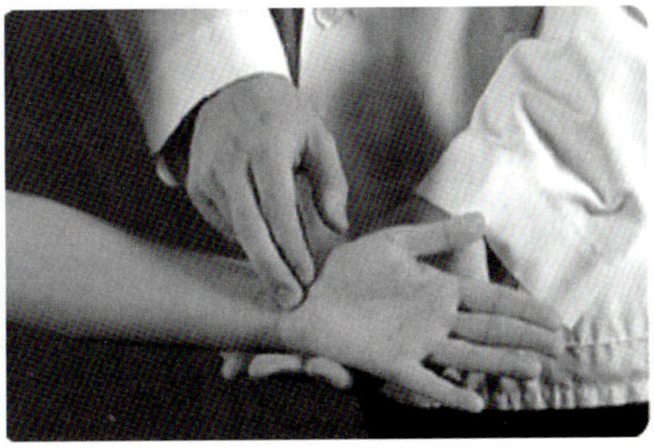

## ■ 자신경병증(Ulnar neuropathy)

1) 프로먼트 검사(Froment's test)

| | |
|---|---|
| 방법 | 검사 방법은 매우 다양하다.<br>1. 환자는 종이 한 장을 두 손가락으로 잡고 유지하려고 하며 검사자는 종이를 제거하려고 시도한다.<br>2. 환자는 엄지손가락과 집게손가락을 대립하게 하고, 검사자는 이 두 손가락을 당겨 떨어뜨리려고 시도한다.<br>3. 환자는 다섯 손가락을 원뿔 모양으로 만들어 검사자의 손가락을 잡게 만든다(검사자는 손의 힘을 평가한다). |
| 결과 | (+) 종이를 잡지 못하거나 쥐는 힘의 약화 → 자신경 마비 |

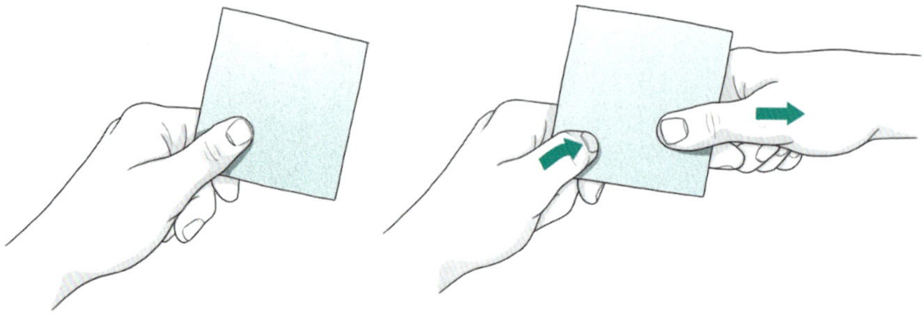

2) 와텐버그 징후(Wartenberg's sign)

| | |
|---|---|
| 방법 | 환자는 앉힌다. 검사자는 환자에게 환자의 다섯째 손가락을 관찰하는 동안 쥐기 힘 검사를 수행하게 한다. |
| 결과 | (+) 다섯째 손가락이 쥐기를 하는 동안 동원되지 않거나 벌려진 채로 있음 → 자신경병증 |

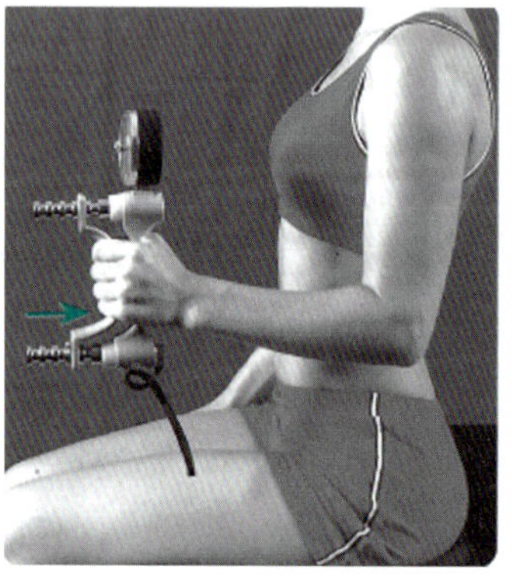

## ■ 혈관장애

알렌 검사(Allen's test) (기출)

| | |
|---|---|
| 방법 | 환자는 앉아 주먹을 쥐도록 한다(손에 있는 혈액을 제거하기 위해). 그 후 검사자는 자동맥과 노동맥을 압박하고 환자에게 남아 있는 혈액을 손에서 제거하기 위해 다시 주먹을 쥐도록 한다. 검사자는 하나의 동맥의 압력을 푼다. 검사는 반복하며 다른 동맥의 압력을 푼다. |
| 결과 | (+) 피부가 5초 이상 동안 창백한 상태로 남아 있음 → 동맥 협착증이나 폐색(말초혈관질환) |

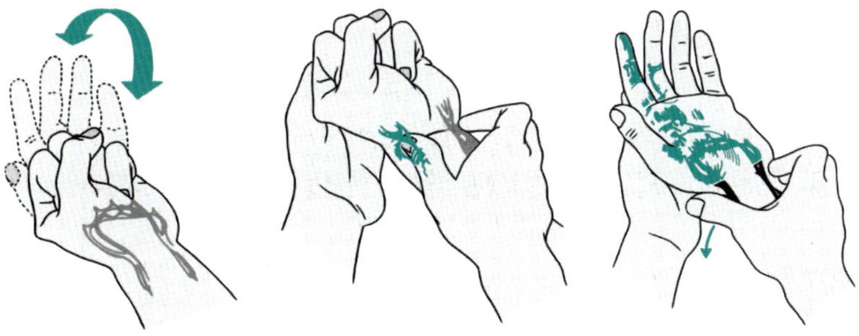

## ■ 힘줄윤활막염(Tenosynovitis) (기출)

핀켈스타인 검사(Finkelstein Test)

| 긴엄지벌림근과 짧은엄지폄근의 협착성 힘줄윤활막염 | |
|---|---|
| 방법 | 환자는 앉거나 서서 엄지손가락을 안에 넣어 주먹을 쥐고 손목을 자뼈쪽으로 편위. 환자가 스스로 손목을 움직이거나 검사자가 수동적으로 손목을 움직일 수 있다. |
| 결과 | (+) 가쪽 손목 통증 → 긴엄지벌림근(abductor pollicis longus)과 짧은엄지폄근(extensor pollicis brevis) 힘줄의 힘줄윤활막염(드퀴베인병, de Quervain's disease) |

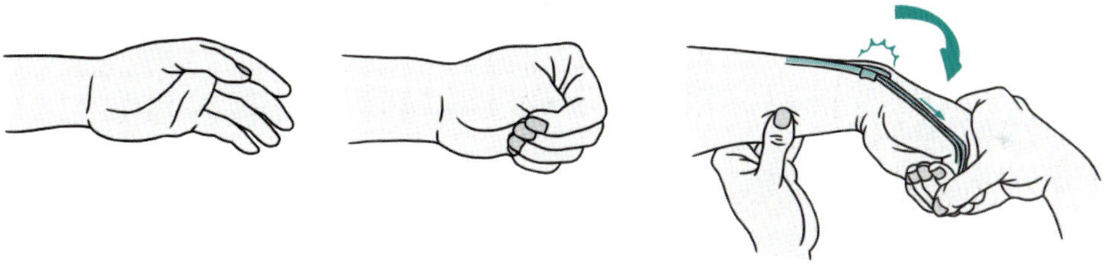

## ■ 구축(Contracture)

### 1) 번넬 – 리틀러검사 (기출)

| 내재근인 벌레근과 뼈사이근의 단축을 평가, 내재근의 단축 때문인지 관절주머니의 구축 때문인지를 결정 | |
|---|---|
| 검사 방법 | • 손허리손가락관절 약간폄 시 손가락첫마디뼈관절의 굽힘 여부로 판단<br>→ 굽힐 수 없으면 내재근 단축이거나 관절주머니 구축 |
| 내재근 단축과 관절주머니 구축 구별법 | • MP jt. : 굽힘, DIP jt. : 굽힘<br>– 관절 굽혀지면 내재근 단축<br>– 관절 굽혀지지 않으면 PIP jt. 관절주머니 구축 |

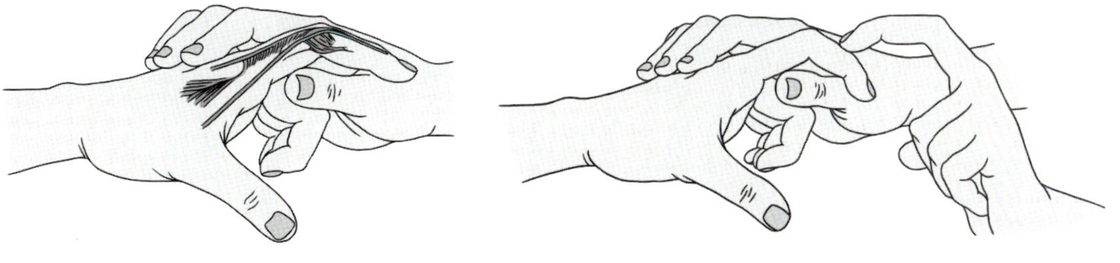

### 2) 지지띠 인대검사(retinacular test)

| 지지띠 인대의 단축을 입증하는 검사<br>움직임의 제한이 지지띠 인대의 단축으로 인한 것인지 관절주머니의 구축으로 인한 것인지를 결정 | |
|---|---|
| 검사 방법 | • 손가락첫마디뼈 관절을 중립 위로 유지 손가락끝마디뼈 관절을 굽힘방향으로 움직임<br>→ 관절이 굽혀지지 않으면 이상 |
| 관절주머니의 구축과 지지띠인대의 단축 구별법 | • PIP jt. 굽힘<br>• DIP jt. 굽힘 가능 : 지지띠인대 단축<br>• DIP jt. 굽힘 불가능 : 관절주머니 구축 |

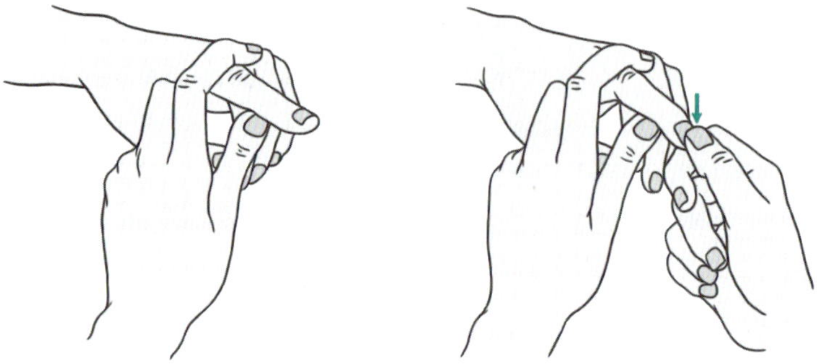

## ■ 불안정(Instability)

1) 바깥굽은 긴장 검사(안쪽 곁인대 검사)/안쪽굽은 긴장 검사(바깥쪽 곁인대 검사)

| 방법 | 환자는 앉히고 이완되게 한다. 검사자는 곁인대의 통합을 검사하기 위해 각 관절의 옆면을 고정하고, 바깥굽은 힘을 가하고 안쪽굽은 힘을 가한다(손가락, 손목이나 신체의 다른 관절에 적용할 수 있음). |
|---|---|
| 결과 | (+) 통증이나 과도한 움직임 → 곁인대 째짐, 삠이나 빈(empty) 끝 느낌을 나타내는 완전 파열 |

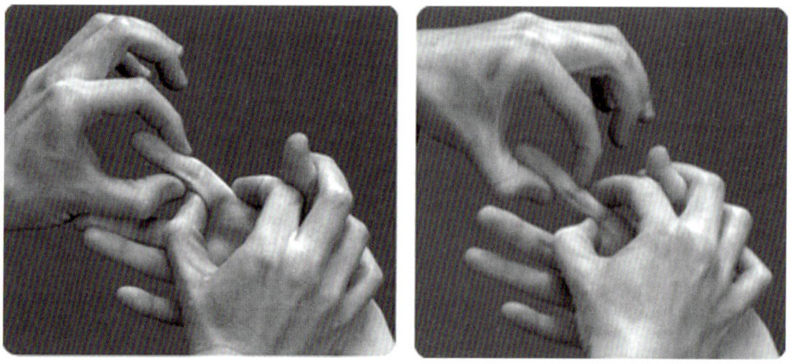

2) 엄지손가락 벌림 긴장 검사(Thumb Abduction Stress Test)

| | |
|---|---|
| 방법 | 환자는 앉힌다. 검사자는 환자의 손허리손가락관절을 고정하면서 엄지손가락을 잡는다. 검사자는 환자의 엄지손가락을 벌린다. |
| 결과 | (+) 엄지손가락의 안쪽곁인대 통증이나 바깥굽은 움직임 > 35° → 과다벌림/젖힘 손상으로 인한 삠이나 스키어 엄지손가락(Skier's Thumb))<br>(+) 빈(empty) 끝 느낌이나 과도한 움직임 → III 단계 삠, 관절 불안정, 스테너 손상(Stenner lesion) |

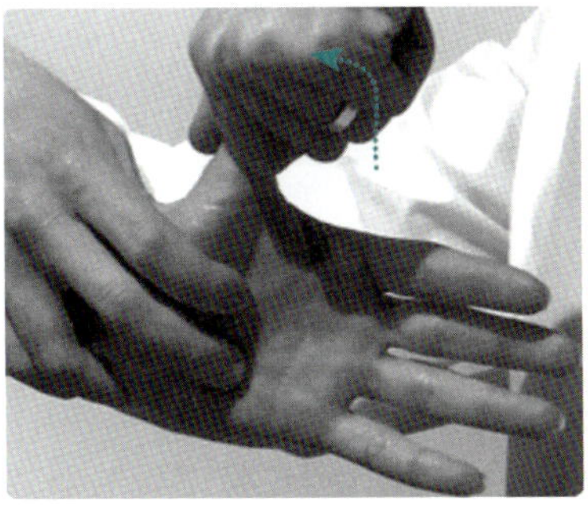

## ■ 굽힘 힘줄 손상검사

### 1) 얕은손가락굽힘근

| 얕은손가락굽힘근 힘줄의 단열 or 소실 | |
|---|---|
| 방법 | • 검사하려는 손가락을 제외하고 나머지 손가락은 폄<br>• 검사할 손가락을 손가락첫마디뼈 관절에서 구부려 보게 함 |
| 결과 | • 정상 : PIP 굽힘 가능<br>• 이상 : PIP 굽힘 불가능 |

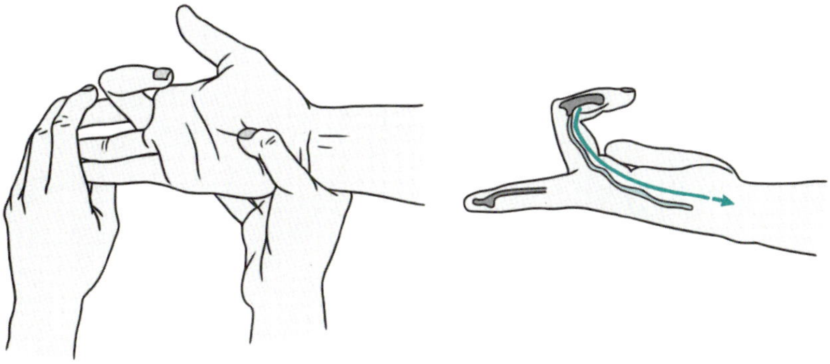

2) 스위터 손가락 징후 검사(Sweater finger sign test)

| 방법 | 환자는 앉거나 서고, 검사자는 환자에게 주먹을 꽉 쥐라고 하고 손가락의 굽힘을 관찰 |
|---|---|
| 결과 | (+) 환자는 첫 마디뼈(proximal finger)와 끝 마디뼈(distal phalanges)를 구부릴 수 없음 → 얕은손가락굽힘근힘줄 파열 |

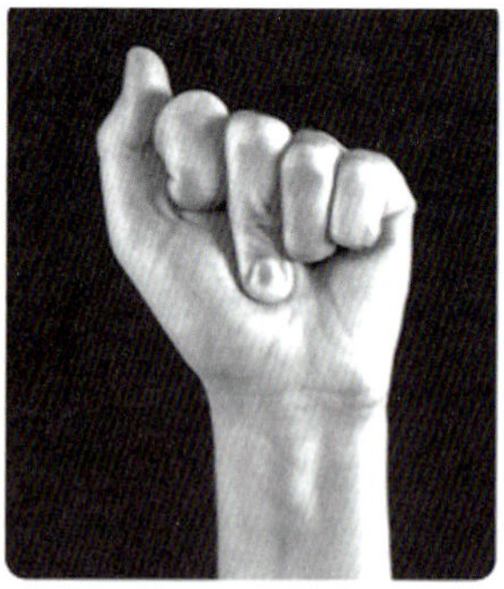

3) **깊은손가락굽힘근**

| 깊은손가락굽힘근 힘줄의 단열 or 소실 | |
|---|---|
| 방법 | • 검사하려는 손가락을 제외하고 나머지 손가락은 폄<br>• 검사할 손가락을 끝마디뼈 관절에서 구부려 보게 함 |
| 결과 | • 정상 : DIP 굽힘 가능<br>• 이상 : DIP 굽힘 불가능 |

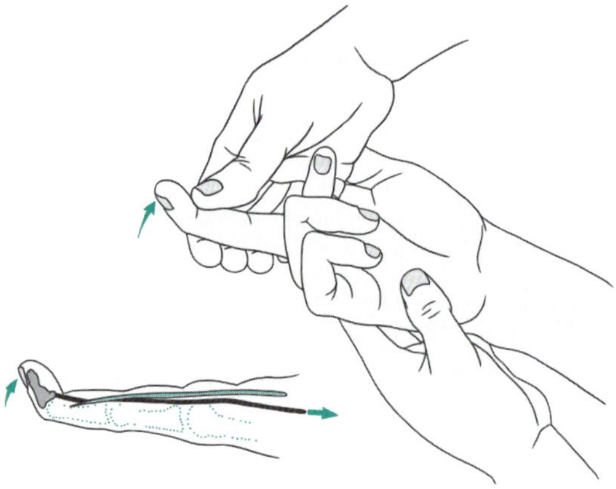

## ■ 머피 징후(Murphy's sign)

| 손목관절뼈 탈구 검사 | |
|---|---|
| 검사 방법 | 환자에게 주먹을 힘껏 쥐어보도록 하여 손허리뼈를 관찰 |
| 내재근 단축과 관절주머니 구축 구별법 | (+) 세 번째 손허리뼈 머리의 위치가 두 번째와 네 번째 손허리뼈의 머리와 일치 → 반달뼈 탈구 |

# 목과 턱관절의 검사 및 평가



## 목뼈와 턱관절의 검사 및 평가

### 1. 촉진

1) 뼈의 촉진

(1) 앞면

① 목뿔뼈(hyoid bone) : $C_3$

② 방패연골(thyroid cartilage) : $C_4$, $C_5$

③ 1번째 반지연골(1st cricoid ring) : $C_6$

④ 목동맥결절(carotid tubercle) : $C_6$

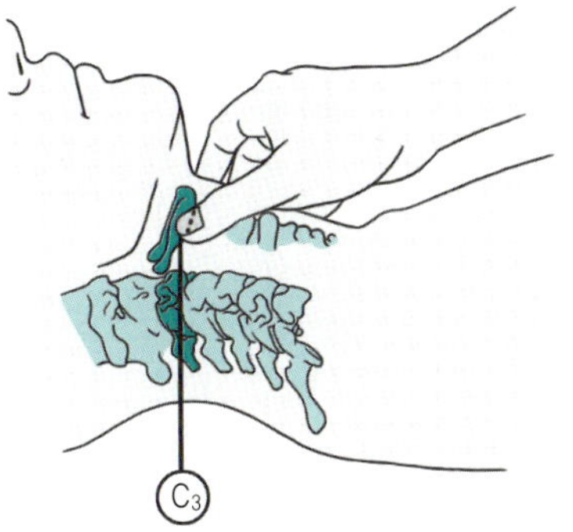


목뿔뼈

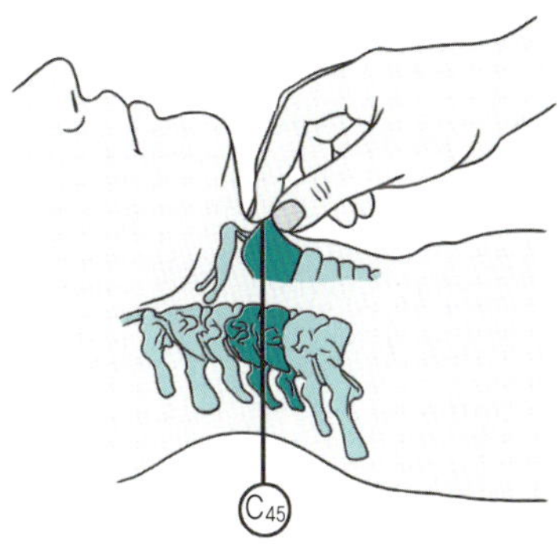


방패연골

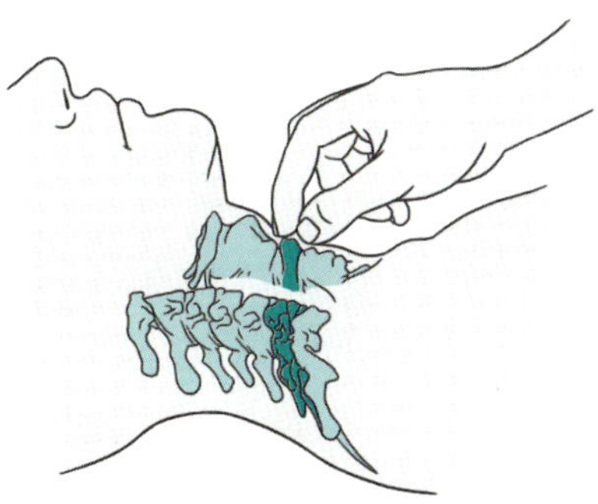

1번째 반지연골

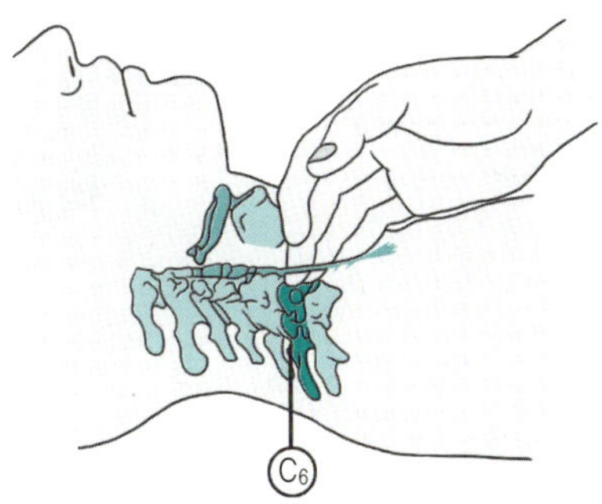


6번째 목뼈의 가로돌기

(2) 뒤면

① 뒤통수

② 가쪽뒤통수 융기점

③ 위목덜미선

④ 꼭지돌기

⑤ 목뼈가시돌기

⑥ 척추후관절

2) 연부조직의 촉진

(1) 앞면

① 목빗근

② 림프절 체인 : 목빗근 안쪽면 위치

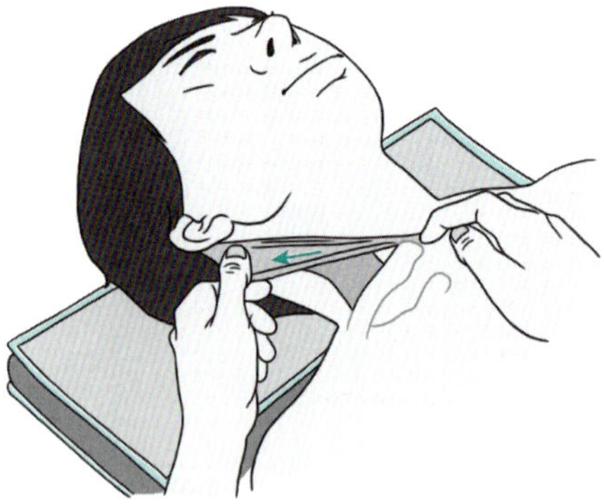

목빗근

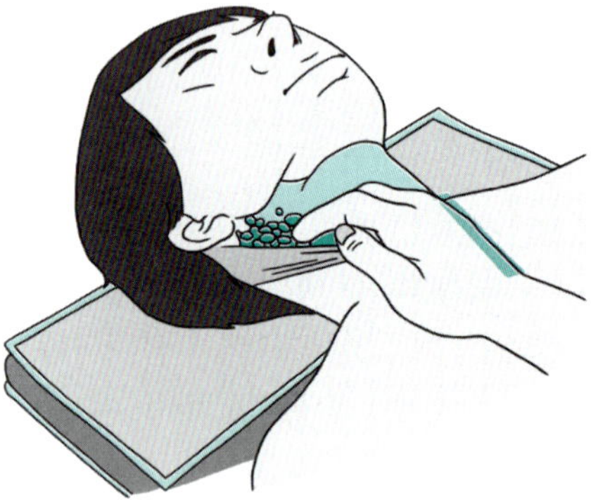

림프절 체인

③ 갑상샘 : $C_4$~$C_5$ 척추 앞쪽에 있는 목 앞면 정중선 중심에 위치

④ 목동맥 맥박

목동맥은 목동맥결절($C_6$) 부근에 있음

⑤ 귀밑샘

턱뼈각을 부분적으로 덮고 있음

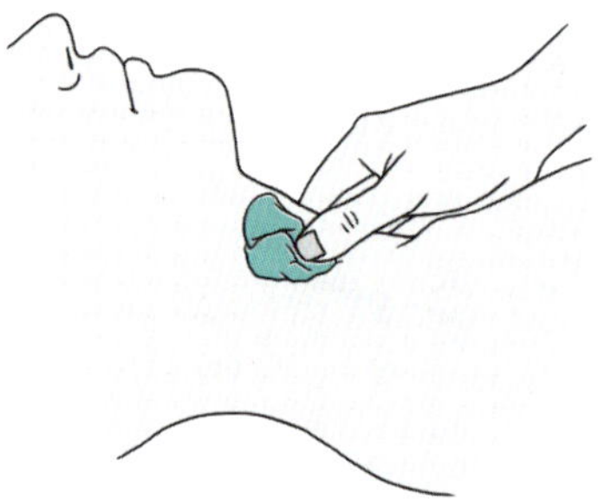

갑상샘

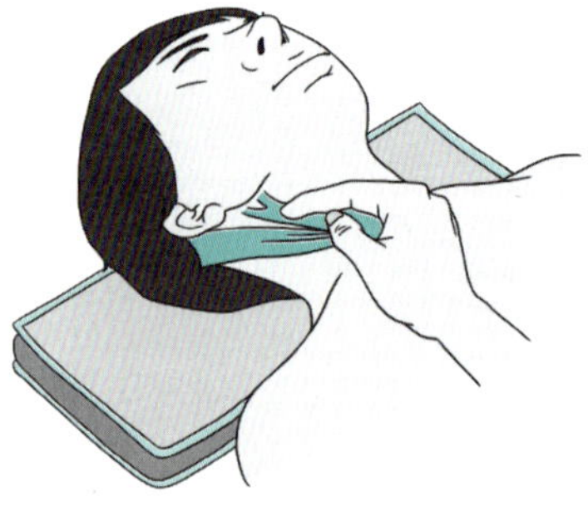

목동맥 맥박

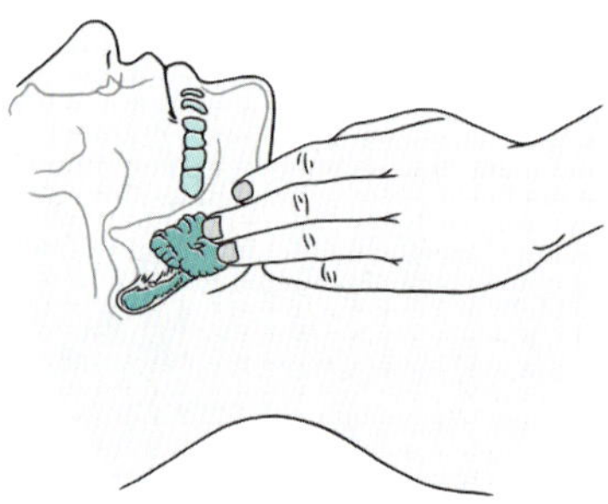

귀밑샘

⑥ 빗장뼈위팔
빗장뼈의 위쪽 목아래패임의 가쪽에 위치

(2) 뒤면
① 등세모근
② 림프절 : 등세모근의 앞/가쪽면에 위치
③ 큰뒤통수 신경 : 가쪽뒤통수 융기점의 양측에 위치
④ 위목덜미인대 : 머리뼈 바닥쪽의 가쪽뒤통수 융기점에서부터 $C_7$ 가시돌기까지 연장

## 2. 관절 운동 범위 검사

1) 굽힘과 폄
(1) 굽힘(50°~70°)
① 작용하는 근육 : 목빗근, 긴목근, 긴머리근, 앞머리곧은근
② 신장되는 조직 : 등세모근, 목널판근&머리널판근, 머리가장긴근, 뒤통수밑근육, 목덜미인대, 가시사이인대, 뒤척추사이원반, 뒤 후관절 관절낭
③ 압박되는 조직 : 앞목근, 기관, 식도, 목동맥
(2) 폄(50°~70°)
① 작용하는 근육 : 등세모근(상부), 목널판근, 머리널판근, 머리가장긴근, 뒤통수밑근육
② 신장되는 조직 : 앞목근, 앞세로인대, 앞척추사이원반, 기관, 식도, 목동맥
③ 압박되는 조직 : 뒤목근, 뒤척추사이 원반, 후관절

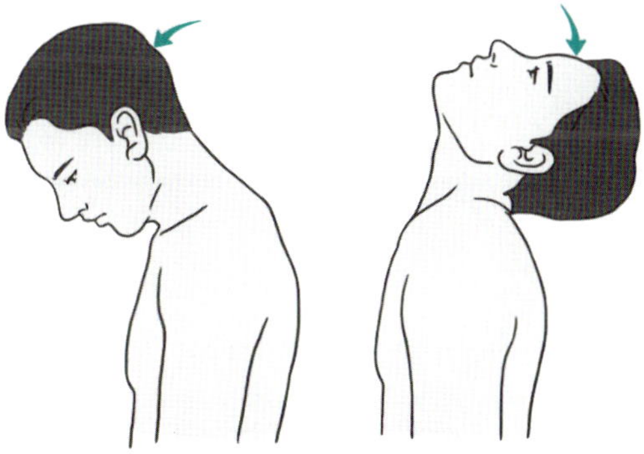

굽힘과 폄

2) 돌림(80°~90°)
(1) 작용하는 근육 : 같은 쪽 = 목널판근, 머리널판근, 뒤통수밑근육 / 반대쪽 = 목빗근
(2) 신장되는 조직 : 반대쪽 = 목널판근, 머리널판근, 뒤통수밑근육 / 같은 쪽 = 목빗근
(3) 압박되는 조직 : 같은 쪽 = 목널판근, 머리널판근, 뒤통수밑근육 / 반대쪽 = 목빗근
3) 가쪽굽힘(45°~60°)
(1) 작용하는 근육 : 같은 쪽 = 등세모근(상부), 목널판근, 머리널판근, 머리가장긴근, 어깨올림근, 뒤통수밑근육

(2) 신장되는 조직 : 반대쪽 = 등세모근(상부), 머리가장긴근, 목빗근, 가쪽척추사이원반, 목동맥, 후관절

(3) 압박되는 조직 : 같은 쪽 = 등세모근(상부), 머리가장긴근, 목빗근, 가쪽척추사이 원반, 목동맥, 후관절

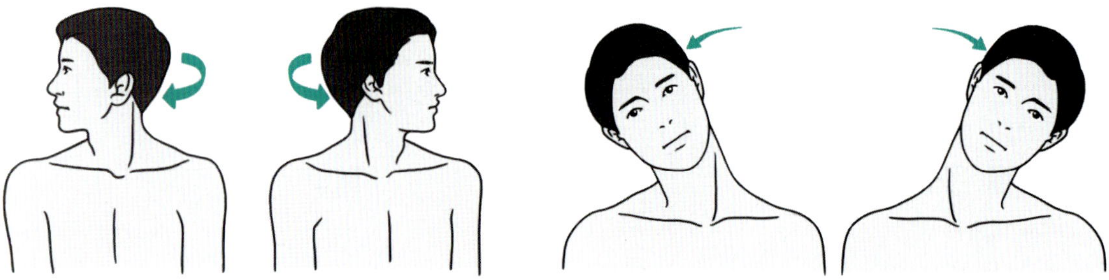

돌림　　　　가쪽굽힘

## 3. 신경 레벨에 따른 검사

1) 감각 분포

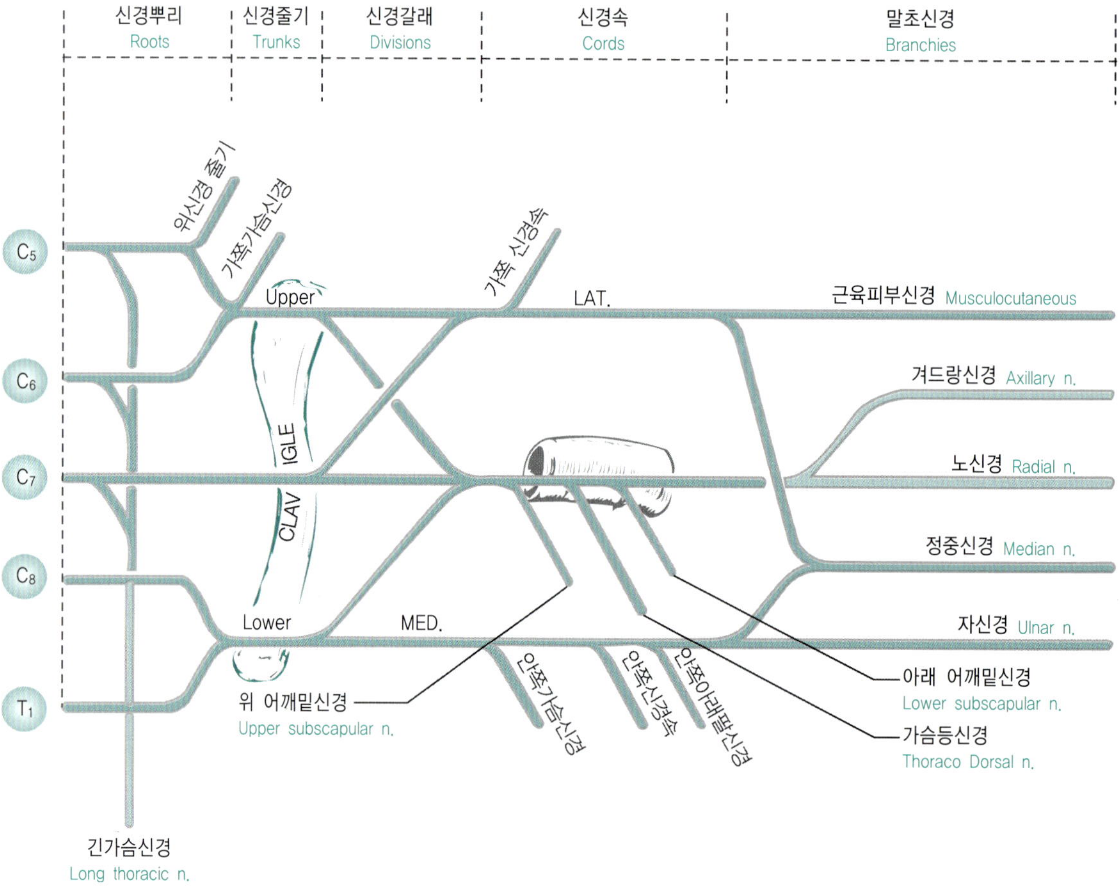

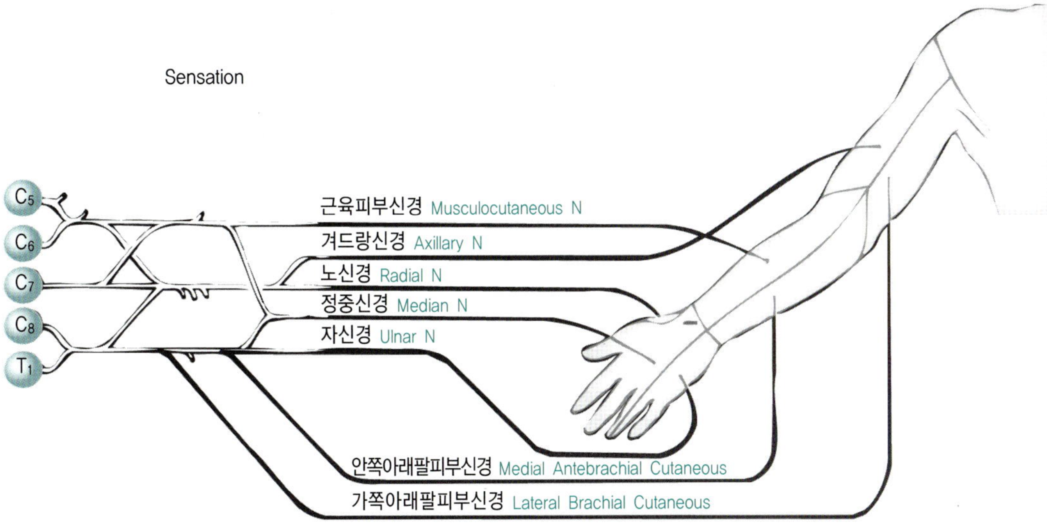


| $C_5$ | $C_6$ | $C_7$ | $C_8$ | $T_1$ |
|---|---|---|---|---|
| 위팔의 가쪽<br>겨드랑신경 | 아래팔의 가쪽, 엄지, 집게, 가운데 손가락의 절반<br>근육피부신경의 감각지 | 가운데손가락 | 반지손가락과 새끼손가락,<br>아래팔의 안쪽<br>안쪽 아래팔피부신경 | 위팔의 안쪽<br>안쪽 위팔피부신경 |

2) 신경학적 레벨

| 척추사이 | 신경뿌리 | 반사 | 지배 근육 | 감각지배 |
|---|---|---|---|---|
| $C_{5\sim6}$ | $C_5$ | 위팔두갈래근 힘줄반사 | 어깨세모근<br>위팔두갈래근 | 위팔가쪽<br>겨드랑신경 |
| $C_{6\sim7}$ | $C_6$ | 위팔노근 반사<br>위팔두갈래근 힘줄반사 | 손목관절 폄<br>위팔두갈래근 | 아래팔가쪽<br>근육피부신경 |
| $C_{7\sim8}$ | $C_7$ | 위팔세갈래근 힘줄반사 | 손목관절 굽힘근<br>손가락 폄<br>위팔세갈래근 | 가운데 손가락 |
| $C_8\sim T_1$ | $C_8$ | | 손가락 굽힘<br>손의 내재근 | 아래팔안쪽<br>안쪽아래팔피부신경 |
| $T_{1\sim2}$ | $T_1$ | | 손의 내재근 | 위팔안쪽<br>안쪽위팔피부신경 |

| 신경 | 근력검사 | 감각검사 |
| --- | --- | --- |
| 노신경 | 손목관절 폄<br>엄지손가락 폄 | 엄지와 집게 사이의 손등쪽 피부막 |
| 자신경 | 벌림 : 새끼손가락 | 먼쪽 자쪽 : 새끼손가락 |
| 정중신경 | 엄지손가락의 집기<br>엄지손가락의 맞섬<br>엄지손가락의 벌림 | 먼쪽 노쪽 : 집게손가락 |
| 겨드랑신경 | 어깨세모근 | 위팔 가쪽 : 어깨세모근 부분 |
| 근육피부신경 | 위팔두갈래근 | 아래팔 가쪽 |

## 4. 정형 검사(special testing)

### ■ 척추뇌바닥동맥 혈관기능상실(VBI) — 능동운동범위검사를 시행하기 전에 실시

1) 비즈니악 VBI(Vizniak VBI)

| | |
| --- | --- |
| 방법 | 환자는 바로 눕거나 앉음. 검사자는 환자의 머리를 지지한 후 검사자는 환자의 머리를 펴고 가쪽으로 굽히며 한쪽으로 돌림. 이 자세를 15초간 유지시킨 후 검사자는 환자에게 손가락 움직임(기본 주시 영역에서의 'H'자)을 눈으로 따라오게 지시. 검사는 반대쪽에서도 반복한다. |
| 결과 | (+) 눈떨림, 현기증, 시각 변화, 어지러움이나 구역 → 척추뇌바닥혈관기능상실(VBI) |

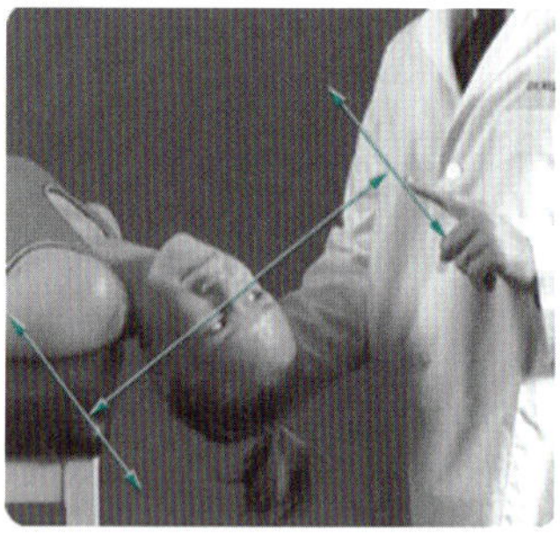

2) 척추뇌바닥동맥 기능 검사

| | |
| --- | --- |
| 방법 | 환자는 앉은 상태로 눈을 감고, 검사자는 아래의 사항을 실시<br>1. 목동맥이나 빗장밑동맥 박동의 관찰<br>2. 잡음의 청진<br>3. 환자가 머리를 돌리고 편 상태에서 촉진 — 양쪽으로 시행 |
| 결과 | (+) 박동, 잡음, 실신 전 상태, 현기증, 안진이나 구역 → 척추뇌바닥혈관기능상실(VBI) |

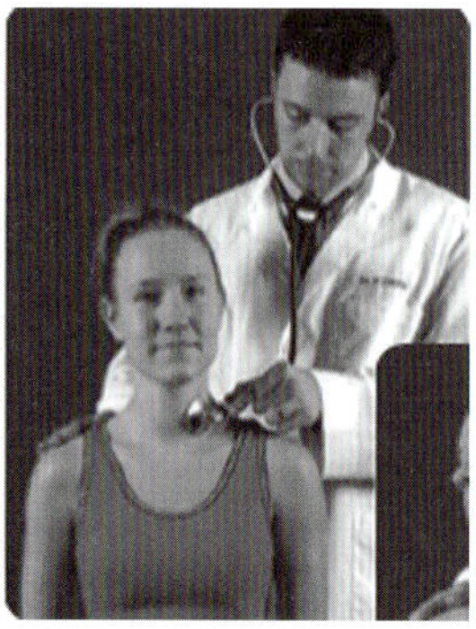

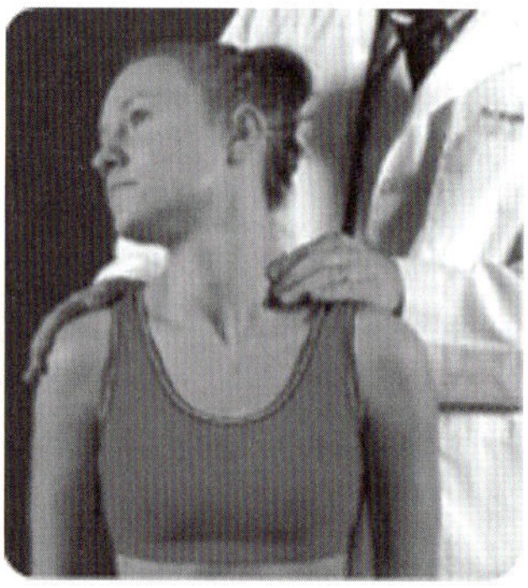

3) 데클린 검사

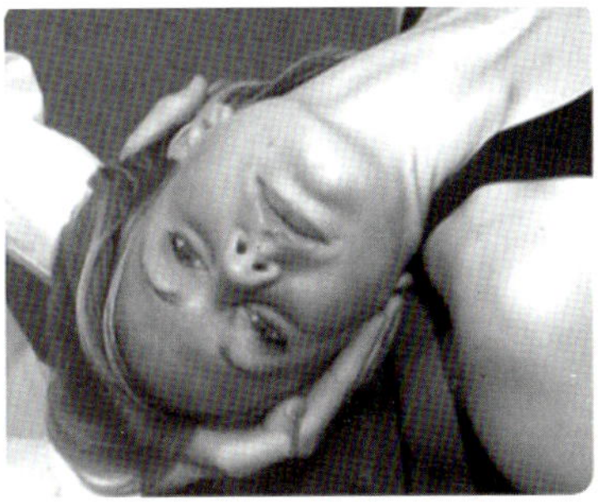

| | |
|---|---|
| 방법 | 환자를 바로 눕히거나 앉힌 후 검사자는 환자의 머리를 지지하고 환자의 머리를 폄. 환자의 머리를 가쪽으로 구부리고 돌린 후 환자의 눈을 관찰. 이 자세는 45초 이상 지속 |
| 결과 | (+) 실신 전 상태, 안진, 현기증, 불명료한 언어, 시각 변화와 구역 → VBI, 척추성 현기증 |

## ■ 불안정(instability) 검사

1) 날개인대 긴장(Alar ligament stress) 검사

| | |
|---|---|
| 방법 | 환자는 바로 눕고, 검사자는 가시돌기가 아닌 판(lamina) 위를 잡아 중쇠뼈 ($C_2$, axis)를 고정하고, 머리와 중쇠뼈를 왼쪽과 오른쪽으로 가쪽굽힘(laterally flex). 이 때 관절의 움직임 정도와 끝느낌(end feel)에 주목 |
| 결과 | (+) 가쪽 굽힘시 $C_2$의 움직임의 부족이나 강한 인대의 끝느낌이 아닌 부드러운 끝느낌, 근육 연축, 통증 → 날개인대 손상 |

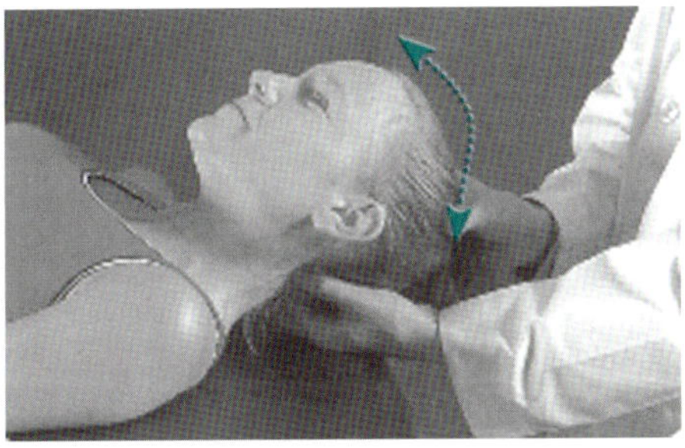

2) 가쪽 비틀림 검사

| | |
|---|---|
| 방법 | 환자는 머리가 지지된 채 바로 눕고 검사자는 한 손(두 번째 손허리손가락관절, 2nd MCP)으로 $C_1$(고리뼈, atlas)의 가로돌기에 두고 다른 손(2nd MCP)은 $C_2$(중쇠뼈, axis)의 가로돌기에 위치시킨 후 두 손을 인접시킴($C_1$과 $C_2$ 사이에 비틀림 힘을 가한다). |
| 결과 | (+) 부드러운 끝 느낌(soft end feel), 근육 연축(muscle spasm), 어지러움(dizziness), 안진(nystagmus), 구역(nausea) → 치아돌기(odontoid) 형성이상(dysplasia)이나 무형성(aplasia) |

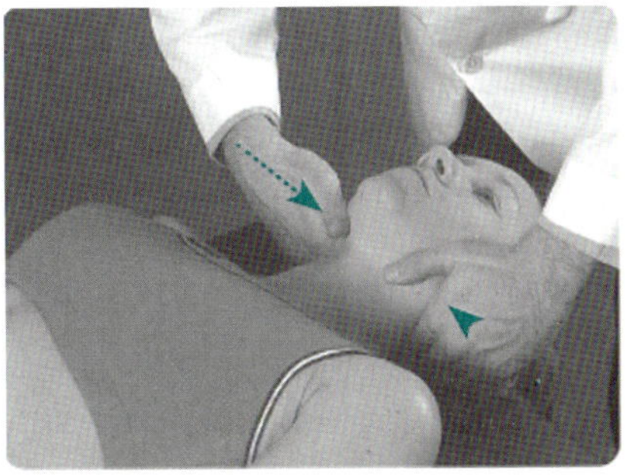

### 3) 샤프-퍼저검사(Sharp-Purser test)

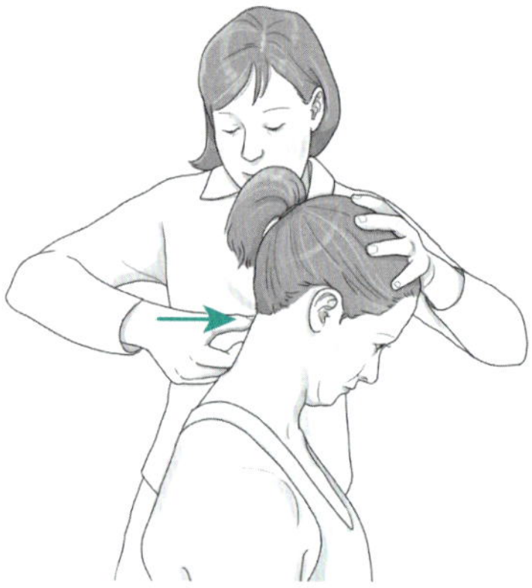

| | |
|---|---|
| 방법 | 환자를 앉힌 후, 검사자는 한 손으로 환자의 이마를 잡고 고정하고 다른 손의 엄지손가락은 $C_2$(중쇠뼈, axis)의 가시돌기 위에 위치시킨다. 검사자가 부드럽게 이마에 앞에서 뒤 방향으로(A → P) 압력을 적용하는 동안 환자는 천천히 머리를 앞으로 굽히도록 한다. |
| 결과 | (+) 신경학적 증상의 감소, 움직일 때 덜컹거리는 소리 → 고리뼈의 부분탈구가 감소됨 |

### 4) 가로인대 긴장 검사

| | |
|---|---|
| 방법 | 환자를 바로 눕게 한 후 검사자는 양 손으로 환자의 머리를 지지하고, 손끝은 고리뼈($C_1$)의 뒤고리 위에 위치시킨다. 이후 검사자는 환자의 머리를 앞으로 5cm 정도 들어 올린다(목을 굽히거나 펴지 않도록 한다). 이 자세를 15초간 유지한다. |
| 결과 | (+) 부드러운 끝느낌, 근육연축, 어지러움, 안진, 구역 → 고리중쇠관절의 과운동성 |

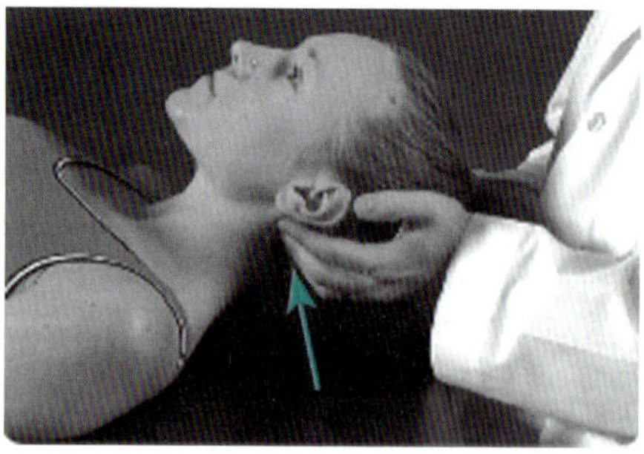

### 5) 러스트 징후

| | |
|---|---|
| 방법 | 환자 스스로 목이나 머리를 지지하고 있다. |
| 결과 | (+) 윗목불안정, 중증목염좌, 류마티스관절염, 목뼈골절, 중증목뼈부분탈구 |

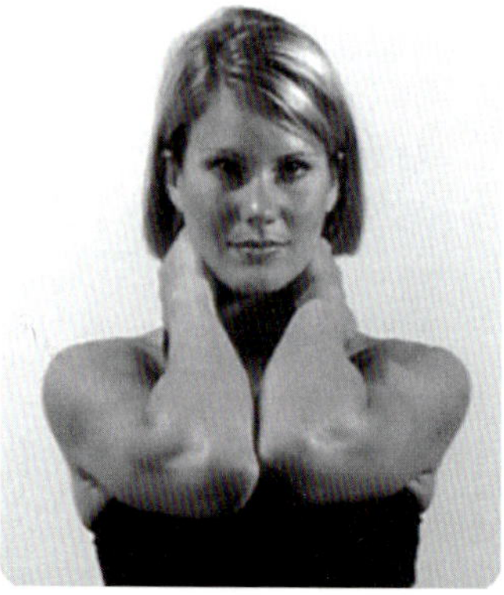

## ■ 신경뿌리병증/신경 긴장

1) 목뼈 압박 검사

| 목뼈로부터 팔에 관련통을 정확히 재현해 볼 수 있고 통증의 병변이 있는 신경학적 레벨의 위치를 찾을 수 있음<br>통증 원인 : 척추사이구멍의 협착, 척추사이관절의 압력, 근육 경련 | |
|---|---|
| 방법 | 환자의 머리 꼭대기에서 아래쪽으로 압력을 가함 |
| 결과 | 목뼈나 팔에 동통이 증가하면 동통의 정확한 분포와 피부분절의 어디에 속하는지 검사 |

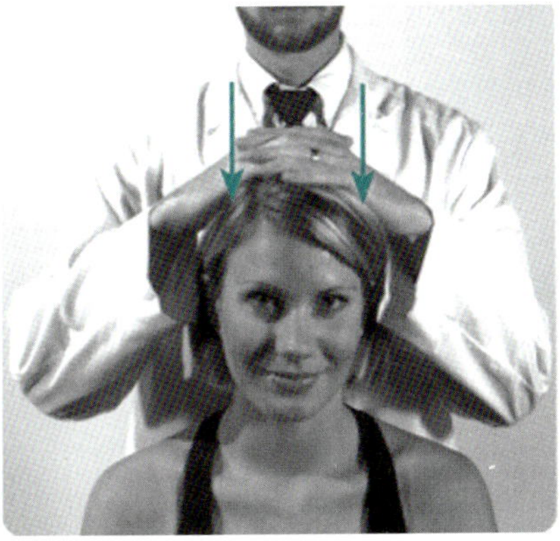

2) 목 떼어 당김 검사(distraction test)

| 목뼈 견인으로 동통이 경감되는 효과를 입증하는 검사 | |
|---|---|
| 방법 | • 검사자는 한손으로 환자의 턱 밑을 받치고 다른 손으로 뒤통수 부분을 받침<br>• 서서히 머리를 잡아 당겨 올림 |
| 결과 | 신경뿌리 압박을 초래하는 좁아진 척추사이구멍을 견인하여 넓힘으로 동통을 감소<br>• 국소통증 증가 : 근육, 인대, 관절낭 손상<br>• 말초통증 감소 : 신경뿌리병증<br>• 국소통증 감소 : 후관절 부딪힘 증후군 |

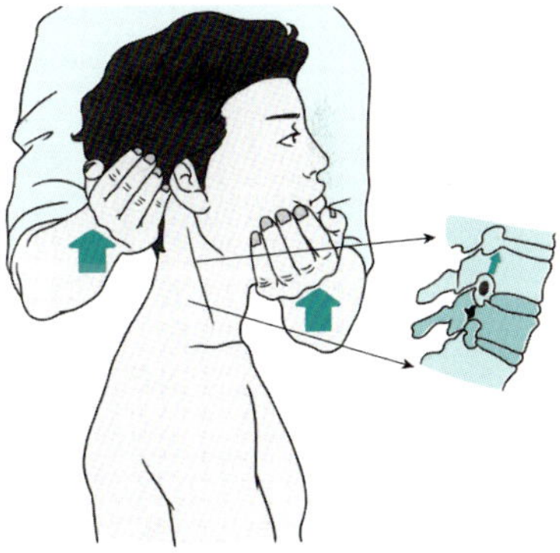

3) 애드손 검사(Adson test)

| 빗장밑동맥의 상태를 결정하기 위하여 검사하는 것 | |
|---|---|
| 방법 | 손목에서 노동맥의 맥을 잡고 환자의 팔을 벌림, 폄, 가쪽돌림 시키면서 맥박을 느낀 후 팔 쪽으로 머리를 돌리라고 지시 |
| 결과 | 빗장밑동맥이 압박되어 있다면 맥박이 현저하게 감소되었거나 맥이 전혀 뛰지 않음 |

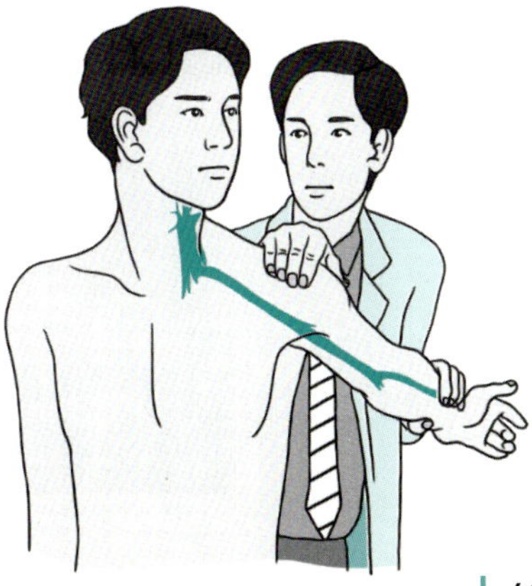

4) 소토홀 검사(Soto-Hall test)

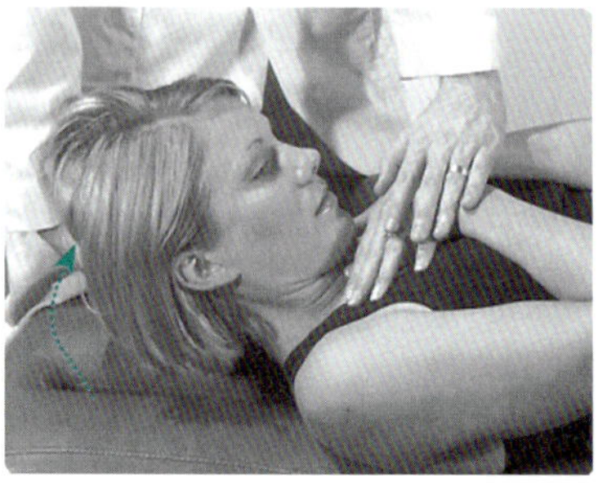

| | |
|---|---|
| **방법** | 환자를 바르게 눕힌 후 검사자는 환자의 목을 굽히고 복장뼈(sternum)에 압력을 가한다. |
| **결과** | (+) 신경뿌리 통증 → 신경뿌리 긴장(tension)<br>(+) 국소 통증 → 염좌, 긴장, 갈비뼈 부분탈구 |

5) 팔긴장 검사(Upper limb tension test)

| | |
|---|---|
| **방법** | • 환자는 어깨를 내린 상태로 바로 눕는다. 모든 검사 절차에서 어깨를 내린 채로 유지하는 것은 중요하다. 목뼈는 검사하는 쪽의 반대쪽으로 가쪽굽힘 한다.<br>• 각각의 수기 시 검사자는 적절한 끝범위 위치를 향해 환자의 팔을 서서히 움직이며 신경학적 징후와 증상이나 국소 근골격계적 징후와 증상이 나타나는지 주목한다.<br>• 팔꿉관절의 끝범위의 움직임에서 각 신경이 긴장되므로 팔꿉관절의 굽힘과 폄은 각 수기의 마지막 동작에 시행되어야 한다.<br>• 자신경은 굽혔을 때 긴장되며 정중신경과 노신경은 폈을 때 긴장된다.<br>• ULTT1(정중신경) : 어깨는 내리고(depressed) 110도 벌린다(abducted). 팔꿉, 손목과 손가락은 펴고(extended), 아래팔은 뒤침된(supinated) 상태이다. 정중신경 긴장<br>• ULTT2 : 어깨는 내리고 가쪽으로 돌려(externally rotated) 10도 벌린다. 팔꿉, 손목과 손가락은 펴고, 아래팔은 뒤침된 상태이다. — 정중신경, 근육피부신경(musculocutaneous nerve), 겨드랑신경 (axillary nerve) 긴장<br>• ULTT3(노신경) : 어깨는 내리고 안쪽으로 돌려(internally rotated) 10도 벌린다. 팔꿉은 펴고, 아래팔은 엎침되게(pronated) 하며 손목은 굽혀 자뼈 방향으로 치우치게(deviated) 하여 손가락은 굽힌다. — 노신경 긴장<br>• ULTT4(자신경, ulnar) : 어깨는 내리고 가쪽으로 돌려 90도 벌린다(환자의 손은 같은 쪽의 귀에 가깝게 해야 한다). 팔꿉은 굽히고, 아래팔은 엎침되게 하며 손목은 펴서 노뼈 방향으로 치우치게 하고 손가락은 편다. — 자신경 긴장 |
| **결과** | (+) 팔 통증이나 신경학적 증상의 재현 → 신경뿌리병증(radiculopathy) |

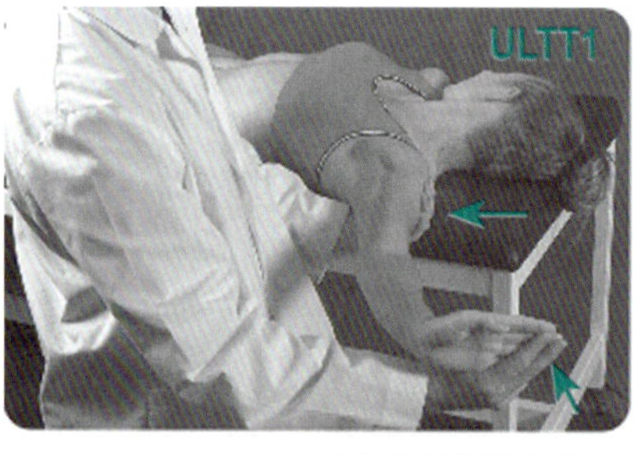


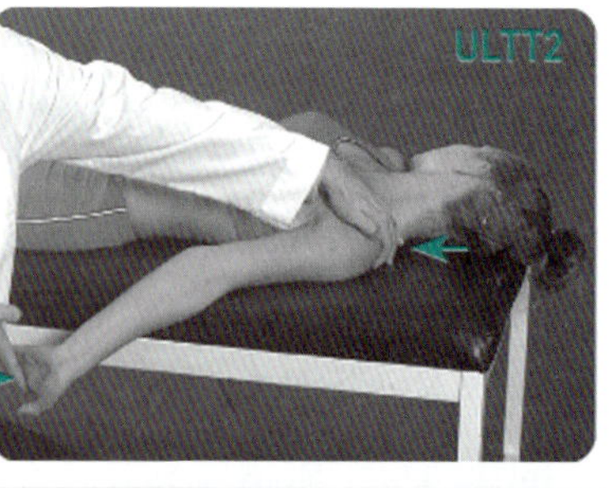


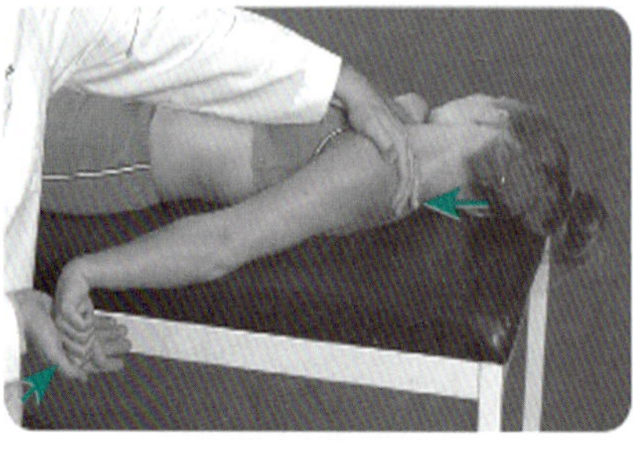

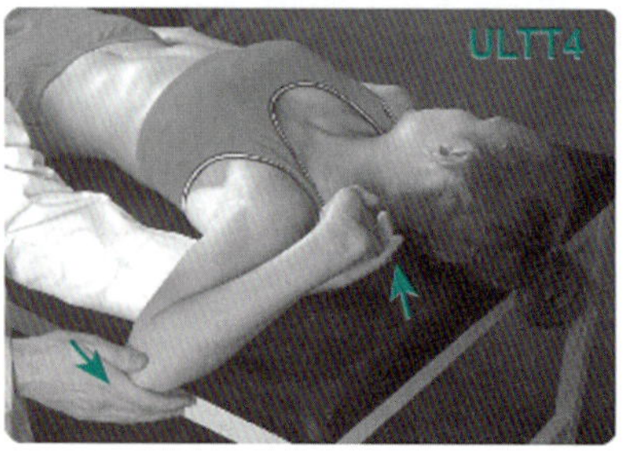

### 6) 발살바 검사

| 인위적으로 척수내압을 증가시키는 것<br>통증 원인 : 척추원반탈출증, 종양(주관적인 검사) | |
|---|---|
| 방법 | 환자에게 숨을 들이쉬고 아랫배에 힘을 주도록 함 |
| 결과 | 이상 : 동통이 느껴지는 부위와 통증이 증가되는 위치가 생김 |

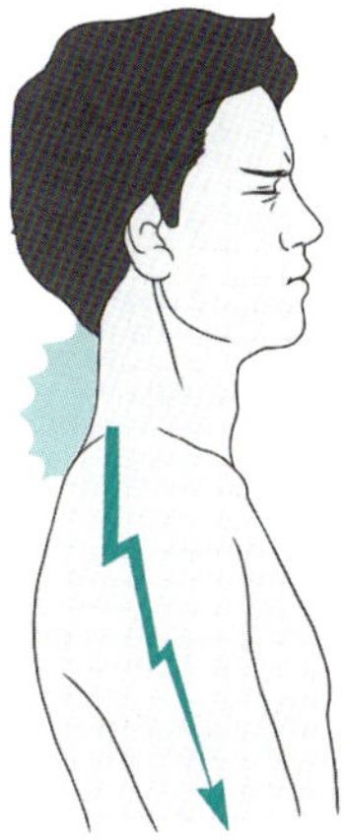

발살바 검사

## ■ 염좌와 긴장(Sprain/Strain)

### 1) 목 떼어 당김 검사(distraction test)

| 목뼈 견인으로 동통이 경감되는 효과를 입증하는 검사 | |
|---|---|
| 방법 | • 검사자는 한손으로 환자의 턱 밑을 받치고 다른 손으로 뒤통수 부분을 받침<br>• 서서히 머리를 잡아 당겨 올림 |
| 결과 | 신경뿌리 압박을 초래하는 좁아진 척추사이구멍을 견인하여 넓힘으로 동통을 감소<br>• 국소통증 증가 : 근육, 인대, 관절낭 손상<br>• 말초통증 감소 : 신경뿌리병증<br>• 국소통증 감소 : 후관절 부딪힘 증후군 |

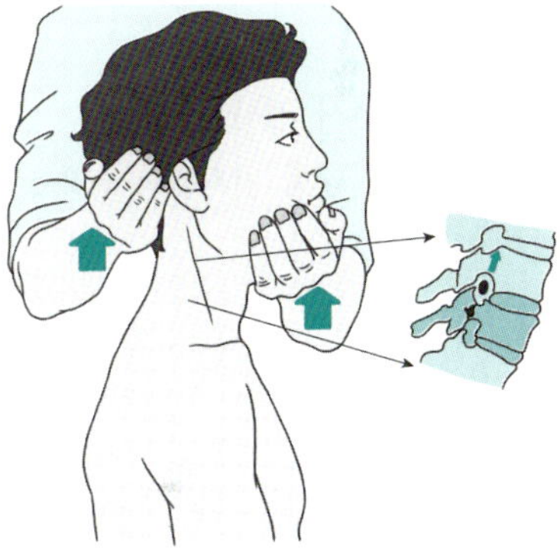

### 2) 오도노그 검사(O'Donoghue maneuver)

| 방법 | 이 검사는 앉은 상태에서 시행되며 두 개의 검사로 이루어진다. 첫 번째 검사는 검사자가 환자에게 등척성 저항을 주고 머리를 돌리게 하여 통증을 확인한다. 두 번째 검사는 검사자는 환자의 머리를 돌리며 통증을 확인한다. 두 검사는 양쪽 방향으로 반복 실시한다. |
|---|---|
| 결과 | (+) 통증 저항 움직임 시 → 근육 긴장(muscle strain) 수동 움직임 시 → 인대 염좌(ligament sprain) |

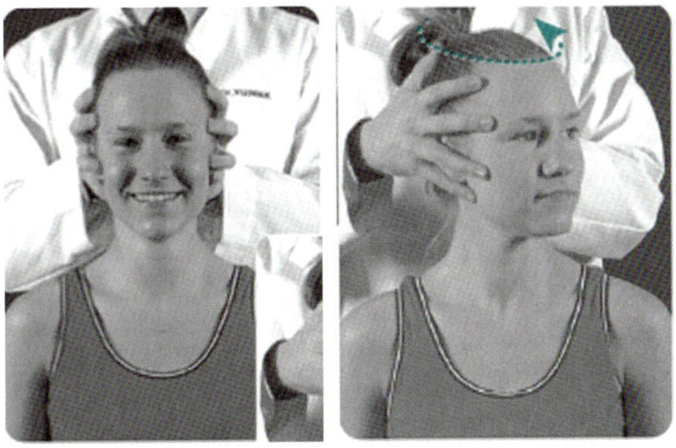

## 5. 턱관절의 운동특성 및 검사

1) 운동특성

(1) 관절이 움직일 때의 흔듦기, 입을 다물고 있을 때의 디딤기

(2) 비정상일 때는 입을 여닫는 것이 어려우며 아래턱은 정상적으로 움직여지지 않고 어느 한쪽으로 쏠림

(3) 디딤기에서 턱은 정상적으로 중심에 있고 치아는 정중선에 대칭적으로 맞물려 있음

(4) 치아가 불량하거나 입을 강하게 꽉 다물었을 때 턱관절은 하중 관절이 됨

(5) 가쪽날개근의 하나의 이는곳은 턱관절을 여는 작용을 하며 다른 한쪽은 반달연골을 앞쪽으로 당기는 작용을 함

2) 탈구 검사

(1) 탈구여부를 확인하기 위해 환자에게 가능한 입을 크게 벌리라고 함

(2) 그 다음 집게손가락을 왼/오른쪽 교대로 귀의 바로 앞에 놓고 입을 열도록 하고 아래턱관절융기를 촉진

3) **반사 검사**

**아래턱 반사(jaw reflex)**

| 깨물근과 관자근에 일어나는 신장 반사(5번째 뇌신경) | |
|---|---|
| 방법 | • 약간 입을 벌리고 있는 상태<br>• 치아 부분 위에 검사자의 손가락 하나를 놓은 다음 해머로 검사자의 손가락을 침 |
| 결과 | • 정상 : 입을 다물게 됨<br>• 이상 : 반사가 일어나지 않거나 감소 → 5번째 뇌신경 경로를 따라 병변<br>반사의 항진 → 위운동신경의 병변 |

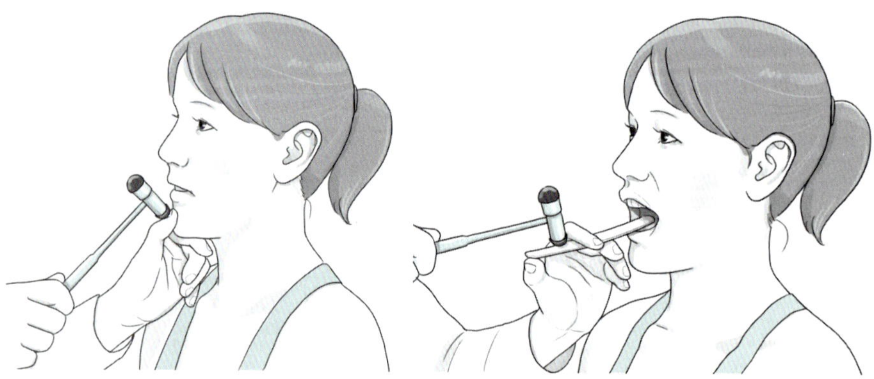

4) **정형 검사(special test)**

(1) **연하(삼킴) 검사**

원인 : 뼈의 돌출, 뼈의 뼈곁돌기, 목뼈 앞부분의 혈종, 감염, 종양

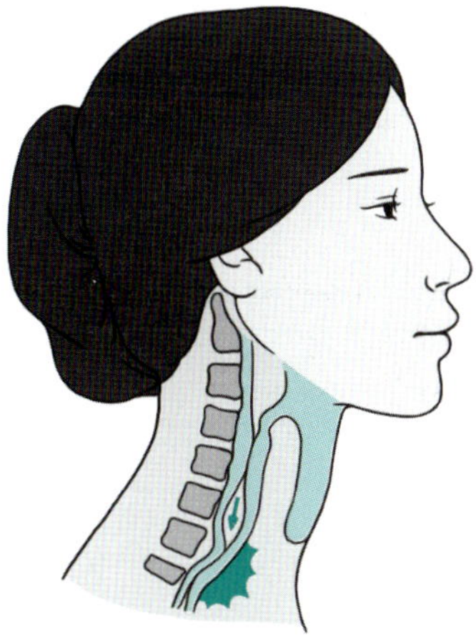

연하(삼킴) 검사

(2) **크보스텍 검사(Chvostek test)**

| 뇌신경의 검사=7번째 뇌신경(얼굴신경) | |
|---|---|
| **방법** | 귀밑샘 부분을 두드림 |
| **결과** | 혈액 내의 칼슘치가 저하되면 얼굴근육의 연축이 일어나면서 수축 |

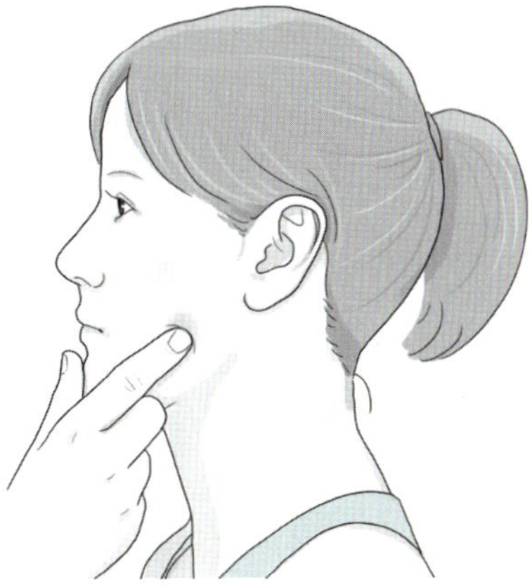

# 등의 검사 및 평가

EXPLANATION

## 등의 검사 및 평가

### 1. 관절 운동 범위 검사

1) **굽힘(50°~70°)**
   (1) 작용하는 근육 : 척주세움근의 신장수축
   (2) 신장되는 조직 : 척주세움근, 가시위인대, 가시사이인대, 뒤척추원반, 뒤후관절주머니, 갈비사이근
   (3) 압박되는 조직 : 앞가슴구조물, 앞세로인대, 앞척추원반, 폐, 심장, 대동맥
2) **폄(20°~30°)**
   (1) 작용하는 근육 : 척주세움근의 단축수축
   (2) 신장되는 조직 : 배곧은근판, 앞세로인대, 대동맥, 폐, 앞갈비사이근
   (3) 압박되는 조직 : 척주세움근, 가시위인대, 가시사이인대, 뒤척추원반, 뒤척추사이구멍, 돌기사이관절주머니, 뒤갈비사이근

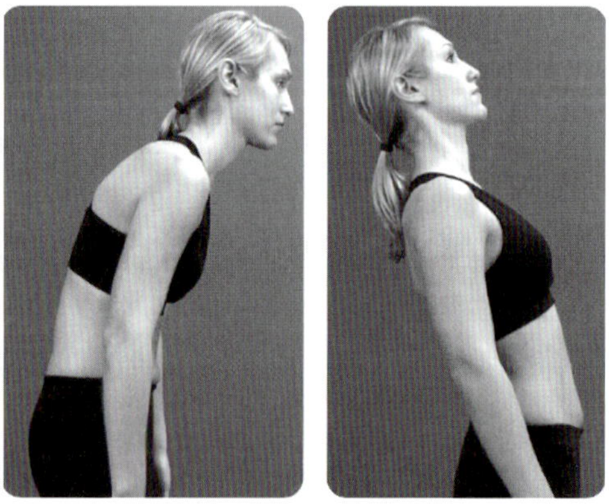

3) **가쪽굽힘(25°~35°)**
   (1) 작용하는 근육 : 반대쪽 척주세움근의 신장수축, 가로돌기가시근
   (2) 신장되는 조직 : 반대쪽 척주세움근, 가로돌기사이근, 갈비사이근, 반대쪽 척추원반과 척추사이구멍, 돌기사이관절

(3) 압박되는 조직 : 같은 쪽 척주세움근, 가로돌기사이근, 갈비사이근, 같은 쪽 척추원반과 척추사이구멍, 돌기사이관절

4) **돌림(40°~55°)**

(1) 작용하는 근육 : 반대쪽 배바깥빗근과 가로돌기가시근, 같은 쪽 배속빗근

(2) 신장되는 조직 : 같은 쪽 배바깥빗근과 가로돌기가시근, 반대쪽 배속빗근

(3) 압박되는 조직 : 배구성물, 같은 쪽 척추사이구멍

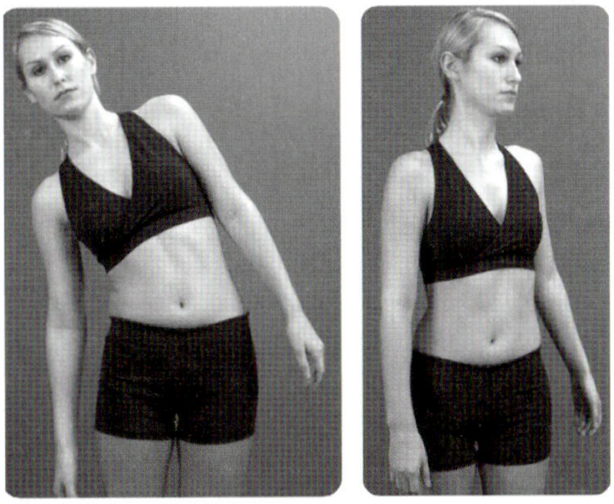

## 2. 관찰

1) 뒤굽음증(후만증, Kyphosis)

(1) 굽음등(Round back)

① 등허리뼈뒤굽음이나 등뼈뒤굽음과 함께 나타나며, 골반경사가 감소

② 신체의 중력중심선을 유지, 보상하기 위하여 구조적 뒤굽음증이 생김

(2) 낙타등(Hump back)

① 등뼈에서 국소적으로 각이 크고 예리한 편이며 꼽추라 불림

② 대부분 등뼈의 한 개나 혹은 두 개의 척추 사이에서 각 형성이 이루어 짐

③ 보통 낙타등의 경우 골반경사는 정상

(3) 편평등(flat back)

굽은등과 다른 점은 등뼈의 움직임이 더 있다는 것과 골반경사의 감소로 유발된 중력중심의 변화를 척추 길이로 보상한다는 것이다.

(4) 미망인 낙타등(Dowager's hump)

낙타등은 여성의 폐경기 이후 나타나는 골다공증으로 인해 등뼈의 쇄기골절은 보이고 구조적 척추옆굽음증으로 발생

2) 옆굽음증(측만증, Scoliosis)

(1) 비구조적 옆굽음

나쁜 자세, 신경근의 압박, 척추의 염증, 정신적인 문제, 골반주위 근육의 불균형, 다리 길이의 차이로 인해 발생

(2) 구조적 옆굽음

① 원발성, 유전적 또는 쐐기모양의 척추, 이분척추와 같이 선천적임

② 척추몸통이 굽음 된 쪽(볼록한 쪽)으로 돌림

③ 가시돌기는 반대쪽(오목한 쪽)으로 돌림

④ 갈비뼈는 오목한 쪽이 앞쪽으로 향하고, 뒤쪽에서 보면 움푹 들어간 것처럼 보임

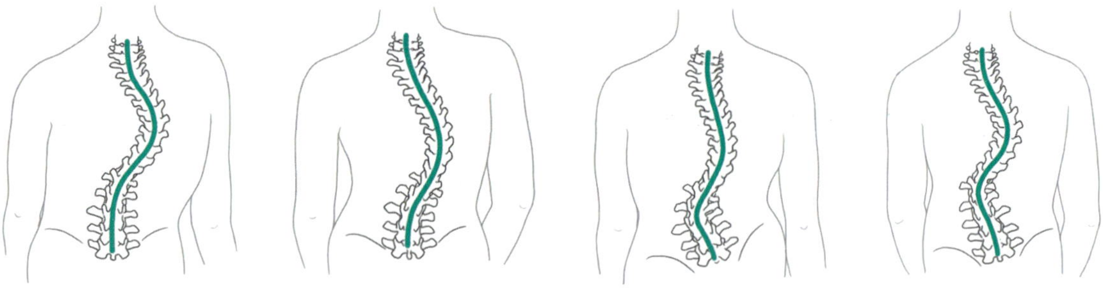

오른쪽 등뼈의 만곡　　오른쪽 가슴허리뼈 부위의 만곡　　왼쪽 등뼈의 만곡　　오른쪽의 등뼈부와 왼쪽 허리뼈 만곡(만곡이 크게 양쪽으로 나타남)

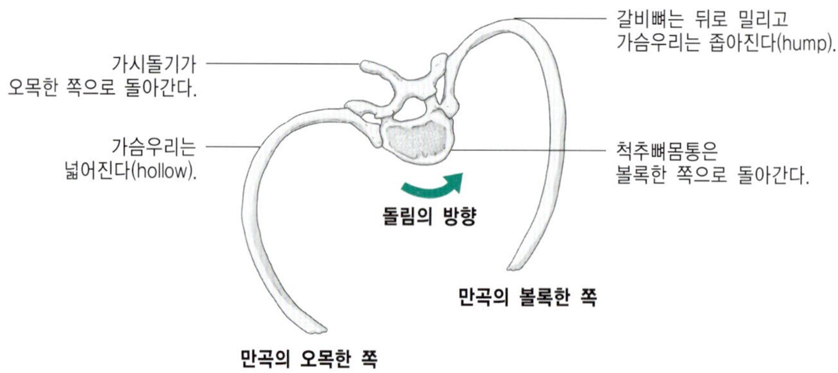


(3) 옆굽음의 각도 측정법 : 코브(cobb) 방법

① 볼록한 곳을 향해 가장 위쪽에 유의하게 경사진 만곡의 척추를 확인하고 그것의 위쪽 끝을 따라 선을 그음

② 볼록한 곳을 향해 가장 아래쪽에 유의하게 경사진 만곡의 척추를 확인하고 그것의 위쪽 끝을 따라 선을 그음

③ 2개의 선을 통해 수직선을 그리고 교차하는 각을 측정

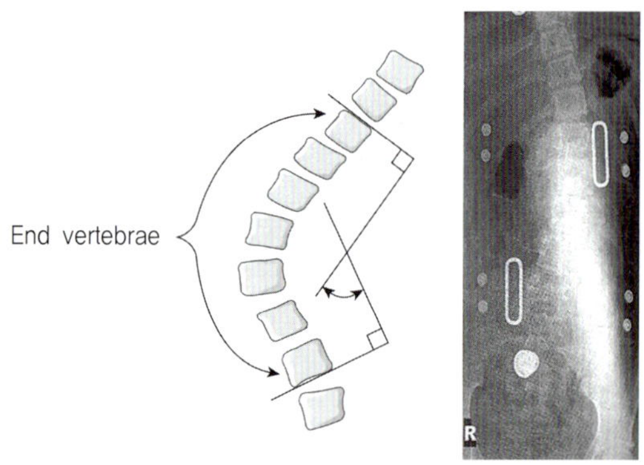

3) 가슴부의 기형(Chest Deformities)

(1) 새가슴

① 복장뼈의 앞, 아래쪽 돌출

② 가슴부의 전후직경 증가

(2) 깔때기 가슴

① 갈비뼈의 과다성장으로 복장뼈가 뒤쪽으로 눌림

② 가슴부의 앞뒤직경 감소

(3) 원통형 가슴

① 복장뼈가 앞, 뒤쪽으로 튀어나옴

② 가슴부의 앞뒤직경 증가

③ 폐기종 같은 병적 상태가 있을 때 나타남

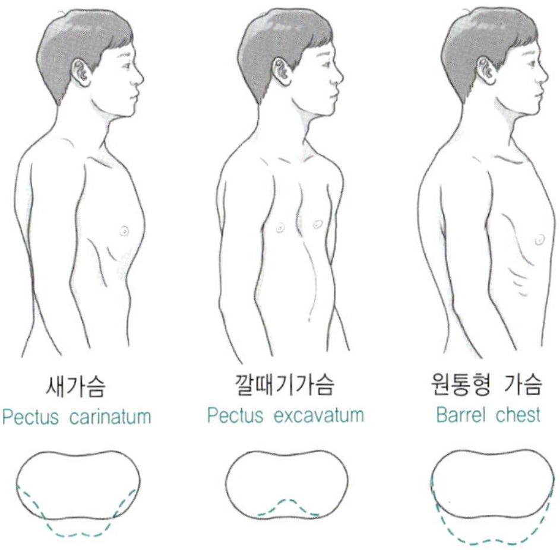


## 3. 정형 검사(Special testing)

1) 아담 징후(Adam's sign) (기출)

| 방법 | 검사자는 환자가 무릎을 편 상태로 발가락을 만지려고 시도할 때, 갈비 봉우리를 관찰한다. |
|---|---|
| 결과 | (+) 한쪽의 비정상적인 갈비 봉우리의 높이 → 척추옆굽음증(scoliosis) |

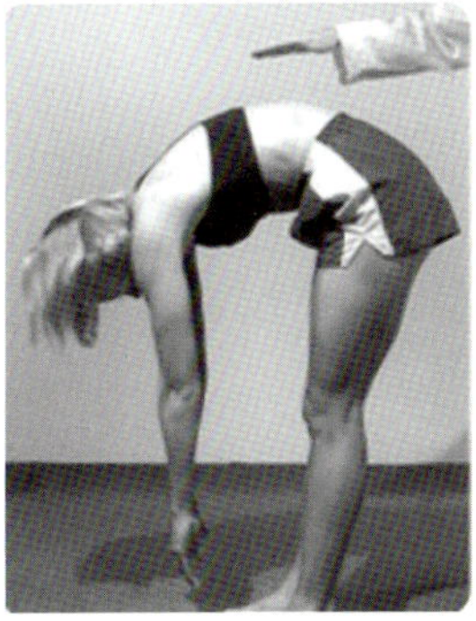

### 2) 아모스 징후(Amoss' sign)

| | |
|---|---|
| 방법 | 환자는 옆으로 누운 자세에서 앉은 자세로 이동하도록 지시한다. 검사자는 가장 편안한 위치와 통증 또는 불편함 징후를 알아보기 위해 환자를 관찰한다. |
| 결과 | (+) 국소적 등뼈나 등허리뼈 통증 → 중증 염좌, 강직척추염, 척추사이원반증후군 |

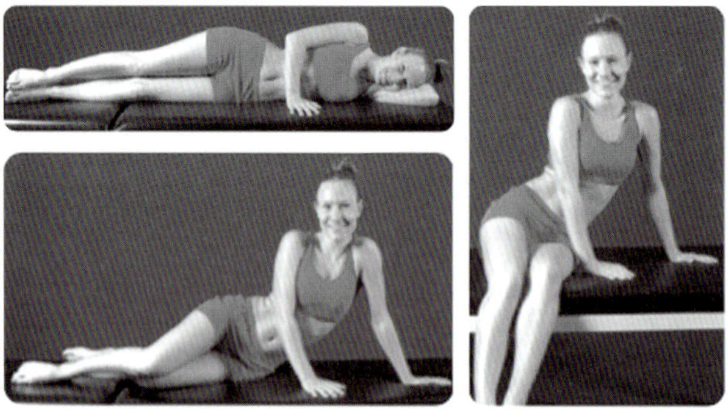

### 3) 머피 치기 징후(Murphy's punch sign)

| | |
|---|---|
| 방법 | 환자는 앉히고 검사자는 신장 부위를 주먹을 쥐고 강하게 두드린다. |
| 결과 | (+) 통증 또는 압통 → 신장 염증, 깔때기 콩팥염 |

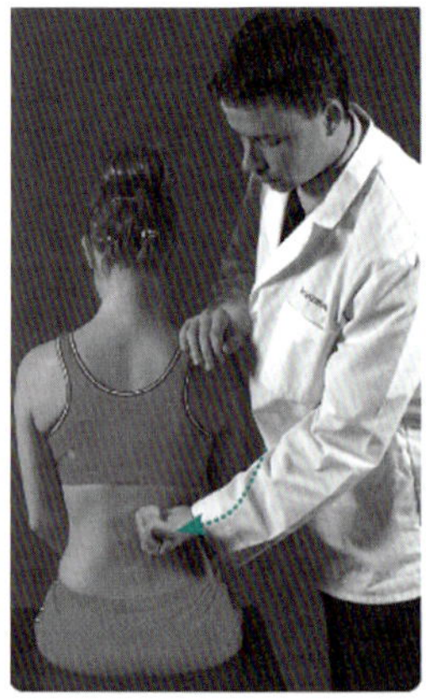

### 4) 복장뼈 압박 검사(Sternal Compression test)

| | |
|---|---|
| 방법 | 환자는 바로 누운 자세, 평가자는 복장뼈 위에 손을 올려 아래쪽으로 부드럽게 누르고 환자가 불편해 하는 증상을 관찰한다. |
| 결과 | (+) 구역적 통증 : 가쪽 갈비 경계 통증 → 갈비 골절<br>흉골 갈비 접합부 통증 → 갈비 연골염 |

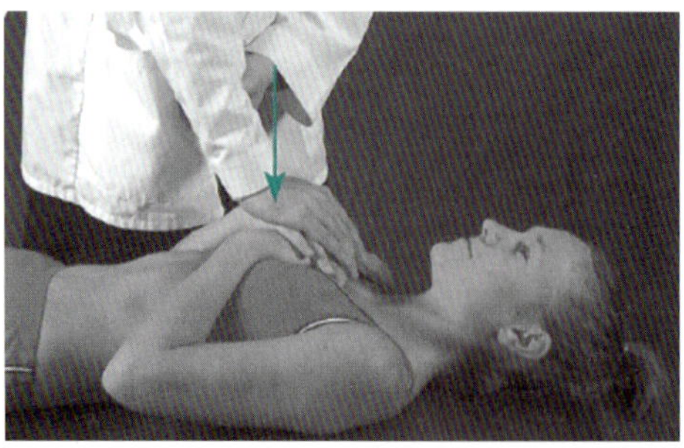

# 허리의 검사 및 평가

EXPLANATION

## 허리의 검사 및 평가

### 1. 관절 운동 범위 검사

1) 굽힘(70°～90°)
   (1) 작용하는 근육 : 척주세움근의 신장수축
   (2) 신장되는 조직 : 척주세움근, 가시위인대, 가시사이인대, 뒤척추원반, 뒤후관절주머니
   (3) 압박되는 조직 : 앞허리구조물, 앞세로인대, 앞척추원반, 장, 대동맥
2) 폄(20°～30°)
   (1) 작용하는 근육 : 척주세움근과 뭇갈래근, 가로돌기가시근의 단축수축, 배곧은근판과 배빗근의 신장수축
   (2) 신장되는 조직 : 배곧은근판, 앞세로인대, 대동맥, 배빗근
   (3) 압박되는 조직 : 척주세움근, 가시위인대, 가시사이인대, 뒤척추원반, 뒤후관절주머니

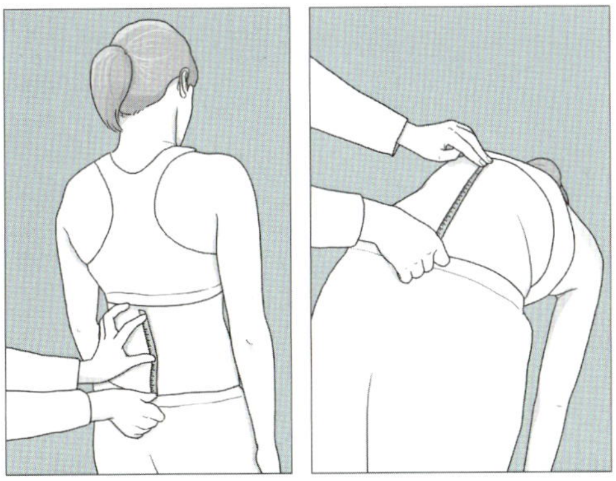
줄자를 이용한 앞쪽굽힘 측정

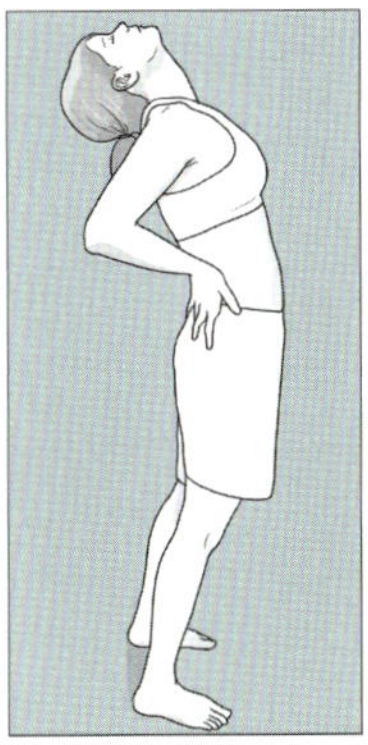
폄

3) 가쪽굽힘(25°～35°)
   (1) 작용하는 근육 : 반대쪽 척주세움근, 가로돌기가시근, 허리네모근의 신장수축
   (2) 신장되는 조직 : 반대쪽 척주세움근, 가로돌기가시근, 허리네모근, 척추원반, 돌기사이관절
   (3) 압박되는 조직 : 같은쪽 척주세움근, 가로돌기가시근, 허리네모근, 척추원반, 돌기사이관절

4) 돌림(15°～30°)

(1) 작용하는 근육 : 반대쪽 배바깥빗근과 가로돌기가시근, 같은쪽 배속빗근

(2) 신장되는 조직 : 같은쪽 배바깥빗근과 가로돌기가시근, 반대쪽 배속빗근

(3) 압박되는 조직 : 배구성물

※ 하지 움직임을 배제시키기 위해 앉은 자세에서 허리 돌림을 평가하는 것을 고려해야 한다.

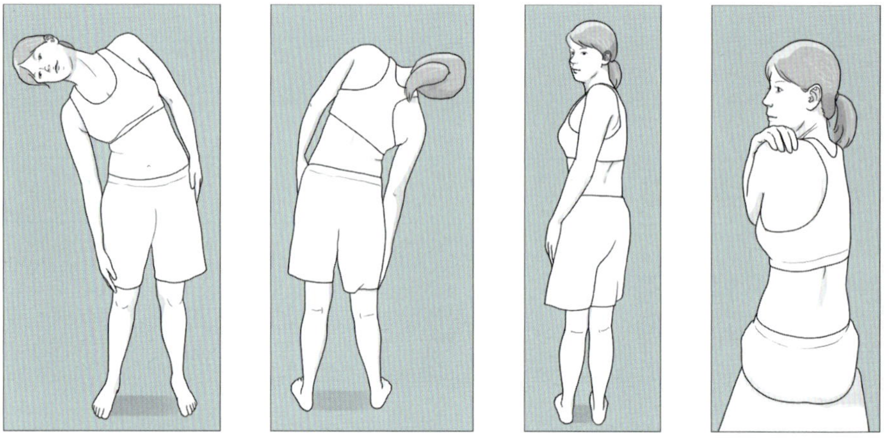

앞에서 본 가쪽굽힘 뒤에서 본 가쪽굽힘 선 자세에서 돌림 앉은 자세에서 돌림

## 2. 신경학적 검사

1) 반사검사(Reflex test)

(1) 깊은힘줄반사(Deep tendon reflex test)

| 깊은힘줄반사검사 | |
|---|---|
| 신경분절 | 반사검사 |
| L3 | 무릎 반사 |
| L4 | 무릎 반사와 엉덩 모음근 반사 |
| L5 | 뒤정강근 반사와 안쪽뒤넙다리근 반사 |
| S1 | 아킬레스힘줄 반사와 가쪽뒤넙다리근 반사 |

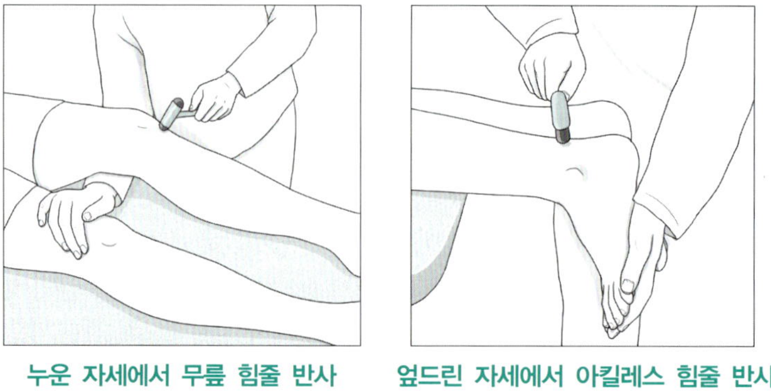

누운 자세에서 무릎 힘줄 반사 엎드린 자세에서 아킬레스 힘줄 반사

(2) 얕은배근육반사

① 위/아래운동신경세포의 병적 유무

② 배를 4등분으로 나누어 따로 긁어 봄

③ 양성반응 : 긁은 쪽으로 배꼽이 따라 오지 않음

(3) 얕은고환올림근반사

① 망치 손잡이의 뾰족한 끝으로 넙다리 윗부분의 안쪽면을 긁어 봄

② 양성반응 : 긁은 쪽으로 음낭이 위쪽으로 당겨지지 않음

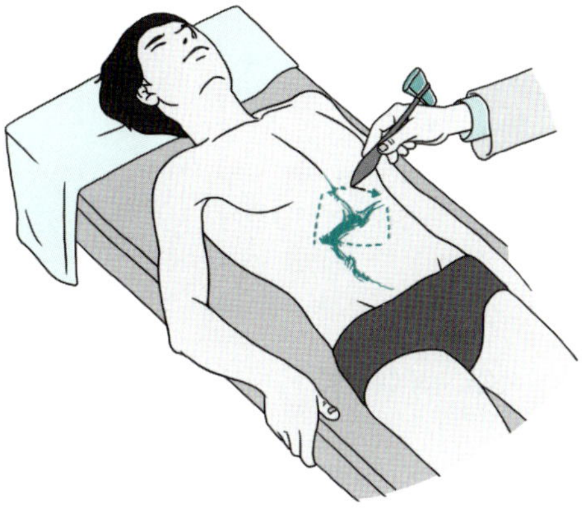

얕은배근육반사

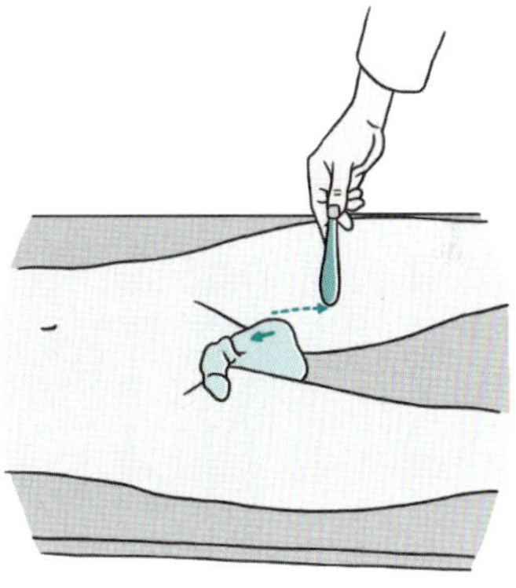

얕은고환올림근반사

**(4) 바빈스키 테스트(Babinski test)**

① 위운동신경세포의 병변 유무 검사

② 끝이 뾰족한 기구로 발바닥 발꿈치뼈 부위에서 안쪽면을 따라 발앞부까지 향하고 자극함

③ 양성반응 : 엄지발가락이 폄되고 다른 발가락들은 발바닥굽힘되고 부채꼴 모양처럼 벌어지게 됨

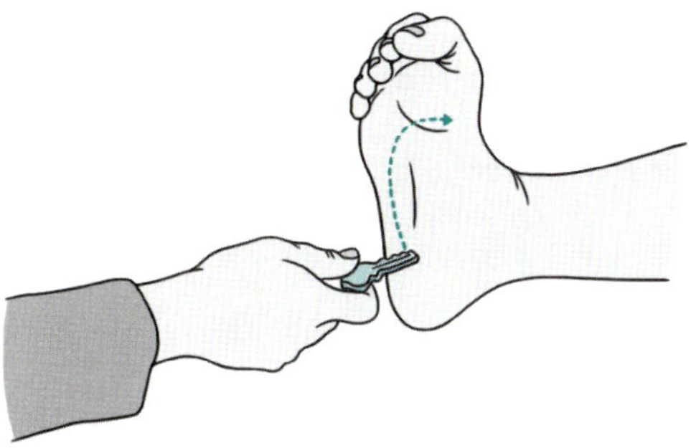

**(5) 오펜하임 테스트(Oppenheim test)**

① 정강뼈능선을 따라 긁어서 위의 양성반응이 나타나는지를 알아보는 검사

② 검사자는 손톱으로 환자의 정강뼈능선을 따라 무릎 위로 향하여 긁음

③ 양성반응 : 엄지발가락이 폄되고 다른 발가락들은 발바닥굽힘되고 부채꼴 모양처럼 벌어지게 됨

2) 감각검사(Sensory test)

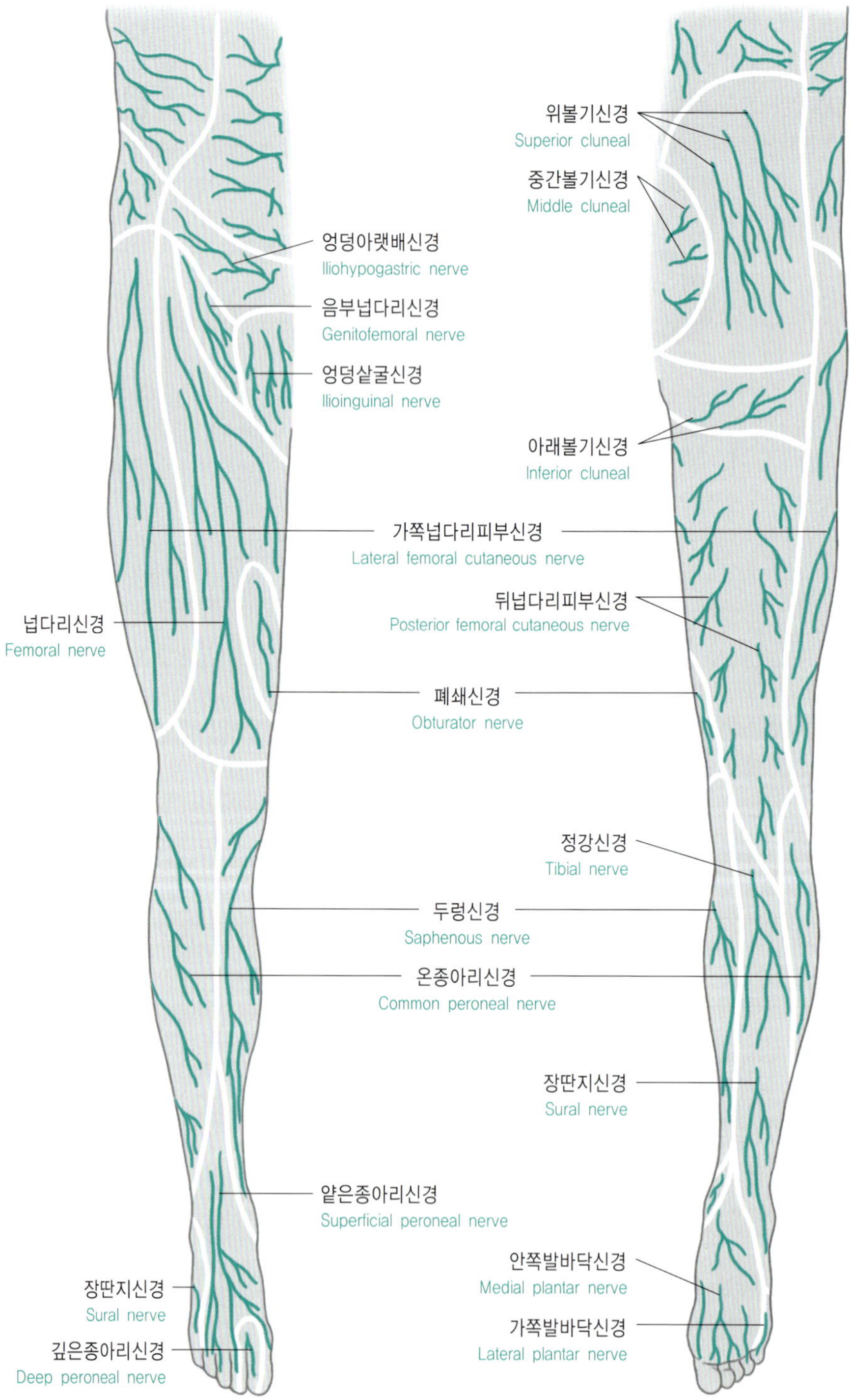


허리와 관련된 감각신경 분포

3) 근육분절검사(Myotome)

| 움직임 | 분절 | 신경 |
|---|---|---|
| 몸통돌림 | $T_6$~$L_2$ | 분절신경 |
| 몸통가쪽굽힘 | $T_6$~$L_2$ | 분절신경 |
| 몸통굽힘 | $T_6$~$L_2$ | 분절신경 |
| 엉덩굽힘 | $L_{1\sim3}$ | 넙다리신경 |
| 무릎폄 | $L_{3\sim4}$ | 넙다리신경 |
| 무릎굽힘 | $L_4$~$S_2$ | 궁둥신경 |
| 발등굽힘 | $L_{4\sim5}$ | 깊은 종아리신경 |
| 발목안쪽번짐 | $L_5$~$S_1$ | 얕은 종아리신경 |
| 발목가쪽번짐 | $L_5$~$S_1$ | 얕은 종아리신경 |
| 엄지발가락폄 | $L_{4\sim5}$~$S_1$ | 깊은 종아리신경 |
| 엄지발가락굽힘 | $L_5$~$S_1$ | 정강신경 |

## 3. 정형 검사(special testing)

### ■ 선별검사(Screening test)

1) 마이너 징후(Minor's sign)

| | |
|---|---|
| 방법 | • 검사자는 환자가 앉은 자세에서 서는 모습을 관찰한다.<br>• 환자는 체중의 지지를 위해 팔과 건측 하지를 사용하거나 다리에 손을 짚을 수 있다. |
| 결과 | (+) 통증을 회피하는 움직임이 보임 → 허리엉치 병리(엉치엉덩관절 혹은 허리의 삠 혹은 긴장, 엉덩뼈신경통, 근육긴장증) |

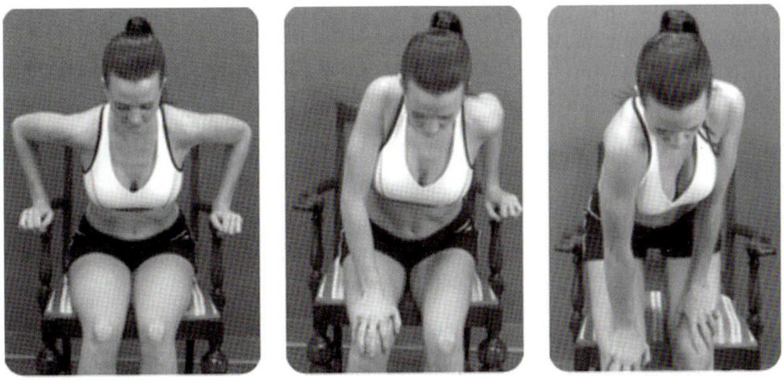

2) 켐프 사분원 검사(Kamp's quadrant test)

| | |
|---|---|
| 방법 | • 환자를 앉힌다. 검사자는 한 손으로 허리뼈를 고정한다. 다른 손으로 환자의 반대쪽 어깨를 지지한다.<br>• 검사자는 환자를 여러 방향으로 숙인다. 앞쪽 굽힘, 폄, 가쪽 굽힘 |
| 결과 | (+) 다리 통증 → 신경근 압박, 신경근병<br>(+) 허리의 국소통증 → 국소 손상(삠(sprain) 혹은 긴장(strain), 후관절 증후군, 윤활주름(meniscoid) 포착) |

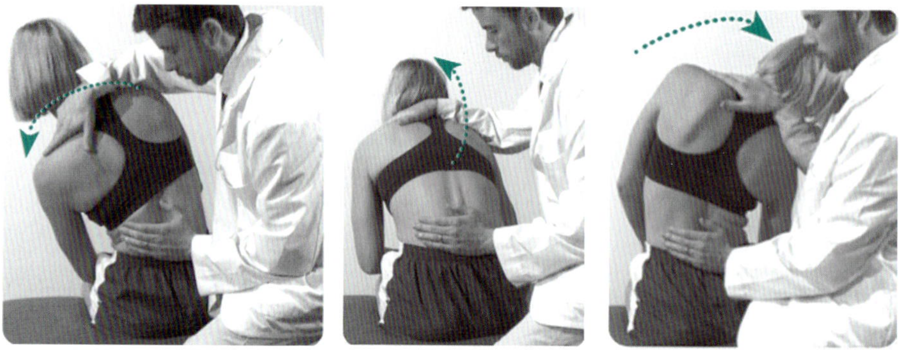

3) 골드트웨이트(Goldthwait's test)

| | |
|---|---|
| 방법 | • 환자를 바로 눕힌다(spine). 검사자는 한 손으로 허리뼈의 움직임을 촉진하면서, 다른 손으로 환자의 환측 다리를 천천히 올린다.<br>• 검사는 반대쪽에 반복 시행한다. |
| 결과 | (+) 허리뼈 움직임이 느껴지기 전 통증 → 엉치엉덩 관절 병리(인대 긴장, 관절염) 허리뼈 움직임이 느껴질 때 통증이 시작됨 → 허리엉치뼈 병리(삠(sprain) 혹은 긴장(strain), 원반 증후군의 가능성) |

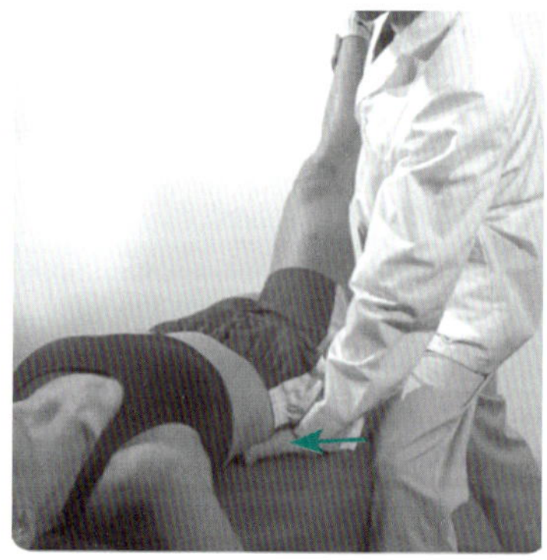

4) 쇼베르 검사(Schober's Test)

| | |
|---|---|
| 방법 | 환자는 선다. 검사자는 S2 가시돌기와 S2 가시돌기 위 10cm 부위에 표시를 한다. 측정 수치로 두 부위 사이의 거리(10cm) : 검사자는 환자의 손이 발가락에 닿게 앞으로 굽히도록 지시한다. 검사자는 환자가 굽힐 때 두 선 사이 거리를 재측정한다. |
| 결과 | (+) 몸통 굽힘에 대한 길이가 5cm 증가 미만 시 → 허리 운동범위 감소, 강직성 척추염 |

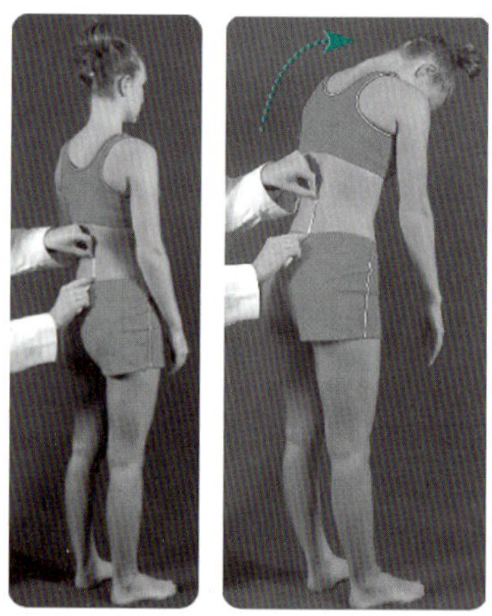

## ■ 허리 삠/긴장 검사

1) 나클라스 검사(Nachlas's test)

| | |
|---|---|
| 방법 | 환자는 엎드려 눕는다(prone). 검사자는 환자의 발꿈치를 같은 쪽 엉덩이에 닿게 하기 위한 시도로 환자의 무릎을 굽힌다. |
| 결과 | (+) 국소 통증 → 엉치엉덩관절, 허리, 무릎 인대의 삠(sprain), 뒤넙다리근의 긴장(strain)<br>(+) 방사 통증 → 넙다리신경 병리 |

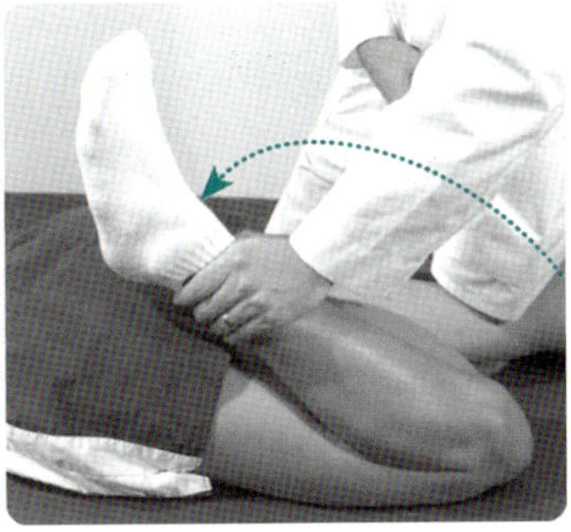

2) 양쪽 다리 낮추기 검사(Bilateral leg lowering test)

| | |
|---|---|
| 방법 | 환자를 바로 눕힌다(spine). 검사자는 환자의 엉덩관절을 90° 굽힌다. 환자는 45° 정도 다리를 낮춘다. |
| 결과 | (+) 통증, 테이블로 다리가 떨어짐 → 허리엉치뼈 병인, 삠 혹은 긴장, 허리 원반 병변, 전반적 근육 상태 저하 |

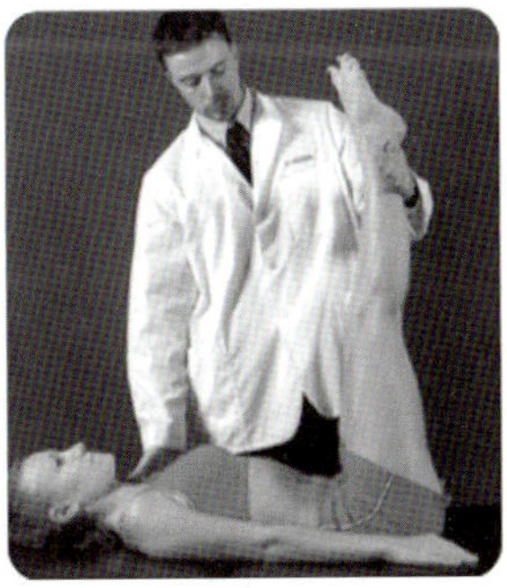

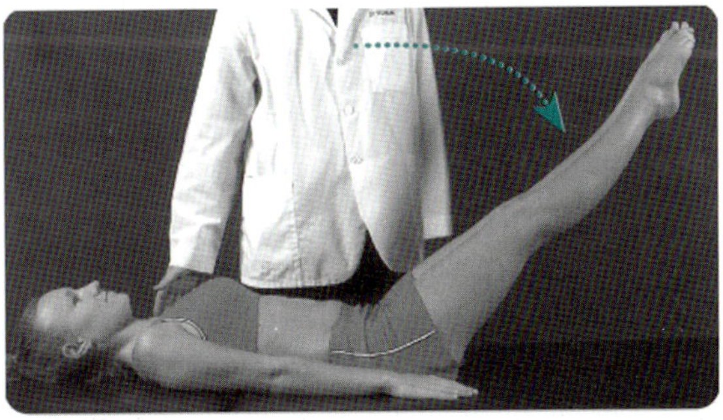

## ■ 허리신경뿌리병증

### 1) 뻗은다리올림 검사(Straight leg raise; SLR)

| 허리와 다리의 동통에 대한 원인을 결정하기 위하여 동통을 재현하는 검사 | |
|---|---|
| 방법 | 무릎관절에 굽힘이 일어나지 않게 고정하고 다리를 천천히 올림 |
| 결과 | (+) 신경근 다리 통증 → 신경근 압박, 척추사이원반 탈출, 궁둥구멍근 압박<br>(+) 허리 통증 → 엉치엉덩/허리뼈 삠(sprain) 혹은 긴장(strain)<br>(+) 굽힘 각도 → 0~35도 → 경막외 병발(엉덩이)<br>35~70도 → 원반/신경근 병발<br>>70도 → 엉치엉덩/허리뼈 관절 통증 |

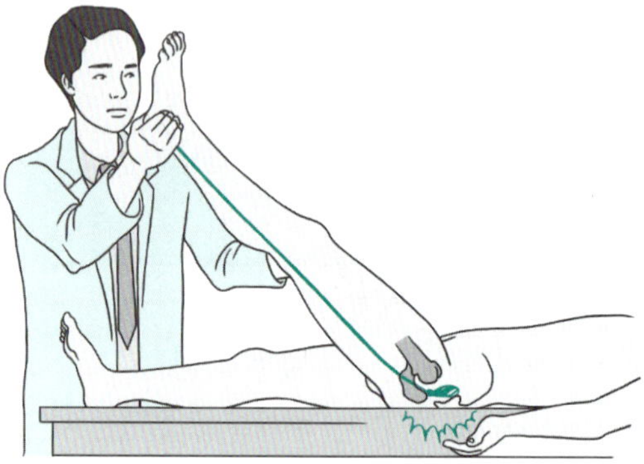

### 2) 건측 뻗은발올림 검사

| 척수나 궁둥신경 변병 검사 | |
|---|---|
| 방법 | supine. 건측다리를 들어 올림 |
| 결과 | 반대편의 허리통증, 궁둥통증 호소 → 척추원반탈출증 |

### 3) 브라가드 징후(Braggard's sign)

| | |
|---|---|
| 방법 | 검사는 뻗은발올림검사(SLR) 후 시행한다. 환자를 바로 눕힌다. 들려올려진 환측 다리를 통증이 나타나지 않는 상태로 내리고, 검사자는 환자의 발바닥을 눌러 발등 굽힘시킨다. |
| 결과 | (+) 다리 통증, 뻗은발올림검사(SLR) 증상의 재발현 → 신경근병, 척추사이구멍(IVF) 잠식, 공간점유 병변(SOL), 신경근 긴장, 원반 탈출<br>(+) 등의 국소 통증, 뒤넙다리근 통증, 장딴지 통증 → 삠 혹은 긴장 |

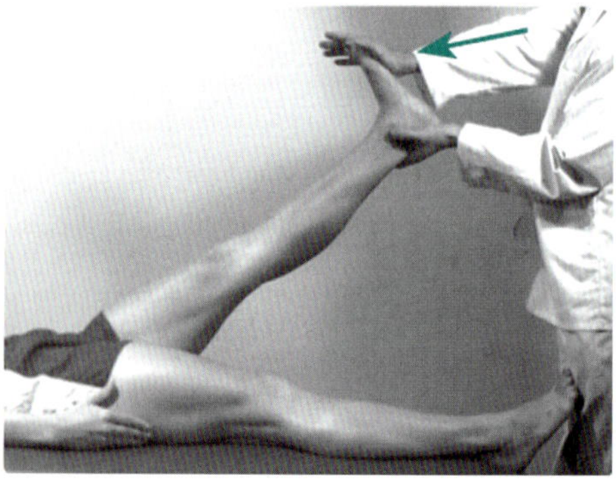

4) 활시위 징후(Bowstring sign)

| | |
|---|---|
| 방법 | 환자를 바로 눕힌다. 검사자는 환자의 무릎을 약간 굽힌 상태에서 환자의 엉덩이를 굽힌다. 검사자는 뒤넙다리근 위에 엄지손가락으로 압력을 적용한다.<br>: 통증이 유발되지 않는다면, 검사자는 다리오금에 압력을 적용한다(궁둥신경 위에서 당김). |
| 결과 | (+) 다리 통증 → 신경근병, 척추사이구멍(IVF) 잠식, 공간점유병변(SOL), 신경근 긴장, 궁둥신경통 (sciatica)<br>(+) 등의 국소 통증 혹은 뒤넙다리근 통증 → 삠 혹은 긴장 |

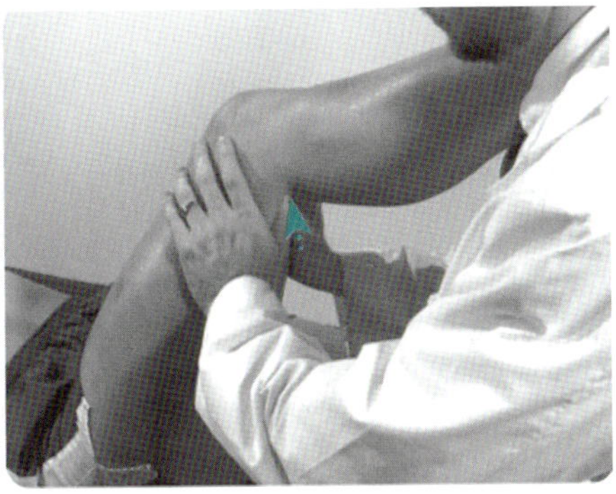

## ■ 말초신경 긴장성 검사(Peripheral nerve tension test)

1) 케미 징후(Kernig's Sign), 라세그 감별(Lasege's Differential)

| | |
|---|---|
| 방법 | 환자를 바로 눕힌다(spine). 검사자는 환자의 무릎을 굽힌 상태로 엉덩이를 90° 굽힌다. 검사자는 환자의 무릎을 편다. |
| 결과 | (+) 엉덩관절과 무릎 굽힘 상태의 통증 → 엉덩이 관절 병리<br>(+) 다리 통증 → 신경근병<br>(+) 저항 증가 → 뒤넙다리근 긴장<br>(+) 반대쪽 무릎과 엉덩의 불수의적 굽힘 → 수막염(Meningitis)<br>동의어 : 라세그 감별 혹은 징후(Lasege's differential or sign)<br>신경근 통증으로부터 엉덩이 통증을 구분하기 위한 감별법으로 사용한다.<br>무릎의 폄은 궁둥신경의 신경과 신경근의 긴장을 증가시키고 방사 증상을 유발한다. |

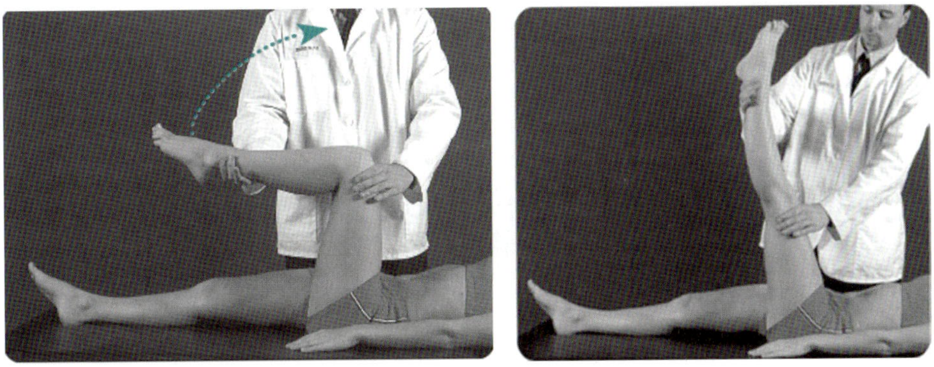

2) 슬럼프 검사(Slump test) (기출)

| | |
|---|---|
| 방법 | 환자를 앉힌다. 머리를 앞으로 깊이 숙이도록 지시한다.<br>검사자는 한쪽 무릎을 편다. 그리고 척추 굽힘을 증가시키기 위해 부드럽게 압박한다. |
| 결과 | (+) 증상 재발현 → 다리 통증 → 신경근 긴장(쏘는 듯한 혹은 전기 통증), 신경근병, 원반 탈출, 공간점유병변(SOL), 골극<br>(+) 허리엉치의 국소 통증 → 허리엉치 삠(sprain) 혹은 긴장(strain) |

| | 슬럼프 검사 (ST1) | 슬럼프 검사 (ST2) | 옆으로 누운 슬럼프 검사(ST3) | 길게 앉은 슬럼프 검사(ST4) |
|---|---|---|---|---|
| 목뼈 | 굽힘 | 굽힘 | 굽힘 | 굽힘, 돌림 |
| 등뼈와 허리뼈 | 굽힘(구부림) | 굽힘(구부림) | 굽힘(구부림) | 굽힘(구부림) |
| 엉덩관절 | 굽힘(90° 이상) | 굽힘(90° 이상), 벌림 | 굽힘(20°) | 굽힘(90° 이상) |
| 무릎관절 | 폄 | 폄 | 굽힘 | 폄 |
| 발목관절 | 발등굽힘 | 발등굽힘 | 발바닥쪽굽힘 | 발등굽힘 |
| 발 | – | – | – | – |
| 발가락 | – | – | – | – |
| 선택된 신경 | 척수, 경수, 요수신경, 궁둥신경 | 폐쇄신경 | 넙다리신경 | 척수, 경수, 요수신경, 궁둥신경 |

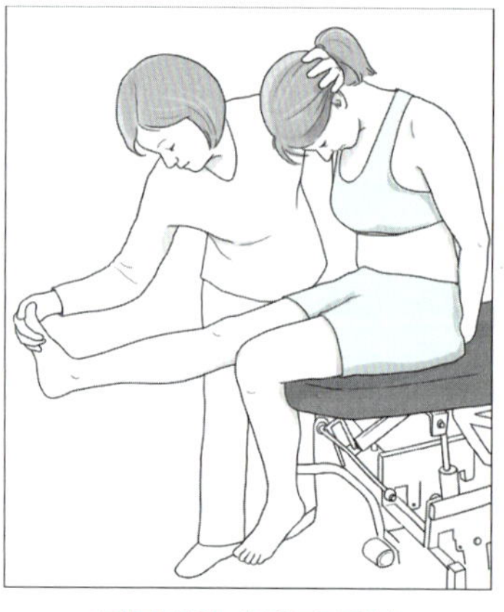
기본적인 슬럼프 검사

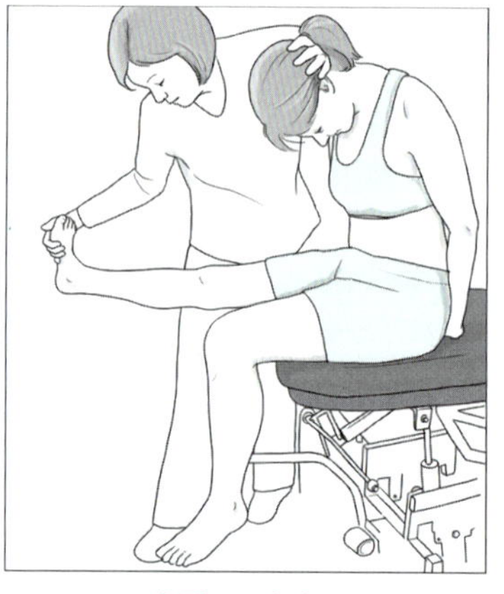
슬럼프 검사 2

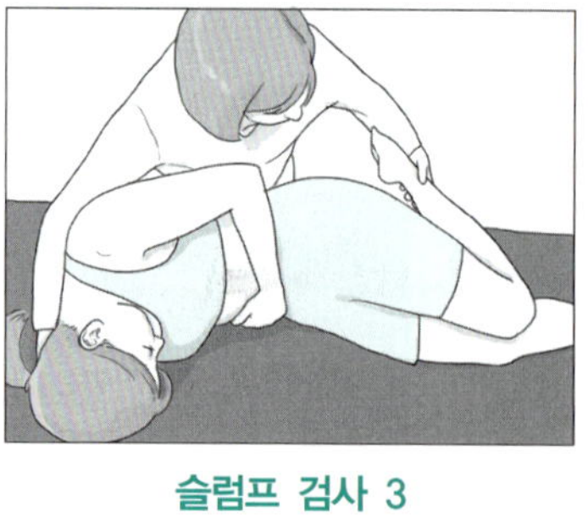
슬럼프 검사 3

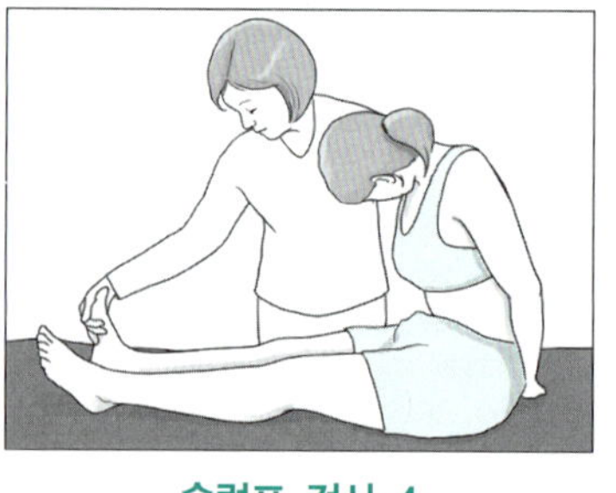
슬럼프 검사 4

## ■ 꾀병 검사

1) 후버 검사(Hoover test)

| 다리를 들어 올릴 수 없는 것이 꾀병인지 아닌지 검사 | |
|---|---|
| 방법 | • 양 손으로 환자의 발뒤꿈치를 잡고 한쪽 다리를 올려보라고 함 |
| 결과 | • 꾀병일 때 : 반대쪽 다리의 압박력이 느껴지지 않음<br>• 실제일 때 : 반대쪽 다리의 압박력이 느껴짐 |

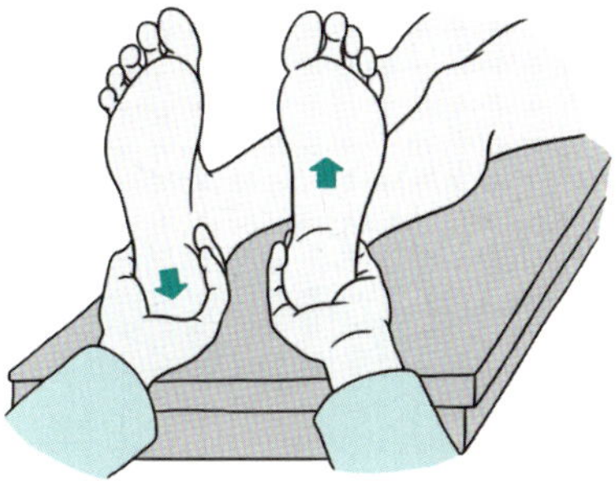

2) 번스 검사(Burn's test)

| | |
|---|---|
| 방법 | 환자는 의자에서 무릎을 꿇고 앉는다. 상체를 앞으로 굽히면서 양손을 바닥에 대라고 한다. |
| 결과 | 그림과 같이 손을 바닥에 대고 엎드리지 못한다. 균형을 잃거나, 엎드리지 못한다면 꾀병이다. |

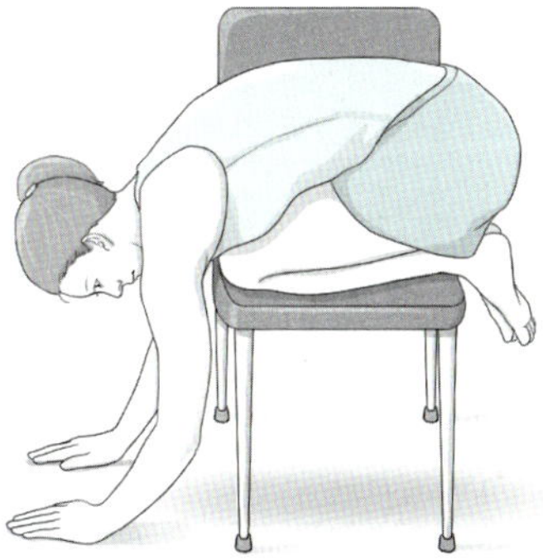

## ■ 척수막 검사

1) 나프지거 징후(Naffziger Sign)

| 척수 내압 상승 검사 | |
|---|---|
| 방법 | 환자의 얼굴이 붉어질 때까지 약 10초 동안 목정맥을 가볍게 누른 다음 기침을 하게 함 |
| 결과 | 동통이 있으면 양성반응 → 수막에 병적인 압력이 존재하는 것을 의미 |

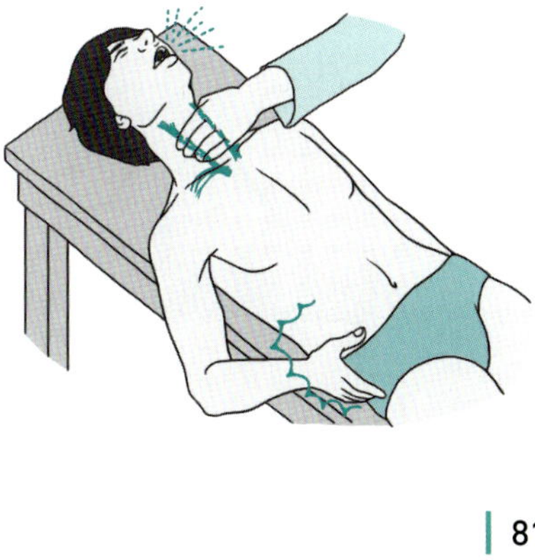

2) 밀그람 검사(Milgram test)

| 척수 내압 상승 검사 | |
|---|---|
| 방법 | 환자를 진찰대에 눕게 하고 다리를 펴한 상태에서 진찰대에서 약 5cm 들어 올리고 약 30초간 이 자세를 유지하게 함 |
| 결과 | 양성반응 : 동통을 호소하고 30초 유지할 수 없으면 경질막내 또는 경질막 외의 병변이 있든지 척수를 싸고 있는 수막 자체가 압박을 받고 있는 것임 |

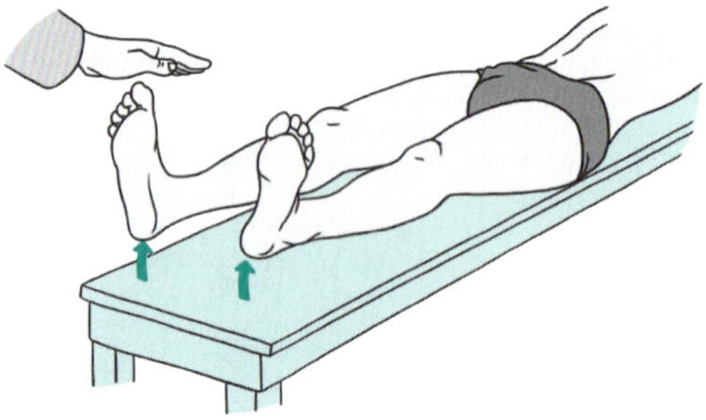

3) 발살바 기법(Valsalva Maneuver)

| 척수 내압 상승 검사 | |
|---|---|
| 방법 | 환자에게 대변을 볼 때처럼 아랫배에 힘을 주게 함 |
| 결과 | 방사통이 느껴지면 양성반응 |

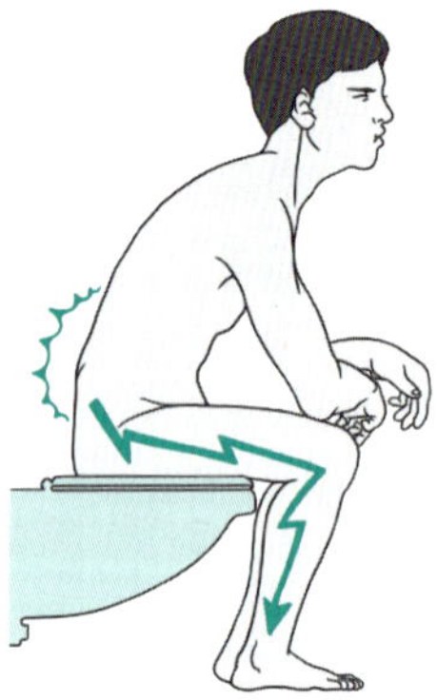

4) 브루진스키 징후

| 방법 | 환자를 바로 눕힌 후 검사자는 환자의 머리와 목을 구부린다. |
|---|---|
| 결과 | (+) 불수의적인 엉덩관절과 무릎관절 굽힘 → 수막자극, 수막염<br>수막염이 의심된다면 경질막 슬럼프 검사를 실시하고 뇌척수액 분석하여 백혈구수를 확인하여야 한다. |

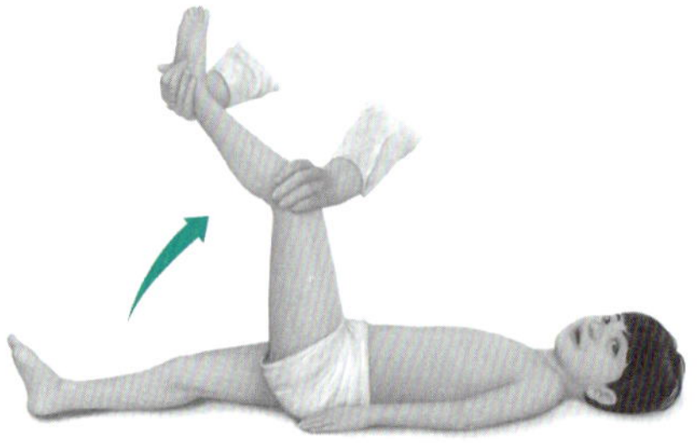

Kernig sign

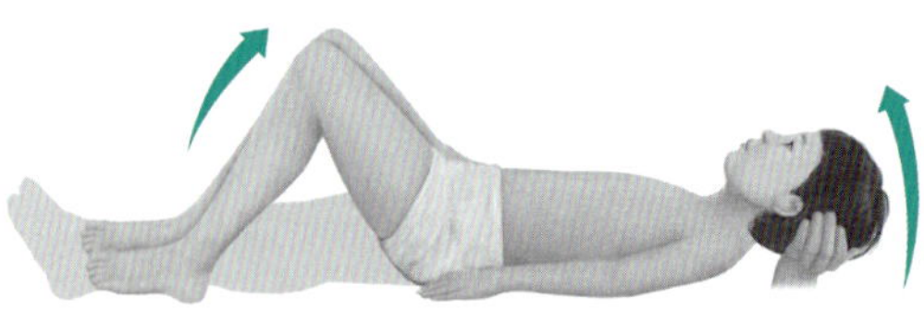

Brudzinski sign

# 골반의 검사 및 평가

EXPLANATION

## 골반의 검사 및 평가

### 1. 골반의 촉진

1) 뼈의 촉진

(1) 앞면

① **위앞엉덩뼈가시(ASIS)**

손가락을 양쪽 골반능선 위에 놓고, 앞면부를 따라 부드럽게 위앞골반까지 이동하면 앞쪽에서 돌출된 뼈인 ASIS 촉지 가능

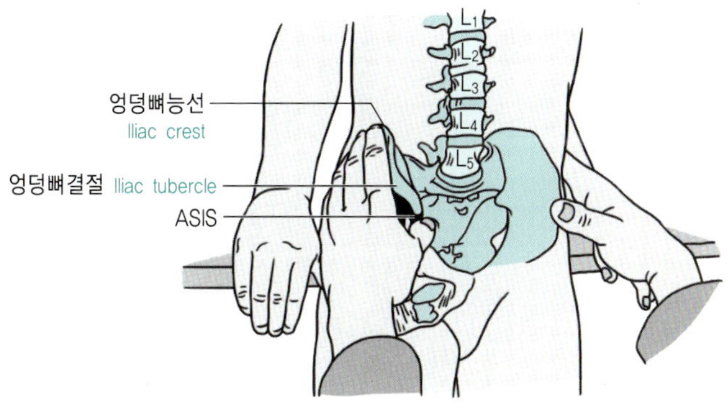


② 엉덩뼈능선(iliac crest)

허리띠를 매는 부위 아래의 옆구리와 등에서 만져지는 뼈 부분. 장골의 위쪽 가장자리가 두꺼워진 곳으로, 여기에 여러 근육이 붙는다.

③ 맥버니 지점(Mcburney's point)

맥버니 지점은 급성 막창자꼬리염을 진단하는 검사법이다. 위앞골반가시로부터 대략 1/3 가량 떨어진 부분에 위치한다. 급성 막창자꼬리염이 있으면 통증이 나타나는 부분이다.

④ 엉덩뼈결절(iliac tubercle)

엉덩뼈 능선에서 바깥 능선의 앞쪽에 두드러진 부분. 위 앞 엉덩뼈 가시부터 뒤쪽 약 5cm 되는 곳에 있고, 피부에서 만질 수 있다.

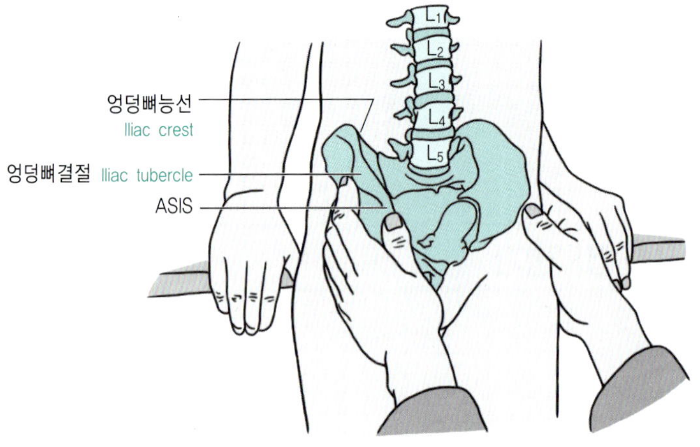


⑤ 큰돌기(greater trochanter)

엄지손가락을 위뒤엉덩뼈가시에 고정하고 다른 손가락을 아래쪽으로 움직이면서 큰돌기의 앞면을 촉진

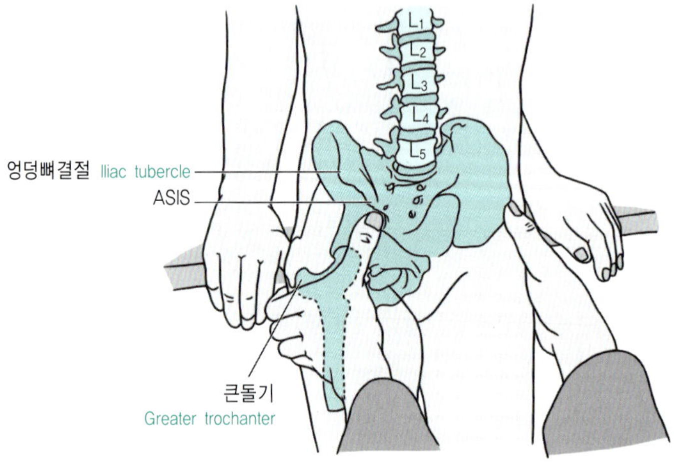

⑥ 두덩뼈결절(pubic tubercle)

두덩뼈 몸통의 위 모서리에서 두드러진 융기. 두덩 결합의 앞 가쪽 피부에서 만져진다.

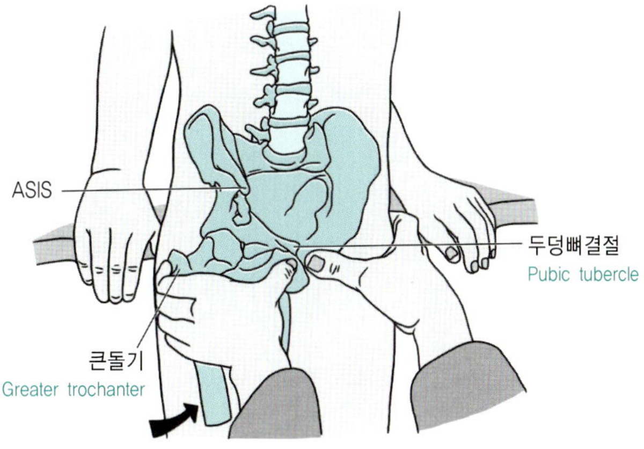


(2) 뒷면

① 위뒤엉덩뼈가시(PSIS) : 엉덩이 바로 위에 보조개처럼 오목 들어간 바로 그 밑

② 엉치엉덩관절(sacroiliac joint) : 엉치뼈와 엉덩뼈 사이에 있는 관절. 몸통과 다리 사이를 연결하는 윤활 관절이지만 운동이 일어나지 않는다.

③ 궁둥뼈결절(ischial tuberosity) : 볼기 주름과 거의 같은 높이의 볼기 중앙에 위치

2) 연부조직의 촉진

(1) 1구역 : 넙다리 삼각

| 면 | 샅굴부위 피선 |
|---|---|
| 안쪽 | 긴모음근 |
| 가쪽 | 넙다리빗근 |
| 바닥쪽 | 긴모음근, 두덩근, 엉덩허리근 |

① 샅고랑인대 : 위앞엉덩뼈가시와 두덩뼈결절 사이에 위치

② 넙다리동맥 : 샅고랑인대의 거의 중간 지점 아래를 통과 샅고랑인대 바로 밑에서 촉진

③ 넙다리정맥 : 다리의 피를 모아 심장으로 보내는 정맥. 다리오금 정맥의 계속으로서 위로 올라가 샅의 인대 밑을 지나 바깥 엉덩 정맥으로 이어지며, 넙다리 동맥의 안쪽을 지난다.

④ 넙다리신경 : 넙다리동맥의 가쪽

(2) 2구역 : 큰돌기

① 큰돌기의 윤활주머니 : 큰돌기 촉진 시 나타나는 압통은 큰돌기의 윤활주머니염을 의미

② 중간볼기근 : 볼기의 중간층을 이루는 근육. 엉덩뼈 가쪽 면에서 일어나 넙다리뼈의 큰 돌기로 붙으며, 넙다리를 벌리는 데 작용한다. 또한 걸을 때 양쪽 근육에 번갈아 작용하여 골반의 자세를 유지하는 데 중요한 역할을 한다.

(3) 3구역 : 궁둥신경

궁둥신경 : 궁둥뼈결절과 큰돌기의 중간을 통과

(4) 4구역 : 엉덩뼈능선

볼기피부신경 : 위뒤엉덩뼈가시과 엉덩뼈결절 사이의 엉덩뼈능선을 덮고 있는 피부 감각을 지배

(5) 5구역 : 엉덩관절과 골반의 근육들

| 면 | 굽힘근 그룹 |
|---|---|
| 안쪽면 | 모음근 그룹 |
| 가쪽면 | 벌림근 그룹 |
| 뒤면 | 폄근 그룹 |

## 2. 골반의 변형 및 검사

1) 수평검사

(1) 똑바로 있을 때 좌, 우 골반 양측의 위앞엉덩뼈가시가 같은 높이인지 확인한다.

(2) 다리길이의 차이에 의한 다소간의 골반 기울임이 있다고 생각해도 된다.

2) 옆면검사

(1) 옆면에서 정상적으로 허리는 약 10~15도 약간 앞으로 휘어져 있다.

(2) 허리척주앞굽음의 소실은 척추주위근의 근육 약화와 신장을 의미하고, 과도한 허리척주앞굽음은 척추주위근의 단축과 배근약화를 의미한다.

(3) 허리척주앞굽음의 증가는 고정된 엉덩관절의 굽힘 구축으로 인한 기형에 의해 발생한다.

3) 뒷면검사

볼기의 주름을 자세히 관찰 : 엉덩관절 폄 시 주름 증가, 굽힘 시 주름 감소

## 3. 남성과 여성골반의 비교

| 골반(Pelvis) | 남자(Male) | 여자(Female) |
|---|---|---|
| 일반적 | 좁고 두꺼움 | 넓고 얇음 |
| 위골반문 | 심장형 | 원형 |
| 아래골반문 | 상대적으로 작음 | 상대적으로 큼 |
| 두덩활 | 60° 미만 | 80° 초과 |
| 폐쇄구멍 | 원형 | 타원형 |
| 절구 | 큼 | 작음 |
| 엉덩뼈날개 | 작음 | 큼 |

## 4. 정형 검사(special testing)

### ■ 수동 운동 검사

1) 엉치엉덩관절 당김 검사(Sacroiliac Distraction Test, Gapping test)

| | |
|---|---|
| 방법 | 환자는 바로 눕는다. 검사자는 환자의 위앞엉덩가시(ASIS)양쪽에 손을 놓는다. 아래쪽과 바깥쪽으로 골반에 힘을 가한다. |
| 결과 | 통증 → 앞쪽 엉치엉덩관절 또는 두덩관절 삠, 골반골절 |

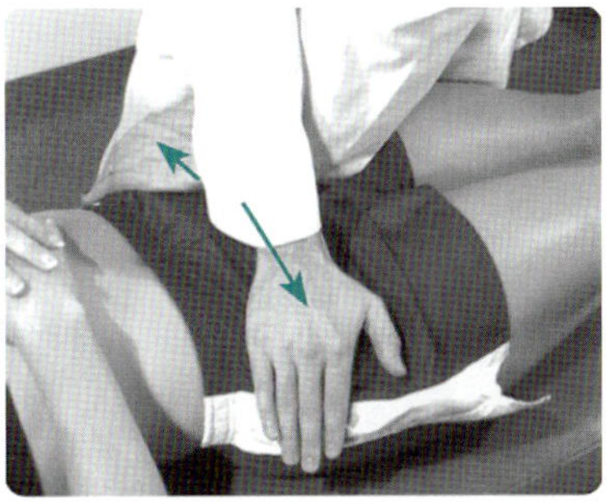

2) 엉치엉덩관절 압박 검사(Sacroiliac Compression Test)

| | |
|---|---|
| 방법 | 두 가지 방법<br>1. 환자는 바로 눕는다. 검사자는 가쪽 골반 양쪽에 손을 고정하고 가쪽에서 안쪽으로 압력을 가한다(골반 압박).<br>2. 환자는 옆으로 눕는다. 검사자는 엉덩뼈 위쪽에 손을 고정하고 아래로 압력을 가한다(골반 압력). |
| 결과 | (+) 통증 → 엉치엉덩관절 삠/긴장, 골절, 엉치엉덩관절 기능상실 |

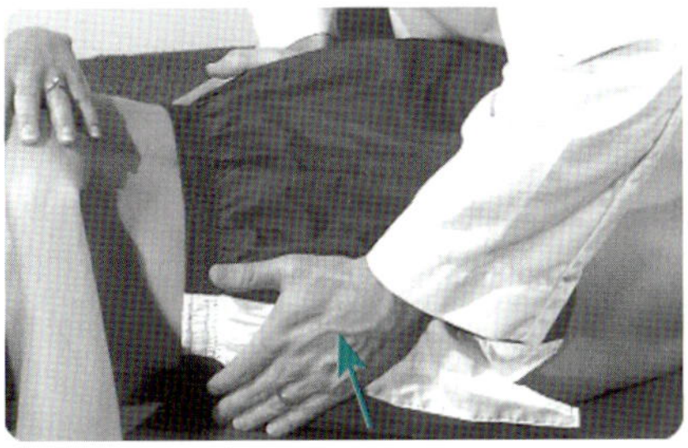

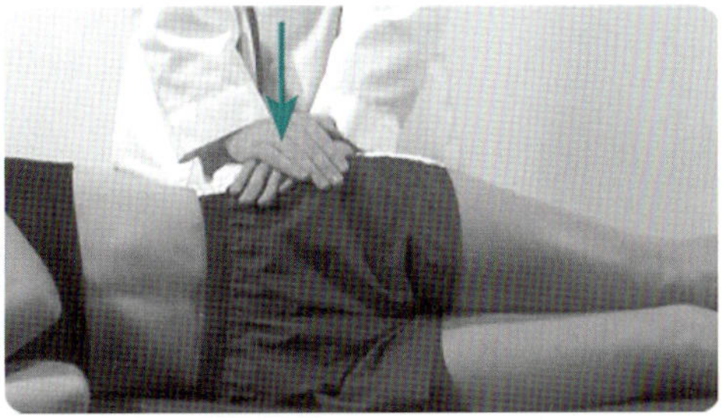

3) 엉치뼈 꼭지 검사(Sacral Apex test)

| | |
|---|---|
| 방법 | 환자는 엎드린다. 검사자는 엉치뼈꼭지 위를 아래 방향으로 누른다. |
| 결과 | 엉치엉덩관절 통증 → 엉치엉덩관절 질환(인대 삠, 관절 기능상실) |

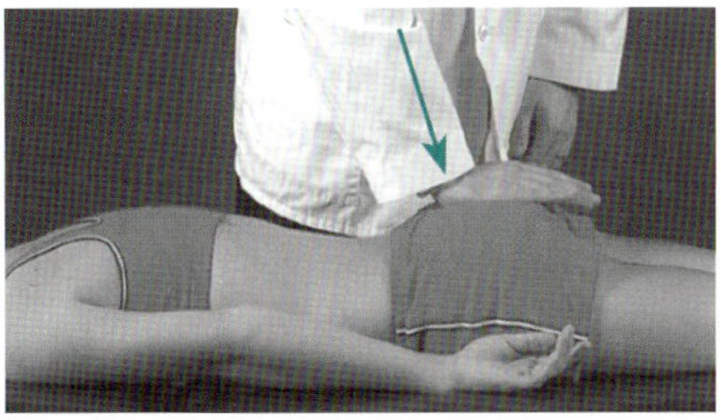

4) 엉치뼈 엇갈림 검사(Sacral Glide/Shear test)

| | |
|---|---|
| 방법 | 환자는 엎드린다. 두 가지의 검사로 시행한다.<br>(+) 상부 엉치뼈 미끄러뜨림 : 검사자는 환자의 골반의 PSIS 위를 고정한다. 그리고 엉치뼈위에 아래방향에서 위 방향으로 힘을 가한다.<br>(+) 하부 엉치엉덩뼈 미끄러뜨림 : 검사자는 골반의 궁둥뼈 결절 위를 고정한다. 그리고 엉치뼈바닥 위에서 아래방향으로 검사한다. |
| 결과 | 엉치엉덩관절 통증 → 엉치엉덩관절 질환(인대 삠, 관절 기능상실) |

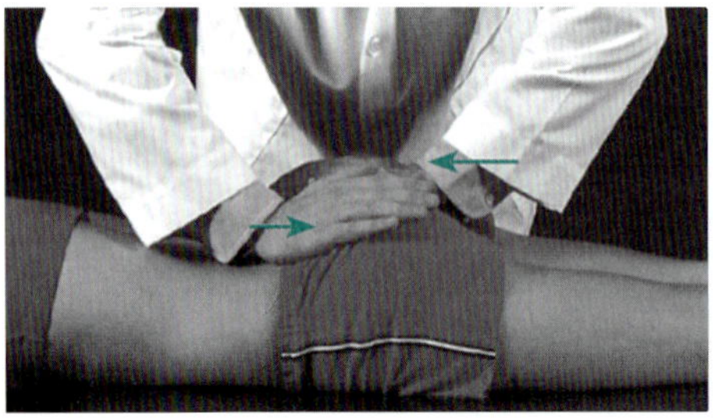

Superior sacral glide

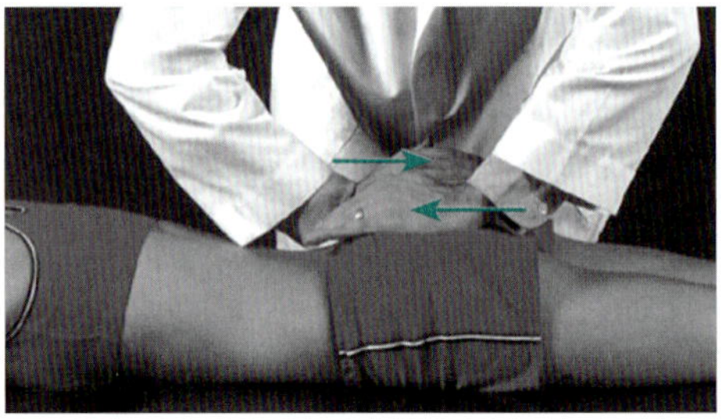

Inferior sacral glide

## ■ 신경학적 손상에 대한 검사

1) **뻗은다리올림 검사(Straight leg raise; SLR)**

| 허리와 다리의 동통에 대한 원인을 결정하기 위하여 동통을 재현하는 검사 | |
|---|---|
| 방법 | 무릎관절에 굽힘이 일어나지 않게 고정하고 다리를 천천히 올림 |
| 결과 | (+) 신경근 다리 통증 → 신경근 압박, 척추사이원반 탈출, 궁둥구멍근 압박<br>(+) 허리 통증 → 엉치엉덩/허리뼈 삠(sprain) 혹은 긴장(strain)<br>(+) 굽힘 각도 → 0~35도 → 경막외 병발(엉덩이)<br>35~70도 → 원반/신경근 병발<br>>70도 → 엉치엉덩/허리뼈 관절 통증 |

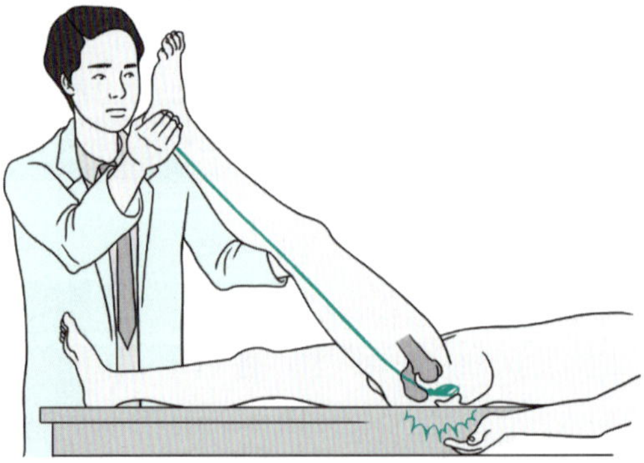

2) 히브 검사(Hibb's test)

| | |
|---|---|
| 방법 | 환자는 엎드린 상태에서 무릎을 90도 굽힌다. 검사자는 한손으로 환자의 골반을 고정하고 천천히 환자의 발목을 가쪽으로 민다(넙다리의 안쪽돌림을 시키기 위해). |
| 결과 | (+) 엉치엉덩관절 통증 → 엉치엉덩관절 질환<br>(+) 엉덩관절 통증 → 엉덩관절의 문제(삠/긴장, 관절염)<br>(+) 신경통증 → 궁둥신경의 궁둥구멍근 압박증상 |

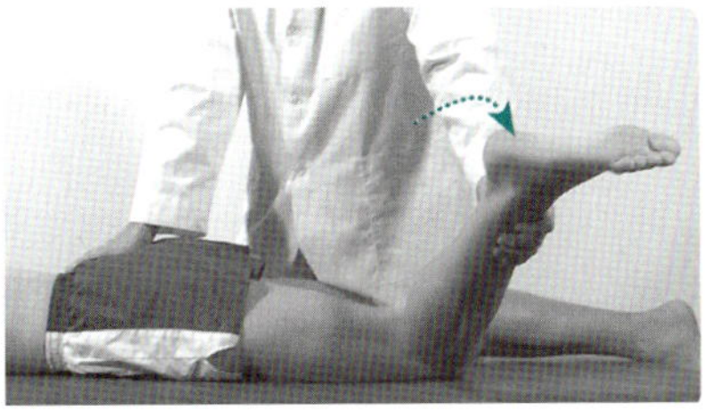

## ■ 엉치엉덩관절 병변에 대한 검사

1) 엉치엉덩관절 행군 검사, 질렛 검사(Sacroiliac Marching test, Gillet test)

| | |
|---|---|
| 방법 | 환자는 벽을 잡고 선다. 검사자는 위뒤엉덩뼈가시(PSIS)와 S2 융기를 촉진한다(가시돌기).<br>환자는 같은 쪽의 엉덩관절을 90도 굽힌다. 검사자는 위뒤엉덩뼈가시(PSIS)와 S2 움직임을(정상 위뒤엉덩뼈가시의 움직임은 거의 S2 가까이 있다) 관찰한다.<br>검사자는 반대쪽 엉덩관절을 90도 굽힌다. 검사자는 위뒤엉덩뼈가시(PSIS)와 S2 움직임을(정상 위뒤엉덩뼈가시는 S2에서 멀리 있어야 한다) 관찰한다.<br>반복해서 반대쪽 엉치엉덩관절을 검사한다. |
| 결과 | (+) 통증 → 엉치엉덩관절 또는 두덩뼈관절 삠, 골반 골절<br>(+) 증가된 움직임 → 과도한 움직임, 관절 기능상실<br>(+) 감소된 운동범위 → 같은 쪽 엉치엉덩관절 기능상실 |

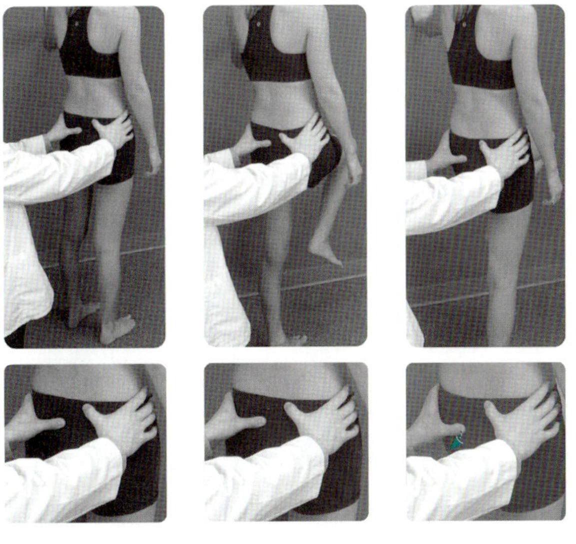

2) 플라밍고 검사(Flamingo Test)

| | |
|---|---|
| 방법 | 환자는 한발로 서고, 한발로 뛰고, 한발로 서있게 하고, 검사자는 불편함이나 통증의 징후를 관찰한다. |
| 결과 | (+) 국소 엉치엉덩관절 통증 → 엉치엉덩관절의 기능상실, 엉덩관절문제(통증은 외상에 의한 골절의 의미 할 수 있다). |

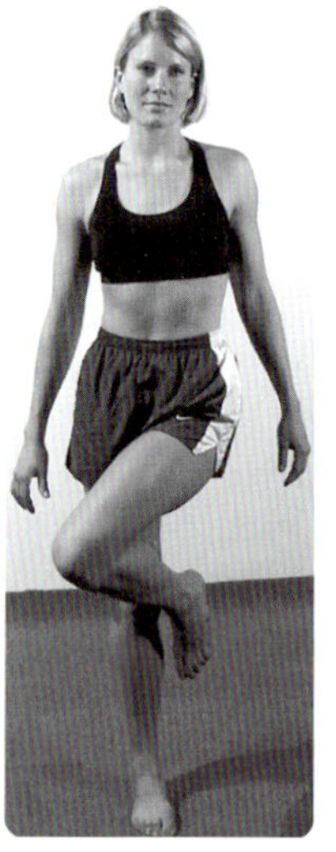

3) 겐슬렌 검사(Gaenslen's test)

| | |
|---|---|
| 방법 | 환자는 바로 눕는다. 검사자는 환자의 손상 쪽 무릎과 다리를 복부방향으로 굽힌다. 그 다음 검사 자는 천천히 반대편 다리를 아래로 젖힌다. 그리고 환자의 불편함이나 통증을 관찰하고, 다시 반대편 다리를 검사한다. |
| 결과 | (+) 엉치엉덩관절 또는 다리 앞쪽 통증 → 엉치엉덩관절 질환(인대 손상, 불안정성)<br>(+) 엉덩관절이 들려 올라가면 → 엉덩허리근 구축<br>(−) 엉치엉덩관절 통증이 없다. → 허리뼈에서 기인된 문제의 통증 |

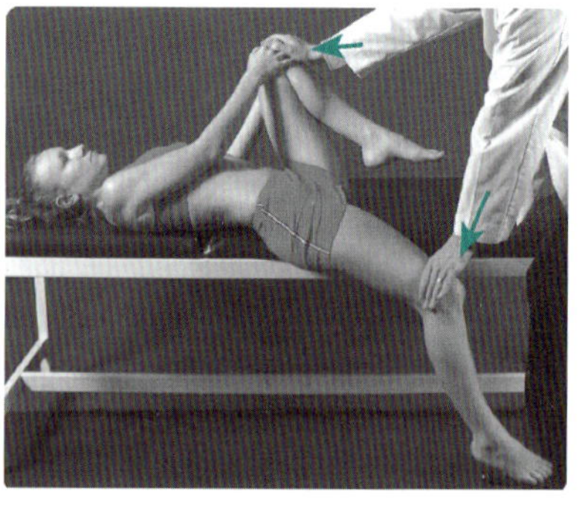

4) 요만스 검사(Yeoman's test)

| | |
|---|---|
| 방법 | 환자는 엎드린 자세에서 무릎을 90도 굽힌다. 검사자는 한 손으로 환자의 위뒤엉덩뼈가시(PSIS) 위를 아래로 누르면서 테이블 위 환자의 반대쪽 무릎을 들어올린다. |
| 결과 | (+) 엉치엉덩관절 또는 앞쪽 넙다리부 통증 → 엉치엉덩관절 질환(인대 삠, 불안정성, 관절염)<br>(+) 엉덩관절 폄에 대한 근육의 긴장 → 엉덩허리근 또는 넙다리곧은근의 구축 |

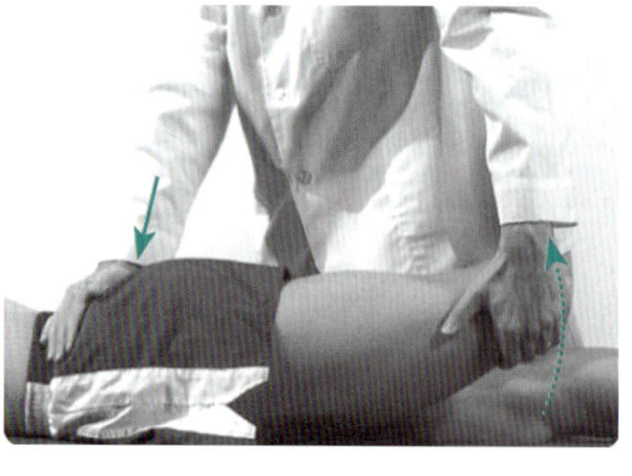

5) 무릎으로 어깨 닿기 검사(Knee to Shoulder test)

| | |
|---|---|
| 방법 | 환자는 바로 눕는다. 검사자는 손상쪽 무릎과 엉덩관절을 90도로 굽힌다. 그 다음 검 사자는 반대쪽 어깨 방향으로 무릎을 누른다. |
| 결과 | (+) 같은 쪽 엉치엉덩관절 통증 → 엉치엉덩관절 질환(삠, 불안정성, 엉치엉덩뼈)<br>(+) 엉덩관절 통증 → 엉덩관절 질환(관절염, 삠, 감염의 가능성), 엉덩관절 바깥돌림근의 긴장 |

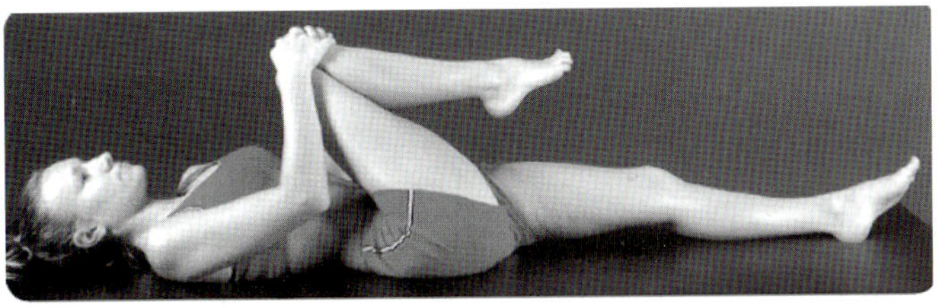

## ■ 기타 검사

1) 궁둥이 징후(Sign of buttock)

| | |
|---|---|
| 방법 | 환자를 바로 눕힌다. 검사자는 제한이 보이기 전까지 수동으로 곧은 다리를 들어올린다. 그리고 검사자는 엉덩이 굽힘을 증가시키기 위해 환자의 다리를 굽힌다. |
| 결과 | (+) 무릎이 굽혀 질 때 엉덩이 굽힘 변화 없음 → 엉치엉덩관절 기능 이상, 윤활낭염, 볼기근 긴장, 고름집, 종양<br>(+) 무릎이 굽혀 질 때 엉덩이 굽힘 증가 → 허리뼈 병리, 신경근 긴장, 뒤넙다리근 구축 |

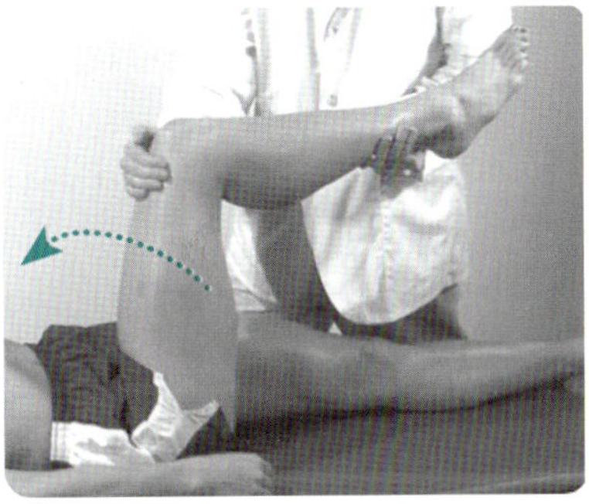

2) 트렌델렌버그 징후(Trendelenberg's sign)

| | |
|---|---|
| 방법 | 환자를 바로 서게 한다. 검사자는 환자에게 한쪽 다리로 서게 하고, 양측의 엉덩뼈 능선을 관찰하고, 발을 디디지 않은 쪽의 엉덩뼈 능선이 떨어지는지 살펴본다(반대편 다리도 같은 방법으로 검사를 시행한다). |
| 결과 | (+) 양성 반응 : 발을 디디고 있는 쪽의 엉덩뼈 능선이 올라감 → 엉덩관절 벌림 근군의 약화, 볼기근의 마비, 근육 상태악화, 근육 위축, 넙다리뼈머리뼈끝뼈연골증(Legg-Calve-Perthes disease), 회색질척수염, 엉덩관절 탈구, 골절 |

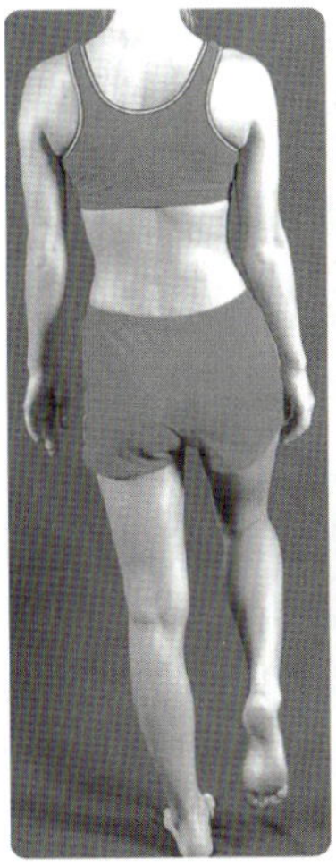

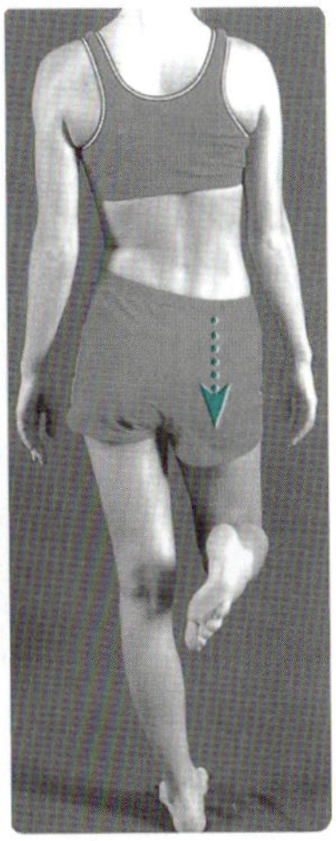

# 엉덩관절의 검사 및 평가

EXPLANATION

## 엉덩관절의 검사 및 평가

### 1. 엉덩관절 질환

1) 엉덩관절 퇴행성 뼈관절염 : 샅고랑부위 통증, 체중부하 시 악화, 아침 뻣뻣함
2) 궁둥구멍근증후군 : 종아리 뒤 부위 통증, 단단한 표면에 앉을 때 악화
3) 넙다리돌기 주머니염 : 엉덩정강근막띠에서 Popping sound 혹은 큰 돌기의 직접적 외상
4) 넙다리머리뼈끝분리증 : 10~16세, 경미한 엉덩관절 통증과 안쪽 넓적다리, 무릎의 연관통
5) 넙다리뼈머리뼈끝뼈연골연화증 : 원인을 알 수 없는 혈행장애로 초래되는 미성숙 넙다리뼈 머리의 무혈성 뼈괴사이다

### 2. 엉덩관절 부위 말초신경 손상

1) 궁둥신경(L4~S3) : 허리엉치 부위부터 아래쪽으로 넙다리 뒷면을 통해 무릎관절을 따라 지남
   (1) 발처짐 보행 : 발뒤꿈치 또는 발가락으로 서 있기에 불안전함과 함께 다리를 높이 들어 올림
   (2) 근위축과 함께 안쪽복사뼈와 발등을 제외한 모든 발에 감각변화
   (3) 주로 온종아리신경가지로 증상 발현
   (4) 궁둥구멍근에 의해 압박 혹은 궁둥구멍근육 손상 시 엉덩관절 벌림과 가쪽돌림 약화 및 통증
2) 위볼기신경(L4~S1) : 궁둥구멍근과 작은볼기근의 아래쪽 사이를 통과
   벌림근육 약화로 트렌델렌버그 걸음 초래
3) 넙다리신경(L2~L4) : 출생 시 압박, 넙다리뼈 앞쪽 탈구 등으로 손상
   (1) 무릎관절을 펴거나 엉덩관절 굽힘 불가
   (2) 깊은 무릎뼈 반사 소실
   (3) 넙다리네갈래근 약화 및 감각소실
4) 폐쇄신경(L2~L4) : 골반에서 나와서 다리의 폐쇄관 내로 들어가기 때문에 압박
   (1) 외과수술, 임산부, 골절, 종양 등에 의해 유발
   (2) 엉덩관절 모음, 무릎관절굽힘(두덩정강근), 엉덩관절 가쪽돌림(바깥폐쇄근) 약화

## 3. 관절 운동 범위 검사

1) 굽힘(>115°~125 bent knee, 80°~90° straight knee)
   (1) 신장되는 조직 : 큰볼기근, 뒤넙다리근, 궁둥신경
   (2) 압박되는 조직 : 앞엉덩근육, 앞관절주머니, 샅고랑인대, 넙다리동맥, 넙다리신경
2) 폄(>20°~30°)
   (1) 신장되는 조직 : 엉덩허리근, 넙다리곧은근, 넙다리빗근, 앞엉덩넙다리인대, 앞관절주머니, 넙다리신경
   (2) 압박되는 조직 : 뒤엉덩근육, 뒤관절주머니
3) 모음(>15°~30°)
   (1) 신장되는 조직 : 중간볼기근, 작은볼기근, 넙다리근막긴장근, 엉덩정강근막띠
   (2) 압박되는 조직 : 안쪽 엉덩관절구조물
4) 안쪽 돌림(>35°~50°)
   (1) 신장되는 조직 : 궁둥구멍근, 넙다리네모근, 위쌍둥이근, 아래쌍둥이근, 속폐쇄근, 바깥폐쇄근, 뒤관절주머니
   (2) 압박되는 조직 : 앞주머니
5) 가쪽 돌림(>25°~50°)
   신장되는 조직 : 넙다리근막긴장근, 중간볼기근, 작은볼기근, 앞관절주머니

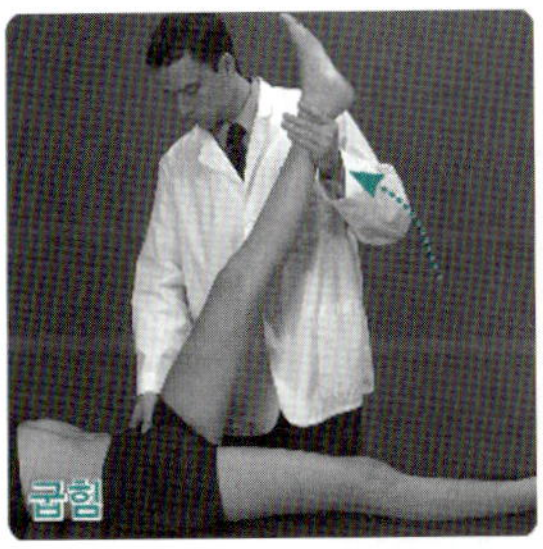


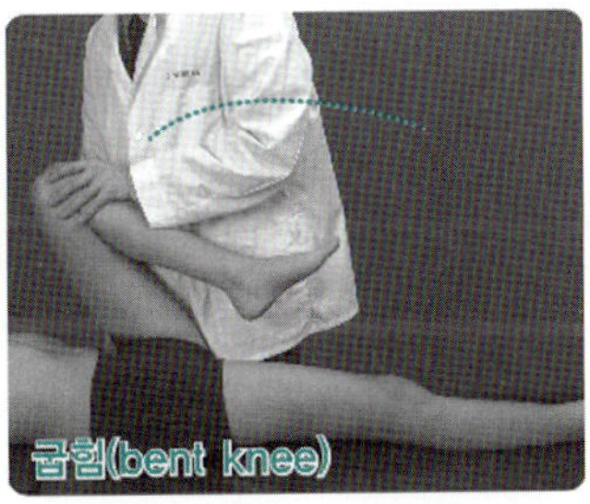


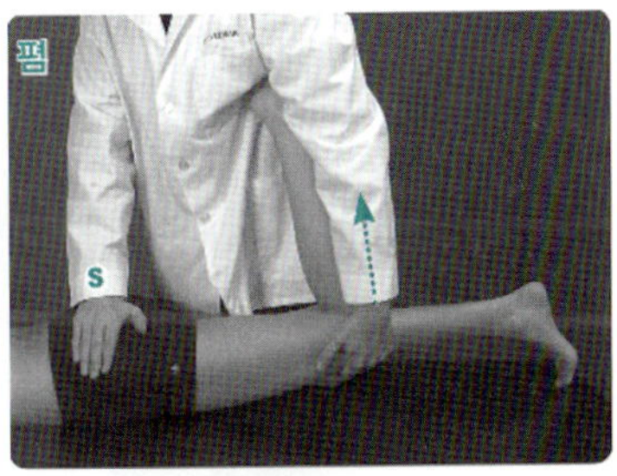


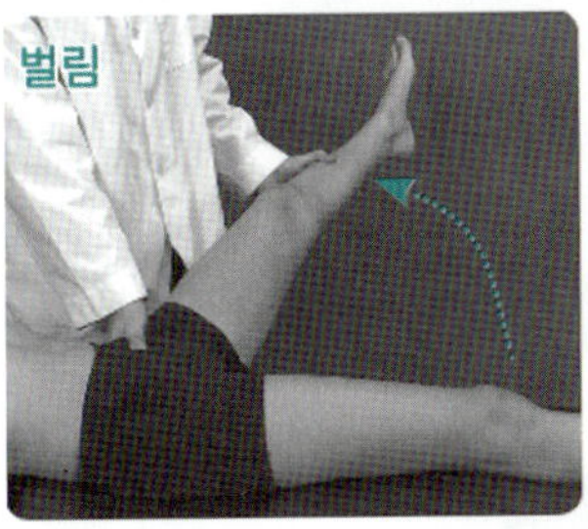


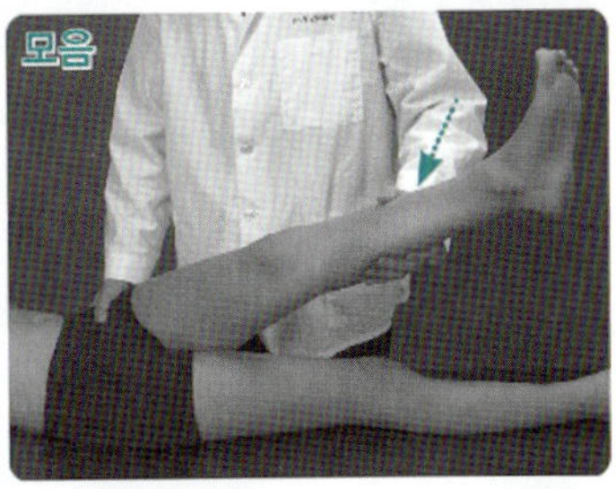


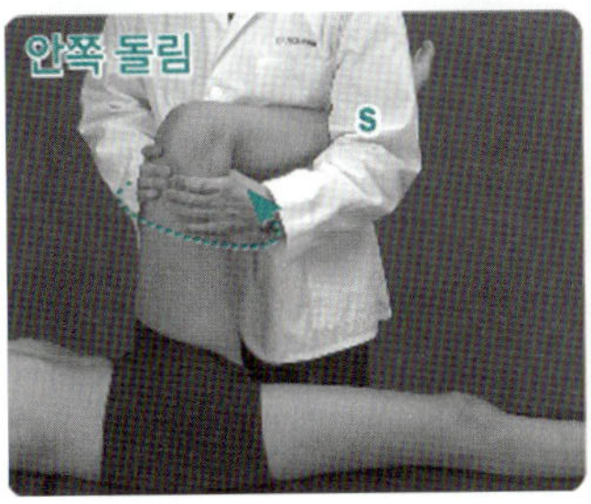


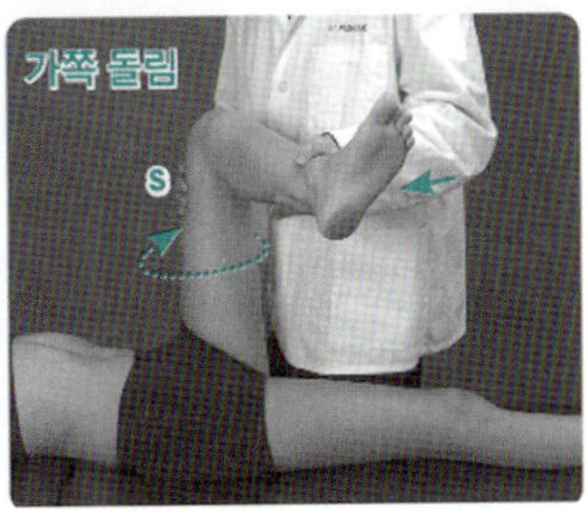

## 4. 정형 검사(special testing)

### ■ 연부조직 병변검사

1) **토마스 검사(Thomas test)** (기출)

엉덩관절의 굽힘 수축을 알아내기 위한 검사

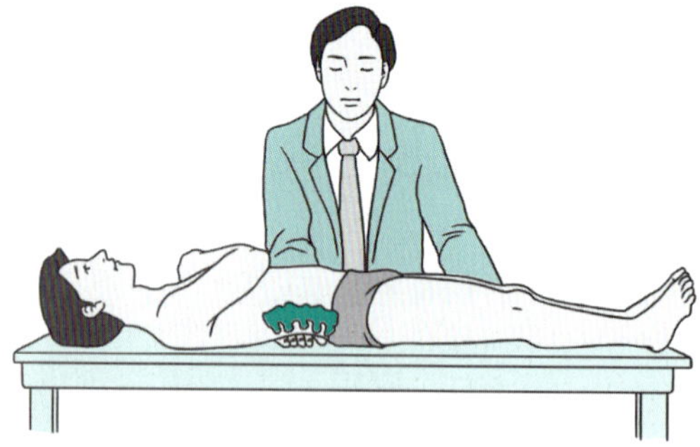

(1) 똑바로 눕게 한 다음 골반을 수평이 되도록 한다.

(2) 몸통을 똑바로 하여 양쪽의 위앞엉덩뼈가시 사이에 그어진 가상의 선이 신체의 축과 수직이 되게 한다.

(3) 환자의 골반을 고정하고 다른 한손으로는 환자의 엉덩관절을 굽힌다.

(4) 검사자가 엉덩관절을 굽힐 때 환자의 허리가 어느 지점에서부터 허리 밑에 넣은 검사자의 손에 닿게 되는가를 살펴본 다음 허리를 편평하게 골반을 고정 시킨다.

(5) 엉덩관절의 정상 굽힘 한계는 넙다리의 앞면이 거의 배와 가슴에 닿을 정도까지 구부릴 수 있다.

(6) 만일 엉덩관절을 완전히 펴지 못한다면 환자의 엉덩관절은 고정된 굽힘 구축이다.

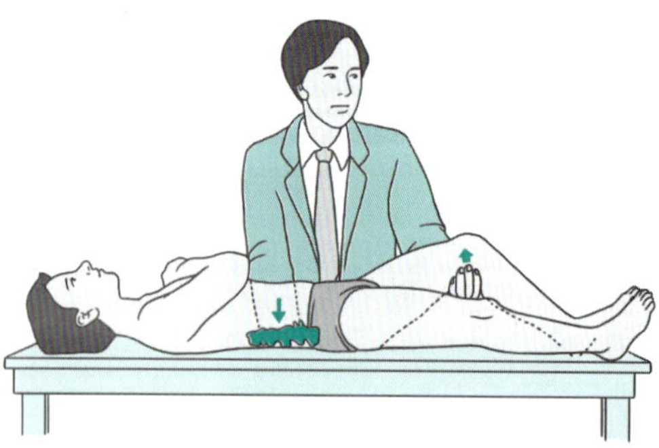

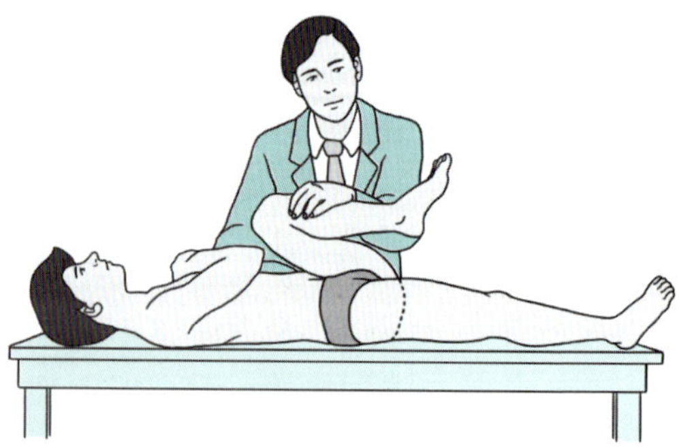

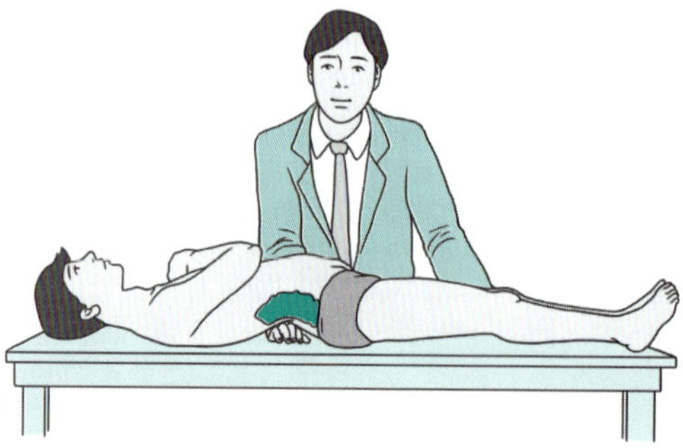

### 2) 넙다리곧은근 구축 검사(Rectus Femoris Contracture Test)

| | |
|---|---|
| 방법 | 환자는 검사대 끝에 다리를 내려뜨린 채로 바로 눕게 하고, 한 다리는 엉덩관절(hip)을 쭉 뻗고 무릎관절(knee)은 90도 굽히고(flexed), 다른 쪽은 가슴(chest)까지 무릎을 굽게 한다. 검사자는 환자에게 엉덩관절을 뻗은 다리가 무릎을 펴도록 지시한다. |
| 결과 | (+) 양성 반응 : 무릎관절 폄 → 넙다리곧은근(rectus femoris muscle)의 구축(contracture)<br>엉덩관절 벌림(abduction)은 엉덩정강근막띠(ITB)의 긴장(tightness) 또는 구축이 있을 때 나타난다. |

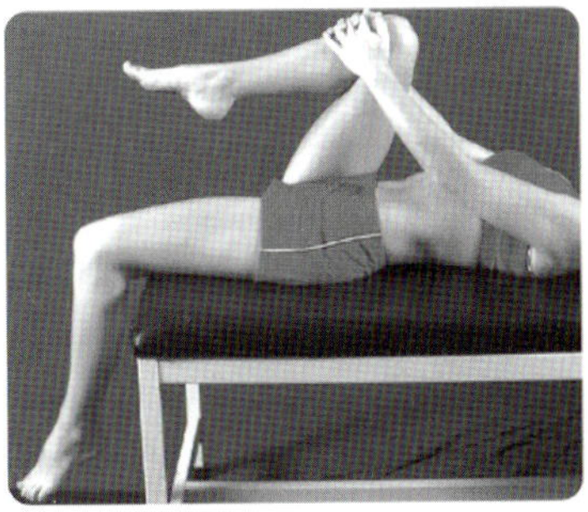

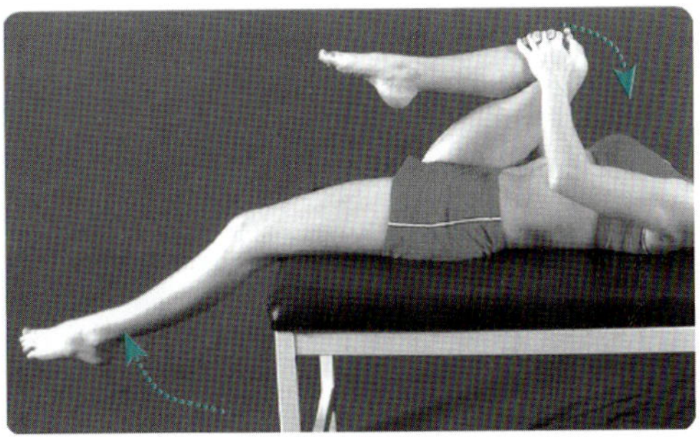

### 3) 엘리의 검사(Ely's test)

| | |
|---|---|
| 방법 | 환자는 다리를 이완시키고 엎으려 누운 자세, 검사자는 수동으로 환자의 발꿈치가 반대쪽 엉덩이에 닿도록 무릎을 굽힌다. 검사자는 무릎을 들어 엉덩이를 편다. |
| 결과 | (+) 무릎 관절 굽힘시 통증 → 넙다리신경 혹은 신경근 압박, 넙다리네갈래근 구축<br>(+) 엉덩 관절 폄시 통증 → 넙다리신경 혹은 신경근 압박, 엉덩 허리근 삠(sprain) 혹은 긴장(strain) 혹은 염증 |

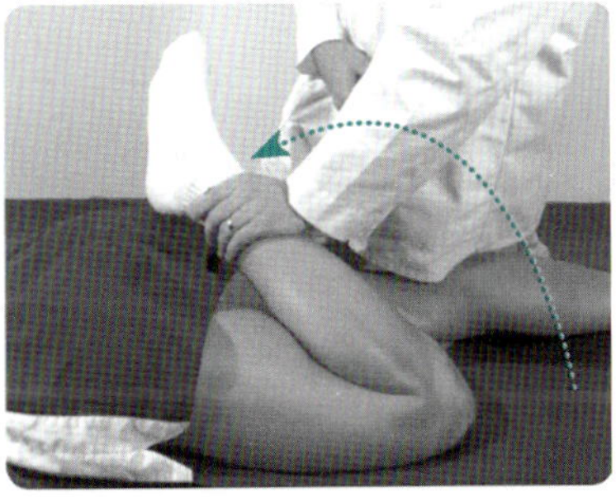

### 4) **오버 검사(Ober's test)**

| 엉덩정강근막띠 구축 검사 | |
|---|---|
| 방법 | ① 환측 다리가 위에 오도록 하여 옆으로 눕힌다.<br>② 환측 다리의 무릎관절을 90도 굽히고 엉덩관절을 가능한 많이 벌림 시킨다.<br>③ 엉덩정강근막띠를 이완시키기 위해 엉덩관절을 중립 위로 유지한다.<br>④ 환자에게 벌림시켰던 다리의 힘을 풀도록 하면서 검사자는 받쳐주고 있던 손을 놓는다. |
| 결과 | 넙다리근막긴장근이나 엉덩정강근막띠가 구축 → 다리의 힘을 빼고 그대로 벌림 상태로 남아 있음 |

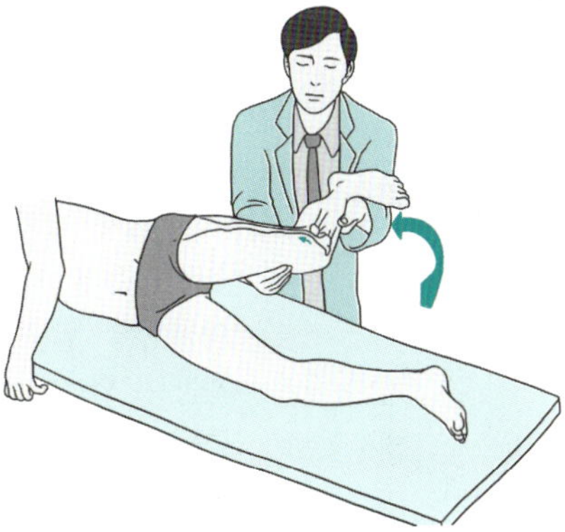

### 5) 90-90 뻗은다리올림 검사

| | |
|---|---|
| 방법 | 환자는 바로누운자세에서 무릎관절을 굽히고 엉덩관절을 90도 굽힌 후 무릎관절을 능동적으로 편다. |
| 결과 | (+) 무릎을 편 각도가 125도 이하와 근육 신장의 끝느낌이 있음 → 뒤넙다리근의 단축 |

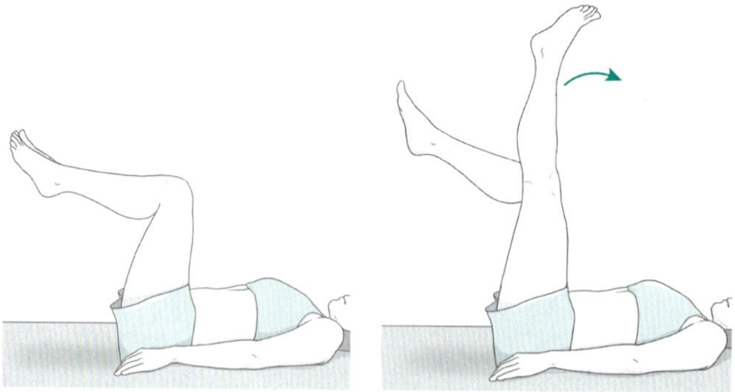

### 6) 궁둥구멍근 검사(Piriformis test)

| | |
|---|---|
| 방법 | 환자는 검사테이블의 가장자리에 엎드린다. 환자는 같은 쪽의 엉덩관절 90도 같은쪽 무릎 120도로 만든다. 검사자는 한 손으로 환자의 골반을 고정하고 환자 무릎을 아래쪽에 저항을 준다. |
| 결과 | (+) 방사통 다리 또는 볼기 통증 → 궁둥구멍근 증후군, 궁둥구멍근 근육연축(piriformis myospasm) |

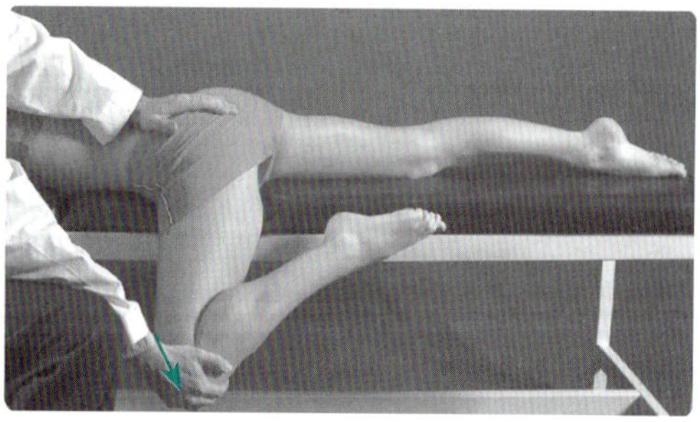

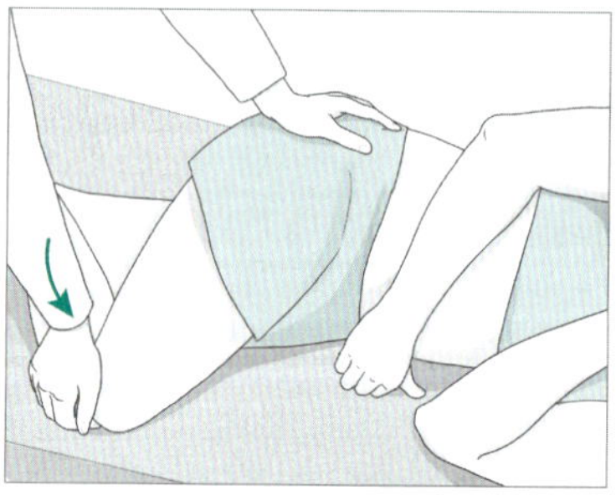

### 7) 트렌델렌버그 징후(Trendelenberg's sign)

| | |
|---|---|
| 방법 | 환자를 바로 서게 한다. 검사자는 환자에게 한쪽 다리로 서게 하고, 양측의 엉덩뼈 능선을 관찰하고, 발을 디디지 않은 쪽의 엉덩뼈 능선이 떨어지는지 살펴본다(반대편 다리도 같은 방법으로 검사를 시행한다). |
| 결과 | (+) 양성 반응 : 발을 디디고 있는 쪽의 엉덩뼈 능선이 올라감 → 엉덩관절 벌림 근군의 약화, 볼기근의 마비, 근육 상태악화, 근육 위축, 넙다리뼈머리뼈끝뼈연골증(Legg-Calve- Perthes disease), 회색질척수염, 엉덩관절 탈구, 골절 |

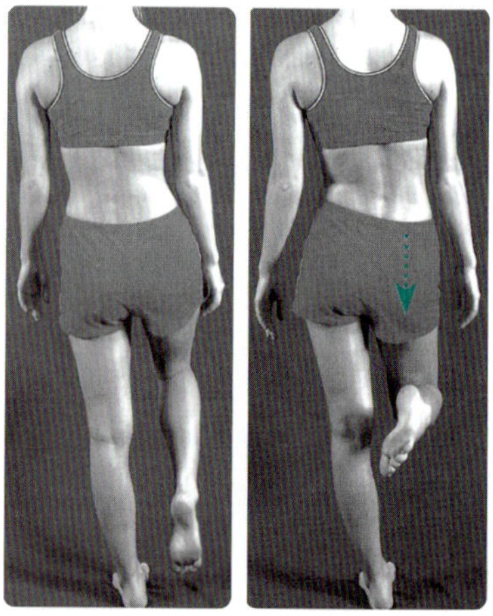

## ■ 뼈병변 검사

1) 패트릭/파베르 검사/4자 검사(Patrick's/FABERE Test/Figure-4 Test)

| | |
|---|---|
| 방법 | 환자를 바로 눕게 하고, 검사자는 다리를 교차시켜 '4자 모양' 자세를 취하도록 지시한다(한쪽 다리는 엉덩관절 벌림과 가쪽 돌림 시키고, 무릎관절 90도 굽혀서 발목을 반대편 무릎위에 놓는다). 그리고 골반을 고정시키고 굽혀 진 무릎을 천천히 아래쪽으로 누른다. |
| 결과 | (+) 양성 반응 : 검사 시 통증 또는 움직일 수 없을 때 → 엉덩관절의 병리, 심한 관절염, 염좌/긴장, 골절, 엉덩관절 벌림근군의 긴장 |

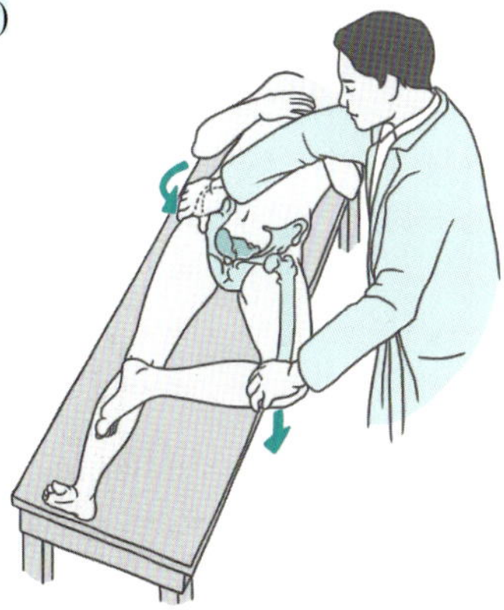

2) 크레이그 검사(Craig's test) (기출)

| | |
|---|---|
| 방법 | 환자를 엎드려 누운 자세에서 무릎관절을 90도 굽히게 한다. 검사자는 넙다리뼈의 큰 돌기를 촉진하고, 큰돌기가 검사대에 평행하게 될 때까지 대퇴골 안쪽 돌림 또는 가쪽 돌림시킨다. |
| 결과 | 앞굽이의 정도는 다리의 수직면에 대한 각도를 기초로 하여 평가한다. 성인의 앞굽이 평균 각도는 8도~15도이다. |

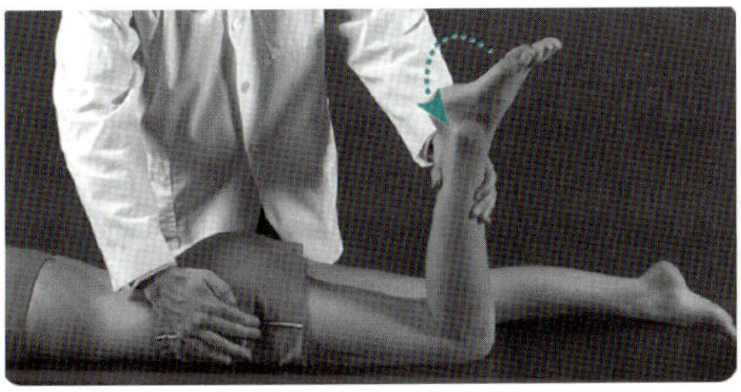

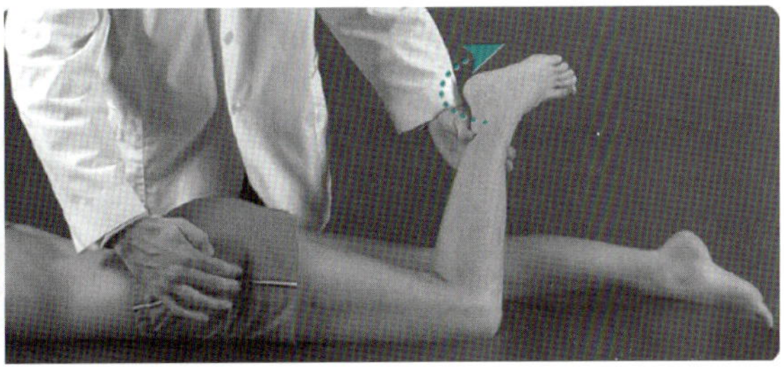

## ■ 선천성 엉덩관절 탈구

1) 오토라니 검사(Ortolani's test)

| | |
|---|---|
| 방법 | 굽혀진 엉덩관절을 벌림, 가쪽돌림 시킴 |
| 결과 | 선천성 엉덩관절 탈구 → 환측의 엉덩관절 벌림을 제한과 딸깍하는 소리가 남 |

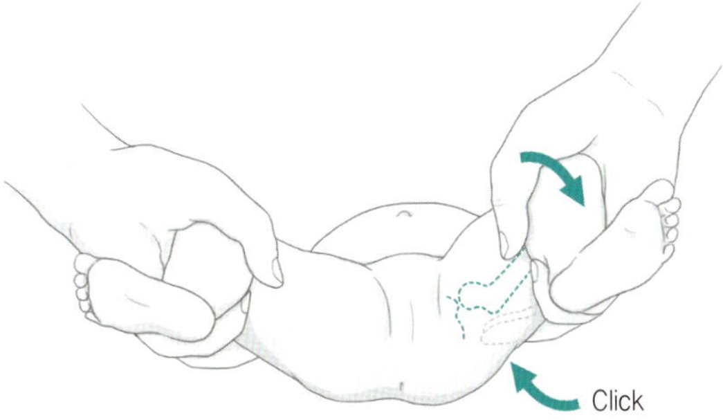

2) 바로우 검사(Barlow test)

| | |
|---|---|
| 방법 | 영아를 바로 눕히고, 검사자는 큰돌기와 작은돌기 부위의 넙다리를 엄지손가락과 나머지 손가락으로 잡고, 영아의 넙다리를 완전히 굽힌다(엉덩관절 전방 탈구를 시도하기 위해). 큰 돌기에 위쪽으로 압력을 가하고 (탈구를 감소시키기 위해), 안쪽 넙다리에 뒤쪽으로 압력을 가한다. |
| 결과 | (+) 양성 반응 : 촉지성 혹은 딸깍거리는 소리 → 선천성 넙다리뼈 탈구(절구 안쪽, 바깥쪽으로의 넙다리뼈목의 전위), 불안정성 |

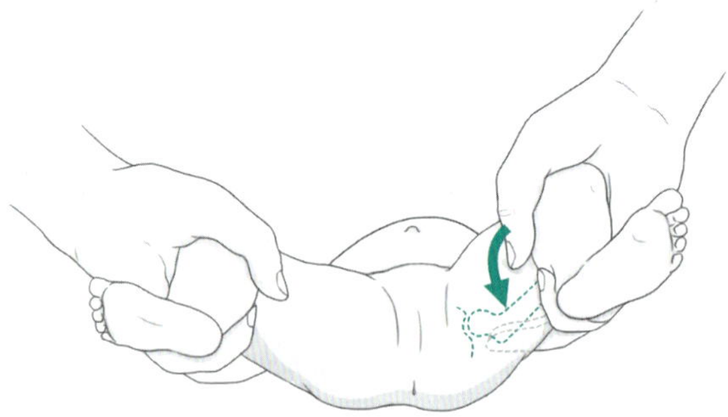

3) 텔레스코핑 현상(Hip Telescoping Test)

| | |
|---|---|
| 방법 | 환자를 엉덩관절과 무릎관절을 90° 굽힌 채 바로 눕히고(supine), 검사자는 다리를 검사대 쪽으로 밀었다가 넙다리뼈의 세로축(long axis)으로 잡아당긴다. |
| 결과 | (+) 양성반응 : 과도한 움직임, 통증 또는 불안정 → 엉덩관절 탈구(dislocation), 불안정성(instability), 인대 손상(ligament damage) |

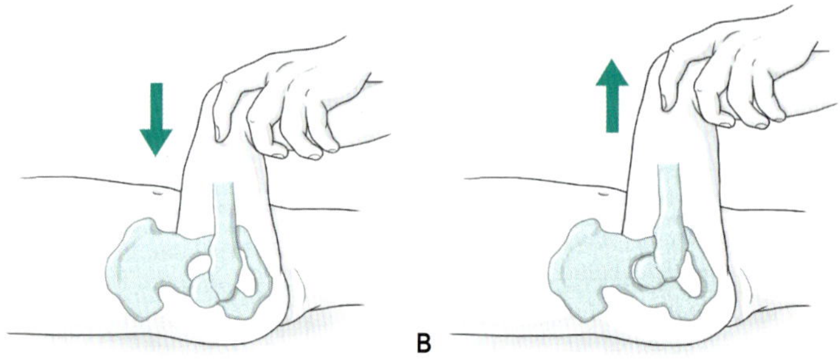


4) 앨리스 징후(Allis' Sign), 갈레아치 징후(Galeazzi's Sign)

| | |
|---|---|
| 방법 | 환자는 바로 누운 자세에서 무릎관절을 90도 구부린 상태로 엉덩관절을 45도까지 굽힌다. 검사자는 발에서 무릎뼈까지의 길이를 관찰하여 양 정강뼈의 높이가 불일치하는지 확인하고, 측면에서의 넙다리의 길이가 불일치하는지 관찰한다. |
| 결과 | (+) 양성 반응 : 한쪽 무릎이 다른 쪽보다 정강뼈(tibia)가 더 높거나 넙다리뼈(femur)가 더 앞으로 나와 있을 경우 → 다리 길이 불일치(짝다리) |

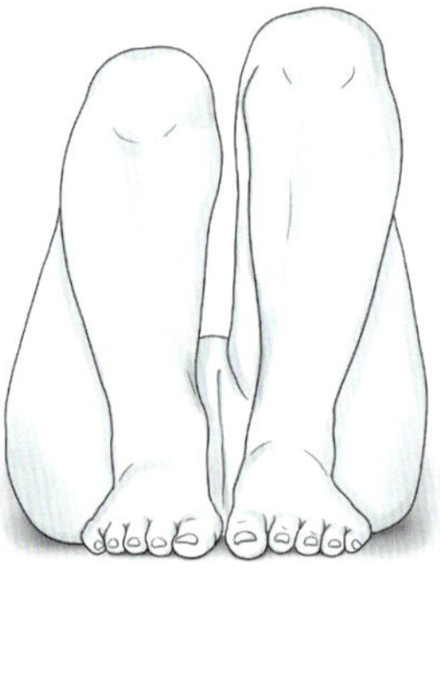

## ■ 기타 병변 검사

1) 다리 길이 차이의 검사

(1) 실제 다리 길이의 차이

위앞엉덩뼈가시(ASIS)~발목관절 안쪽복사(medial malleus)까지 측정

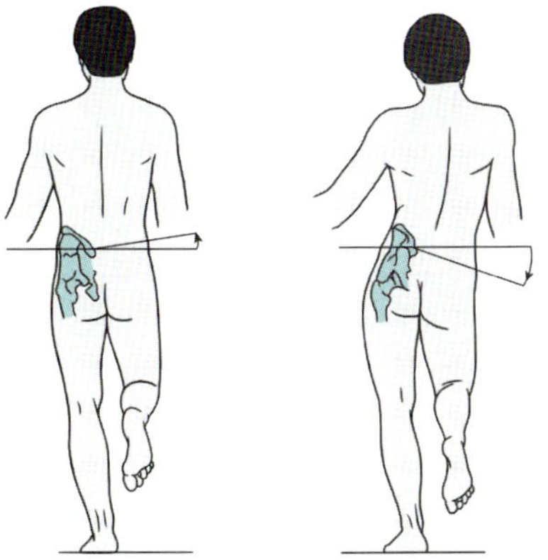

트렌델렌부르크 검사

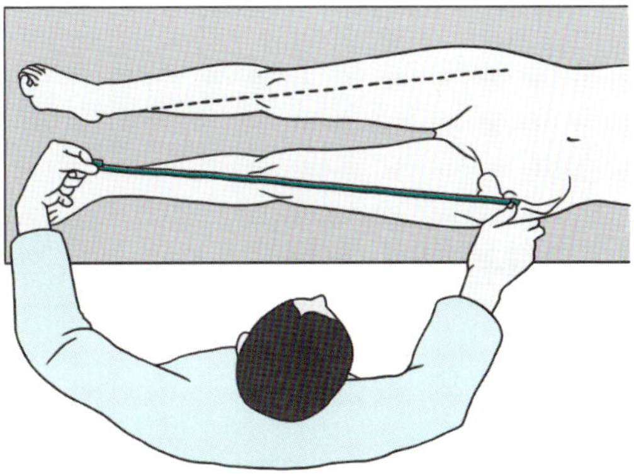

다리 길이 차이의 검사

(2) 외견상 다리 길이 차이

| | |
|---|---|
| 원인 | 골반 기울임, 엉덩관절의 모음 또는 굽힘 |
| 검사 | Standing : 좌우의 ASIS나 PSIS의 높이가 평행하지 않으면 → 골반기울임의 원인<br>Supine : 배꼽~발목관절 안쪽관절융기까지 측정 |

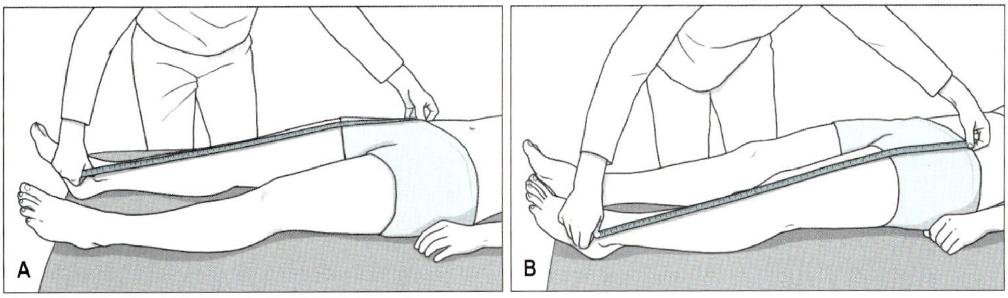



2) 안빌 검사(Anvil test)

| | |
|---|---|
| 방법 | 환자를 바로 눕히고, 검사자는 환자의 다리를 30° 들어올리고 다리의 세로축에 압박을 가한다. |
| 결과 | (+) 양성 반응 : 엉덩이 통증 → 엉덩관절 병리학, 관절염(arthritis), 넙다리뼈목(femoral neck) 혹은 머리(head) 골절, 감염(infection)<br>(+) 양성 반응 : 넙다리뼈(femoral), 정강뼈(tibial), 종아리뼈(fibular), 발꿈치뼈(calcaneal)의 부분 적 통증 → 통증이 있는 부분의 골절 |

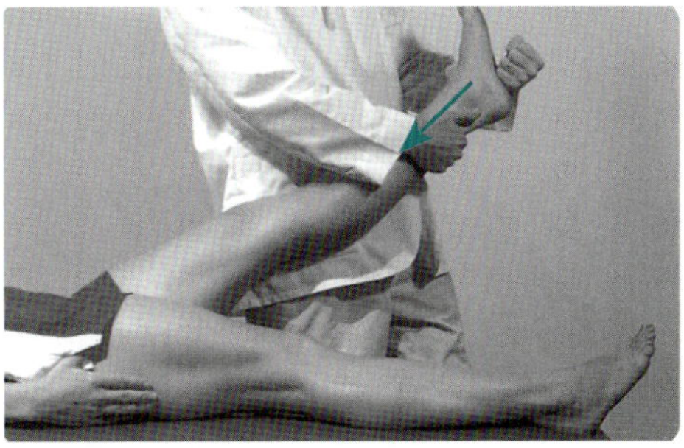

# 무릎관절의 검사 및 평가

EXPLANATION

## 무릎관절의 검사 및 평가

### 1. 연부조직의 촉진

1) 1구역 : 앞면
   (1) 넙다리네갈래근
   (2) 무릎인대 : 무릎뼈 아래모서리를 지나가며 정강뼈거친면 닿는곳에서 만져 볼 수 있음
   (3) 얕은무릎밑 윤활주머니
   (4) 거위다리 윤활주머니
2) 2구역 : 안쪽면
   (1) 안쪽반달연골 : 긴 C자의 모양 작은 관상 인대에 의하여 정강뼈 위모서리에 부착
   정강뼈가 안쪽돌림되었을 때 안쪽모서리가 두드러지게 돌출되면서 만져 볼 수 있음
   (2) 안쪽곁인대 : 폭이 넓고 부채 모양의 인대 넙다리뼈 안쪽위관절융기와 정강뼈를 연결
   관절선을 따라 안쪽으로 그리고 뒤쪽으로 손가락을 움직여보면 촉진 가능
   (3) 넙다리빗근
3) 3구역 : 가쪽면
   (1) 가쪽반달연골 : 무릎을 약간 구부렸을 때 가쪽 관절면을 촉진
   (2) 가쪽곁인대 : 넙다리뼈 가쪽위관절융기와 종아리뼈머리 연결
   환자는 한쪽 발목을 반대쪽 무릎 위에 얹어 놓고 고정시킨 후 무릎관절을 90도 굽히고 엉덩관절을 벌림, 가쪽돌림했을 때 촉진 가능
   (3) 앞위정강종아리인대 : 정강뼈와 종아리뼈머리 사이의 틈새에 위치
   (4) 넙다리두갈래근 힘줄
   (5) 엉덩정강근막띠
      ① 무릎관절의 가쪽면의 가장앞쪽에 위치
      ② 가쪽 정강뼈결절에 촉진 가능
      ③ 저항에 대항하여 이겨내며 무릎을 구부렸을 때 더욱 쉽게 촉진됨
      ④ 인대의 구축은 소아마비나 척수 수막류 같은 마비가 있을 때 무릎관절 변형의 원인이 됨
   (6) 온종아리신경 : 종아리뼈목을 가로지르는 곳에서 촉진
   넙다리두갈래근의 닿는곳의 약간 아래에서 촉진

4) 4구역 : 뒷면

(1) 오금

| 구성 | | 지나가는 중요 조직 | |
|---|---|---|---|
| 위/가쪽모서리 | 넙다리두갈래근 힘줄 | 뒤정강 신경 | 오금부의 가장 표층 통과 |
| 위/안쪽모서리 | 반힘줄모양근, 반막모양근 | 오금 정맥 | 뒤정강 신경의 바로 밑 |
| 아래모서리 | 장딴지근 | 오금 동맥 | 오금에서 가장 깊은층 |

(2) 장딴지근 : 손상 시 꿈치들린휜발 보행

## 2. 무릎관절의 기형

1) 안굽이무릎

(1) 개요

① 무릎관절에서 가쪽방향으로 활(Bow) 형태로 휜 상태

② 아래다리의 정강이뼈와 종아리뼈의 먼쪽부위가 안쪽을 향한 상태

③ 넙다리뼈와 정강이뼈의 해부학적 축의 각이 180도 이상

④ Q 각 $<0°$, O자형 다리(bow legs)

(2) 임상 증상

① 정상적으로 1세 미만의 유아에게서 생리적 안굽이 무릎 보임

② 보행 시 양 발을 많이 벌리고, 발가락이 안쪽으로 향하는 안쪽발가락걸음(Toe in, pigeon gait), 오리걸음

③ 무릎관절의 가쪽부위 인대의 신장과 안쪽부위 인대의 단축

④ 가쪽부위의 넙다리두갈래근, 종아리근 신장

⑤ 무릎관절 안쪽부에서는 비정상적 압박과 가쪽부위는 비정상적 장력의 증가

2) 밖굽이무릎 (기출)

(1) 개요

① 무릎관절부위에서 무릎이 과도하게 안쪽방향으로 휜 상태와 정강뼈와 종아리뼈의 아래다리 먼쪽부위가 가쪽을 향한 상태

② 넙다리뼈와 정강뼈의 해부학적 축의 각이 정상 170~175도보다 이하

③ Q 각 $>22°$(여성), 18°(남성), 안짱다리(knocked knees)

(2) 임상증상

① 넙다리두갈래근의 견인으로 정강뼈는 가쪽돌림, 보상작용으로 발은 안쪽돌림

② 뇌성마비 또는 습관적 W 자세(W-position) 취하는 경우 호발하며 주로 양측성 발생

③ 이차적으로 안굽이엉덩관절과 편평발, 척추변형 동반

④ 무릎관절 가쪽부 인대의 단축과 안쪽부 인대의 신장

⑤ 반막근, 반힘줄근, 넙다리빗근, 안쪽넓은근의 신장

⑥ 넙다리두갈래근, 엉덩정강근막띠의 단축

⑦ 넙다리뼈 안쪽관절융기에 비후와 길이 증가로 인한 가쪽관절융기에 과도한 체중부하

⑧ 넙다리네갈래근의 작용기전 축이 외측으로 이동하여 무릎뼈의 가쪽 아탈구 유발

3) 젖힌무릎 : 무릎관절의 과다폄(hyperextension) −5° 이상

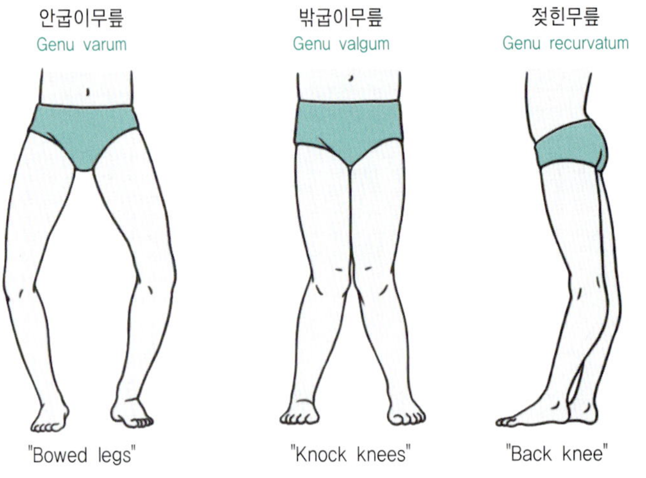


## 3. 관절 운동 검사

1) 굽힘(130°～150°)

(1) 작용 근육 : 반힘줄모양근, 반막모양근, 넙다리두갈래근, 오금근

(2) 신장되는 조직 : 넙다리네갈래근, 넙다리신경

(3) 압박되는 조직 : 오금오목 구조(오금동맥, 정강신경), 무릎뼈

2) 폄(0°～−5°)

(1) 작용 근육 : 안쪽넓은근, 가쪽넓은근, 중간넓은근, 넙다리곧은근

(2) 신장되는 조직 : 반힘줄모양근, 반막모양근, 넙다리두갈래근, 오금근, 장딴지근, 궁둥신경

(3) 압박되는 조직 : 무릎관절의 앞쪽 구조

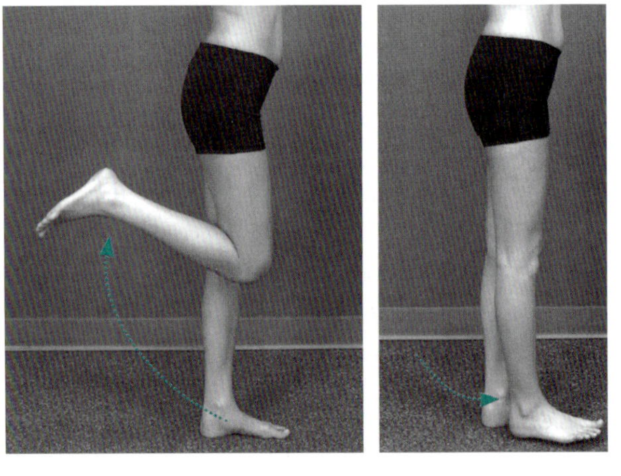

## 4. 신경학적 검사

1) 감각검사

허리와 엉치뼈의 신경뿌리에서 잇는 신경의 지배

2) 반사검사

무릎힘줄 반사 : 넙다리네갈래근 힘줄반사($L_3$, $L_4$), 뒤넙다리근 힘줄반사($L_5$)

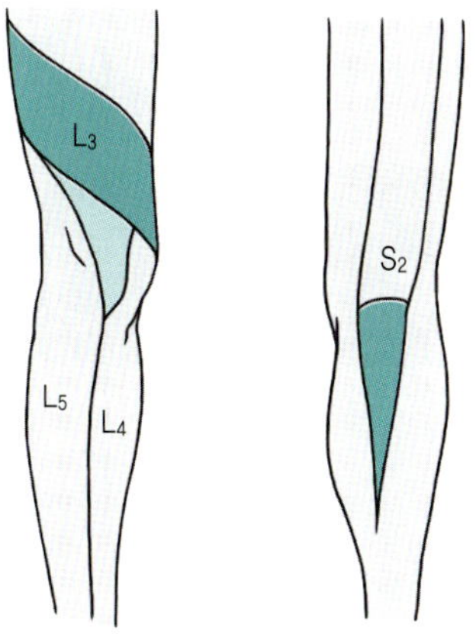


감각검사

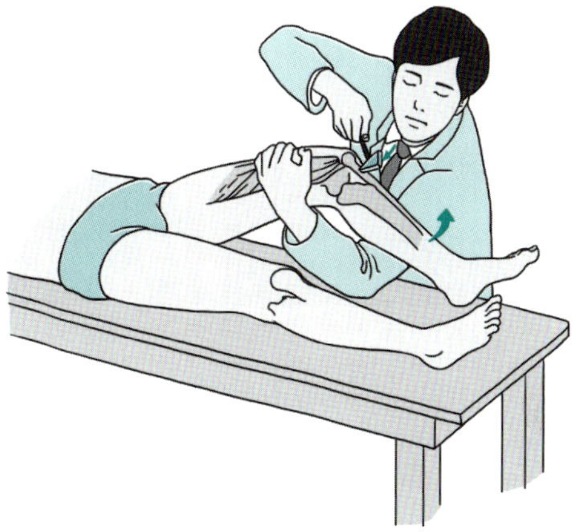

반사검사

## 5. 정형 검사(Special testing)

### ■ 연부조직병변 검사 (기출)

1) 밖굽이 긴장 검사(Valgum stress test)

| | |
|---|---|
| 방법 | 환자는 바로 눕고 다리를 곧게 편다. 검사자는 안쪽 발목을 고정하고 무릎 바깥쪽에서 안쪽으로 힘을(밖굽이 힘)을 가한다. 발목에서는 안쪽에서 가쪽으로 압력을 가한다. 무릎을 25° 미만으로 약간 굽히고 이 절차를 반복한다. |
| 결과 | (+) 통증 → 안쪽 곁인대의 긴장(medial collateral ligament strain)<br>(+) 움직임의 증가 / 벌어짐(gapping) → 안쪽 곁인대의 파열(medial collateral ligament rupture) |

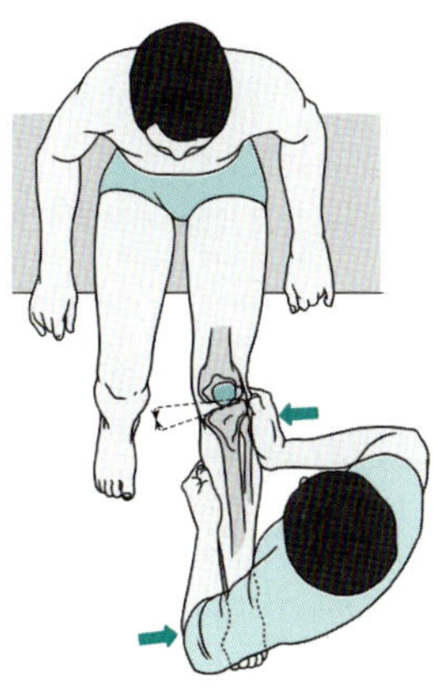

2) 안굽이 긴장 검사(Varum stress test)

| | |
|---|---|
| 방법 | 환자는 바로 눕고 다리를 곧게 편다. 검사자는 가쪽 발목을 고정하고 무릎 안쪽에서 가쪽으로 힘을(안굽이 힘)을 가한다. 무릎을 25° 미만으로 약간 굽히고 이 절차를 반복한다. |
| 결과 | (+) 통증 → 가쪽 곁인대의 긴장(lateral collateral ligament strain)<br>(+) 움직임의 증가 / 벌어짐(gapping) → 가쪽 곁인대의 파열(lateral collateral ligament rupture) |

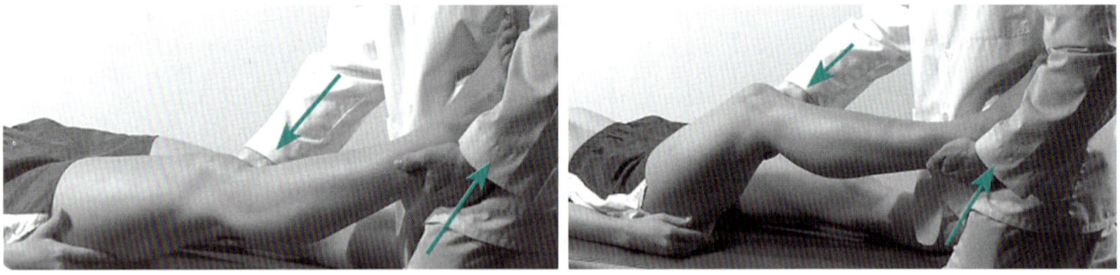

3) 앞쪽 당기기 검사(anterior drawer test)

| 앞십자인대의 안정성 유무 검사 | |
|---|---|
| 방법 | 검사자는 진찰대 끝에 걸터앉아 엉덩이로 환자의 발을 고정하고 양손으로 정강뼈 윗부분을 감싸 잡고 정강뼈를 검사자 쪽으로 잡아당김 |
| 결과 | 정강뼈가 넙다리뼈 밑에서 앞쪽으로 미끄러지면 앞십자인대의 단열 의미 |

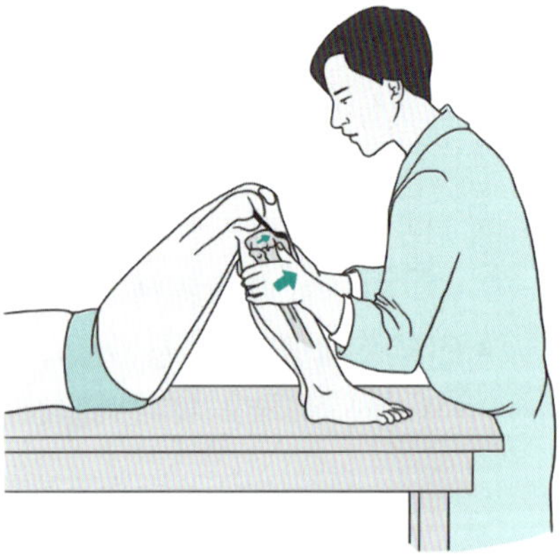

4) 뒤쪽 당기기 검사(posterior drawer test)

| 뒤십자인대의 안정성 유무 | |
|---|---|
| 방법 | 검사자는 진찰대 끝에 걸터앉아 엉덩이로 환자의 발을 고정하고 양손으로 정강뼈 윗부분을 감싸 잡고 정강뼈를 뒤쪽으로 밈 |
| 결과 | 정강뼈가 넙다리뼈 밑에서 뒤쪽으로 미끌어지면 뒤십자인대의 단열 의미 |

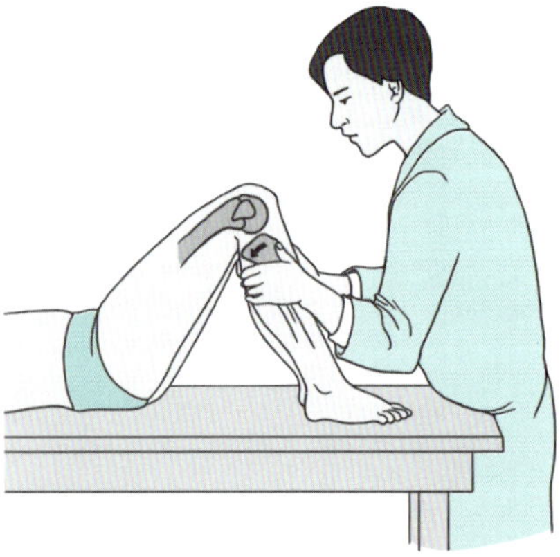

5) 라크만 검사(Lachman's test)

| | |
|---|---|
| 방법 | • 환자의 다리를 15~30°로 굽힘 상태에서 바로 눕게 한다.<br>• 앞라크만(Lachman's Anterior) : 검사자의 한 손은 넙다리뼈를 고정하고 다른 한 손은 정강뼈를 잡고 앞쪽으로 당긴다.<br>• 뒤라크만(Lachman's Posterior) : 검사자의 한 손은 넙다리뼈를 고정하고 다른 한 손은 정강뼈를 뒤쪽으로 민다. |
| 결과 | (+) 앞쪽으로의 정상적인 병진운동(translation)시 통증 → 앞십자인대의 염좌(ACl sprain)<br>(+) 앞쪽으로의 증가된 병진운동(translation)시 통증 → 앞십자인대의 파열(ACl rupture)<br>(+) 뒤쪽으로의 정상적인 병진운동(translation)시 통증 → 뒤십자인대의 염좌(PCl sprain)<br>(+) 뒤쪽으로의 증가된 병진운동(translation)시 통증 → 뒤십자인대의 파열(PCl rupture) |

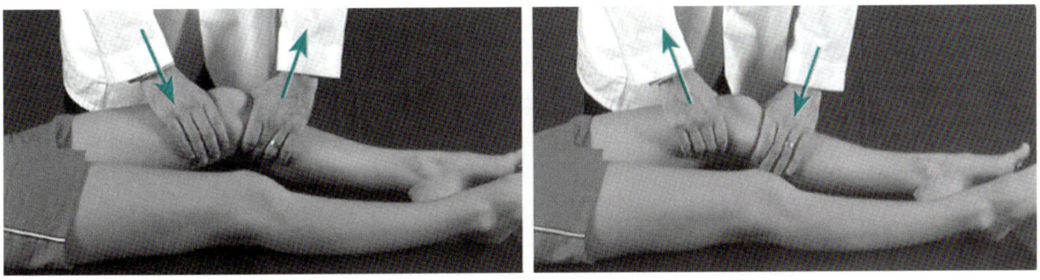

6) 아플레이 떼어당김 검사(Apley's distraction test)

| | |
|---|---|
| 방법 | 환자의 무릎을 90°로 구부린 채 엎드리게 하고, 검사자는 검사자의 무릎으로 환자의 넙적다리의 먼쪽 뒷부분을 고정한다. 검사자는 세로축으로 당기며 안쪽과 가쪽으로 돌린다. |
| 결과 | (+) 떼어당김 시(당길 때) 통증 → 관절주머니 / 인대의 손상, 곁가쪽 인대의 염좌<br>(+) 떼어당김 이후에 통증 감소 → 반달연골 손상(Meniscal lesion) |

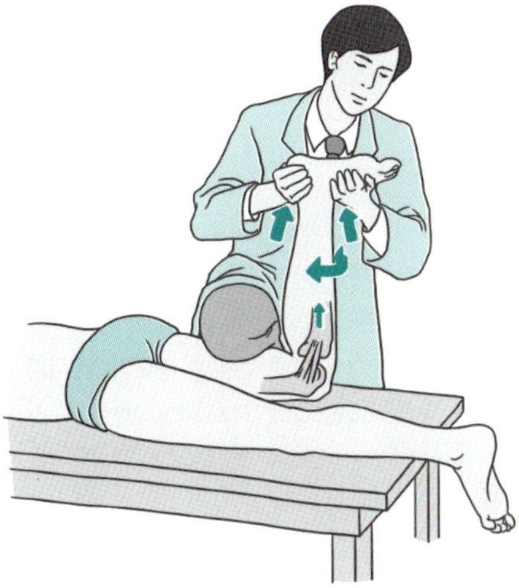

7) 아플레이 압박 검사(Apley's compression test) (기출)

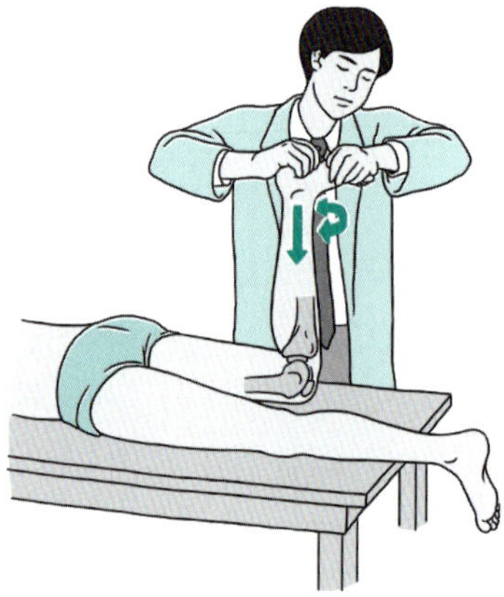

| | |
|---|---|
| 방법 | 환자를 엎드리게 하고 무릎관절을 90°로 굽힌다. 검사자는 발과 발목을 잡고 무릎방향으로 힘을 가하며 안쪽/바깥쪽 회전을 시킨다. |
| 결과 | (+) 압박이나 회전 시 통증 혹은 마찰음(crepitus), 떼어당김 (distraction) 시 완화됨 → 반달연골손상 |

8) 되튀김 검사(Bounce home test)

| | |
|---|---|
| 방법 | 환자를 이완된 상태에서 바로 눕게 한다. 검사자는 한 손으로 환자의 다리오금을 받치고 다른 한 손으로는 발목아래를 받친다. 무릎이 20°정도 굽힘된 상태로 다리를 들어 올린다. 검사자는 무릎아래에 있던 손을 치워 무릎이 완전히 펴지도록 떨어뜨린다. |
| 결과 | (+) 관절선의 통증 → 반달연골의 열상(째짐)<br>(+) 무릎의 완전히 펴지지 않음<br>1. 스펀지 끝 느낌(Spongy end-feel) → 부기, 부종<br>2. 고무 끝 느낌(Rubbery end-feel)/통증 → 반달연골의 열상<br>3. 단단한 끝 느낌(hard end-feel) → 관절 안 유리체(작은 조직의 조각, 일명 'joint mice'), 박리뼈연골염 (osteochondritis dissecans) |

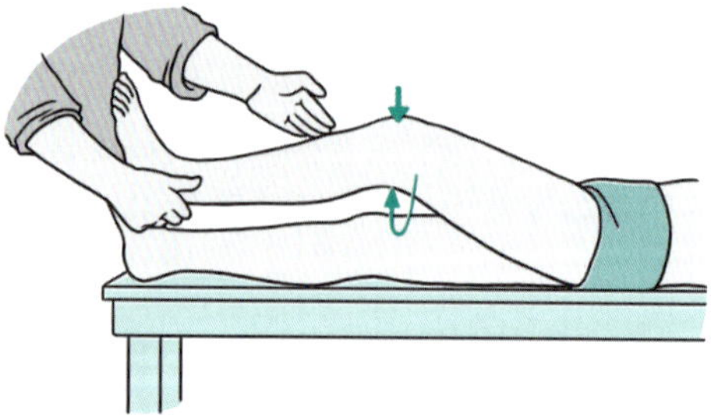

9) 맥머리 검사(McMurray's test)

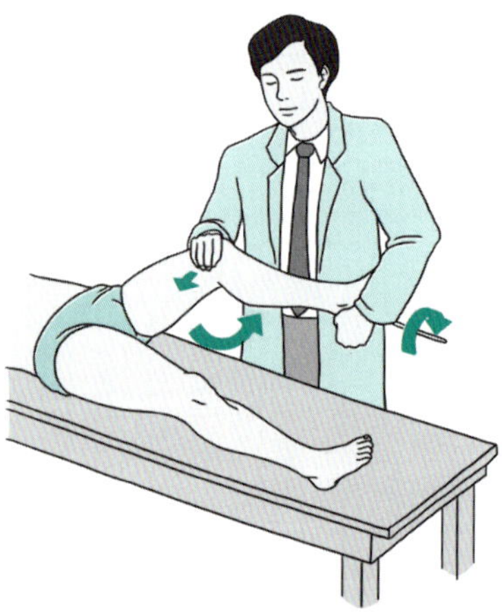

| | |
|---|---|
| 방법 | 환자의 엉덩관절을 45°로 굽힘시킨 상태에서 바로 눕게 하거나 옆으로 눕게 한다. 검사자는 한 손으로 환자의 무릎 위에 넙다리네갈래근의 먼쪽 부분을 고정한다. 다른 한 손으로는 환자의 발뒤꿈치를 잡고 세로 축으로 압박을 가한다. 검사자는 정강뼈를 안쪽으로 돌리면서 안굽이 힘(varus force)을 가한다. 검사자는 정강뼈를 가쪽으로 돌리면서 밖굽이 힘 (valgus force)을 가한다. |
| 결과 | (+) 통증 혹은 관절 마찰음 → 반달연골의 손상<br>밖굽이 힘(valgus force)과 바깥돌림 → 가쪽 반달연골 손상<br>안굽이 힘(varus force)과 안돌림 → 안쪽 반달연골 손상 |

## ■ 뼈병변 검사

무릎넙다리각 검사(Patellofemoral angle test, Q angle test)

| | |
|---|---|
| 방법 | 무릎의 Q-각은 선 자세에서 측정한다. 무릎뼈의 중심에서 위앞엉덩뼈가시(ASIS)로 이어지는 선과 정강뼈 거친면에서 무릎뼈의 중심을 지나는 선의 사이각을 측정한다. |
| 결과 | 정상 각도 : 13~18도. 여성 > 남성<br><13° → 안굽이 무릎, 가쪽곁인대 손상, 넙다리뼈 뒤쪽 기울임의 증가(femoral retroversion), 정강뼈의 안쪽 비틀림 증가<br>>18° → 밖굽이 무릎, 안쪽곁인대 손상, 과엎침증후군(over-pronation syndrome), 넙다리뼈의 앞쪽기울임의 증가(femoral anteversion), 정강뼈의 가쪽 비틀림 증가 |

## ■ 말초신경병변검사

1) 종아리신경 검사(Peroneal nerve test, Tinel's sign of peroneal nerve)

| | |
|---|---|
| 방법 | 환자는 앉은 자세를 취한다. 검사자는 종아리뼈머리를 타진한다. |
| 결과 | 타진부위 또는 먼쪽으로의 통증이 나타거나 방사되면 종아리 신경의 압박 또는 신경종을 의미한다. |

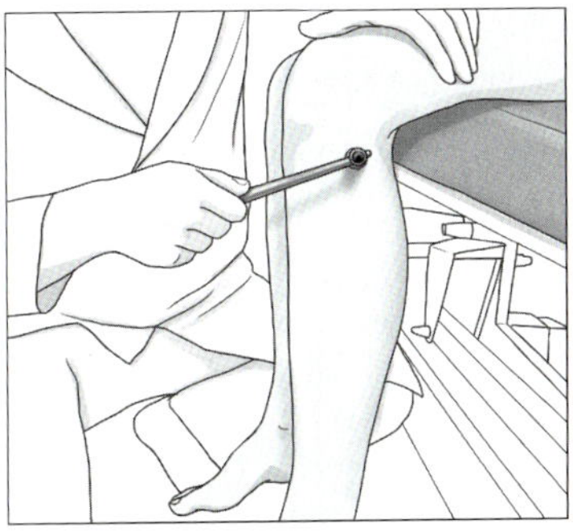

2) 두렁신경 검사(Saphenous nerve test, Tinel's sign of saphenous nerve)

| | |
|---|---|
| 방법 | 환자는 바로누운자세를 취한다. 검사자는 정강뼈 거친면의 안쪽을 타진한다. |
| 결과 | 타진부위 또는 먼쪽으로의 통증이 나타거나 방사되면 두렁 신경의 압박 또는 신경종을 의미한다. |

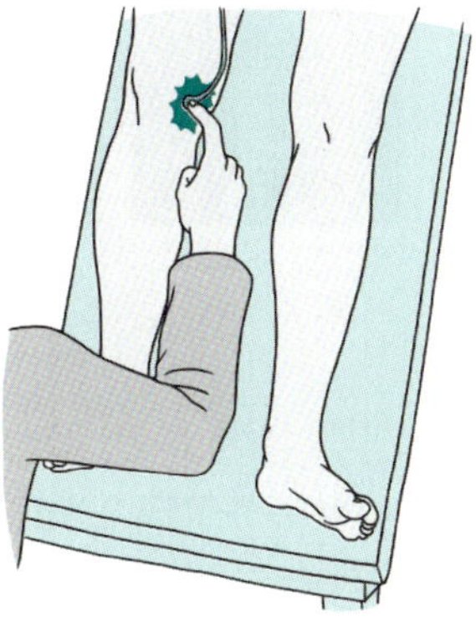

## ■ 기타 병변검사

1) 동요 검사(Fluctuation test)

| | |
|---|---|
| 방법 | 환자를 다리를 곧게 편 채로 바로 눕게 한다. 검사자는 양손의 갈퀴막을 무릎뼈 위 아래 2cm에 놓는다. 검사자는 한 손씩 교대로 아래로 누른다(한 손은 누르고 한 손은 이완). |
| 결과 | (+) 손으로 압박으로 가할 때 관절액의 파동이 느껴짐. → 외상으로 인한 무릎 관절내 이차적인 부기(무릎내 이상, 인대의 염좌 혹은 파열, 혈관의 손상, 골절) |

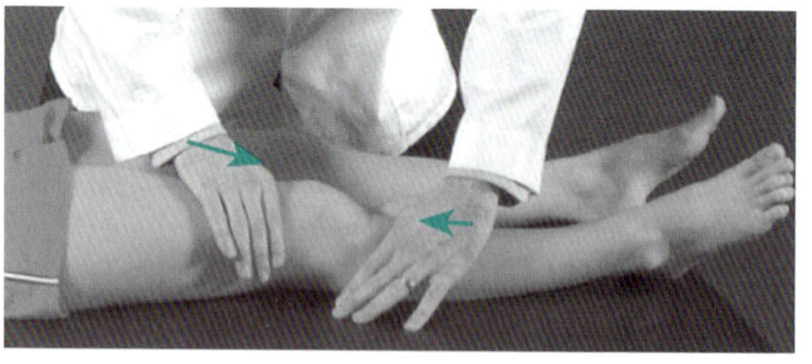

2) 한다리로 서서 비틀기 검사(Single Leg Twist/Disco Test)

| | |
|---|---|
| 방법 | 환자는 벽 근처에 한 다리로 선다. 검사자는 환자에게 좌우로 비틀도록 지시한다. 지지하고 있는 다리를 5° 굽혀서 실시하고 다시 20° 굽혀서 실시한다. |
| 결과 | (+) 통증, 이 방법을 수행할 수 없음, '딸깍 소리' 혹은 마찰음→ 무릎관절의 병, 관절염, 반달연골의 손상, 인대의 긴장, 안쪽 손상 |

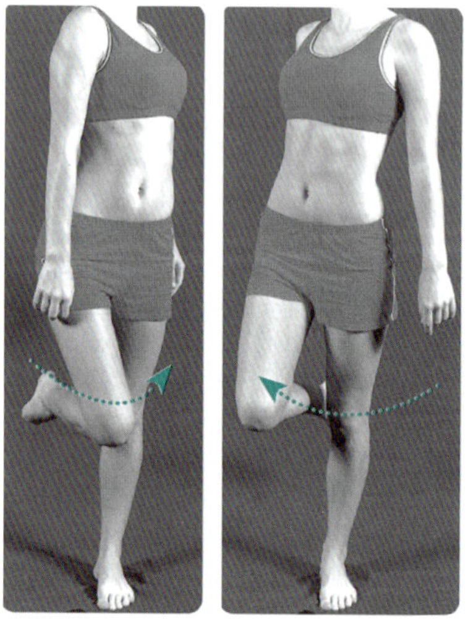

3) 정복 클릭(**reduction click**)

| 전위된 반달연골이나 단열된 반달연골을 딸가닥하는 소리와 함께 제 위치에 되돌아가도록 정복 | |
|---|---|
| 방법 | 맥머레이 테스트와 같은 자세에서 무릎관절을 안쪽돌림, 가쪽돌림하면서 굽힌 후 무릎관절을 돌림시키면서 폄 |
| 결과 | 고정된 무릎관절을 풀어주며 무릎을 완전히 펼 수 있게 함 |

### 4) 드레이어의 징후(Dreyer's Sign)

| | |
|---|---|
| 방법 | 환자를 바로 눕히고 다리를 곧게 편 채 들어올리게 한다. 환자가 다리를 들어올릴 수 없으면 검사자는 넙다리에 넙다리네갈래근의 힘줄을 압박을 주어 고정한다. 다시 환자에게 다리를 들어올려 보게 한다. |
| 결과 | (+) 넙다리네갈래근이 고정되면 다리를 잘 들어올린다. 다리의 고정을 하지 않으면 다리를 들어올릴 수 없다. → 무릎뼈의 골절 |

### 5) 무릎뼈 압박 검사

| 넙다리 도르래패임과 무릎뼈의 관절면의 상태를 결정하기 위한 검사 | |
|---|---|
| 방법 | • 무릎뼈 도르래패임에서 먼쪽 방향으로 누른 다음 넙다리네갈래근에 힘을 주게 함<br>• 검사자 무릎뼈의 움직임에 따라 저항을 주면서 만져봄 |
| 결과 | 무릎뼈 움직임에 따라 저항을 줬을 때 염발음을 느낄 경우 양성반응 → 무릎뼈연화증, 뼈연골의 결손, 넙다리뼈 도르래패임 자체의 퇴행변화 |

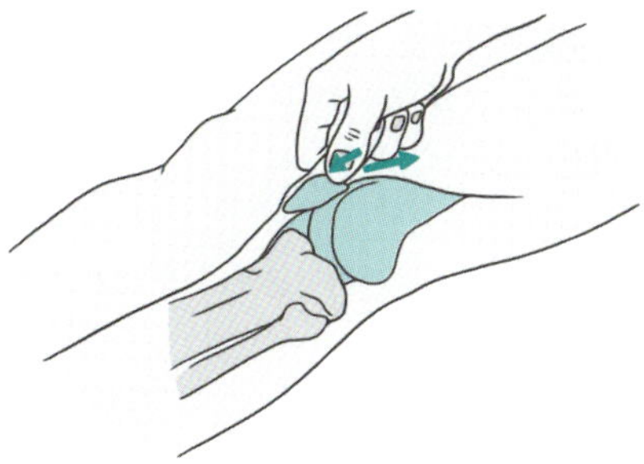

### 6) 무릎뼈 탈구와 아탈구의 불안 테스트

| 무릎뼈가 가쪽 탈구가 되려는 경향의 유무 검사 | |
|---|---|
| 방법 | 누운 자세에서 넙다리네갈래근의 힘을 빼라고 하고 무릎뼈를 엄지와 집게로 잡아 무릎뼈의 안쪽모서리를 가쪽 방향으로 밀어봄 |
| 결과 | 통증이 있을 경우 가쪽 탈구 의심 |

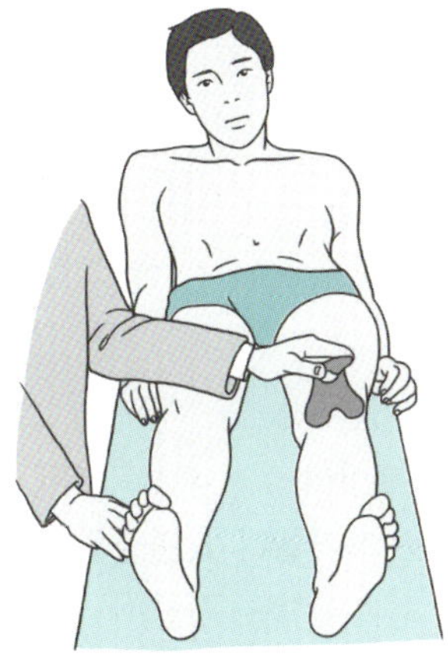

# 발목관절과 발의 검사 및 평가



## 발목관절과 발의 검사 및 평가

### 1. 뼈의 구성

| | |
|---|---|
| 안쪽면 | • 1번째 발허리발가락관절<br>• 1번째 쐐기발허리관절<br>• 발배뼈 결절<br>• 목말뼈머리<br>• 목말받침돌기 : 안쪽복사의 끝부분에서 약 손가락 한 개의 넓이만큼, 발바닥 방향으로 촉진(발꿈치뼈의 커다란 안쪽돌기)<br>• 안쪽복사<br>• 목말뼈의 안쪽결절 : 안쪽복사의 먼쪽끝의 바로 뒤쪽 |
| 가쪽면 | • 5번째 발허리발가락관절<br>• 발꿈치뼈<br>• 종아리뼈결절<br>• 가쪽복사 |
| 발목뼈굴 | • 목말뼈의 돔 : 안쪽번짐+발바닥굽힘위 자세 → 안쪽복사의 가쪽에서 촉진<br>• 아래정강종아리관절 |
| 발뒤부 | • 발꿈치뼈의 돔 : 발꿈치뼈의 뒤 1/3 부위<br>• 발꿈치뼈 안쪽 결절 : 발꿈치뼈의 안쪽 발바닥면 |
| 발바닥면 | • 종자뼈<br>• 발허리뼈머리 |

### 2. 연부조직 촉진

1) 1구역 : 1번째 발허리뼈머리
   엄지발가락가쪽휨증이 잘 생기는 곳
2) 2구역 : 발배뼈 결절과 목말뼈머리
   (1) 목말뼈머리의 발바닥면은 제거돌기와 관절을 이루고 있으며 앞면은 발배뼈의 뒤면과 관절을 이룬다.

(2) 위 관절 사이의 틈은 뒤정강근 힘줄과 스프링 인대에 의해 받쳐지고 있다.

(3) 편평발

① 목말뼈머리 : 안쪽 발바닥방향으로 이동

② 스프링 인대와 뒤정강근 힘줄은 늘어난다.

3) 3구역 : 안쪽복사

(1) 세모인대

① 발목관절의 안쪽곁인대는 안쪽복사의 바로 아래쪽에서 촉진

② 폭이 넓고 강한 인대

(2) 안쪽복사 뒤쪽과 아킬레스힘줄 사이의 연부조직의 함몰부위의 중요한 연부조직(안쪽복사를 기준으로 순서대로 나열)

| | |
|---|---|
| 뒤정강근 힘줄 | • 안쪽번짐과 발바닥굽힘 시 가장 두드러지게 돌출 |
| 긴발가락굽힘근 힘줄 | |
| 뒤정강근 힘줄 | • 긴발가락굽힘근힘줄과 긴엄지굽힘근힘줄 사이 위치<br>• 발에 공급되는 주된 혈관 |
| 정강 신경 | • 뒤정강동맥의 바로 뒤/가쪽에 위치 |
| 긴엄지굽힘근 힘줄 | |

4) 4구역 : 가쪽복사와 안쪽복사 사이의 발등

(1) 앞정강근힘줄 : 1번째 발허리뼈 바닥면의 안쪽과 1번째 쐐기뼈에 부착

(2) 긴엄지폄근힘줄 : 앞정강근힘줄의 바로 가쪽

(3) 긴발가락폄근힘줄

(4) 발등동맥 : 긴엄지폄근과 긴발가락폄근힘줄 사이 위치

5) 5구역 : 가쪽복사

(1) 염좌가 자주 일어나는 세 가지 인대

| | |
|---|---|
| 앞목말종아리인대 | • 가쪽복사 앞면에서 목말뼈목 가쪽면으로 주행<br>• 안쪽번짐하고 발바닥굽힘 했을 때 가장 먼저 스트레스 받음 |
| 발꿈치종아리인대 | • 발꿈치뼈 가쪽 부착 |
| 뒤목말종아리인대 | • 가쪽복사의 뒷모서리에 이는곳, 목말뼈뒤면의 가쪽 작은결절까지 뒤쪽으로 지나감<br>• 세 인대 중 가장 강함, 종아리뼈가 앞쪽으로 미끄러짐 방지 |

(2) 긴·짧은 종아리근 힘줄

① 가쪽복사의 바로 뒤를 통과하며 발목관절을 가로지름

② 종아리근 힘줄이 발꿈치뼈를 통과할 때 종아리결절에 의해서 긴종아리근 힘줄과 짧은종아리근 힘줄으로 분리

6) 6구역 : 발목뼈굴

(1) 가쪽복사 바로 앞쪽에 위치

(2) 발목관절의 염좌로 인하여 흔히 손상

7) 7구역 : 5번째 발허리뼈머리
8) 8구역 : 발꿈치뼈
아킬레스힘줄 닿는곳(아킬레스힘줄 단열검사－thompson test)
(1) 뒤발꿈치뼈의 윤활주머니
(2) 발꿈치뼈의 윤활주머니
9) 9구역 : 발바닥
발바닥 널힘줄
(1) 발꿈치뼈의 안쪽 결절이 이는곳이며 발바닥으로 퍼져 발 앞부의 발허리뼈머리 근처의 인대조직 안으로 닿음
(2) 안쪽활을 지지하기 위한 실질적인 빔(beam)
10) 10구역 : 발가락
(1) 갈퀴 발가락 : MP jt.의 과다폄, PIP jt.와 DIP jt. 굽힘
(2) 망치 발가락 : MP jt.와 DIP jt.의 과다폄, PIP jt.의 굽힘
(3) 티눈
(4) 내성 발톱

## 3. 발의 변형

1) 오목발(요족, Pes Cavus) : 체중지지 시 활(arch)이 과도하게 높은 발. 종종 PIP 관절에 등쪽굽 힘과 DIP관절의 바닥쪽굽힘이 동반된 갈퀴발가락이 함께 나타남

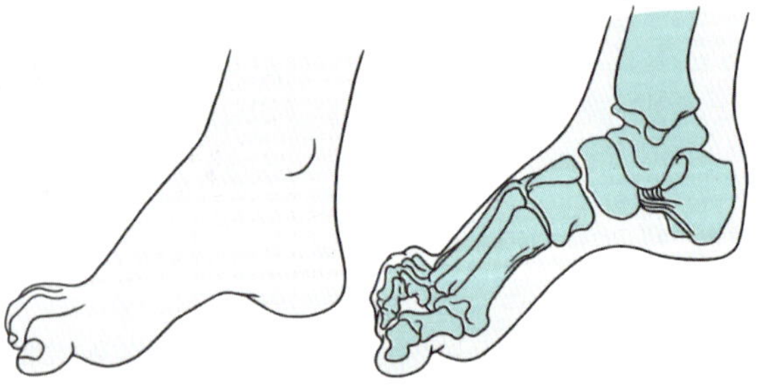

갈퀴족

2) **엄지발가락가쪽휨증(hallus valgus)** : 엄지발가락의 해부학적인 선인 첫째 발허리뼈 (1st metatarsal)는 안쪽 편위(medial deviation)(벌림)되고, 첫 마디뼈(proximal phalanx)는 가쪽 편위(lateral deviation)(모음)로 된 변형

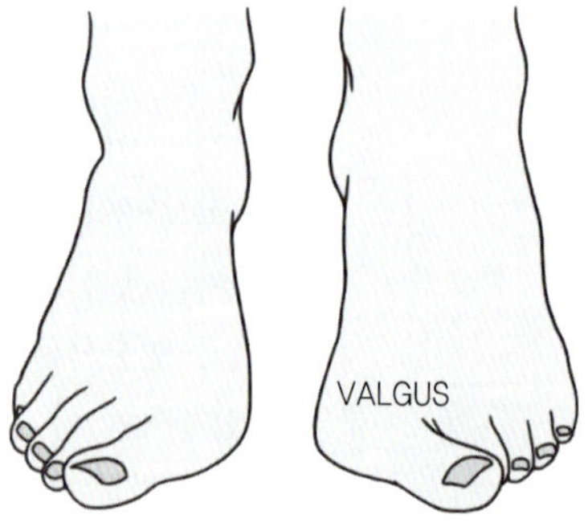


엄지발가락가쪽휨증

3) **편평발(pes planus)** : 체중지지시 안쪽세로활이 낮거나 없어지는 발
   (1) 관절융기뼈머리가 발배뼈에서 안쪽 발바닥방향으로 이동
   (2) 스프링 인대와 뒤정강근 힘줄이 늘어나 안쪽활이 소실됨
   (3) 좌 : 편평발일 때 목말뼈머리의 안쪽 융기
   (4) 우 : 목말뼈머리가 구두에 닿는 곳에 못이 생김

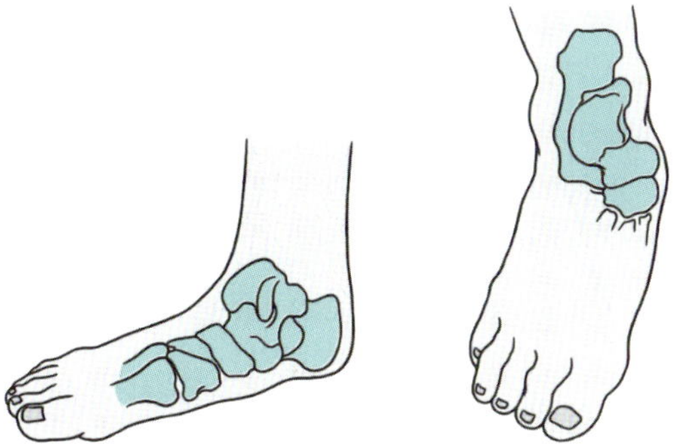

편평발

4) **갈퀴 발가락(claw toes)** : 발허리발가락관절(MTP joint)의 과다폄, 몸쪽 발가락뼈사이관절(PIP joint)과 먼쪽발가락뼈사이관절(DIP joint)의 과다굽힘(hyperflexion) of the PIP & DIP joints(요족(pes cavus foot)과 관련)

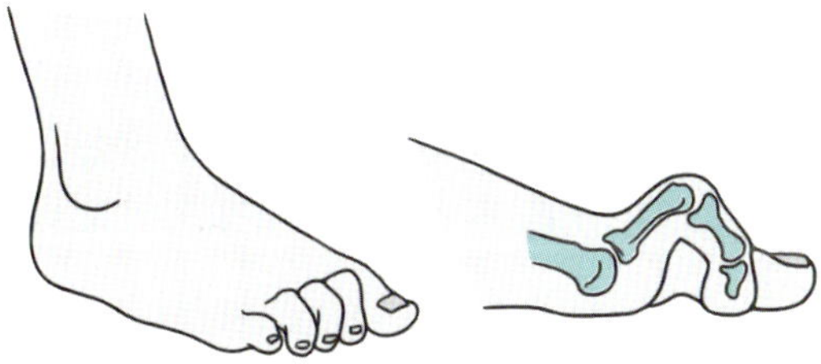

갈퀴 발가락

5) **망치 발가락(hammer toes)**
   발허리발가락관절(MP joint), 발가락끝마디뼈사이관절(DIP joint)의 과다폄, 발가락첫마디뼈사이관절(PIP joint)의 굽힘

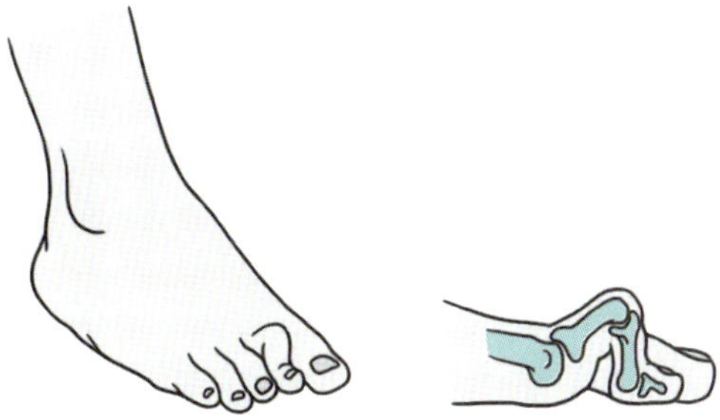

## 4. 관절 운동 검사

1) 발바닥쪽 굽힘(Plantar flexion) (20°～40°)
   (1) 작용 근육 : 가자미근(soleus), 장딴지근(gastrocnemius), 뒤정강근(tibialis posterior), 긴발가락굽힘근(flexor digitorum longus), 긴엄지굽힘근(flexor hallucis longus), plantaris
   (2) 신장되는 조직 : 앞정강근(tibialis anterior), 긴발가락폄근(extensor digitorum longus), 앞발목관절 주머니(anterior ankle joint capsule)와 인대
   (3) 압박되는 조직 : 뒤발목 구조물
2) 발등쪽 굽힘(Dorsiflexion) (0°～20°)
   (1) 작용근육 : 앞정강근(tibialis anterior), 긴발가락폄근(extensor digitorum longus)
   (2) 신장되는 조직 : 가자미근(soleus), 장딴지근(gastrocnemius), 뒤정강근(tibialis posterior), 긴발가락굽힘근(flexor digitorum longus), 긴엄지굽힘근(flexor hallucis longus), 아킬레스 힘줄(Achilles tendon)
   (3) 압박되는 조직 : 앞발목 구조물(관절 주머니)
3) 안쪽번짐(Inversion)(모음[adduction]) (20°～35°)
   (1) 작용근육 : 앞정강근(tibialis anterior), 뒤정강근(tibialis posterior)
   (2) 신장되는 조직 : 긴종아리근(fibularis longus), 짧은종아리근(brevis), 셋째종아리근(tertius), 앞목말종아리인대(anterior talofibular), 발꿈치종아리인대(calcaneofibular), 뒤목말종아리인대(posterior talofibular)
   (3) 압박되는 조직 : 안쪽 발목 구조물
4) 가쪽번짐(Eversion)(벌림[abduction]) (5°～15°)
   (1) 작용 근육 : 긴종아리근(fibularis longus, brevis & tertius)
   (2) 신장되는 조직 : 앞정강근(tibialis anterior), 뒤정강근(tibialis posterior), 안쪽 곁인대(medial collateral ligament)
   (3) 압박되는 조직 : 가쪽 발목 구조물

## 5. 신경학적 검사

1) **반사검사**
   (1) **아킬레스힘줄 반사**
      ① 장딴지근, 가자미근의 중재하는 깊은힘줄반사
      ② S1～S2 레벨 신경지배
      ③ 아래운동신경세포 반사
   (2) 뒤정강근힘줄 반사
      L4～L5 레벨 신경지배
   (3) 운동신경원 질환 유무 검사
      ① 바빈스키 반사 : 발바닥의 발꿈치 바깥면에서 시작하여 새끼발가락 쪽으로 올라가다가 위로 갈수록 안쪽으로 자극 시 엄지발가락이 펴지고 나머지 발가락이 굽혀지거나 벌어지면 양성

② 차도크 반사 : 바깥쪽 복숭아뼈에서 5번째 발가락 가쪽으로 자극하면 엄지발가락이 펴지고 나머지는 굽혀지거나 벌어지면 양성

③ 오펜하임 반사 : 정강이뼈 안쪽면을 위에서 아래로 자극 시 엄지발가락이 펴지고 나머지 발가락이 굽혀지거나 벌어지면 양성

④ 고든 반사 : 환자는 발바닥이 땅에 닿지 않을 정도 높이의 침대 가장자리에 걸터앉고 검사자는 종아리를 가볍게 꼬집는다는 느낌으로 움켜쥐듯이 하여 자극을 주어 발가락에서 나타나는 반응을 관찰함

2) 감각검사 : 다리와 발의 감각지배 영역은 림과 같이 신경학적 레벨과 말초신경에 따른 영역을 구분하여 이해하여야 한다.

(1) L4 : 다리 및 발의 안쪽 지배

(2) L5 : 다리의 가쪽과 발등 지배

(3) S1 : 발의 가쪽 지배

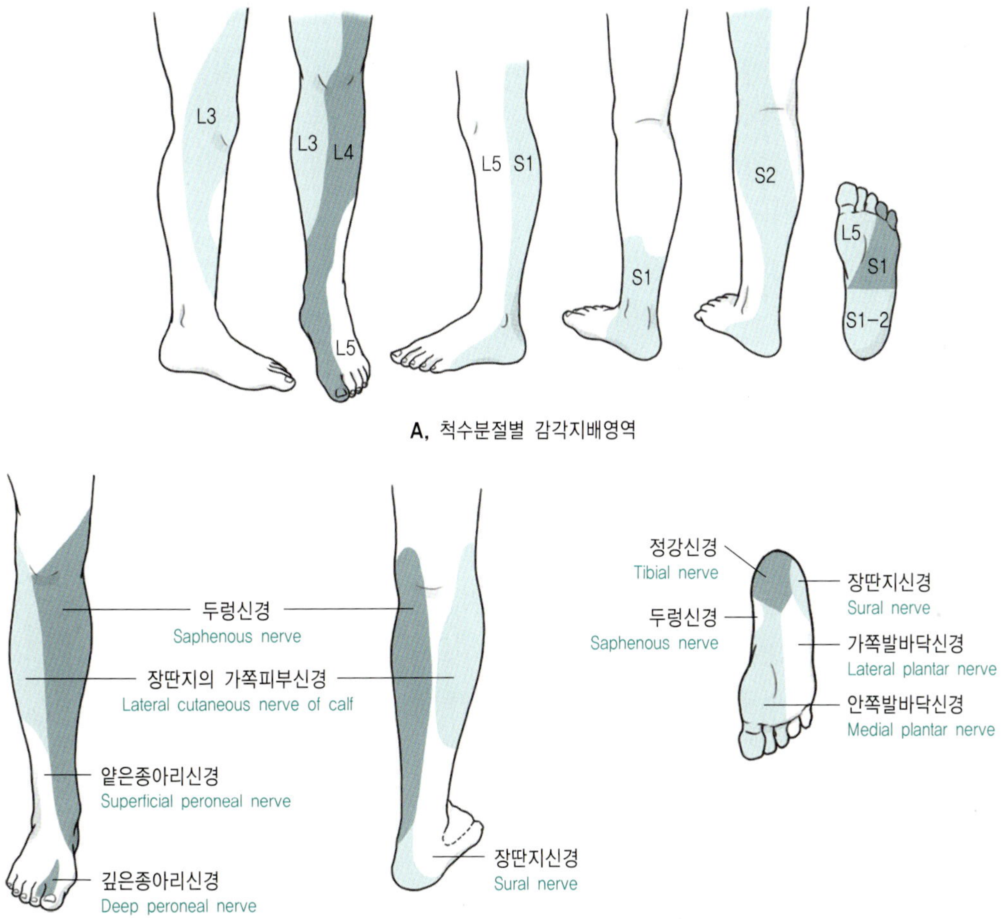


A, 척수분절별 감각지배영역

B, 말초신경별 감각지배영역

**감각검사**

## 6. 정형 검사(Special testing)

### ■ 안정성 검사

1) 앞당기기 검사(Anterior drawer test) (기출)

| 앞목말종아리인대 불안정성 검사 | |
|---|---|
| 방법 | • 환자의 양발을 약간 발바닥굽힘시킴<br>• 검사자는 한 손을 정강뼈아래의 앞면을 잡고 다른 손으로 발꿈치뼈를 잡음<br>• 발꿈치뼈와 목말뼈는 앞쪽으로 당기며 정강뼈는 뒤쪽으로 밈 |
| 결과 | • 앞목말종아리인대가 불안정한 경우, 목말뼈는 융기사이관절 오목에서 앞쪽으로 미끄러짐<br>• 덜커덩하는 것을 느낄 수 있음 |

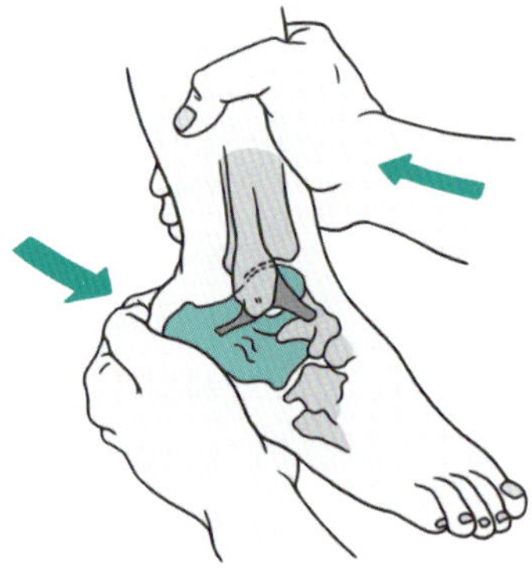

2) 뒤당기기 검사(Posterior drawer test)

| 뒤목말종아리인대 안정성 검사 | |
|---|---|
| 방법 | 환자의 정강뼈와 발꿈치뼈를 감싸 쥐어 다리를 고정하고 한 손으로는 발의 가쪽번짐 |
| 결과 | 세모인대가 단열되었다면 관절융기사이관절 와에서 틈이 벌어지는 것을 느낄 수 있음 |

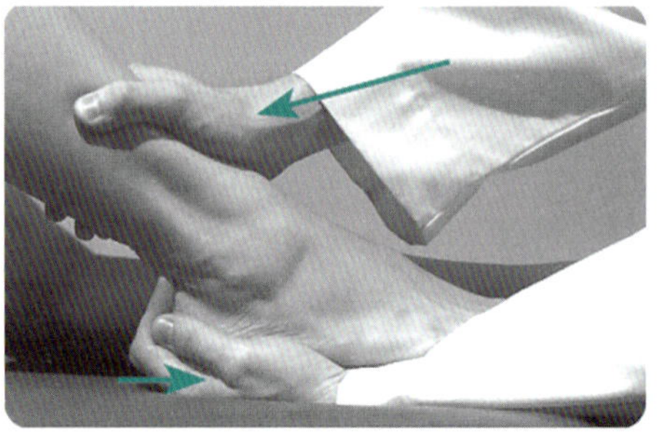

3) 목말밑관절 미끄럼 검사(Subtalar joint glide test)

| 목말밑관절의 불안정이나 염좌 | |
|---|---|
| 방법 | 환자는 발목이 검사대 밖으로 나오게 한 채 바로누운자세를 취한다. 검사자는 한손으로 목말뼈를 고정하고 다른 한손으로는 발꿈치뼈를 잡고 안쪽과 가쪽으로 힘을 가해 목말뼈에 대해 발꿈치뼈가 미끄러지게 한다. |
| 결과 | 발꿈치뼈의 미끄러짐 시 통증이 나타나면 목말밑관절의 불안정이나 염좌를 의미 |

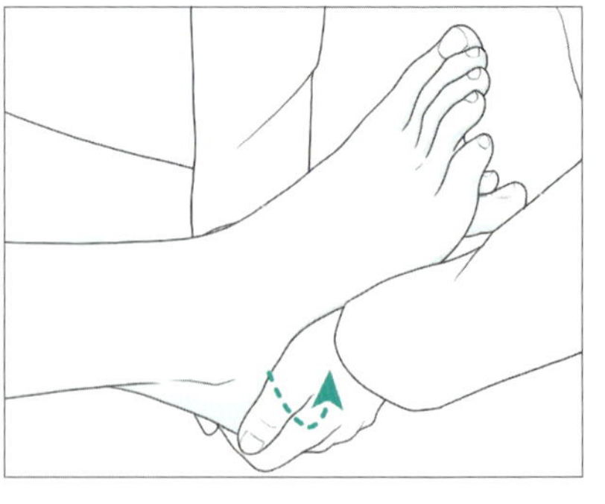

## ■ 연부조직병변 검사

1) **편평발 검사**(test of rigid or supple flat feet)

| | |
|---|---|
| 방법 | • 환자가 발끝으로 서 있을 때와 앉았을 때 환자의 발을 관찰 |
| 결과 | • 서 있을 때와 앉았을 때 모두 안쪽활이 소실되어 있다면 경성 편평발(교정 불가)<br>• 앉아 있을 때 아치가 있고 서 있을 때 편평발이 된다면 교정이 가능한 편평발 |

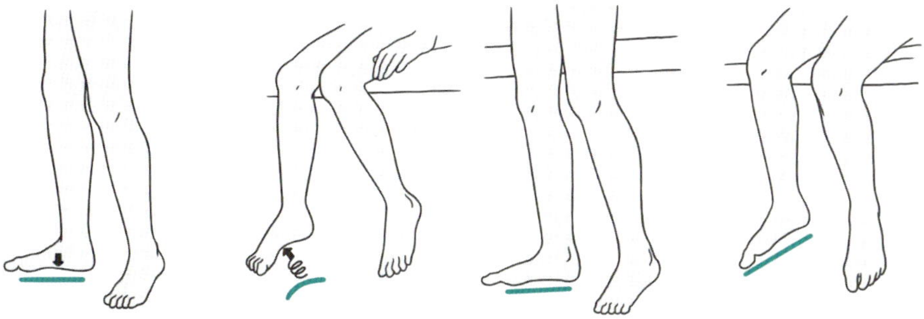

2) 아킬레스 짜기 검사(Achilles Squeeze Test)

| | |
|---|---|
| 방법 | 환자는 바로 눕고 다리를 곧게 편다. 검사자는 근육의 닿는 곳이 되는 발뒤꿈치뼈의 2cm 위의 아킬레스 힘줄의 양 옆을 쥐어짠다. |
| 결과 | (+) 통증 → 아킬레스 힘줄염(Achilles tendinitis),<br>힘줄주위염의 압박(peritendinitis compression) |

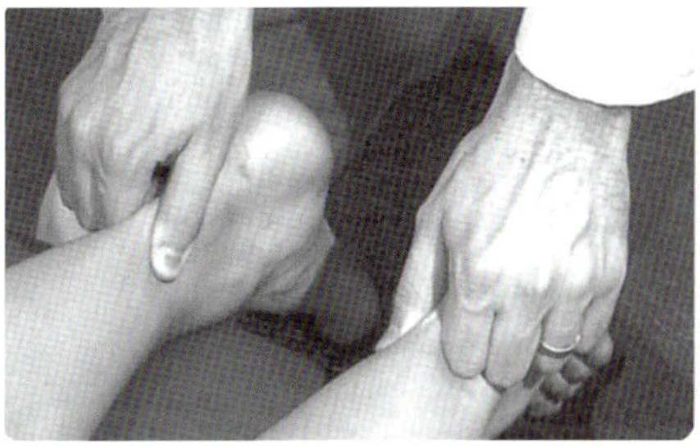

3) 파이스 선(feiss line) (기출)

| | |
|---|---|
| 방법 | 환자는 선 상태에서 양쪽 다리에 고르게 체중을 분포시킨다. 검사자는 안쪽복사의 아래쪽 끝과 첫 번째 발허리뼈의 바닥의 안쪽면에 표시를 한다. 두 점을 연결하는 선을 긋는다. 검사자는 발배뼈의 거친면의 위치를 확인하여 표시한다. |
| 결과 | (+) 발배뼈 거친면의 아래선 → 편평족, 평발, 안쪽 세로 활이 무너짐<br>평발의 등급(Grades of flatfoot)<br>• 등급 1 : 발배뼈 거친면(Navicular tuberosity)이 바닥으로 1/3 정도 내려감<br>• 등급 2 : 발배뼈 거친면(Navicular tuberosity)이 바닥으로 1/3 정도 내려감<br>• 등급 3 : 발배뼈 거친면(Navicular tuberosity)이 바닥에 닿음 |

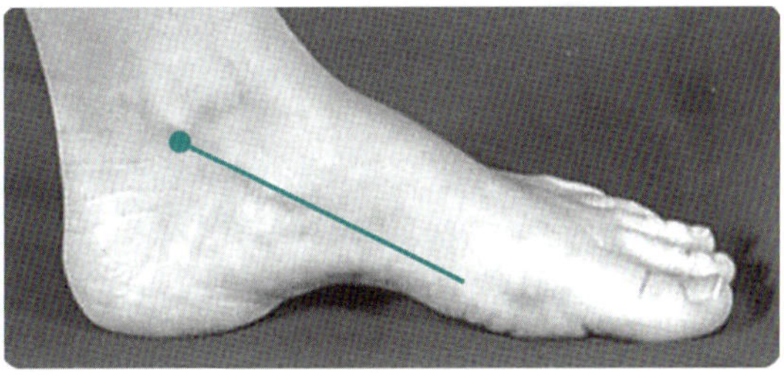

4) 정강뼈 비틀림 검사

안짱다리는 정강뼈의 과도한 안쪽돌림에 의한 것

| | |
|---|---|
| 방법 | 무릎관절 아래의 정강뼈거친면과 발목관절 양쪽 관절융기를 이용하여 측정 |
| 정상 | 양쪽 관절융기를 연결한 선은 정강뼈거친면에서부터 발목관절까지 연결한 수직선으로부터 15도 가쪽돌림 되어 있음 |
| 안짱다리 | 정강뼈의 안쪽 비틀림<br>→ 이 수직선에서 양쪽 관절융기를 연결한 선은 수직선에 가깝게 앞쪽으로 똑바로 향함 |

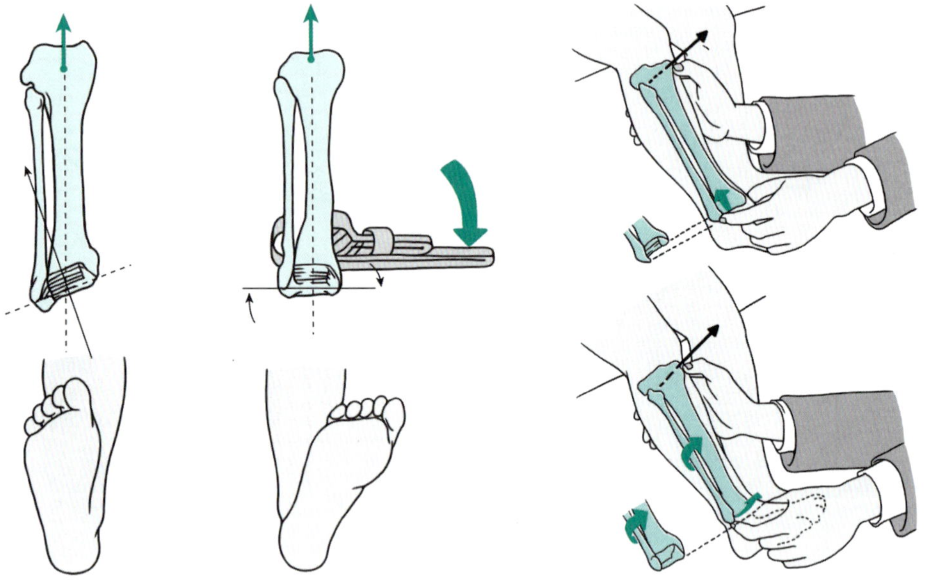

5) 톰슨 검사(Thompson Test)

| 장딴지근과 가자미근의 연속성 검사 | |
|---|---|
| 방법 | 환자를 엎드려 눕게 하고 종아리세갈래근의 힘살을 꽉 잡음 |
| 결과 | 발목관절의 발바닥굽힘이 일어나지 않으면 아킬레스힘줄의 단열을 의미함 |

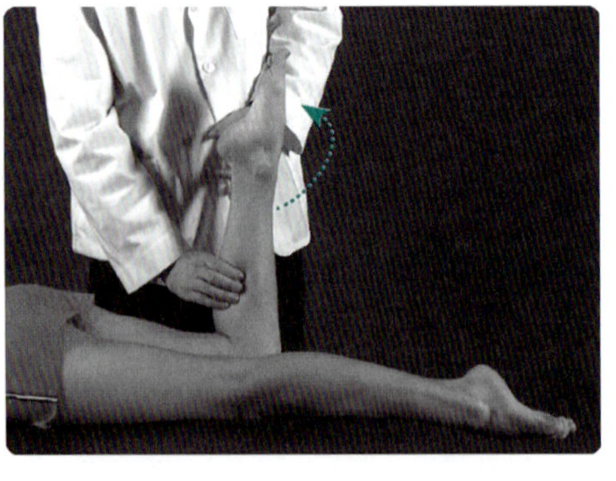

## ■ 뼈병변 검사 (기출)

1) 호파 검사

| | |
|---|---|
| 방법 | 환자는 테이블에 엎드린다. 양발을 테이블 바깥으로 나오게 한다. 검사자는 아킬레스 힘줄(Achilles tendon)을 촉진하고 환자에게 발등쪽 굽힘과 발바닥쪽 굽힘을 해보라고 지시한다. 만일 발뒤꿈치에 통증이 있거나 한쪽의 아킬레스 힘줄의 긴장 감소가 확인되면 검사자는 수동으로 발등 쪽 굽힘과 발바닥쪽 굽힘을 해보아야 한다. |
| 결과 | (+) 통증 혹은 조심성 있는 움직임 → 발뒤꿈치뼈의 골절, 뒤발뒤꿈치힘줄주머니염, 아킬레스 힘줄의 중간 정도의 긴장, 아킬레스 힘줄의 파열 |

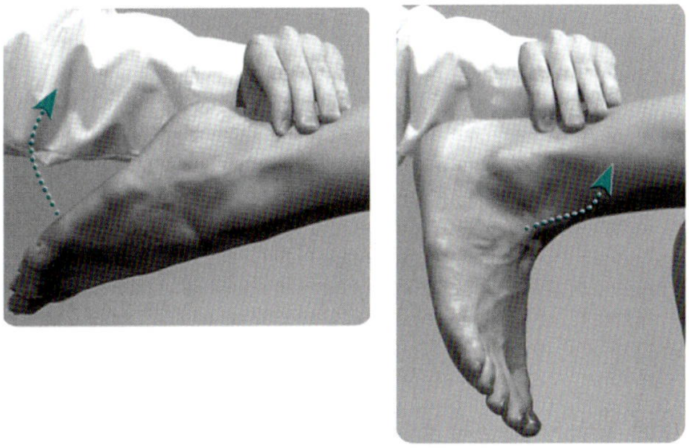

2) 몰톤 검사(Morton's test)

| | |
|---|---|
| 방법 | 환자는 앉거나 바로 눕는다. 검사자는 발의 발허리뼈의 머리 주변을 쥐어짜고 환자가 통증이나 불편감을 호소하는지 확인한다. |
| 결과 | (+) 통증 → 몰톤의 신경종(Morton's neuroma), 발허리뼈의 관절염, 발허리뼈 머리의 골절 혹은 피로골절, 발허리뼈통 |

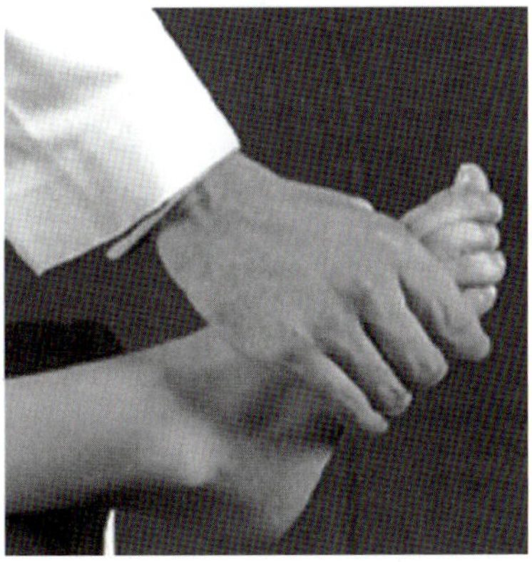

3) 발꿈치뼈 짜기 검사(Calcaneal Squeeze Test)

| | |
|---|---|
| 방법 | 환자는 엎드리고 무릎을 90도 구부린다. 검사자는 발꿈치의 아래의 세 부분을 쥐어짠다.<br>1. 발꿈치 뼈의 양 옆<br>2. 발꿈치뼈 융기, 발꿈치뼈의 뒤<br>3. 발꿈치뼈 결절의 내측<br>환자의 통증이나 불편감 등의 증상을 관찰한다. |
| 결과 | (+) 짤 때 통증 →<br>1. 발꿈치 뼈의 양 옆 → 발꿈치뼈의 골절(Calcaneal fracture)<br>2. 발꿈치뼈 융기(Calcaneal tuberosity) → 뒤발뒤꿈치힘줄주머니염(retrocalcaneal bursitis), 골절(fracture)<br>3. 발꿈치뼈 결절의 내측(Medial calcaneal tubercle) → 발바닥근막염(Plantar fasciitis) |

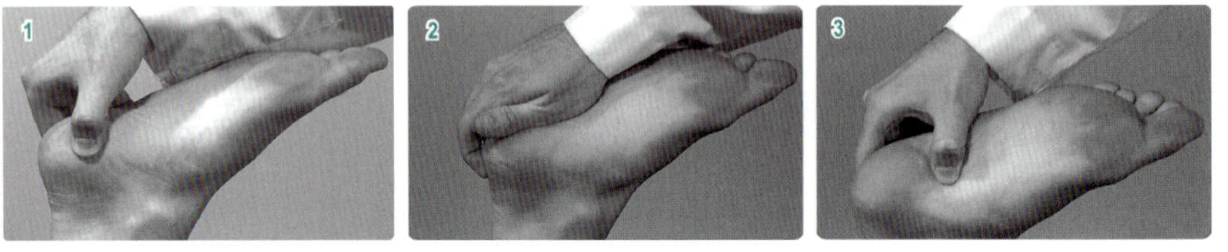


## ▪ 말초신경병변 검사

1) 티넬 징후(Tinel's sign)

| | |
|---|---|
| 방법 | 환자는 엎드리거나 바로 눕거나 앉는다.<br>검사자는 안쪽복사뼈 뒤의 발목 내측을 타진한다(뒤정강신경, 안쪽 발바닥신경).<br>목말뼈의 목 부위 근처의 발등을 타진한다(깊은종아리신경). |
| 결과 | (+) 먼쪽의 저림, 감각 이상, 찌릿한 감각 → 신경압박증후군, 발목굴 증후군 |

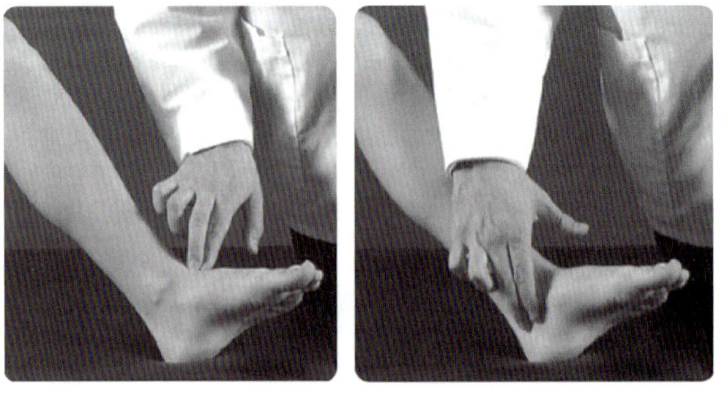

2) 뒤시엔느 검사(Duchenne test)

| | |
|---|---|
| 방법 | 환자는 앉거나 바로 눕는다. 검사자는 환자가 발바닥쪽 굽힘을 시도할 때 첫 번째 발허리뼈의 머리에 위쪽으로 압박을 가한다. |
| 결과 | (+) 발바닥쪽 굽힘을 시도할 때 발의 뒤침(안쪽 모서리는 발등으로 굽힘, 가쪽 모서리는 발바닥쪽으로 굽힘)<br>→ 얕은 종아리신경의 손상, L4~S1 신경근 손상 |

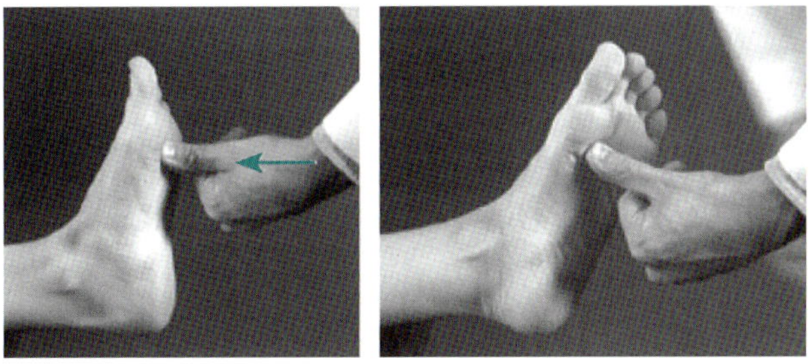

## ■ 혈관병변 검사

1) 호만 검사(Homan's test) (기출)

| 깊은정맥의 혈전성 정맥염의 유무 검사 | |
|---|---|
| 방법 | 환자는 진찰대에 다리를 늘어뜨리고 앉아 무릎관절을 펴하고 발목관절을 강하게 발등굽힘 |
| 결과 | 종아리에 동통이 나타나면 깊은정맥의 혈전성 정맥염 |

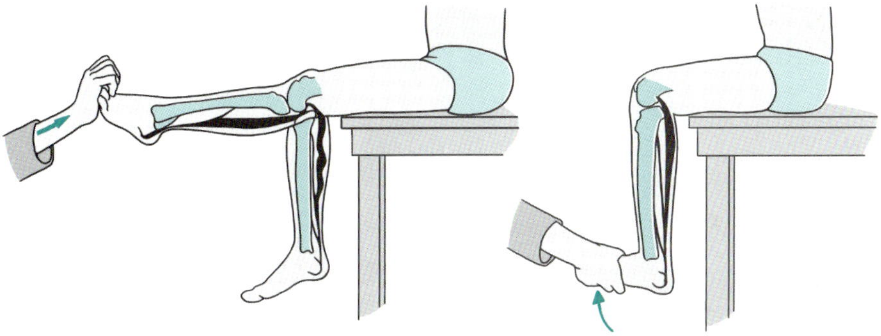

2) 버거의 검사(Buerger's test)

| | |
|---|---|
| 방법 | • 환자는 바로 눕고 다리를 곧게 펴고, 검사자는 환자의 곧게 편 다리를 45도 정도 들어올리고 3분 정도 유지시킨다.<br>• 검사자는 아래다리를 검사테이블 아래로 내린 후 환자에게 앉으라고 지시한다.<br>• 검사자는 발의 등 쪽 발가락 정맥에 혈액이 채워지는 것을 관찰한다. |
| 결과 | (+) 청색증이 회복되거나 등쪽 발가락정맥이 다시 채워지는데 시간이 1~2분 이상일 때 → 하지 혈관의 혈류 이상, 말초혈관의 질병, 죽상동맥경화증, 만성구획증후군 |

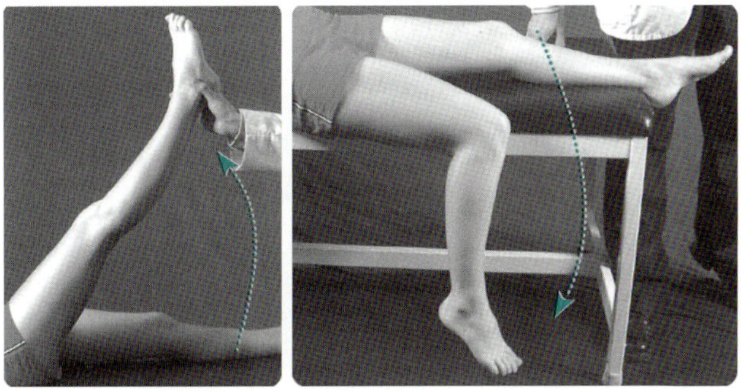

PHYSICAL THERAPY

# 신경계 검사 및 평가

퍼시픽 물리치료학 개념서

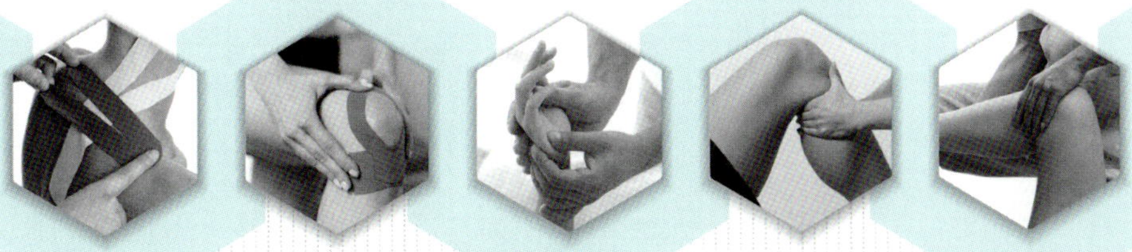

PHYSICAL THERAPY

PHYSICAL THERAPY

# 신경학적 검진



## 신경학적 검진

### 1. 신경학적 병력

1) 신경학적 병력(neurologic history)의 청취는 환자가 물리치료사를 찾아온 이유와 관련된 과거와 현재의 정보를 체계적으로 수집하는 과정임
   (1) 일반적 정보 : 이름, 나이, 성별, 교육수준, 신장, 체중 등
   (2) 주호소(chief complaint; C.C) : 발병날짜, 발병과정, 주된 증상과 동반된 부수적인 증상 등
   (3) 현병력(present illness; P.I) : 질병이 갑자기 시작했는지, 서서히 시작했는지, 국소적인지 전신성인지, 지속적인지, 간헐적인지 등
   (4) 과거력(past history; PHx) : 출생 당시 병력, 외상, 직업적 경력, 음주 및 흡연 등의 생활습관, 약 복용, 수술 경력 등
   (5) 가족력(family history) : 부모, 형제의 병력 및 신경계 질환 유무

### 2. 정신상태

1) 의식기능(consciousness functions)
   (1) 명료함과 연속성을 지닌 각성상태를 포함하는 자각과 긴장의 상태를 지닐 수 있는 일반적인 정신기능, 의식의 상태와 연속성, 의식의 질을 포함
   (2) 의식수준에 대한 5단계 구분

| | |
|---|---|
| 명료 | • 정상적인 의식 상태로 시각, 청각, 기타 감각에 대한 자극에 적절한 반응을 즉시 보임 |
| 기면 | • 졸음이 오는 상태<br>• 자극에 대한 반응이 느리고 불완전<br>• 반응을 보기 위해서는 자극의 강도를 증가시켜야 함<br>• 질문에 대한 혼돈이 있고 때로는 섬망, 불안을 나타냄 |
| 혼미 | • 계속적이 강력한 자극(큰소리, 밝은 광선, 자극)을 주면 반응을 나타냄<br>• 간단한 질문에 한 두 마디 단어로 대답을 보임<br>• 통각 자극에는 더 이상의 자극을 피하려는 행동을 보이기도 함 |

| 반혼수 | • 자발적인 근육의 움직임은 거의 없음<br>• 고통스러운 자극 주었을 때 어느 정도 피하려는 반응 보임<br>• 신음소리, 중얼거리기도 함 |
|---|---|
| 혼수 | • 모든 자극에 반응 없음<br>• 뇌의 연수는 기능을 유지하고 있으며 빛에 대한 동공반사도 존재 |

2) 지남력

(1) 자신과 타인에 대하여 올바르게 인식하고 시간 및 주위 환경에 대한 본인과의 관계를 식별하며 탐지할 수 있는 일반적인 정신기능

(2) 시간 지남력

① 오늘은 무슨 요일인가요?

② 지금 계절이 무엇인가요?

③ 얼마 동안 입원해 있었나요?

(3) 장소 지남력

① 지금 여기는 어디인가요?

② 살고 있는 동네는 어디인가요?

③ 여기는 몇 층인가요?

(4) 인물 지남력

① 본인은 어떤 사람인가요?

② (치료사, 의사, 보호자 등 현재 같이 있는 사람을 가리키며) 이 사람은 누구인가요?

3) 주의력

(1) 외부 자극이나 내부 경험에 대해 일정 시간 동안 집중할 수 있는 특정한 정신기능

(2) 평가 방법

① 숫자를 20부터 거꾸로 1까지 말하기

② '대한민국 만세'와 같은 특정 단어를 '세만 국민한대'라고 뒤에서부터 거꾸로 쓰기

4) 기억력

(1) 어떤 자극에 대해 느끼고 머리에 저장해 놓았다가, 자극이 없어지고 나서도 그 정보를 다시 상기할 수 있는 정신기능

(2) 학습 : 과거의 경험을 바탕으로 행동 양상을 변화시키며 발전하는 능력

(3) 종류

① 작업기억 또는 즉시기억

방금 들은 단어에 대해 즉각적으로 반복하여 답변할 수 있는지의 여부를 통하여 평가

② 최근기억

• 세 자리 이상의 숫자나 세 단어 이상의 사물 이름을 반복적으로 복창하게 하여 기억하도록 한 후에 몇 분 정도 다른 검사 등을 통하여 주의를 다른 곳으로 돌리게 만든 후에 기억했던 내용을 답변하도록 평가

• 시각기억 검사 : 특정 도형을 보고 따라 그리게 한 후 일정 시간이 지난 후에 다시 그림을

그리게 하여 검사

③ 과거기억

환자의 보호자나 가족들에게 과거 학창시절의 일이나 젊었을 때 겪었던 경험과 같은 내용에 대해 확인한 후에 그 내용을 잘 기억하고 있는지 물어보아서 평가

## 3. 말하기와 의사소통

1) 언어의 정신기능 : 우성대뇌반구에 존재

실어증(aphasia) : 우성대뇌반구 손상이 발생하면 언어의 수용이나 표현의 장애가 발생하여 언어기능에 어려움이 발생

| 종류 | 형태 | 병변 부위 | 유창성 | 이해력 | 복창능력 |
|---|---|---|---|---|---|
| 브로카 실어증 | 표현언어장애<br>운동언어장애 | 아랫이마이랑<br>(inferior frontal gyrus) | 비유창 | 정상 | 가변적 |
| 베르니케 실어증 | 수용언어장애<br>감각언어장애 | 위관자이랑<br>(superior temporal gyrus) | 유창 | 손상 | 가변적 |
| 전도실어증 | | 활꼴다발<br>(arcuate fasciculus) | 유창 | 정상 | 손상 |
| 완전실어증 | 위 세 가지가 복합됨 | 마루엽 전반 | 비유창 | 손상 | 손상 |

2) 음성기능 : 후두를 통해 공기를 지나가게 하여 다양한 소리를 발생시키는 기능

(1) 발성장애(dysphonia) : 음성기능에 문제가 있는 경우

① 병력을 청취하는 동안 함께 평가

② 음성이 감소되고 평소 목소리보다 좀 더 허스키하게 들림

③ 되돌이후두신경에 문제가 있거나 호흡근육의 약화로 인하여 나타남

3) 조음기능 : 음을 형성하는 것

조음장애(dysarthria) : 조음을 위해서는 입천장(palate), 혀, 입술이 잘 구성되고 움직임이 원활해야 하는데, 이 중 하나라도 문제가 발생하는 것

## 4. 운동기능

1) 관절의 가동성

(1) 관절가동범위 검사를 통해 확인할 수 있음

(2) 각도계(goniometer)를 이용하여 양쪽 관절을 각각 따로 실시해 차트에 기록

(3) 기록할 때에는 평균관절가동범위와 같이 기준면을 기준으로 각도를 측정하여 기록

2) 관절의 안정성

(1) 관절의 구조적인 틀을 유지하고 있는지를 검사하는 것

(2) 탈구, 아탈구와 같은 손상이나 전반적인 관절의 안정성 기능 평가

3) 근력기능

맨손근력검사(manual muscle test; MMT)

| 등급 | 단계 | 퍼센트 | 설명 |
|---|---|---|---|
| 5 | 정상(normal) | 100% | 중력과 최대의 저항에 대항하여 수차례 전 범위 운동 가능 |
| 4 | 우(good) | 75% | 중력과 어느 정도의 저항에 대항하여 수차례 전 범위 운동 가능 |
| 3 | 양(fair) | 50% | 중력을 이기고 전 범위의 운동 가능 |
| 2 | 가(poor) | 25% | 중력을 제거했을 때 부분적 범위의 운동 가능 |
| 1 | 불가(trace) | 10% | 수축은 촉진되나 관절운동은 불가능 |
| 0 | 영(zero) | 0% | 어떠한 수축도 촉진되지 않음 |

4) 근긴장도기능

(1) 우리의 의식과 상관없이 외부의 힘에 의해 근육이 당겨질 때 반사운동에 의해서 끊임없이 수축되는 일정한 힘의 의미

(2) 근긴장도의 특성

| | 이완(flaccidity) | 저하(hypotonia) | 경직(spasticity) | 경축(rigidity) |
|---|---|---|---|---|
| 근긴장도 | 감소 | | | 증가 |
| 손상 부위 | 아래운동신경세포 | 소뇌 | 피라미드로 | 바닥핵 |
| 특성 | • 근긴장도가 거의 느껴지지 않음<br>• 근위축이 현저히 발생 | • 근긴장도가 낮음 | • 외부저항의 속도에 민감하게 증가<br>• 접는칼 현상 | • 작용근과 대항근의 긴장이 동일하게 증가<br>• 톱니바퀴 또는 납관 |

(3) 근긴장도 검사 MAS(modified Ashowth Scales)

| 단계 | 설명 |
|---|---|
| 0 | 근긴장도의 증가가 없다. |
| 1 | 굽힘이나 폄시킬 때 근긴장도가 약간 증가한다(근긴장도의 증가가 느껴졌다가 사라지거나, 관절가동범위의 끝에서 약간의 저항이 느껴진다). |
| 1+ | 관절가동범위의 1/2 이하에서 적은 저항에 의해 근긴장도가 약간 증가한다. |
| 2 | 관절가동범위의 대부분에서 현저한 근긴장도의 증가를 보이지만, 손상된 팔다리가 쉽게 움직인다. |
| 3 | 근긴장도가 현저히 증가되어 있으며, 수동 움직임이 어렵다. |
| 4 | 손상된 팔다리를 굽힘이나 폄시킬 때 경축(rigid)되어 있다. |

## 5. 감각기능 검사

1) 감각과 지각의 정의

| 감각 | 지각 |
|---|---|
| • 자신의 내외에 생긴 변화, 즉 자극을 단지 받아들이는 과정<br>• 감각기 대뇌겉질의 1차 지각중추로 정보 투사 | • 감각성 흥분에 대한 의식적인 반영 과정<br>• 1차 지각중추 2차 지각중추로 연락이 일어남<br>• 물체의 개념과 식별뿐 아니라, 보다 고차원적 중추작용 |

2) 감각 평가 목적
   (1) 움직임에 영향을 주는 감각 되먹임의 단계 결정
   (2) 민감성 제거나 감각재훈련 프로그램을 시작하는 기초 제공
   (3) 운동 중에 시각적인 암시를 사용하는 기술에서 지시의 필요성 결정
   (4) 환자를 안전하게 하고 2차적인 합병증 예방
3) 감각분류
   (1) 형태학적 분류

| 종류 | 특수감각(special sense) | 몸감각(somatic sense) | 내장감각(visceral sense) |
|---|---|---|---|
| 특징 | 뇌신경에 의하여 개재 | 척수 및 뇌신경 일부에 의하여 개재 | 자율신경에 의하여 개재 |
| 종류 | 시각, 청각, 미각, 후각, 평형감각 | 피부감각(촉각, 압각, 통각, 온도각)<br>깊은감각(관절각, 근각) | 기아감, 내장통 |

   (2) 수용기에 의한 분류

| 오관성 감각(teleceptive sense) | • 시각, 청각, 후각, 돌림각, 가속각(내이성감각) |
|---|---|
| 외수용기성 감각(exeroceptive sense) | • 촉각, 압각, 온도각 |
| 고유수용기성 감각(proprioceptive sense) | • 근각과 관절각 |
| 내수용기성 감각(ineroceptive sense) | • 내장성 감각<br>• 미각 |

(3) 감각의 분류

| 감각의 양상 | 감각기 | 분류 | |
|---|---|---|---|
| | | 수용기 | 감각 |
| 시각<br>청각<br>후각 | 눈<br>귀<br>후점막 | 오관기 | 특수감각 |
| 미각 | 미뢰 | 내수용기 | |
| 돌림각도(각속도)<br>직선적가속 | 반고리관<br>전정기 | 오관기 | |
| 촉각<br>온각<br>냉각<br>압각 | 마이스너 소체<br>루피니 소체<br>크라우제 소체<br>파치니 소체 | 외수용기 | 피부감각 |
| 관절각<br>근신장각 | 골지 힘줄 기관<br>근방추 | 고유수용기 | 깊은감각 |
| 동맥혈압<br>중추성 동정맥압<br>허파 창압<br>머리혈액온도<br>동맥$O_2$분압<br>동맥$CO_2$분압<br>혈장 삼투압<br>혈당 수준<br>ECF용적 | 대동맥활 및 목동맥팽대벽<br>대정맥, 동맥벽<br>허파 실질 중의 미주신경종말<br>시상하부의 세포<br>속목동맥 및 대동맥<br>숨뇌 혹은 근접 수용기<br>앞시상하부의 수용기<br>시상하부의 세포 | 내수용기 | 내장감각 |

4) 자극에 의한 수용기의 감수성

(1) 감각의 강도 $\propto$ 자극의 강도

(2) 판별역치 : 두 개의 자극 강도를 판별할 수 있는 최소의 강도 차 ⇒ Weber's law

## 5) 신체의 피부분절

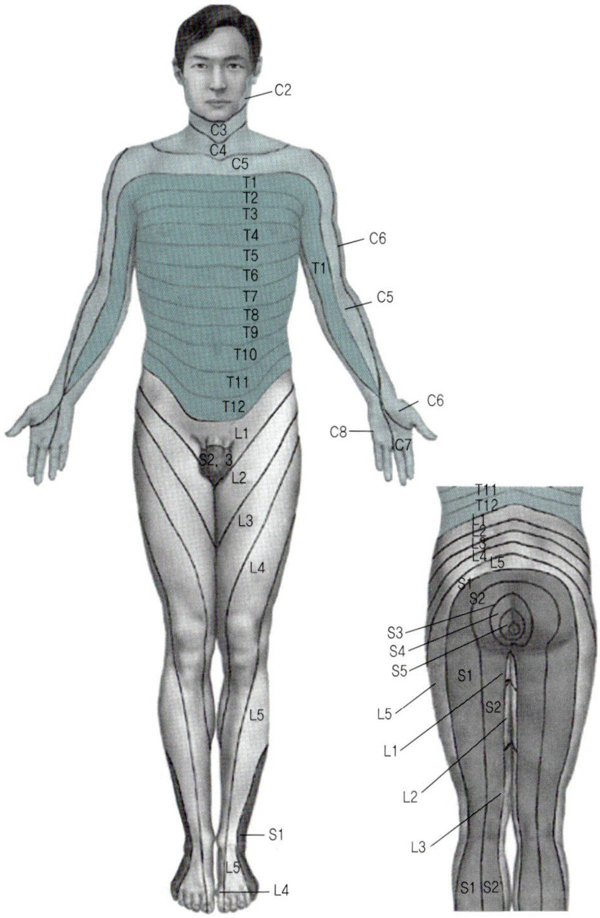


| 지배수절 | 얕은 감각 부위 | key indicators |
|---|---|---|
| | | **Cervical segments** |
| $C_4$ | 어깨관절(어깨뼈봉우리) | |
| $C_5$ | 팔꿉관절 가쪽 | $C_5$ – Anterolateral shoulder |
| $C_6$ | 엄지 | $C_6$ – Thumb |
| $C_7$ | 가운데손가락 | $C_7$ – Middle finger |
| $C_8$ | 새끼손가락 | $C_8$ – Little finger |
| | | **Thoracic segments** |
| $T_1$ | 아래팔 안쪽 | $T_1$ – Medial arm |
| | | $T_3$ – 3rd, 4th interspace |
| $T_4$ | 젖꼭지 | $T_4$ – Nipple line, 4th, 5th interspace |
| $T_6$ | 칼돌기 | $T_6$ – Xiphoid process |
| $T_{10}$ | 배꼽 | $T_{10}$ – Navel |
| | | $T_{12}$ – Pubis |
| | | **Lumbar segments** |
| $L_1$ | 넙다리 안/위쪽 | |
| $L_2$ | 넙다리 앞/위쪽 | $L_2$ – Medial thigh |
| $L_3$ | 무릎관절 안쪽 | $L_3$ – Medial knee |
| $L_4$ | 안쪽복사 위쪽 | $L_4$ – Medial ankle Great toe |
| $L_5$ | 가쪽복사 위쪽 | $L_5$ – Dorsum of foot |
| | | **Sacral segments** |
| $S_1$ | 세로가쪽 | $S_1$ – Lateral foot |
| $S_2$ | 오금부위 | $S_2$ – posteromedial thigh |
| $S_3$ | 궁둥부위 | $S_{3,4,5}$ – Perianal area |
| $S_{4,5}$ | 항문부 | |

### ❋ 주된 얕은 감각 부위와 지배수절의 조합

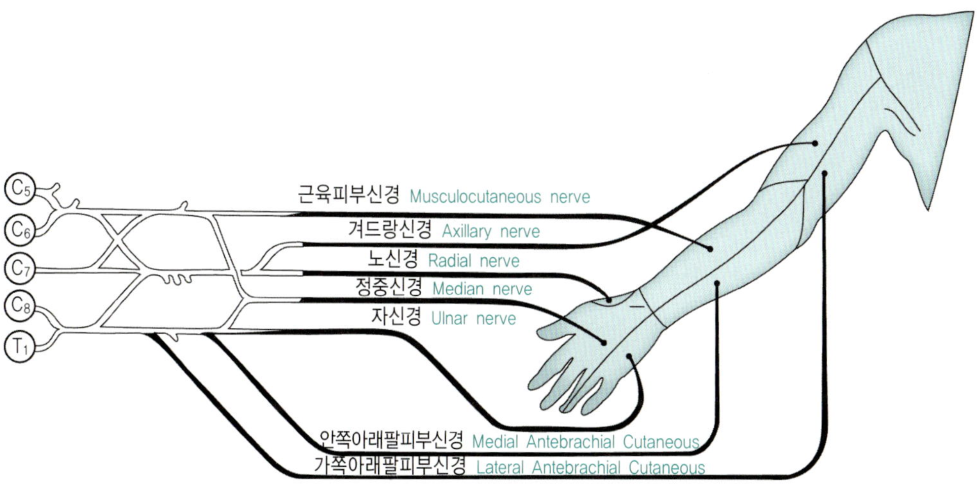


$C_4$ : 어깨관절(어깨뼈봉우리)　　$C_5$ : 팔꿉관절 가쪽　　$C_6$ : 엄지
$C_7$ : 가운데손가락　　$C_8$ : 새끼손가락　　$T_1$ : 아래팔 안쪽
$T_4$ : 젖꼭지　　$T_6$ : 칼돌기

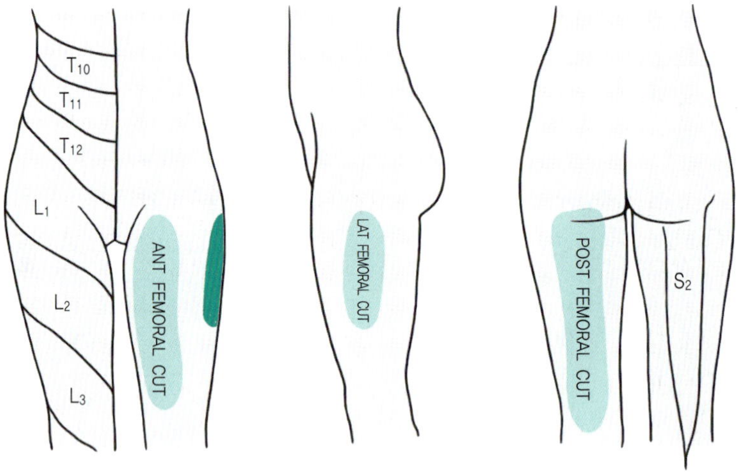


$T_{10}$ : 배꼽 $L_1$ : 넙다리 안/위쪽 $L_2$ : 넙다리 앞/위쪽 $L_3$ : 무릎관절 안쪽

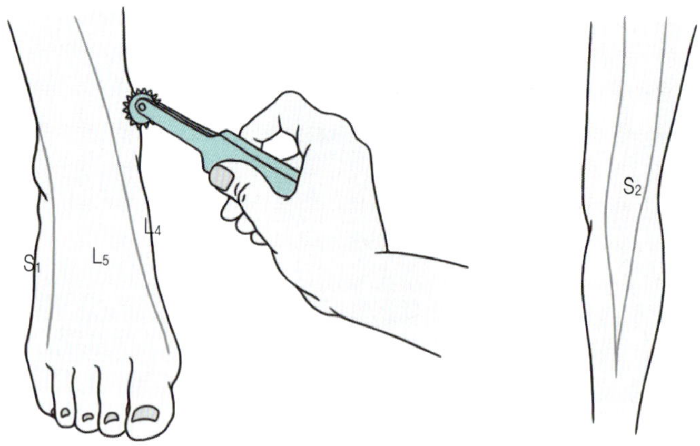


$L_4$ : 안쪽복사 위쪽 $L_5$ : 가쪽복사 위쪽 $S_1$ : 세로가쪽 $S_2$ : 오금부위

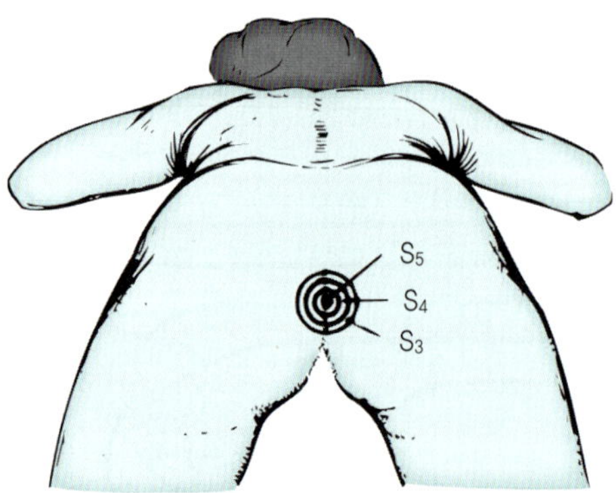


$S_3$ : 궁둥부 $S_{4,\ 5}$ : 항문부

### 6) 감각검사 (기출)

| 감각 | 감각의 양상 | 검사도구 | 자극 | 반응(자극을 느낀 즉시) |
|---|---|---|---|---|
| 얕은 감각 | 압각 | 치료사의 엄지나 손가락 끝 이용 | 압력은 피부가 쏙 들어가도록 충분히 가하여 깊은수용기 자극 | "지금"이라고 말함 |
| 얕은 감각 | 촉각 | 머리빗, 솜조각, 휴지 | 검사할 부위에 가볍게 접촉, 문지름 | "예", "지금"이라고 대답 |
| 깊은(고유수용기)감각 | 위치감각 | 관절의 위치를 인식하는 것 | 평가할 관절에서 약간의 범위를 움직임 | 평가할 체지나 관절을 특정 위치에 고정하고 있는 동안 환자는 그 위치를 반대편 체지로 그 자세를 취함 |
| 통합(겉질)감각 | 입체인지 감각 | 눈을 가리고 사물을 인식하는 검사 | 친숙한 물힘줄을 환자 앞에 놓고 만져보게 한 다음 그 물건이 무엇인지 말하게 함 | 그 물체의 이름을 말함 |
| 얕은(고유수용기)감각 | 진동감각 | 진동자극을 인지하는 능력을 평가 | 진동소리굽쇠의 저부를 뼈 돌출부에 위치, 진동자극과 비진동자극을 무작위로 적용 | 진동이 있는지 여부를 말함 |

(1) 검사도구

① 얕은 감각검사 : 핀, 모필, 시험관, 점선기

② 깊은 감각검사 : 음차

③ 2점 식별검사 : 스피아만 촉각계, 분획기

(2) 검사방법

① 얕은 감각

| 감각의 양상 | 검사도구 | 자극 | 반응(자극을 느낀 즉시) |
|---|---|---|---|
| **통각** | 뾰족한 것, 무딘 것 | 뾰족한 쪽과 무딘 쪽을 무작위로 일정한 압력을 유지하면서 적용 | "날카롭다", "둔하다", "모르겠다"라고 대답 |
| **가벼운 촉각** | 머리빗, 솜조각, 휴지 | 검사할 부위에 가볍게 접촉, 문지름 | "예", "지금"이라고 대답 |
| **온각** | 뜨거운 물, 차가운 물 | 뜨거운 물의 시험관과 차가운 물의 시험관을 무작위로 피부에 접촉 | "뜨겁다", "차갑다", "모르겠다"라고 말함 |
| **압각** | 치료사의 엄지나 손가락 끝 이용 | 압력은 피부가 쏙 들어가도록 충분히 가하여 깊은수용기 자극 | "지금"이라고 말함 |

② 깊은(고유수용기)감각

| 감각의 양상 | 검사 | 자극 | 반응(자극을 느낀 즉시) |
|---|---|---|---|
| 운동감각 | 운동 감각을 평가 | 관절을 비교적 작은 범위로 수동적으로 움직임 | 환자가 관절을 움직이면 사전에 논의되었던 용어로써 운동범위와 방향을 말함 |
| 위치감각 | 관절의 위치를 인식하는 것 | 평가할 관절에서 약간의 범위를 움직임 | 평가할 체지나 관절을 특정 위치에 고정하고 있는 동안 환자는 그 위치를 반대편 체지로 그 자세를 취함 |
| 진동감각 | 진동자극을 인지하는 능력을 평가 | 진동소리굽쇠의 저부를 뼈 돌출부에 위치, 진동자극과 비 진동자극을 무작위로 적용 | 진동이 있는지 없는지 여부를 말함 |

③ 통합(겉질)감각

| 감각의 양상 | 검사도구 | 자극 | 반응(자극을 느낀 즉시) |
|---|---|---|---|
| 입체인지 | • 눈을 가리고 사물을 인식하는 검사 | • 친숙한 물건을 환자 앞에 놓고 만져보게 한 다음 그 물건이 무엇인지 말하게 함 | • 그 물체의 이름을 말함 |
| 두점식별감 | • 동시에 피부에 주어지는 두 점을 인식할 수 있는 능력을 평가함<br>• 두 점으로 인식할 수 있는 최소한의 거리를 측정 | • 두 끝을 피부에 동시에 접촉<br>• 두 지점의 자극이 하나로 인식될 때까지 서로 점차적으로 가까이 하면서 계속해서 시도<br>• 두 지점이 인식되는 자극 간의 최소의 거리를 측정하여 기록<br>• 단일 자극과 두 점 자극을 무작위로 적용 | • 자극이 하나인지 둘인지 식별하여 말함 |
| 촉각의 위치측정 | • 피부에서 촉각을 국소화하는 능력 평가 | • 치료사는 손끝을 사용하여 피부를 자극하고 대답할 시간을 줌 | • 환자는 그 부위를 가리키거나 말로 자극 위치를 설명 |

7) 기록방법
   (1) 구체적 표현 : 환자의 말을 가지고 기록
   (2) 차트사용 : 신체의 감각도 속에 정도별로 기입
8) 감각장애의 표현법
   (1) 피부감각의 양적 변화

| 결여(a-, an-) | 감퇴(hyp-) | 과민(hyper-) |
|---|---|---|
| • 통각결여(analgesia)<br>• 온도감각결여(thermoanesthesia) | • 통각감퇴(hypalgesia)<br>• 온도감각감퇴(thermohypesthesia) | • 통각과민(hyperalgesia)<br>• 온도감각과민(thermohyperesthesia) |

   (2) 감각이상이라고 불리는 질적 변화

| 감각이상(paresthesia) | 이상감각(dysesthesia) |
|---|---|
| 외부로부터의 자극으로 일어나는 이상감각 | 자극 없이 자발적으로 일어나는 이상감각(예, phantom pain) |

## 6. 뇌신경 검사(기출)

<table>
<tr><th>뇌신경</th><th>기능</th><th>기구</th><th>검진방법</th></tr>
<tr><td>제 1뇌신경<br>(후각신경)</td><td>• 후각</td><td>휘발성의 유지를 담은 4개의 병, 수지, 정향유, 바닐라 등</td><td>• 양쪽 코안이 열려 있는지 확인하고 대상자가 눈을 감고 냄새를 분간할 수 있는지 검사<br>• 눈을 감고 한 쪽씩 코를 막고 냄새를 맡아 어떤 냄새인지 말하도록 함</td></tr>
<tr><td>제 2뇌신경<br>(시신경)</td><td>• 시각</td><td>검안경, 시력표</td><td>• 시력검사, 검안경검사, 시야검사<br>• 어두운 방에서 환자에게 똑바로 떨어진 물체를 보도록 지시하고 유두염, 시신경위축, 망막 및 혈관의 병변 조사<br>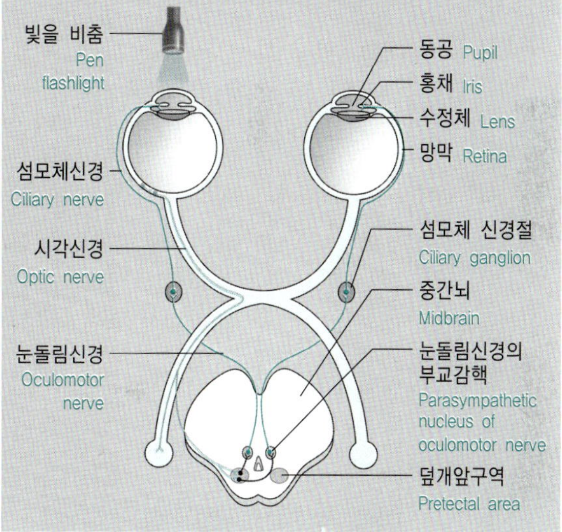
</td></tr>
<tr><td>제 3뇌신경<br>(눈돌림신경)</td><td>• 동공수축, 눈알개방, 눈알 운동</td><td>pen light</td><td rowspan="3">• 동공반사 : 빛이 망막에 비춰지면 즉시 동공이 축소되며 반대편 눈도 같이 축소<br>• 외안운동 : 눈의 운동의 4개의 곧은근과 2개의 빗근에 의해 조정됨, 6개의 방향을 응시해 보도록 하여 검사<br>• 눈꺼풀처짐 및 눈알진탕 유무를 확인<br>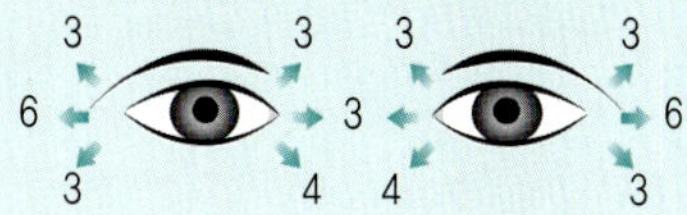
</td></tr>
<tr><td>제 4뇌신경<br>(도르래신경)</td><td>• 눈알운동(안쪽 아래)</td><td>pen light</td></tr>
<tr><td>제 6뇌신경<br>(갓돌림신경)</td><td>• 눈알운동(가쪽치우침)</td><td>pen light</td></tr>
</table>

| 뇌신경 | 기능 | 기구 | 검진방법 |
|---|---|---|---|
| 제 5뇌신경<br>(삼차신경) | • 운동 : 관자근, 씹기근<br>• 감각 : 얼굴(눈신경, 위턱신경, 아래턱신경) | 더운물을 담은 시험관, 물을 담은 시험관, 면봉, 핀 | • 운동신경 : 이를 꽉 다물게 하고 관자근과 씹기근 촉진<br>• 감각신경 : 대상자의 눈을 감도록 하고 이마, 뺨, 턱의 통각검사를 실시, 대상자에게 눈을 감게 하고 안전핀이나 다른 적합한 날카로운 물건을 사용해서 검사, 가끔 끝이 뭉툭한 것으로 자극을 대체함<br>• 각막반사 : 대상자는 위를 보도록 하고 옆쪽에서 시작하여 각막에 솜털을 대어 눈이 깜박이고 눈물이 흐르는지 검사<br>• 턱반사 : 치료사의 손가락을 환자의 턱 가운데에 대고 살짝 입을 벌리면서 검사용 망치로 두드려서 입이 어느 정도 다물어지는지를 통해 확인<br>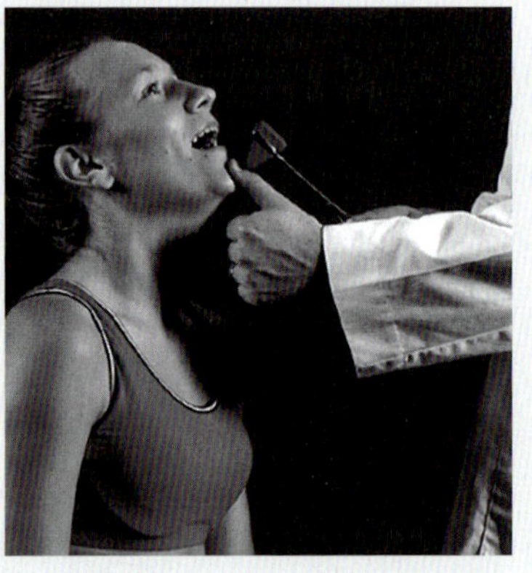 |
| 제 7뇌신경<br>(얼굴신경) | • 운동 : 얼굴표정, 얼굴 움직임<br>• 감각 : 혀의 전 2/3 미각 | 짠맛, 단맛, 신맛을 가진 용액을 담은 3개의 병 | • 대화하거나 쉬고 있을 때 얼굴을 자세히 관찰<br>• 대상자에게 눈썹을 올리거나 찡그리기, 눈을 꼭 감음, 이보이며 웃기, 미소 짓기, 뺨 부풀리기를 지시<br>• 혀의 앞면 1/2에서 소금이나 설탕, 레몬주스 등으로 미각을 평가 |

| 뇌신경 | 기능 | 기구 | 검진방법 |
|---|---|---|---|
| 제 8뇌신경<br>(속귀신경) | • 청각, 평형감각 | 음차, 시계 | • Rinne 검사와 Weber 검사를 실시<br>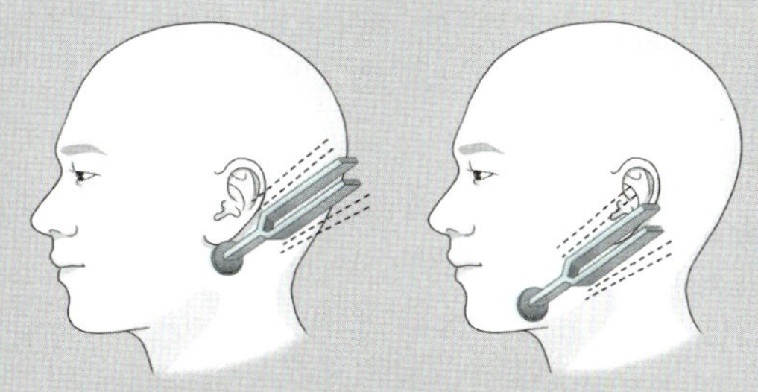<br>뼈전도 검사 공기전도 검사<br>린네검사<br>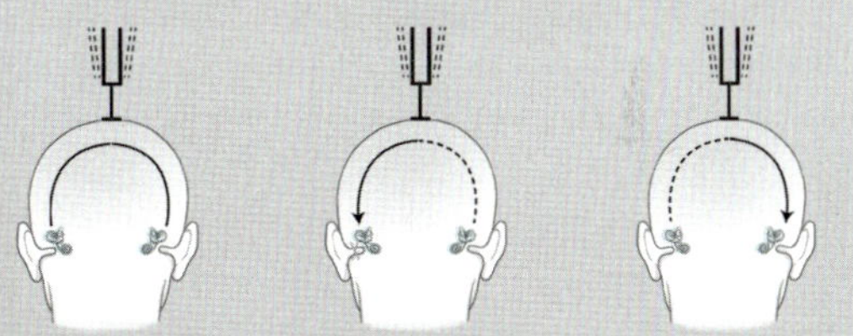<br>정상은 양쪽 귀에 똑같은 소리가 들린다. 전도청력소실은 청력이 떨어진 쪽에서 더 크게 들린다. 신경청력소실은 정상인 쪽에서 더 크게 들린다.<br>웨버검사<br>• 안뜰눈반사 : 환자의 얼굴을 잡고 정면을 응시하게 한 후 갑자기 고개를 돌렸을 때 정상적인 경우에는 눈이 움직이지 않지만 손상이 발생했을 때에는 눈이 고개와 함께 돌아갔다가 나중에 눈이 정면을 응시<br>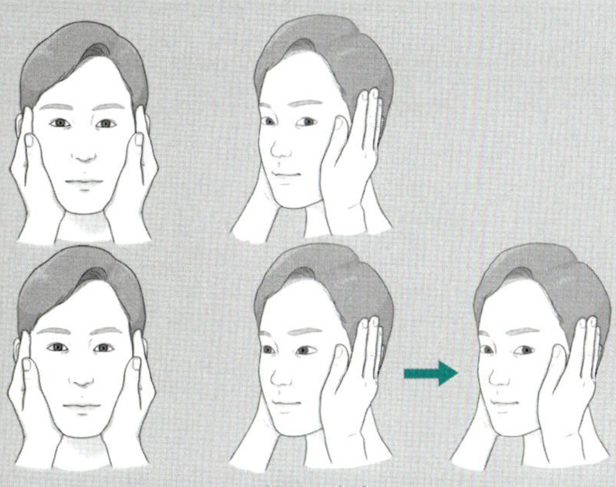<br>안뜰눈반사 |

| 뇌신경 | 기능 | 기구 | 검진방법 |
|---|---|---|---|
| 제 9뇌신경<br>(혀인두신경) | • 인두 운동<br>• 감각 : 인두 혀 후부, 고막, 후부 1/3 미각 | 면봉 | • 대상자에게 "아" 소리를 내거나 하품하게 하여 연구개와 구개수의 상방운동과 뒤인두의 내측으로 막이 열리는 듯한 움직임 및 대칭성을 관찰<br>• 연하곤란 확인 : 침이나 물을 삼키게 함<br>• 혀 뒤쪽의 1/3 지점의 미각을 검사 |
| 제 10뇌신경<br>(미주신경) | • 심·폐·혈압반사의 들길, 후두(발성)의 감각, 운동, 심박수 감소, 위장관 수축(연동운동), 소화효소 분비의 증가 | 설압자 | |
| 제 11뇌신경<br>(더부신경) | • 목빗근, 등세모근 | | • 대상자의 어깨를 누르고 검진자의 손의 힘에 대항하여 어깨를 올려보도록 함<br>• 검진자의 손에 대항하여 옆으로 머리를 돌리도록 함. 다른 쪽도 반복 |
| 제 12뇌신경<br>(혀밑신경) | • 혀의 운동 | | • 말을 하게 함(제 5, 7, 10, 12번 뇌신경)<br>• 혀를 내밀거나 움직이게 함. 대칭성 확인 |

## 7. 반사

1) 깊은힘줄반사

환자의 팔 또는 다리를 힘을 빼게 하고 적당히 위치시킨 다음에 힘줄을 가볍게 두드려야 하며, 삼각해머의 뾰족한 쪽은 위팔두갈래근 반사 등을 두드릴 때에, 편평한 쪽은 위팔노근 반사 등을 일으킬 때에 사용하도록 함

| 주요 근육에 대한 깊은힘줄반사 | | | | | | |
|---|---|---|---|---|---|---|
| 주요근육 | 두갈래근<br>(biceps) | 위팔노근<br>(brachioradialis) | 세갈래근<br>(triceps) | 손가락굽힘근<br>(finger flexor) | 무릎뼈<br>(patella) | 아킬레스<br>(achilles) |
| | 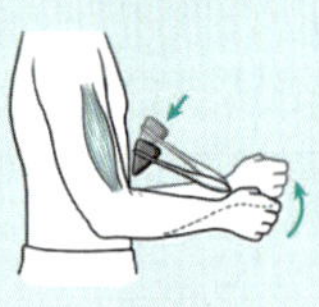 | 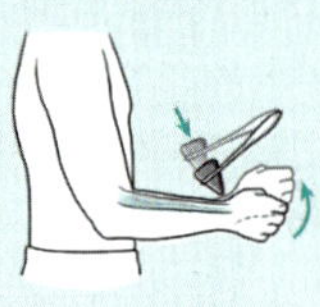 | 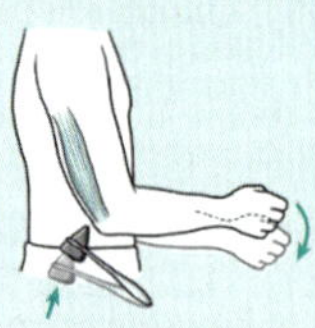 | 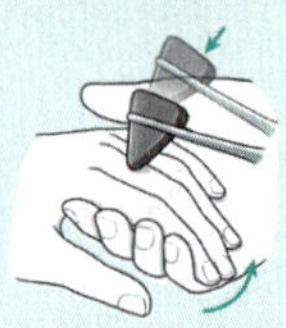 | 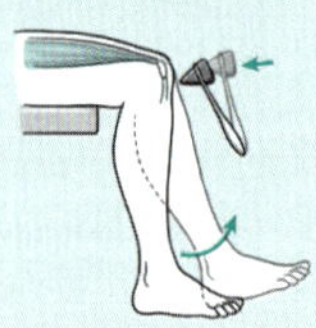 | 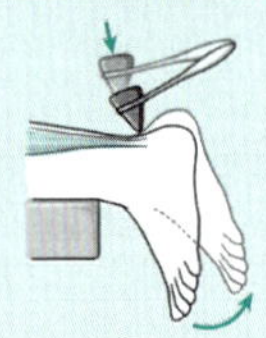 |
| 척추 수준 | **C5**, C6 | C5, **C6** | **C7**, C8 | **C8**, T1 | L2, L3, **L4** | L5, **S1** |
| 신경지배 | 근육피부신경<br>(musculocutaneous n.) | 노신경<br>(radial n,) | 노신경<br>(radial n,) | 정중신경<br>(medial n.) | 넙다리신경<br>(femoral n.) | 정강신경<br>(tibial n.) |

**❋ 반사반응은 일반적으로 0~4+ 단계로 등급이 매겨져 있다.**

- 4+ : 심한반사, 과도활동, 간대성 경련(clonus, 굴곡과 신장 사이에 생기는 율동적인 진동)
- 3+ : 평균보다 빠른 상태, 꼭 그런 것은 아니지만 병이 있음을 나타낼 수도 있음
- 2+ : 평균, 정상
- 1+ : 약간 활동성이 감소된 상태, 낮은 정상
- 0 : 무반응

(1) **두갈래근힘줄 반사** : 환자의 손바닥을 아래로 하여 팔꿈치 부분에 약간 굽힘이 일어나게 하여 이완시킨 후, 검사자의 엄지를 두갈래근의 힘줄 위에 올려놓고 그 위를 해머로 침

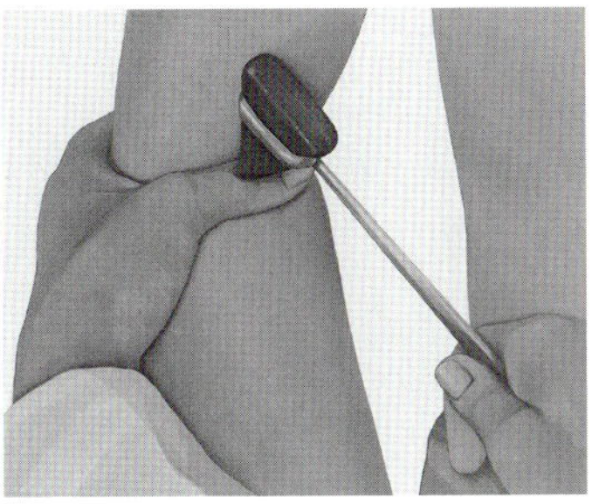

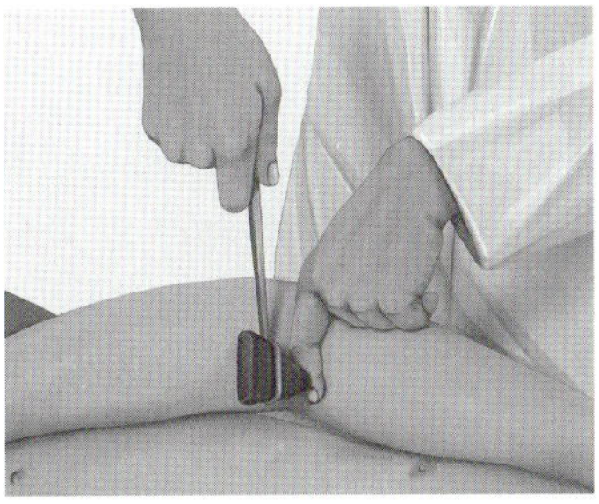

두갈래근힘줄 반사

(2) **세갈래근힘줄 반사** : 검사자는 팔꿈치 2~5cm 위에 있는 환자의 세갈래근을 직접 해머로 친 후, 세갈래근의 수축과 팔꿈치의 폄을 관찰함

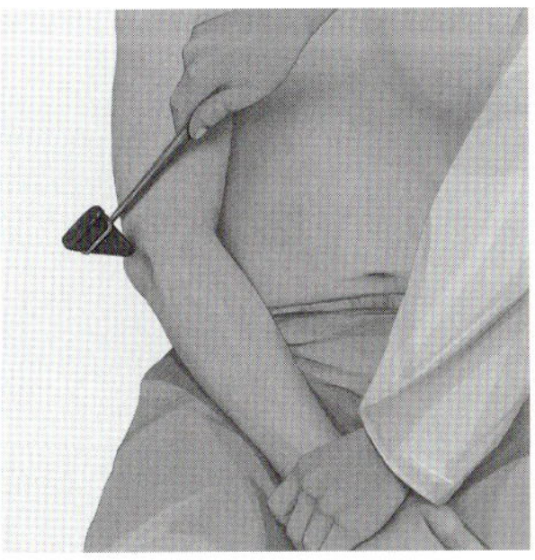

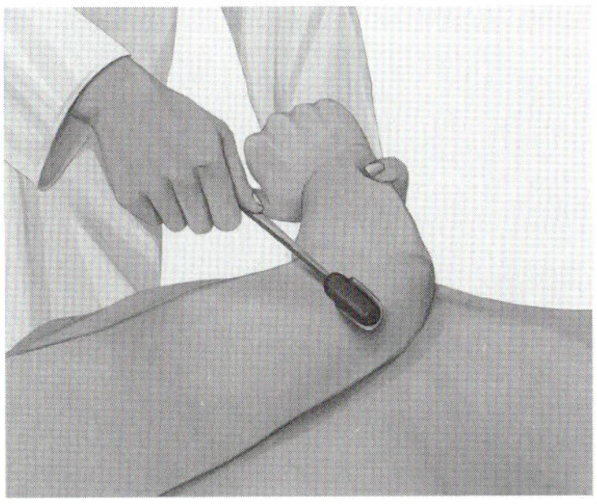

세갈래근힘줄 반사

(3) **위팔노근힘줄 반사** : 손목의 2~5cm 부근의 노뼈를 해머로 쳐서 팔의 굽힘 및 뒤침운동을 관찰함

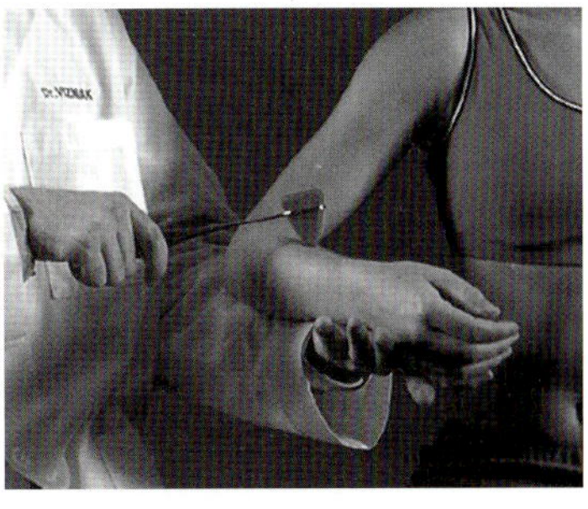

(4) **무릎반사** : 환자의 무릎뼈 밑의 무릎힘줄을 가볍게 두드리고 넙다리네갈래근의 수축과 무릎의 폄을 관찰함

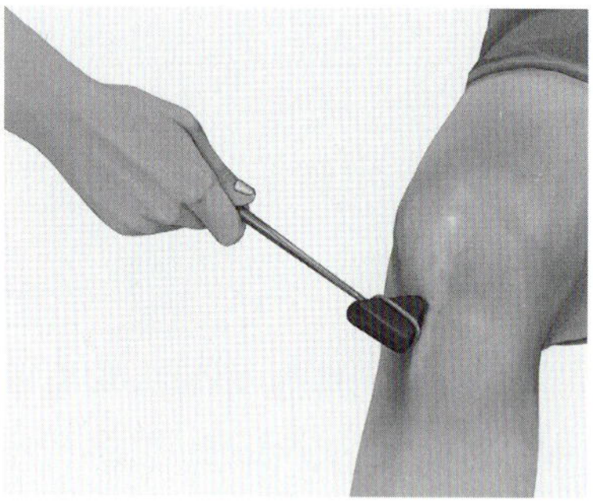

무릎반사

(5) **발목반사(아킬레스힘줄 반사)** : 아킬레스힘줄을 치고 발목에서 발바닥쪽굽힘을 관찰하고, 근육이 수축된 후 이완되기까지의 속도도 알아봄

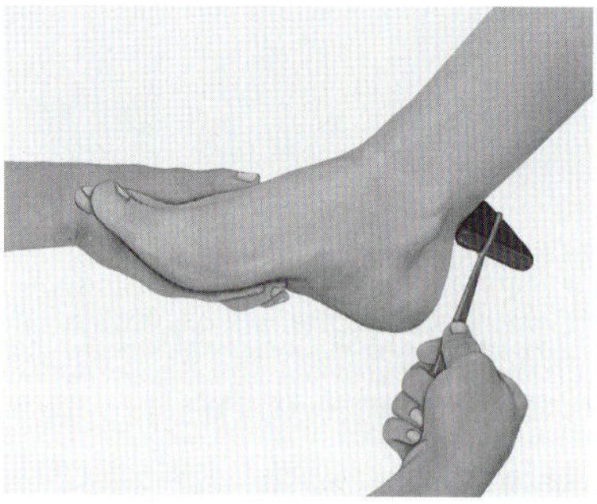

발목반사

2) **얕은 반사**

피부나 점막에 자극이 가해졌을 때 나타나는 반사를 말함. 이 반사는 운동겉질을 포함한 복잡한 중추신경계가 관여하는 다연접성 반사에 해당됨

| 신경섬유의 종류와 특성 | | | | |
|---|---|---|---|---|
| 반사 | 배근육반사 | 고환올림근반사 | 발바닥반사 | 항문반사 |
| 자극 부위 | 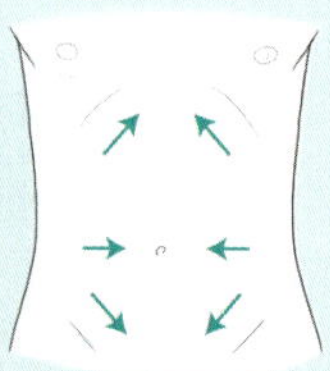 | 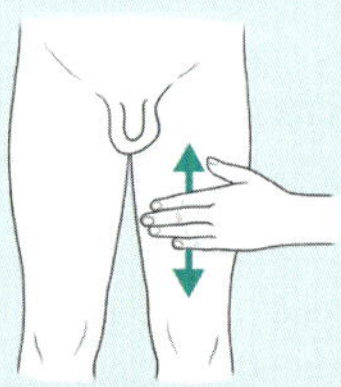 | 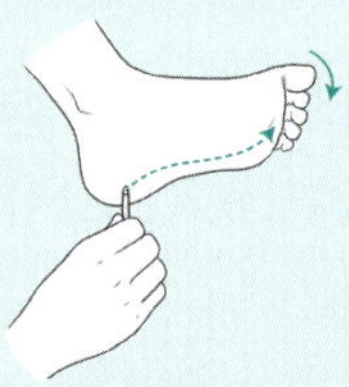 | 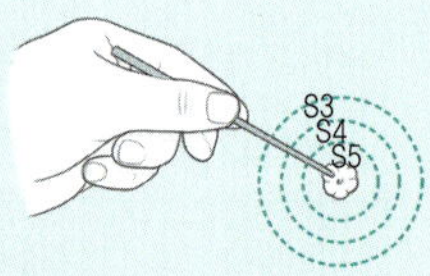  |
| 양성 반응 | 배꼽의 치우침 | 고환 올라감 | 발가락 굽힘 | 항문조임근 수축 |
| 척수 수전 | 위쪽 : T8, 9<br>아래쪽 : T10, 11 | L1, 2 | L4, 5, S1, 2 | S3, 4, 5 |

3) 병적반사 (기출)

정상적인 신생아에서 나타나는 원시반사가 중추신경계에 기질적인 병변이 있는 환자에게서 나타나는 반사를 말함

(1) **바빈스키 징후(Babinski's sign)**

발바닥반사 중 하나로, 반사망치의 손잡이 끝으로 발바닥의 뒤꿈치 외측에서 새끼발가락 쪽을 향하다가 위로 올라갈수록 엄지발가락 방향으로 자극하였을 때 엄지발가락이 펴지고 다른 발가락이 벌어지면 양성

① 오펜하임반사 : 정강뼈의 앞쪽을 위에서 아래로 자극 시 같은 현상이 나타남

② 고든 반사 : 종아리근을 꽉 쥐는 자극을 주었을 때 양성 반응

③ 챠도크 반사 : 가쪽 복사뼈 부위를 자극했을 때 양성 반응

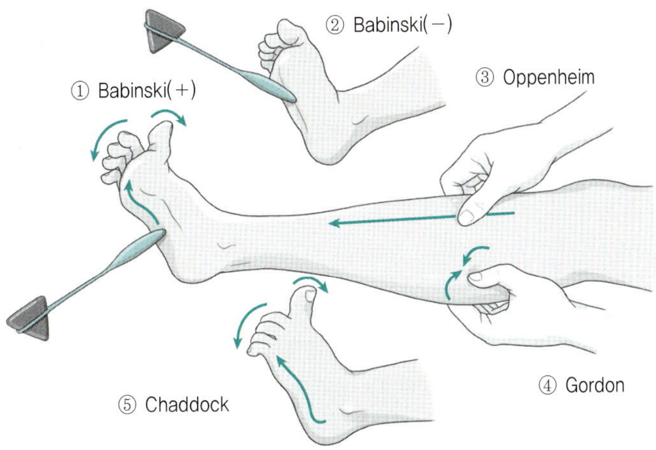


바빈스키 징후와 유사한 검사법

(2) **호프만 반사(Hoffmann reflex)**

환자의 가운데 손가락 끝을 잡고 치료사의 엄지 끝으로 가볍게 튕기며 자극 줌. 환자의 엄지손가락이나 다른 손가락들이 굽힘되는 현상이 나타나면 양성반응

(3) **움켜쥐기 반사(Grasp reflex)**

환자의 엄지, 검지와 손바닥 사이를 치료사의 손가락이나 반사망치 손잡이 부분으로 자극하면 빠르게 손을 쥐려고 함. 손을 빼려고 하면 더 강하게 움켜쥐려고 하는 현상이 나타나면 양성반응

(4) **트롬너 반사**

환자의 가운데손가락을 순간적으로 폄 방향으로 튕길 시 엄지와 집게손가락 굽힘으로 피라미드로 병변을 확인할 수 있는 검사

# 표준화된 평가도구



## 표준화된 평가도구

### 1. 신체기능과 구조의 평가

1) 의식 및 인지기능 평가도구

(1) **글라스고우 혼수척도(Glasgow coma scale; GCS)** (기출)

① 뇌손상 의식 환자의 평가방법. 뇌손상 환자의 뇌손상 여부를 조기에 발견하고 예후 예측 가능

② 15～13 : 경도 / 9～12 : 중등도 / 8 이하 : 중증 / 3 이하 : 식물인간

| 구분 | 반응 | 점수 |
|---|---|---|
| 눈뜨기(E) | 자발적으로 눈을 뜸(spontaneously) | 4 |
| | 소리에 의해서 눈을 뜸(To verbal) | 3 |
| | 통증에 의해서 눈을 뜸(To pain) | 2 |
| | 반응 없음(None) | 1 |
| 운동반사반응(M) | 지시에 따름(obey commend) | 6 |
| | 통증에 국소적 반응(localize to pain) | 5 |
| | 자극에 움츠림(withdraw to pain) | 4 |
| | 이상 굴절 반응(abnormal flection) | 3 |
| | 이상 신전 반응(abnormal extension) | 2 |
| | 반응 없음(None) | 1 |
| 언어반응(V) | 지남력 있음(oriented) | 5 |
| | 혼돈된 대화(confused) | 4 |
| | 부적절한 언어(inappropriated sounds) | 3 |
| | 이해할 수 없는 언어(incomprohensive sound) | 2 |
| | 반응 없음(None) | 1 |

(2) **한국판 간이정신상태검사(Mini-mental state examination; MMSE-K)** (기출)

① 노인의 인지손상 정도를 단계적으로 나누기 위해 간단하게 사용하려는 목적으로 개발

② 치매, 뇌졸중, 외상성 뇌손상 등 대뇌의 기질적인 병변이 의심되는 환자를 대상

③ 총점 30점(24점 이상 : 인지적 손상 없음 / 20～23점 : 경도 / 0～19점 : 심한 인지기능장애)

| 항목 | 내용 |
|---|---|
| 특징 | • 문맹자를 위해 부분 변경 |
| 시간지남력 | • 년, 월, 일, 요일, 계절 |
| 장소지남력 | • 나라, 시 / 도, 현재 장소명, 몇 층, 무엇하는 곳<br>• 피검자의 주소와 현재 위치를 같이 사용 |
| 기억 등록 | • 비행기, 연필, 소나무 |
| 기억회상 | • 비행기, 연필, 소나무 |
| 주의집중과 계산 | • 100 −7, −7, −7, −7, −7<br>• 계산을 못할 경우 '삼천리강산'을 거꾸로 말하도록 함 |
| 언어 | • 이름대기(연필, 시계)<br>• 명령시행(오른손으로 받고, 반으로 접은 다음, 무릎 위에 놓으세요.)<br>• 따라 말하기(간장공장공장장)<br>• 읽고 그대로 하기(눈을 감으세요)<br>• 쓰기(오늘 기분이나 오늘 날씨에 대해서 써 보십시오) |
| 시각적 구성 | • 보고 그리기(겹쳐진 오각형) |
| 이해 및 판단 | • 옷은 왜 빨아서 입습니까?<br>• 길에서 남의 주민등록증을 주웠을 때 어떻게 하면 쉽게 주인에게 되돌려 줄 수 있나요? |

2) 균형(Balance)

(1) 정적균형 / 동적균형의 개념

① 균형 : 균형은 모든 동작수행에 중요한 영향을 주며 신체를 평형상태로 유지시키는 능력, 즉 바른 자세로 그 기저면 위에서 중력중심을 유지하는 능력

② 정적균형 : 자세유지를 할 때 균형을 유지하는 능력을 말하는 것으로 지지 기저면 내에 중력 중심을 두어 신체가 움직이지 않게 자세를 유지하는 능력

정적균형 검사 : Romberg test − Tandem Romberg test, One leg stand test(OLS)

③ 동적균형 : 신체가 움직일 때 균형을 유지하는 것으로 신체가 움직이는 동안 중력 중심을 지지 기저면 내에 두어 원하는 자세를 유지하는 능력

동적균형 검사 : Berg balance scale(BBS)test − Functional reach test(FRT) − Time up and go test(TUGT)

(2) 균형조절에 영향을 주는 요인

① 근육뼈대계통 요인 : 균형에 필요한 자세 정렬이나 유연성에 근육뼈대계통이 영향을 주는 것

② 신경학적 요인 : 감각의 처리과정에서부터 중추신경계의 통합 및 운동프로그램의 수립과정을 통해 신체가 움직일 수 있도록 하는 고정을 비롯해 근력, 지구력 등을 조절하여 균형에 영향을 주는 모든 과정을 말한다.

(3) 균형 평가도구

① **버그균형척도(Berg balance test, BBS)**

- 낙상의 위험도를 평가하기 위해 개발
- 14개 항목으로 구성, 총 56점 만점, 점수가 1점 내려갈 때 마다 낙상에 대한 위험성이 6~8% 이상 상승하며, 36점 미만에는 낙상 위험이 거의 100%에 가까움을 의미

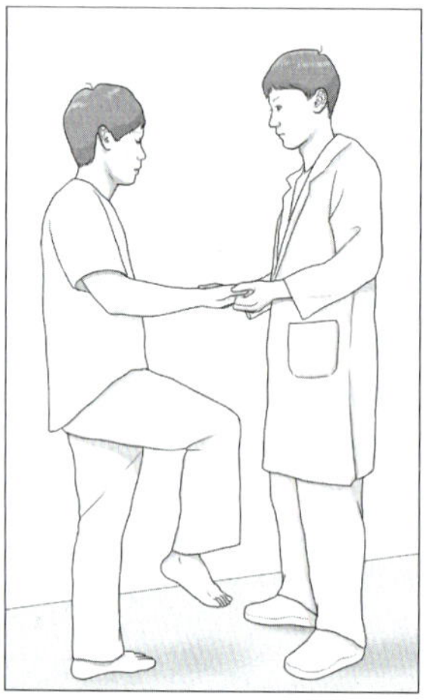

Berg 균형척도검사에서 한 다리로 서 있기 검사

② **기능적 뻗기 검사(Functional reach test, FRT)** (기출)

- 노인들의 낙상위험도와 균형과 관련된 문제
- 벽 옆에 서서, 팔을 90°굽힘, 팔꿉관절을 완전 폄하여 앞으로 수평으로 들게 한 상태로 손끝이 검사선을 따라가도록 몸을 최대한 앞으로 기울이게 함
- 15~17cm 이내일 경우 균형능력의 제한 의미, 25cm 이상일 경우 균형능력이 좋음을 의미

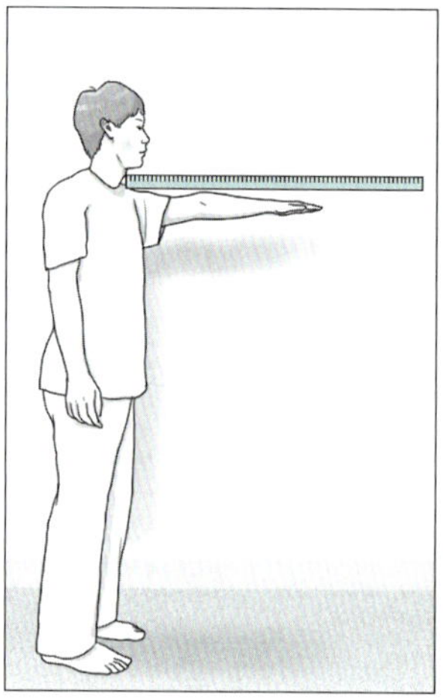

A, 파열

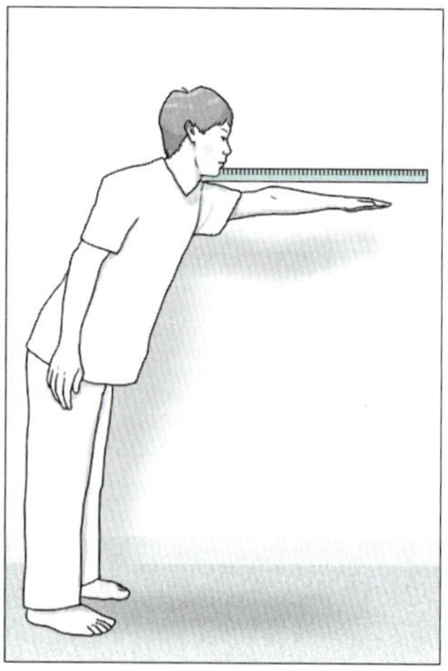

B, 측정

기능적 팔 뻗기 검사,

③ **일어서서 걷기 검사(Timed up and go test, TUGT)**

- 노인들의 낙상위험도를 평가, 동적균형검사
- 앉아있는 상태에서 일어서서 3m 걸어가서 원래의 출발지로 돌아와서 앉는 측정방법

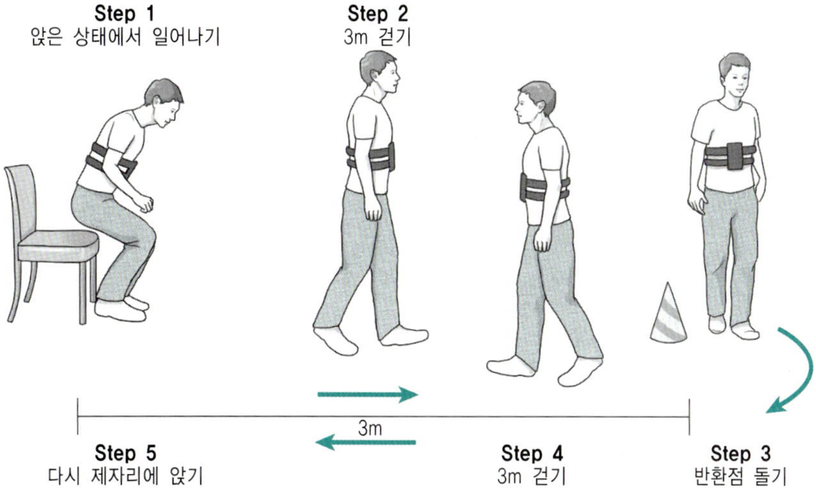


TUG의 검사 단계

④ **기능적 서기균형척도(Functional standing balance scale; FSBS)**

- 중추신경계손상 환자의 서기 균형 평가
- 체중분포 항목과 움직임 시 균형 유지 항목으로 구분
- 단계가 높을수록 과제를 수행하는 데 별 어려움이 없고, 효율적으로 균형 조절이 가능함을 의미

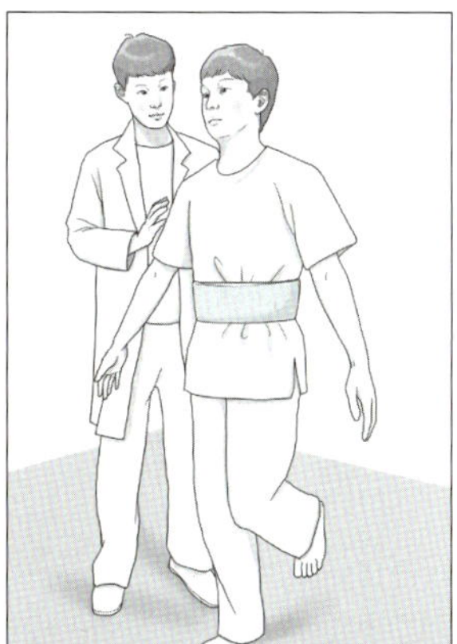

기능적 서기균형평가를 위한 검사

⑤ **다섯 번 앉았다가 일어서기 검사(Five times sit to stand test; FTSST)**

- 낙상 방지에 대한 훈련 및 검사

• 다리 근력을 측정하고, 자주 변하는 움직임에 대한 기능적인 변화를 정량적으로 분석
• 정확하게 5회 반복해서 일어서서 앉아야 하며 시간을 측정

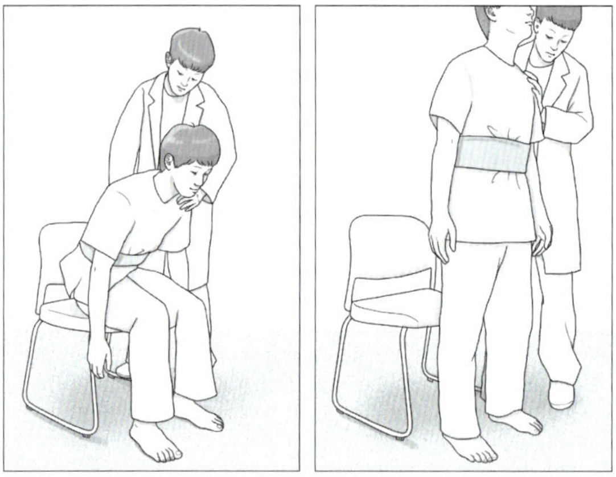

3) 보행(Gait)

(1) **말하면서 걷기(Walk while talk; WWT)** : 흐트러진 집중력 검사
(2) **보행속도 검사(Gait speed test)** : 단위 시간당 걸은 거리 측정, 보행장애 측정
(3) **6분 보행검사(6minute walk test; 6MWT)** : 자가 조절 검사, 보행거리를 측정하는 도구, 심혈관계 통합반응 검사, 운동조절, 기능적인 신경근 단위 그리고 근육 수준 검사
(4) **기능적 보행지수(Functional ambulation category; FAC)** : 기능적 이동성을 위한 평가도구
(5) **10m 보행검사(10meter walk test; 10MWT)** : 단거리 보행속도를 측정하는 도구, 중추신경계 환자인 뇌졸중, 파킨슨병과 척수손상 환자를 대상으로 이용

## 2. 활동과 참여의 평가

1) 일상생활활동평가 (기출)

(1) **수정 바텔지수(Modified Barthel index; MBI)** : 만성질환자를 대상으로 일상생활의 자립정도를 평가
(2) **기능적독립측정(Functional independence measure; FIM)** : 장애정도를 평가하는 도구
(3) **캐츠의 일상생활활동도구(Katz index of ADL)** : 장애인의 일상생활활동 평가
(4) **PULSES 프로파일(PULSES profile)**
① 기능적인 이동을 위해 필요한 기본적인 운동기술에 따라 대상자를 분류한 것, 지구력은 포함되지 않음
② 신체상태, 팔기능, 다리기능, 감각요소, 대소변기능, 지지적 요소
③ 1~4점 척도, 점수가 낮을수록 독립적임, 12점 이상이면 심한 장애를 의미
(5) **Klein-Bell ADL scale** : 옷입기, 배설, 움직임, 목욕하기, 위생관리, 먹기, 응급전화, 의사소통으로 구성되었으며 일상생활활동 수준을 평가

2) 우울증 지수

(1) **Beck 우울 지수(Beck depression inventory; BDI)** : 우울증 진단을 위해 사용
(2) **노인우울척도(Geriatric depression scale; GDS)** : 노인의 우울 증상을 찾아내고, 측정하는 평가 척도

# 실조

## 1. 개요

1) 협조성

| | |
|---|---|
| 정의 | • 부드럽고, 정확하고, 조절된 운동을 수행하는 능력 |
| 조건 | • 신경계와 근육계가 완전히 정상<br>• 적절한 속도, 거리, 방향, 리듬과 근긴장을 요구<br>• 적절한 공동근의 역할, 반대로 움직일 수 있는 길항근의 작용<br>• 먼쪽부분의 운동을 위한 몸쪽부분의 고정과 자세 유지 요구<br>• 중추신경계가 정상 |
| 평가목적 | • 기능적인 활동을 수행하는 근육, 근육군의 능력을 평가<br>• 협조성을 증가시키기 위한 치료적 운동 계획의 일정표를 작성하는 데 기초 제공<br>• 협조성 운동을 쉽게 적용시키기 위한 지도방법 결정 |

2) 협조성 장애와 중추신경계 병변

(1) **소뇌(cerebellum)**

① 소뇌의 기능 : 비교측정, 운동 활동의 협조성, 평형, 근긴장

② 소뇌의 기능 기능상실

| | |
|---|---|
| 실조증(ataxia) | • 보행, 자세 및 운동 시 나타나는 소뇌 장애의 복합적인 작용 |
| 저긴장증(hypotonia) | • 근긴장 감소, 수동 운동에 대한 저항이 감소, 깊은힘줄반사 감소 |
| 떨림(tremor) | • 반대편 근육군의 교대수축으로 나타나는 불수의적인 진동 운동<br>• 의도성(운동성) 떨림 : 수의적 동작을 실시할 때 진동운동이 나타남<br>• 자세(정적) 떨림 : 기립자세를 유지하는 동안에 신체가 앞뒤로 흔들리는 진동운동이 나타남 |
| 반복운동 불능장애<br>(dysdiadochokinesia) | • 빠르게 교대로 움직이는 능력의 손상을 의미<br>• 아래팔의 뒤침 운동과 엎침 운동을 빠르게 교대로 실시 |
| 운동거리이상(dysmetria) | • 수의적으로 운동을 하여 목적한 곳에서 중지할 수 없는 현상 |
| 과대운동거리이상(hypermetria) | • 목표에 이르는 데 요구되는 범위 과대 판단 |
| 과소운동거리이상(hypometria) | • 목표에 이르는 데 요구되는 범위 과소 판단 |
| 보행장애 | • 전형적으로 기저면을 넓게 유지하면서 보행<br>• 보행형태는 불안전하고 불규칙적 |

(2) **바닥핵(basal ganglia)**

① 바닥핵의 기능 : 의도적인 움직임 조절, 자세 조정

② 바닥핵의 기능 기능상실

| | |
|---|---|
| 운동느림(bradykinesia) | • 느리고 감소된 운동 현상<br>• 느리고 질질 끌리는 보행<br>• 운동의 시작이나 운동할 때 방향 전환 어려움<br>• 한번 시작된 움직임을 정지하기 어려움 |
| 강직(rigidity) | • 수동운동에 대해 보다 더 큰 저항을 나타내는 근 긴장의 항진된 상태 |
| 운동불능(akinesia) | • 운동의 시작을 수행할 수 없는 것, 파킨슨 질환의 마지막단계에서 나타남 |
| 곰지락증(athetosis) | • 느리고, 불수의적이며 꿈틀거리고, 비트는 듯한 벌레와 같은 운동 |

(3) **뒤기둥(dorsal column)**

① 뒤기둥의 기능 : 고유수용기에 의해 위치감각, 운동감각을 받음

② 뒤기둥의 기능상실

- 운동거리 이상
- 과대운동, 과소운동
- 걸을 때 발을 쳐다봄

3) 협조성 문제로 기인된 운동장애 일반검사

| | |
|---|---|
| 교호운동 기능장애 | • 손가락으로 코 닿기<br>• 교대로 코와 손가락 닿기<br>• 무릎관절 굽힘/폄 운동<br>• 속도감 있게 교대로 걷기 |
| 운동소모증 | • 교대로 발뒤꿈치가 무릎에 닿기<br>• 발가락으로 검사자의 손가락에 닿기 |
| 의도성 떨림 | • 기능적 활동을 하는 동안에 관찰<br>• 교대로 코와 손가락 닿기<br>• 환자 손가락으로 치료사의 손가락 끝 닿기<br>• 손가락으로 손가락 닿기<br>• 발가락으로 검사자의 손가락 닿기 |
| 자세성 떨림 | • 정상적인 기립자세에서 관찰<br>• 고정 또는 자세 유지하기(팔과 다리) |
| 강직 | • 수동운동<br>• 기능적 활동을 하는 동안에 관찰<br>• 안정자세를 취하는 동안에 관찰 |
| 공동운동 장애 | • 8자형으로 그리기<br>• 발뒤꿈치로 정강이 닿기<br>• 손가락으로 코 닿기<br>• 환자 손가락으로 치료사의 손가락 끝 닿기 |

| 저긴장증 | • 수동운동<br>• 깊은힘줄 반사 |
|---|---|
| 안정성 떨림 | • 안정 시에 환자 관찰<br>• 기능적 활동을 하는 동안에는 떨림이 사라짐 |
| 무력증 | • 근력을 평가하기 위해 도수 저항을 적용 |
| 운동느림 | • 걸을 때, 팔을 흔들고 걷는지 관찰<br>• 걸을 때, 속도와 방향을 변경할 수 있는지 관찰 |
| 자세곤란 | • 설 때, 기저면을 변경<br>• 설 때, 한쪽 발을 다른 쪽 발 아래로 가져다 댐<br>• 한쪽 발로 선 자세 |

4) 실조 : 신체를 움직일 때 일부 또는 전체적으로 장애를 보이고 동작이나 움직임이 부자연스러우며 섬세한 동작이 나타나지 않고 떨리는 신경학적 증상

(1) 산발성 실조(Sporadic ataxia) : 후천적인 여러 가지 원인들에 의해 발생될 수 있는 실조

(2) 유전성 실조(Genetic ataxia) : 선천적 및 유전적으로 발생하는 운동실조
척수소뇌성 운동실조, 간헐성 운동실조, 프리드리히 실조

(3) 대뇌성 실조(Cerebral ataxia) : 대뇌의 혈관성 질환, 종양, 호르몬 등의 원인으로 인하여 대뇌로 오르내리는 신경로에 문제가 발생하고, 이로 인하여 나타나는 실조
저긴장증, 눈알 흔들림, 바로선 자세에서 균형 잡기 어려움, 보행 어려움 등

(4) 감각성 실조(Sensory ataxia) : 신체 관절 및 근육들에서 고유수용성감각이 그 정보를 뇌로 제대로 전달하지 못하여 나타나는 증상, 척추의 뒷부분에서 올라가는 감각 정보에 문제를 일으킴
알코올성 신경병증, 당뇨성 신경병증, 비타민 $B_{12}$ 결핍에 의한 신경병증, 척수매독, 척추 후부쪽의 종양, 다발성 경화증 등

## 2. 신체기능과 구조의 평가

1) **손가락 닿기와 손가락 코 닿기 검사(Finger to finger, finger to nose test)** (기출)
환자에게 집게손가락을 자기 코앞에 대고 다음에 그 손가락으로 치료사의 손가락 끝과 자기의 코끝을 교대로 만지도록 지시

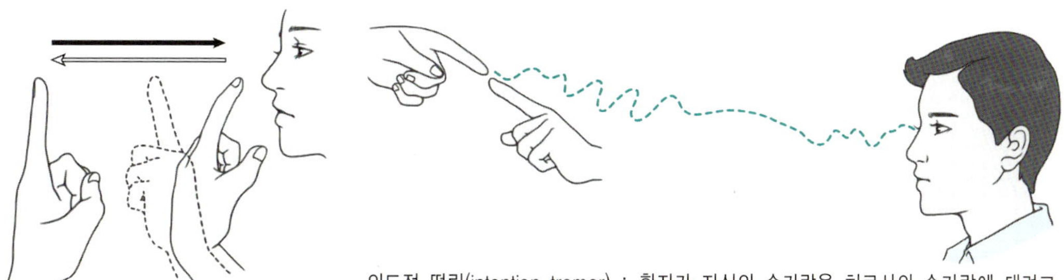

의도적 떨림(intention tremor) : 환자가 자신의 손가락을 치료사의 손가락에 대려고 다가갈 때, 불규칙하게 떨림이 일어나는 상태

2) **발뒤꿈치 정강이 닿기 검사(Heel to shin test)**

누운 자세에서 눈을 감게 하고 실시

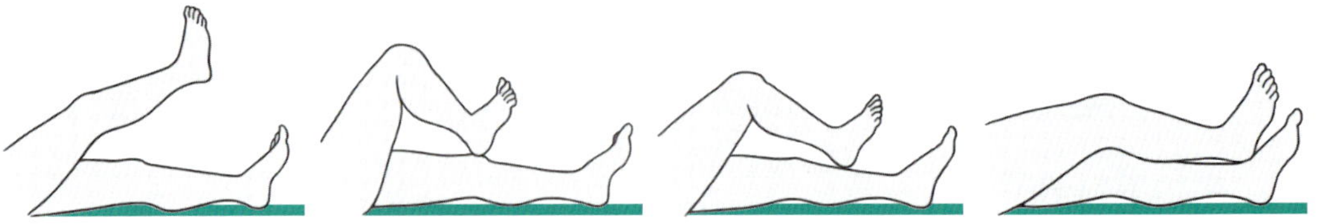

A, 발을 올린다.

B, 발뒤꿈치를 다른 쪽 무릎에 붙인다.

C, 발뒤꿈치를 반대쪽 정강이를 따라 내림시킨다.

D, 발뒤꿈치가 발등에 도달하면, 발을 본래의 위치로 돌린다.

3) **빠른 교대 반복운동검사(Rapid alternating movement evaluation)**

팔을 교대로 엎침(pronation)과 뒤침(supination)하면서 동작에서 보이는 이상 유무를 검사

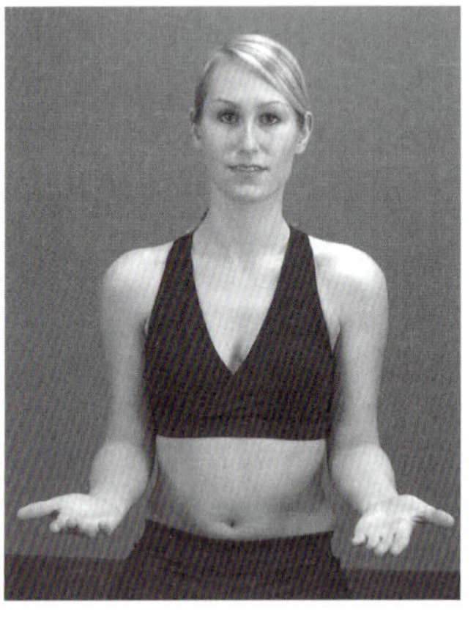

4) **롬베르그 검사(Romberg's test)** (기출)

바로 선 자세에서 눈을 감고 뜨는 상태에서 신체 움직임을 보는 평형검사방법

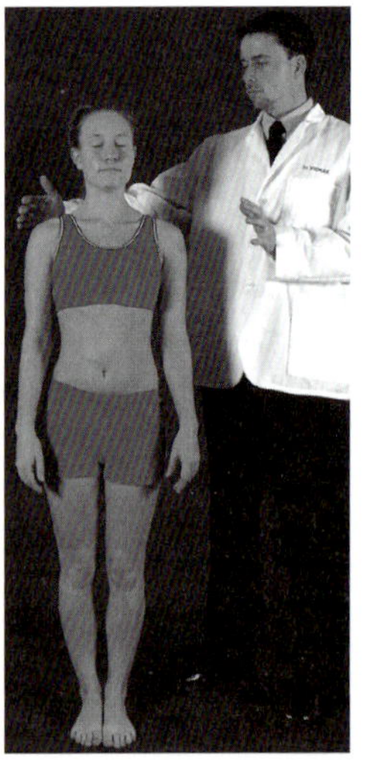

5) **딕스 홀파이크 검사(Dix-Hallpike test)**

앉은 자세에서 고개를 좌우로 돌린 상태에서 눕도록 하여 어지럼이 나타나는지를 확인하여 그 증상을 확인하는 검사방법

6) **네 방향 보행검사(Four step square test instructions)**

균형 및 이동을 측정, 앞으로, 뒤로, 옆으로, 빠르게 걷기와 작은 물체를 넘으면서 측정하는 도구

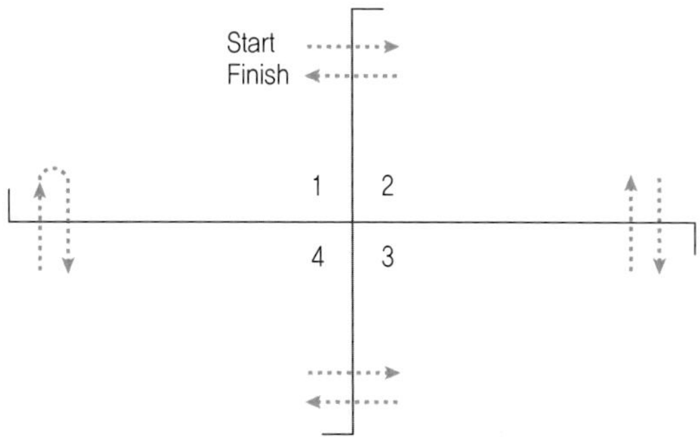


7) **9개의 페그보드 검사(Nine hole peg test)**

보드 안에 9개의 막대를 넣고 빼면서 그 속도를 측정하는 방법

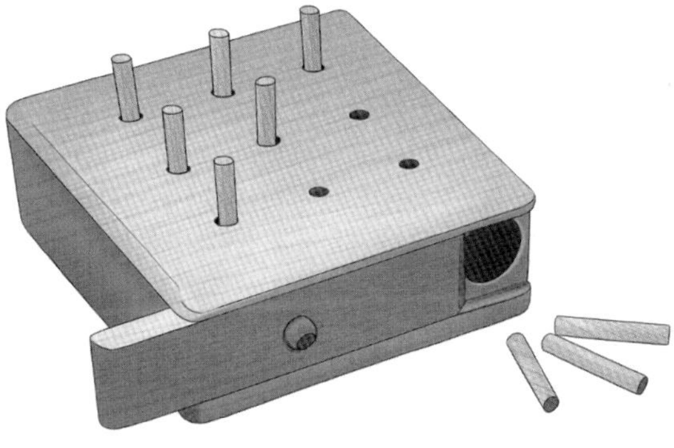

8) **클릭 검사(Click test)**

검사 대상자가 팔을 이용하여 좌우로 버튼을 누르면서 10회 반복하는 동안 그 속도를 측정하는 방법

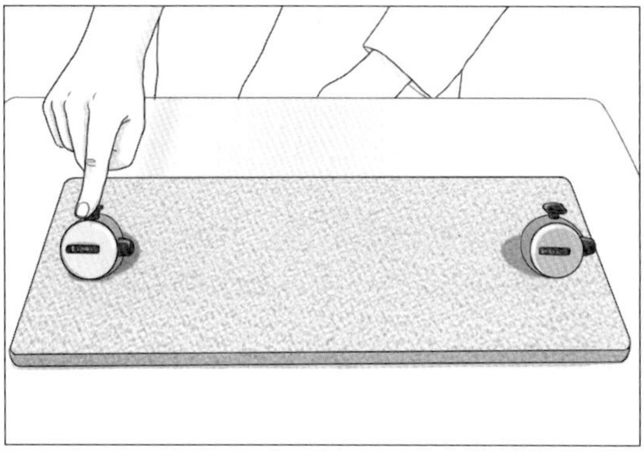

9) **국제협력실조평가척도(International cooperative ataxia rating scale; ICARS)**
   (1) 자세와 보행장애(34점), 운동기능(52점), 언어장애(8점), 눈알운동장애(6점)
   (2) 총 100점, 점수가 높을수록 실조 증상이 심함

10) **실조의 정도 및 평가에 대한 척도(Scale for the assessment and rating of ataxia; SARA)**
   (1) 실조에 대한 증상들을 통틀어 평가할 수 있는 척도
   (2) 보행, 선 자세, 앉기, 언어장애, 손가락 따라 하기, 코－손가락 검사, 손 움직임의 빠른 변화, 발뒤꿈치－정강이 미끄러짐 검사
   (3) 총 8가지 항목, 총 40점, 점수가 높을수록 실조 증상이 심함

11) **티네티의 균형 & 보행평가척도(Tinetti balance & gait assessment tool)**
   (1) 균형평가도구 : 앉기, 앉기에서 서기, 서 있는 상태에서의 균형, 눈 감고 균형, 360° 돌기 등
   (2) 보행평가도구 : 걸음, 보장, 키, 보행 비대칭, 보행 길이 등

## 3. 기구를 사용한 협조성 검사

1) 팔 협조성 검사
   (1) **핀－보드(Pin－board)법**
   보드의 구성의 핀(pin)을 왼쪽에서 오른쪽, 오른쪽에서 왼쪽으로 세워가면서 30~60초 사이에 세운 개수 계산
   (2) **Line자 법**
   요형자 안에 철형자를 끼워 넣고, 철형자의 구멍에 볼펜을 삽입하고 양자의 요철을 맞추어 돌림시키면서 쉬운 모양부터 어려운 모양으로 진행

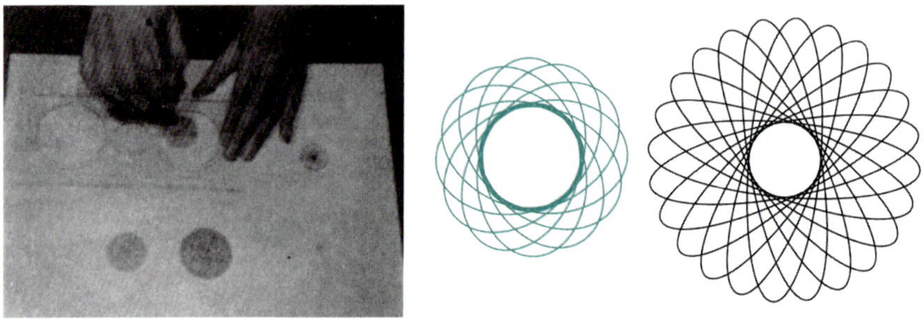

A, Line자의 사용법
철형자를 요형자 안에 끼우고, 연필을 철형자의 작은 구멍에 끼워 넣고, 요형자의 테두리 안을 톱니바퀴식으로 돌림시켜 선을 그린다.

B, 기입례

2) **다리 협조성 검사**
   (1) **무릎펴고 앉은 자세(long-sitting)**
   무릎펴고 앉은 자세(long-sitting)에서 한 발의 발뒤꿈치를 반대쪽 무릎에 붙이고 본래의 자리로 돌리는 반복 동작

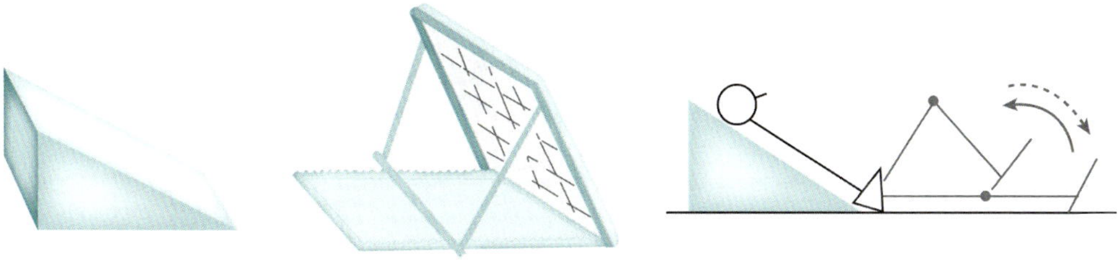

(2) **서 있는 자세(standing)**

발자국을 표시한 마루 위에 서서 발자국의 순서대로 맞추어 앞, 위, 왼쪽, 오른쪽으로 스텝을 바꾸기도 하고 몸의 방향을 바꾸는 것

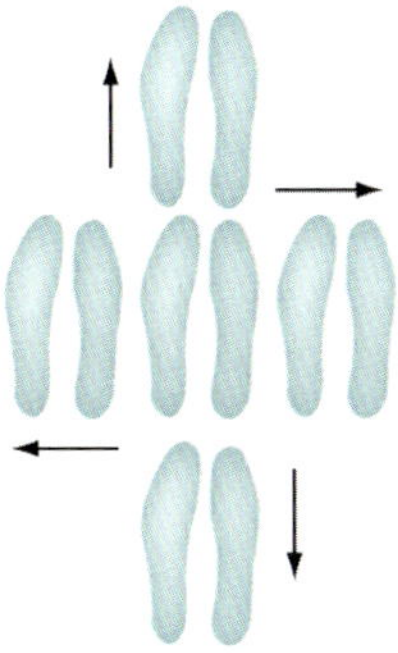

**A,** 앞뒤·좌우 이동용

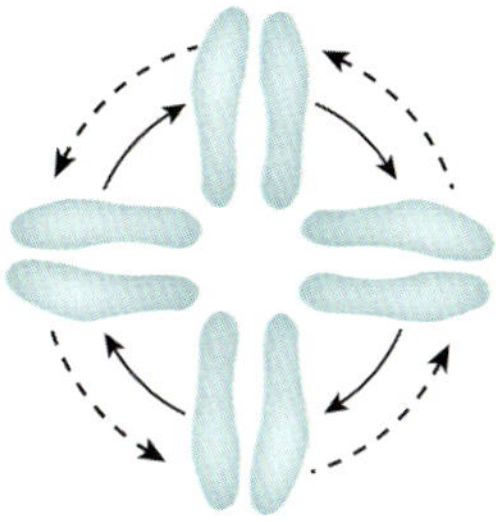

**B,** 좌우 돌림용

# 뇌질환

EXPLANATION

## 뇌졸중(Stroke)

### 1. 개요

1) 정의 : 뇌혈관의 문제로 인해 뇌에 갑작스러운 신경학적 결손을 일으키는 질환
2) 원인 : 혈관의 구조적인 문제, 고혈압, 흡연, 비만, 당뇨, 연령 등
3) 증상 : 발생 부위에 따라 다양

### 2. 신체기능과 구조의 평가(기출)

1) **한글판 미국국립보건원 뇌졸중척도(Korean version of National Institutes of Health Stroke Scale; NIHSS)**
   (1) 뇌졸중 후 초기 장애를 평가하고 장애의 정량적 측정에 가장 널리 쓰이는 도구
   (2) 총 11개 항목으로 구성, 환자 한 명당 수행시간이 평균 6.6분으로 비교적 간단하게 실시
   (3) 15점 이상 : 매우 중증 손상 / 5~14점 : 중증에서 중도 손상 / 5점 이하 : 경도 손상
2) **간이정신상태검사(Mini mental state examination)**
   (1) 짧은 시간(약 5~10분)에 인지기능 평가
   (2) 인지기능장애의 정도를 정량적으로 평가할 수 있고 반복측정을 통해 인지기능의 변화를 관찰하는 데 유용
   (3) 중등도나 심한 수준의 치매 검사엔 유용하나 간이치매를 확진하거나 치매의 유형을 구별하기에는 어려운 단점 존재
   (4) 한국판 간이정신상태검사(MMSE-K)
      ① 지남력 10점, 기억등록 3점, 기억회상 3점, 주의집중 및 계산 5점, 언어기능 7점, 이해 및 판단 2점
      ② 총점 30점으로 무학이면서 시간 지남력과 언어 항목에서 만점이 아닌 경우 1점씩 가산하고, 주의집중 및 계산 항목에서 만점이 아닌 경우 최대 2점까지 가산점을 줌(전체적으로 총 4점까지 가산점을 줌)

(5) 한국판 MMSE(K-MMSE) : 가급적 원래 문항을 유지한 것으로 조사된 점수를 그대로 합산
24점 이상 : 정상 / 20~23점 : 치매의심 / 15~19점 : 경도치매 / 14점 이하 : 중증치매

| 항목 | 내용 |
|---|---|
| 특징 | • 원안에 충실하게 번역 |
| 시간지남력 | • 년, 월, 일, 요일, 계절 |
| 장소지남력 | • 나라, 시/도, 현재 장소명, 몇 층, 무엇하는 곳<br>• 피검자의 주소는 묻지 않음 |
| 기억 등록 | • 비행기, 연필, 소나무 |
| 기억회상 | • 비행기, 연필, 소나무 |
| 주의집중과 계산 | • 100 −7, −7, −7, −7, −7<br>• 계산만 실행, 단어 거꾸로 말하기는 배제 |
| 언어 | • 이름대기(시계, 볼펜)<br>• 명령시행(종이를 뒤집고, 반으로 접은 다음, 저에게 주세요.)<br>• 따라 말하기(백문이 불여일견)<br>• 읽고 그대로 하기(눈을 감으세요)<br>• 쓰기(오늘 기분이나 오늘 날씨에 대해서 써 보십시오) |
| 시각적 구성 | • 보고 그리기(겹쳐진 오각형) |
| 이해 및 판단 | • 없음 |

3) **브룬스트롬 회복단계(Brunnstrom recovery stage)**
(1) 뇌졸중 진행과정을 근긴장도와 공동운동의 출현을 기준으로 평가하여 뇌졸중 환자의 운동기능 회복 정도를 평가
(2) 회복단계가 높을수록 운동 '회복의 정도가 좋음'을 의미

| 브룬스트롬 회복단계 | |
|---|---|
| 단계 | 기본개념 |
| Stage1 | 수의운동 없음, 이완성 |
| Stage2 | 수의운동 또는 연합운동으로서 공동운동이 약간 출현한 상태이며 관절의 움직임까지 이르지 않아도 좋음. 경직이 나타나기 시작 |
| Stage3 | 수의적인 공동운동으로서 관절의 운동이 가능한 단계로 경직은 최고도가 됨 |
| Stage4 | 공동운동 패턴이 무너지고 분리운동이 부분적으로 가능하게 된 상태로 경직은 감소하기 시작 |
| Stage5 | 분리운동이 떨림 상태로 Stage4보다 복잡한 동작의 조합이 가능하게 됨. 그러나 일부 동작에는 상당한 노력이 필요 |
| Stage6 | 분리운동이 자유롭고 빠르게 협조성을 갖고 행할 수 있는 상태이며 여러 동작은 정상 또는 정상에 가까움(다소 서투름은 허용됨). 경직은 소실되거나 거의 눈에 띄지 않음 |

| 브룬스트롬의 팔 회복단계 | |
|---|---|
| 단계 | 팔 |
| Stage1 | 수의운동 없음, 이완성 |
| Stage2 | 어깨올림, 들임, 벌림, 가쪽돌림, 폄, 팔꿉 굽힘, 엎침 또는 그 일부가 수의적으로 약간 출현 |
| Stage3 | a) Stage2에서 서술한 굽힘 공동운동이 수의적으로 가능<br>b) 어깨내림, 내밈, 모음, 안쪽돌림, 굽힘, 팔꿉 폄, 뒤침 등의 폄 공동운동이 가능 |
| Stage4 | a) 팔의 굽힘이 가능(팔꿉관절은 충분히 펴고 있어야 한다)<br>b) 팔꿉관절을 몸통에 댄 채로 90° 굽힘 위치로 하고 뒤침, 엎침이 가능<br>c) 팔을 뒤로 돌려서 손을 허리에 대는 것이 가능 |
| Stage5 | a) 팔의 굽힘에서 또 머리 위로 올림하는 것이 가능(팔꿉관절 폄 위치)<br>b) 팔의 벌림(팔꿉관절 폄 위치인 채 90°벌림)이 가능<br>c) 팔꿉관절 폄 위치인 채 아래팔의 뒤침, 엎침이 가능하고, 굽힘, 벌림 위치 어느 편으로 해도 좋으나 보통 벌림은 어려워 함 |
| Stage6 | Stage5의 분리운동을 빠르고 수월하게 협조성을 갖고 할 수 있고, 정상 또는 정상에 가까움 |

| 브룬스트롬의 손 회복단계 | |
|---|---|
| 단계 | 손 |
| Stage1 | 수의운동 없음, 이완성 |
| Stage2 | 손가락 굽힘이 수의적으로는 거의 불가능한 상태 |
| Stage3 | 대단위 잡기(mass grasp)가 가능하나 뗄 수는 없음. 손가락 폄은 수의적으로는 할 수 없으나 반사에 의한 폄은 가능할 수 있음 |
| Stage4 | 옆으로 쥐는 것이 가능하고, 엄지의 움직임으로 떼는 것도 가능. 손가락 폄은 수의적으로 약간 가능 |
| Stage5 | 손바닥 잡기(palmar prehension), 원통 쥐기, 공 쥐기가 가능(동작이 서툴지만 어느 정도 실용성이 있음). 손가락을 모두 펴는 것이 가능(그 범위는 제각각) |
| Stage6 | 모든 것을 잡는 것이 가능하게 되고 잘할 수 있음. 수의적인 손가락 폄이 전체가동범위에 걸쳐 가능하게 되고, 손가락의 분리 운동도 가능하게 됨. 비손상측보다 다소 서툴러도 좋음 |

| 브룬스트롬의 다리 회복단계 | |
|---|---|
| 단계 | 다리 |
| Stage1 | 수의운동 없음, 이완성 |
| Stage2 | 공동운동 또는 그 일부가 약간 출현(연합반응, 반사 포함) |
| Stage3 | 엉덩관절, 무릎관절, 발목관절의 굽힘과 폄 공동운동 또는 그 일부가 수의적으로 가능 |
| Stage4 | a) 앉은 자세에서 발을 바닥 위로 미끄러뜨리며 무릎관절 굽힘이 90° 이상 가능<br>b) 무릎관절 굽힘과 함께 발목관절만의 발등굽힘이 가능(앉은 자세에서 발꿈치를 바닥에 댄 채 발끝을 들어올림) |
| Stage5 | a) 선 자세에서 엉덩관절을 거의 움직이지 않고 무릎관절 굽힘이 가능<br>b) 선 자세에서 손상측 발을 앞으로 조금 내밀고 무릎관절을 펴서 들어 올림. 발목관절의 발등굽힘이 가능 |
| Stage6 | 선 자세에서 벌림이 가능. 앉은 자세에서 안쪽 및 가쪽 무릎굽힘근의 상반성 수축에 따라 아래 다리의 안쪽/가쪽돌림이 가능(안쪽번짐, 가쪽번짐을 수반) |

4) **퓨글 마이어 평가(Fugl-Meyer assessment; FMA)**
   (1) 뇌졸중 후 운동기능의 회복단계를 평가. 회복 수준을 양적으로 평가
   (2) 평가항목
      ① 운동기능 평가 : 팔운동기능 평가, 다리운동기능 평가
      ② 균형 평가 : 앉은 자세와 선 자세에서 평가
      ③ 감각 평가 : 촉각, 자세 감각 평가
      ④ ROM 평가 : 수동관절가동범위 평가
      ⑤ 통증 평가 : 수동적 ROM 평가 시 통증의 정도 측정
   (3) 총점 226점, 점수가 높을수록 환자의 상태가 회복되었음을 의미
      ① 팔운동기능 66점, 다리운동기능 34점
      ② 균형 평가 14점, 감각 평가 24점, 관절가동범위와 통증 각각 44점
5) **운동평가척도(Motor assessment scale; MAS)**
   (1) 뇌졸중 환자의 운동기능 평가
   (2) 뇌졸중 환자의 잔여 운동기능을 평가하고 시너지 패턴보다 기능적 과제 수행능력을 평가하게 되어 있어 사용빈도가 높은 편
   (3) 8가지 항목
      ① 바로누운자세에서 비손상측으로 눕기
      ② 바로누운자세에서 침대 끝에 앉기
      ③ 앉은 자세에서 균형 잡기
      ④ 앉은 자세에서 일어서기
      ⑤ 보행
      ⑥ 팔기능
      ⑦ 손 움직임
      ⑧ 정교한 손 활동
   (4) 각 항목 7점(0～6)척도, 총 48점
   점수가 높을수록 기능이 좋음을 의미하지만 만점이 반드시 정상적인 기능을 의미하지는 않음
6) **뇌졸중운동재활평가(Stroke rehabilitation assessment of movement; STREAM)**
   (1) 뇌졸중 환자의 수의적인 움직임과 운동성을 평가하기 위한 도구
   (2) 30개 항목, 총점 70점이나 이를 100점으로 환산하여 사용. 점수가 높을수록 운동성이 크다는 것을 의미
7) **뇌졸중 팔기능평가(Manual function test)**
   (1) 뇌졸중 환자의 팔기능을 평가하기 위한 도구
   (2) 팔운동(4항목), 파악(2항목), 손가락 조작(2항목)으로 구성. 하위검사 32개
   (3) 총점 32점, 점수가 높을수록 팔기능이 좋음을 의미
8) **한국판 Wolf 운동기능검사(Wolf motor function test)**
   (1) 팔의 운동능력을 시간과 기능적 과제를 통해 양적으로 측정하는 도구
   (2) 강제유도운동치료의 효과를 알아보기 위해 개발

(3) 15개의 기능적 과제와 2개의 근력을 기초로한 과제로 구성
(4) 점수가 높을수록 팔의 운동기능이 좋음을 의미

## 3. 활동과 참여의 평가

1) **수정된 Rankin 척도(Modified Rankin scale)**
(1) 뇌졸중 환자의 발병 전 활동을 참고하여 기능적 독립의 수준을 분류하기 위해 사용
(2) 단계가 높을수록 장애가 심함을 의미
① 0단계 : 증상이 전혀 없음
② 1단계 : 중요한 장애 없음
③ 2, 3, 4, 5단계 : 경도, 중등도, 심한 중등도, 중증 장애
④ 6단계 : 사망

2) **ESCROW 프로파일(ESCROW profile)**
(1) 지역공동체에서 사용할 수 있는 사회적지지 상태를 알려줌
(2) 총점 24점, 점수가 낮을수록 일상생활의 의존도가 낮음을 의미

3) **뇌졸중 환자를 위한 자세평가척도(Postural assessment scale for stroke patient; PASS)**
(1) 급성기 뇌졸중 환자의 자세조절 능력을 평가하기 위해 개발된 도구, 퓨글 마이어 평가도구 중 균형 척도를 수정하여 만든 것
(2) 심각한 자세조절장애가 있는 뇌졸중 환자에게도 적용 가능
(3) 각 항목마다 0~3점의 순서 척도, 총점 36점, 점수가 높을수록 자세조절 능력이 좋음을 의미

4) **수행목적 이동사정법(Performance oriented mobility assessment; POMA)**
(1) 노인의 균형과 보행능력을 측정하는 도구
(2) 균형검사 16점, 보행검사 12점, 총점 28점
(3) 점수가 높을수록 낙상의 위험이 낮은 것을 의미
19~24점 : 중등도의 낙상위험 / 25~28점 : 낮은 낙상위험도

5) **수정된 Emory 기능적 보행프로파일(Modified Emory functional ambulation profile; mEFAP)**
(1) 뇌졸중 환자의 보행능력을 측정하는 도구
(2) 각 항목을 할 때 소요되는 시간을 측정하고, 소요된 시간을 합한 값을 결과값으로 사용
(3) 시간이 많이 경과할수록 환자의 보행능력은 감소함을 의미

6) **수정된 Rivermead 이동성 지수(Modified Revermead mobility index)**
(1) 뇌졸중 후 보행, 균형 및 이동과 같은 기능적 활동을 평가하기 위한 도구. 침상안정 단계의 환자에서 활동적으로 움직일 수 있는 환자에게 적용 가능
(2) 총 8가지 항목, 총 40점 만점

EXPLANATION

## 파킨슨병(Parkinson's disease)

### 1. 개요

1) 정의 : 중간뇌 부위 중 흑색질부위에서 신경세포의 퇴화로 인하여 신경전달물질인 도파민 생산이 부족하여 신체 움직임에 문제를 일으키는 질환
2) 증상 : 안정 시 떨림(resting tremor), 근육의 경축(rigidity), 운동느림증(bradykinesia), 자세 불안정(postural instability)

### 2. 신체기능과 구조의 평가

1) **Hoehn과 Yahr 척도(Hoehn and Yahr scale)** (기출)
   (1) 파킨슨병에서 운동기능의 넓은 범위를 평가하는 도구
   (2) 평가 척도
      ① 1 : 기능장애가 없거나 최소한으로 가지고 있고 만약 최소한이면 편측에만 존재
      ② 2 : 신체의 양쪽 또는 신체 중심 부위에 최소한의 장애가 있는 경우로 평형감각에는 문제가 없음
      ③ 3 : 양쪽 질병 – 자세반사 손상을 가진 중등도 장애, 신체는 독립적임
      ④ 4 : 심각한 장애를 가진 손상, 서기와 걷기는 아직 가능
      ⑤ 5 : 침상과 휠체어만으로 제한됨
   (3) 점수가 높을수록 운동기능이 어려움을 의미
2) **파킨슨병에 대한 비운동성 징후 평가척도(Non-motor symptom assessment scale for Parkinson's disease)**
   (1) 낙상이 포함된 심혈관 영역, 잠/피로, 기분/인지, 지각문제/환각, 집중/기억, 위장관, 비뇨기, 성 기능 그 외 여러 종류에 대한 항목. 총 30문항
   (2) 더한 숫자가 높을수록 비운동 증상 부분에서 나쁘다는 것을 의미
3) **단일화된 파킨슨병 계측척도(Unified Parkinson's disease rating scale; UPDRS)**
   (1) 일상생활수행능력을 측정
   (2) 총 42개 항목, 각 항목별 0~4점(5단계)
   (3) 점수가 높을수록 정신, 행동, 정서, 일상생활활동, 운동검사, 합병증 등이 좋지 않다는 것을 의미

### 3. 활동과 참여의 평가

1) **Schwab과 England의 일상생활활동평가척도**
   (1) 일상생활활동에 초점을 맞추고 있고, 식사와 배변 등의 일상생활과 관련하여 10개 항목의 100% 비율로 이루어져 있으며, 자신이 어떠한 상태인지 표시하는 방법으로 측정
   (2) 비율이 높으면 일상생활이 독립적인 것에 가까움
2) **파킨슨병 질문지(Parkinson's disease questionnaire; PDQ-39)** : 파킨슨병 환자의 삶의 질을 측정
3) **결과–평가 정보세트(Outcome and assessment Information set; OASIS)**

EXPLANATION

# 치매(Dementia)

## 1. 개요

1) 정의 : 뇌의 만성 또는 진행성 질병에 의해 발생하는 증후군
2) 원인 : 질병 및 퇴행으로 인해 대뇌에 기질적인 문제가 발생
3) 증상 : 기억장애, 지남력 장애, 언어장애, 주의력 장애, 실행장애, 인식불능장애, 망상, 환각, 행동이상, 정동장애 등

## 2. 신체기능과 구조의 평가

1) **기능적 독립측정(Functional independent measure; FIM)**
   (1) 장애 환자의 결과를 표준화하여 기록하고 최소의 공통자료를 활용하는 세트로 만들기 위해 고안된 것
   (2) 13개 항목 운동(motor) + 13개 항목 인지(cognitive)로 총 18항목
   (3) 항목당 7점척도(1~7점), 총 126점, 점수가 낮을수록 완전의존을 의미
2) **임상치매평가척도(Clinical dementia rating; CDR)**
   (1) 환자의 전반적인 인지, 사회적 기능의 정도를 평가
   (2) 기억력, 지남력, 판단 및 문제해결, 사회활동, 가정생활 및 취미, 개인관리의 6가지 항목
3) **전반적 퇴화척도(Global deterioration scale; GDS)**
   (1) 치매가 의심되는 환자나 치매로 진단된 환자를 대상으로 하는 치매 환자의 임상양상 및 심각함을 평가
   (2) 총 7단계(10~20가지 질문), 단계가 낮을수록 인지장애가 없음을 의미
4) **한국판 간이정신상태검사(MMSE-K)**
5) **한국형 치매평가척도(Korean-dementia rating scale; K-DRS)**
   (1) 우리나라 치매 환자의 진단 및 측정을 위한 치매평가척도
   (2) 주의(8문항), 관리기능(11문항), 구성(6문항), 개념화(6문항), 기억(6문항), 총 36문항
   (3) 총점 144점
6) **하세가와 치매척도(Hasegawa dementia scale; HDS)**
   (1) 교육수준과 연령의 영향을 비교적 적게 받고, 언어 유창성 검사와 숫자 거꾸로 대답하기 같은 전두엽기능검사가 포함되어 있으며, 동작성 과제가 없고, 시각기능이나 운동기능 장애가 있는 노인에게 사용할 수 있음, 글자를 읽거나 쓸 필요가 없어 글을 모르는 사람들에게도 적용할 수 있는 이점이 있음
   (2) 총 9개 항목, 점수가 높을수록 비치매 의미
7) **노인기억장애검사(Elderly memory disorder scale; EMS)**
   (1) 학력이 낮은 노인에게도 검사 가능
   (2) 기억기능, 시공간 기능, 언어기능 및 개념화 능력으로 구성되어 있음

(3) 총 7가지 하위검사(노인언어학습 검사, 단순 REY 도형 검사, 이야기회상 검사, 숫자폭 검사, 시공간폭 검사, 시계그리기 검사, 단축형 K-BNT 검사)로 이루어져 있음

EXPLANATION

# 감염성뇌질환

## 1. 신체기능과 구조의 평가

1) 뇌수막 자극검사(Meningeal irritation test)

(1) 경부경직 유발검사

① 브루진스키 징후(Brudzinski's sign)

- 환자가 누운 상태에서 평가자가 강하게 목을 굽힘시켜 턱을 가슴에 붙임
- 환자가 무릎과 엉덩관절을 구부리는 반응을 나타냄
- 뇌수막 자극 증상 검사

② 케르니그 징후(Kerig's sign)

- 척수를 신장시키고 동통을 재현하기 위하여 고안된 방법임
- 환자는 진찰대 위에 똑바로 누워 양 손을 머리 뒤에서 깍지를 끼고 머리를 가슴 쪽으로 힘차게 구부리도록 함
- 이 때 환자는 목뼈, 때로는 허리나 종아리에 동통을 호소하게 됨
- 뇌막 자극증상, 신경뿌리의 손상, 또는 경질막 자극증상을 나타낼 수 있음

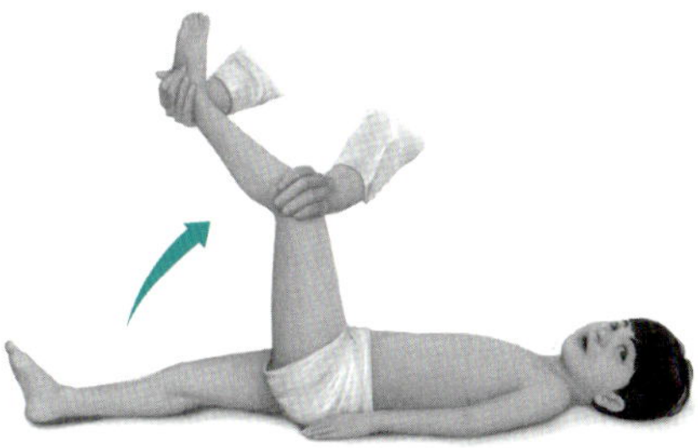

Kernig sign

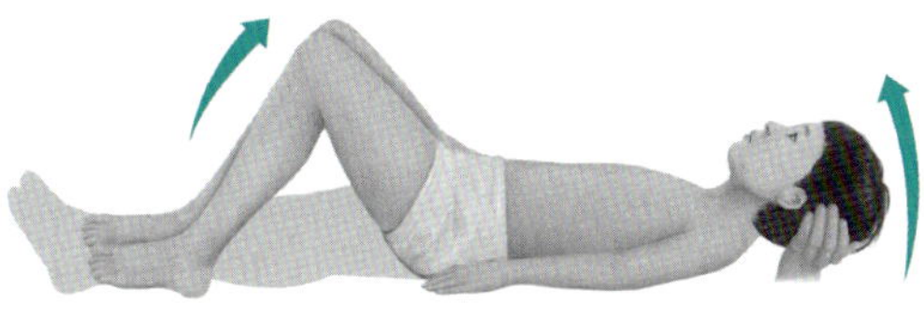

Brudzinski sign

# 외상성 뇌손상

## 1. 개요

1) 정의 : 선천성 또는 퇴행에 의한 변성이 아닌 외보의 물리적인 힘(외상)에 의해 발생하는 뇌의 손상을 의미하며, 의식이 감소되거나 소실되어 인지 또는 신체적 기능장애를 일으키는 질환
2) 증상 : 정상적인 독립된 삶을 유지할 수 없는 지적, 신체적, 행동적 장애가 나타남

## 2. 신체기능과 구조의 평가

1) **글라스고우 혼수척도(Glasgow coma scale; GCS)**
   의식수준을 기록하여 손상 정도를 구분하기 위해 사용
2) **글라스고우 결과등급척도(Glasgow outcome scale; GOS)**
   (1) 외상성 뇌손상 환자의 회복 정도를 측정할 때 사용
   (2) 1등급 : 사망 / 2등급 : 식물인간 / 3등급 : 중증장애 / 4등급 : 중도장애 / 5등급 : 양호한 회복
3) **란초로스아미고스 인지기능수준척도(Rancho Los Amigos leverl of cognitive functioning scale)**
   (1) 외상성 뇌손상 이후의 인지기능 상태와 행동 특성을 평가하는 데 사용
   (2) 특정 인지행동 결함을 평가하거나 인지기능 및 행동장애 외는 평가할 수 없는 단점 존재
   (3) 총 10단계의 세부분류

| 구분 | 수준 | 분류 | 정의 |
|---|---|---|---|
| 낮은 단계 | 1 | 무반응(no response) | • 시각, 청각, 통증 등의 자극에도 전혀 반응이 없음 |
| | 2 | 전신적 반응<br>(generalized response) | • 자극에 대한 특정하지 않거나 목적 없는 반응<br>• 통증자극에 대한 전신적 반사반응<br>• 반복적인 청각자극에 대한 지연된 반응 |
| | 3 | 국소적 반응<br>(localized response) | • 자극에 반응하지만 지속적이거나 일관되지 않는 반응<br>• 통증자극에 대한 소리나 위축을 보임<br>• 청각자극에 돌아눕거나 회피한 반응<br>• 빛자극에 눈 깜박임 |

| 구분 | 수준 | 분류 | 정의 |
|---|---|---|---|
| 중간 단계 | 4 | 혼란-흥분 (confused-agitated) | • 공격적이며 심한 흥분 반응<br>• 환경변화에 일관성이 없고 적합하지 않음 |
| | 5 | 혼란-부적절 (confused-nonagitated) | • 간단한 지시에 반응하나 많은 자극 시 산발적이거나 부적절한 반응 |
| | 6 | 혼란-적절 (confused-appropriate) | • 단순한 지시는 일관성 있게 따라하는 적절한 반응<br>• 최근 기억장애 및 짧은 기억유지 시간<br>• 시간, 장소에 대한 지남력에 일관성이 없음 |
| 높은 단계 | 7 | 자동-적절 (automatic appropriate) | • 익숙한 일상 및 습관적인 과제는 자동 로봇 같은 움직임으로 실행 가능하며 예상, 판단, 문제해결 능력은 떨어짐 |
| | 8 | 목적-적절 (purposeful appropriate) | • 일상과제에 대한 적절한 반응<br>• 새로 학습한 과제를 신체적 능력이 가능한 범위 내에서 독립적으로 수행 가능<br>• 추상적 이론, 판단에 대한 미세한 장애 |
| | 9 | 목적-적절 (purposeful appropriate) | • 일상 과제는 효율적으로 수행 가능하나 문제 예견, 수행 시 전반적 암시 필요 |
| | 10 | 목적-적절 (purposeful appropriate) | • 다양한 과제들에 적절히 반응하나 지연된 시간이 보이고 일시적 차단 필요하며 보상전략에 따라 과제 조정 |

4) **갈베스톤 지남력 및 기억력 상실검사(Galveston orientation and amnesia test; GOAT)**
   (1) 뇌손상 후에 결여된 지남력과 기억력에 대한 객관적인 평가도구
   (2) 환자의 일상생활에 관련된 10개 항목, 총 100점에서 질문 정도에 따라 최대 30점, 최소 2점의 점수를 감하는 방식
   (3) 점수가 낮을수록 심한 외상 후 기억상실증을 의미, 75점 이상이면 외상 후 기억상실증에서 회복되었음을 의미

5) **혼수회복척도(Coma recovery scale; CRS)**
   (1) 외상성 뇌손상 후 환자의 의식 여부, 즉 식물상태와 약간의 의식을 가진 상태를 구분하기 위해 사용
   (2) 환자에 따라 시각기능, 청각기능, 구강/언어기능, 의사소통, 각성 5개의 대분류, 총 25개 항목으로 나눠짐, 각 항목별 반사적 반응만 보이는 경우 0점, 능동적인 반응과 능력을 보이면 4점 부여
   (3) 글라스고우 혼수척도보다 1년 후의 치료결과에 대한 예측이 더 높음

6) **라파포트장애 평가지수(Rappaport disability rating scale; DRS)**
   (1) 장애의 정도를 사망에서 장애가 전혀 없는 완전한 회복 상태까지 다양하게 구분가능, 시간의 경과에 따라 환자의 변화를 연속적으로 측정 가능
   (2) 각성, 지각, 자조활동, 의존성, 정신·사회적응 등의 항목 당 자발적인지, 불가능한지 등에 따라 0점에서 3점 또는 5점까지 점수 부여

(3) 0점 : 장애 없음 / 1점 : 가벼운 장애 / 2~3점 : 부분적 장애 / 25~29점 : 아주 심한 식물인간 / 30점 : 사망

7) **어지럼증장애척도(Dizziness handicap inventory; DHI)**

(1) 어지럼증에 의한 일상생활장애를 자가평가식 척도로 평가

(2) 총 25문항, 3단계, 100점 척도

(3) 16~34점 : 경도 장애 / 36~52점 : 중등도 장애 / 54점 이상 : 심한 장애

8) **한국어판 활동특이적 균형자신감척도(Activities-specific balance confidence scale; ABC)**

(1) 기능적, 감정적 영역을 제외하고 일상생활에서 흔히 경험하게 되는 신체동작을 보다 구체적으로 기술하여 항목을 선정

(2) 총 16항목, 11단계 척도로 구성, 특정 신체동작을 수행할 때에 갖는 자신감을 백분율로 표현

(3) 완벽하게 수행할 수 있는 경우 100%, 전혀 수행할 자신이 없는 경우 0%, 각 단계별 차이는 10%

9) **팔닿기검사(Action research arm test; ARA)**

(1) 상지의 대동작 수행능력과 다양한 크기, 무게, 그리고 모양을 가진 여러 가지 물체를 잡고, 움직이고, 놓는 능력을 평가하는 상지기능 평가도구

(2) 4개의 하위항목으로 구성되어 있으며, 잡기 6항목과 쥐기 4항목, 집기 6항목, 대동작 3항목으로 총 19항목

(3) 4점 척도(0~3점), 총점 57점, 점수가 높을수록 어려움 없이 모든 움직임을 수행함을 의미

10) **개정된 외상점수(Revised trauma score; RTS)** : 글라스고우 혼수척도, 수축기 혈압, 호흡률에 기반하여 손상이 심각성을 측정

11) **표준화된 뇌진탕 평가(Standardized assessment of concussion; SAC)** : 표준화된 뇌진탕 평가는 미국 신경과학회에서 발표한 인지영역을 평가하는 척도

12) **개정된 섬망 등급 척도(Delirium rating scale; DRS)** : 섬망의 다양한 증상의 발현과 심각성을 평가

13) **혼동 평가도구(Confusion assessment method; CAM)** : 9개의 항목의 질문과 섬망의 발견과 진단을 위한 4개의 항목과 알고리즘으로 구성

# 외상성 척수손상

## 1. 개요

1) 정의 : 교통사고(45%), 추락사고(41%), 외상(10%)에 의해 척수가 손상되어 중추신경계와 말초신경계 사이에 신경전달이 제대로 전달되지 못해 운동, 감각 등의 마비를 초래하는 질환
2) 증상 : 목척수손상 환자 – 혈압, 맥박, 체온, 호흡수가 모두 떨어짐
목척수 또는 위 가슴척수손상 환자 – 갈비뼈 신경마비로 호흡곤란 발생
팔다리마비, 다리마비, 완전척수손상, 불완전 척수손상

## 2. 신체기능과 구조의 평가

1) **ASIA 장애척도** (기출)

| 범주 | | 설명 |
|---|---|---|
| A | 완전 손상 | S4~S5를 포함한 손상 부위 이하 모든 운동과 감각기능 상실 |
| B | 불완전 손상 | S4~S5를 포함한 손상 부위 이하 완전 운동기능 상실, 감각기능 보존 |
| C | 불완전 손상 | 감각은 정상이며 대상근육의 1/2 이상에서 운동기능이 근력 등급 3등급 이하(MMT 0, 1, 2) |
| D | 불완전 손상 | 감각은 정상이며 대상근육의 1/2 이상에서 운동기능이 근력 등급 3등급 이상(MMT 3, 4, 5) |
| E | 불완전 손상 | 감각과 운동기능 정상, 비정상 반사가 있을 수 있음 |

* 불완전 손상이란?
항문주위(S4~S5)의 감각이 남아 있거나 스스로 항문 수축이 가능한 경우를 의미하며, 감각 및 기능이 보존되어 있지 않은 경우는 완전 손상으로 분류

(1) 감각검사(Sensory test)
① 환자의 시각을 차단한 상태에서 말초신경의 피부분절(dermatome)부위를 만지거나, 뾰족한 것으로 긁거나 찔리는 자극을 주어 환자가 인식할 수 있는가를 평가
② 정상(intact), 부분 손상(impaired), 완전 손상(absent)

(2) 운동검사(Motor test)
① 환자의 시각을 차단한 상태에서 말초신경 지배 부위의 근육분절(myotome)의 근육, 관절대와 기능을 평가
② N(normal, 5), G(good, 4), F(fair, 3), P(poor, 2), T(trace, 1), O(zero, 0)

2) **척수손상 수준별 기능검사**(기출)

(1) 완전 팔다리마비(quadriplegia)의 수준별 기능검사

| 신경학적 수준 | 주요 근육 | 감각 | 운동 | 잔존기능 | 보조도구 |
|---|---|---|---|---|---|
| C1~C3 | 얼굴표정근, 상부 목 근육 | 목 이하 감각 소실 | 얼굴표정 짓기, 씹기, 삼키기, 말하기 | 대부분 사망, 완전 의존적 ADL | 호흡기, 보호자를 위한 전동침대 및 휠체어 |
| C4 | 등세모근, 목빗근, 가로막 | 어깨 이하 감각 소실 | 부분호흡, 자유로운 목 움직임, 어깨올리기 | 제한적 식사 동작 | 기움등받이 전동휠체어 |
| C5 | 위팔두갈래근, 위팔근, 어깨세모근, 가시위근, 마름근 | 어깨 아래 소실 | 어깨관절 가쪽돌림, 제한된 굽힘, 팔꿉관절 굽힘과 뒤침 | 제한적 자조활동, 미끄럼판을 이용한 침상 이동 | 식사 보조도구, 조이스틱 휠체어 |

(2) 부분 팔다리마비(tetraplegia)의 수준별 기능검사

| 신경학적 수준 | 주요 근육 | 감각 | 운동 | 잔존기능 | 보조도구 |
|---|---|---|---|---|---|
| C6 | 노쪽손목폄근, 가시아래근, 넓은 등근, 큰가슴근, 엎침근, 앞톱니근 | 팔의 외측과 1st, 2nd 이하 소실 | 어깨관절 모든 움직임, 아래팔 뒤침, 손목관절 폄 | 커프를 사용한 식사, 수동휠체어의 제한적 사용 | 손가락 보조기, 테노데시스 |
| C7 | 긴엄지폄근, 짧은 엄지폄근, 손가락폄근, 위팔세갈래근 | 팔의 외측과 1st, 2nd, 3rd 이하 소실 | 팔꿉관절 폄, 손목, 손가락 굽힘 | 식사동작, 독립적 자조 활동 | 욕조용 손잡이, 목욕의자 |
| C8~T1 | 손가락굽힘근, 자쪽손목 굽힘근, 짧은 엄지 굽힘근, 긴엄지굽힘근, 손바깥근 | 팔 안쪽 이하 소실 | 모든 팔 동작, 손가락 굽힘 | 모든 독립적인 자조 활동 | 목욕시설, 부엌 개조 |

(3) 다리마비(paraplegia)의 수준별 기능검사

| 신경학적 수준 | 주요 근육 | 감각 | 운동 | 잔존기능 | 보조도구 |
|---|---|---|---|---|---|
| T4~T6 | 위쪽 갈비사이근 | 젖꼭지 이하 소실 | 팔 및 상부 몸통 조절 | 모든 일상생활활동, 휠체어 스포츠 가능 | 경사대, 척추 보조기 |
| T9~T12 | 아래쪽 갈비사이근 | 배꼽 이하 소실 | 팔 및 몸통 조절 | 보조기를 사용한 실내 보행 | 목발, KAFO, 수동휠체어 |
| L1~L4 | 엉덩허리근, 두덩정강근, 허리네모근, 넙다리곧은근, 엉덩관절 모음근 | 넙다리 이하 소실 | 엉덩관절 굽힘과 모음, 제한적 무릎관절 폄 | long leg brace를 이용한 실내 보행 | 목발, LLB(Long leg brace), KAFO, 수동휠체어 |
| L4~L5 | 허리뒤근, 긴발가락 폄근, 안쪽넙다리뒤근, 넙다리네갈래근, 앞정강근 | 무릎 이하 소실 | 엉덩관절 굽힘, 제한적 무릎관절 굽힘과 폄 | short leg brace를 이용한 목발 보행 | 목발, 지팡이, SLB(short leg brace) |
| S1 이하 | 큰볼기근, 가자미근, 장딴지근, 발가락폄근 | 발가쪽 이하 소실 | 엉덩관절과 무릎관절의 움직임 | short leg brace 착용 실내외 보행 | 지팡이, SLB, AFO |

## 3. 활동과 참여의 평가(기출)

1) **기능적 독립측정(Functional independence measure; FIM)**
   (1) 만성 질환자의 일상생활 자립 정도를 알아보기 위한 평가도구
   (2) 4개의 신체영역과 2개의 인지영역으로 구성, 총 18개 항목
   (3) 완전독립, 부분독립, 감독, 최소보조, 중등도 보조, 최대보조, 완전의존으로 평가
   (4) 7점 척도, 최대 126점, 최소 18점, 점수가 낮을수록 완전 의존 의미
2) **수정된 바델지수(Modified barthel index; MBI)**
   (1) 개인위생, 목욕하기, 먹기, 화장실 사용, 옷 입고 벗기, 대변조절, 소변조절, 보행, 의자침대 이동하기의 10가지 영역
   (2) 완전독립, 최소보조, 중등도보조, 최대보조, 완전의존으로 평가
   (3) 5점 척도, 최대 100점
3) **일상생활활동지수(Katz index)**
   (1) 목욕하기, 옷 입고 벗기, 용변 처리, 이동, 대소변 조절, 식사하기의 6가지 영역
   (2) 독립적 수행, 보조받아 수행, 수행 불능으로 평가, 3점 척도
   (3) A, B, C, D, E, F, G 등급으로 구분
4) **Franchay 일상생활활동지수(Franchay activity index)** : 외상성 척수손상 또는 뇌졸중 후 환자의 생활 패턴이 어떻게 변화되었는지 삶의 질 평가
5) **척수손상 독립측정도구(Spinal cord independence measure; SCIM Ⅲ)**
   (1) FIM의 단점을 보완한 척수손상 환자의 일상생활의 독립을 알아보기 위한 측정도구
   (2) 다른 신경학적 질환에 비해 호흡 및 조임근 조절 부분이 척수손상 질환에 맞게 최적화
   (3) 자조활동(20점), 호흡과 조임근 조절(40점), 이동성(40점)으로 구성
   (4) 총 100점, 점수가 높을수록 일상생활의 독립성이 높은 것
6) **상지운동기능검사(Action research arm test; ARAT)**
   (1) 불완전 팔다리마비 환자에서 움켜쥐기, 쥐기, 집기, 전체 움직임의 4단계 평가
   (2) 총 20점, 점수가 높을수록 손의 독립성이 높음을 의미
7) **상자와 블록검사(Box& block test; BBT)**
   인지기능이 낮거나 손의 기능제한, 주의력 및 집중력이 부족한 사람, 서 있기 어려운 사람의 손의 기능 및 협응능력, 대동작 조작 능력을 검사하는 검사도구
8) **상지기능검사도구(Capabilities of upper extremity functioning instrument; CUE)**
   (1) 척수손상 환자의 팔기능 평가로 초기 환자의 평가에 사용
   (2) 오른팔과 왼팔을 각각 15가지 평가항목에 따라 평가
   (3) 7단계로 측정, 최대 224점, 최소 32점, 점수가 높을수록 팔의 기능이 좋음을 의미
9) **10m 보행검사(10meter walk test for spinal cord injury)**
   (1) 환자의 보행 속도를 측정하여 보행능력을 평가
   (2) 전 측정 시간보다 단축되면 보행능력의 상승, 길어지면 나빠지는 것을 의미

10) **외상성 척수손상 환자의 보행능력 평가지수(Walking index for spinal cord injury; WISCI Ⅱ)**

(1) 환자가 보행이 가능할 때 보조자의 도움 유무, 보행 보조기(워커, 목발, 지팡이)의 착용 및 활용 여부 등의 변수로 평가

(2) 0~20단계의 평가항목으로 구성하여 보행능력 평가

(3) 20단계에 가까울수록 보행이 좋고 독립적임을 의미

11) **휠체어 기술검사(Wheelchair skills test 4.1, WST4.1-spinal cord injury)**

(1) 환자의 휠체어 기능의 정도와 훈련의 목표 설정을 위하여 효과적인 휠체어 기술을 습득하기 위한 검사

(2) 총 32 항목, 점수가 100에 가까울수록 독립적인 휠체어의 조작과 이동이 가능함을 나타냄

12) **욕창의 진행 단계 평가**

(1) 환자의 욕창 상태와 정도 평가

(2) 진행 단계

① 1단계 : 피부의 홍반

② 2단계 : 표피와 진피의 손상

③ 3단계 : 피부밑 조직의 손상

④ 4단계 : 근육조직의 손상

13) **Braden 척도**

(1) 감각, 습기, 활동성, 이동성, 영양, 마찰력 등 6개의 항목, 총점 23점

(2) 최고위험군(9점 이하), 고위험군(10~12점), 중등도 위험군(13~14점), 저위험군(15~18점)으로 구분

14) **욕창치유척도(Pressure ulcer scale for healing; PUSH Tool 3.0)**

(1) 욕창 치유 진행 상태를 전반적으로 평가

(2) 욕창의 면적, 삼출물, 궤양의 유형을 측정하여 각 항목별로 점수 부여

# 비외상성 척수손상

EXPLANATION

## 척수매독(Tabes dorsalis) (기출)

### 1. 개요

1) 정의 : 감각신경 질환으로 척수 뒤섬유기둥과 척수 뒤신경뿌리가 진행성으로 위축되는 질환
2) 증상 : 다리의 전격적인 동통, 협조운동 불능, 감각장애, 척수매독 보행, 힘줄반사 소실, 눈의 반사 기능 이상, 뼈나 관절의 영양장애, 요실금 및 오줌 체류, 성기능 저하, 치매 등

### 2. 신체기능과 구조의 평가

1) **시각상사척도(Visual analog scale)**
   환자의 전격통증 및 통증의 정도를 알아보는 평가방법, 질병이나 치료가 진행되는 동안 통증의 회복 정도를 확인하는 데 사용
2) **시력검사**
   (1) 시력은 척수매독 환자에서 손상받기 쉬운 감각으로 시각 기능의 손상 여부를 판단하기 위하여 사용
   (2) 스넬렌 시표나 란돌트 고리를 사용
3) **시야검사**
   (1) 시야 : 한 점을 주시할 때 그 눈이 볼 수 있는 외계의 범위를 뜻함
   (2) 원형의 시표를 사용하며 대면검사, 주변시야 및 중심시야 측정, 자동시야계측정 등이 있음
4) **빛반사검사**
   (1) 빛에 대한 민감도 검사, 빛을 비추면 동공이 작아지는 것을 평가
   (2) 직접 빛반사, 간접 빛반사 모두 소실이면 눈돌림 신경손상을 뜻함, 하나만 손상인 경우 각막이나 망막 손상을 의심
5) **근접반사검사**
   (1) 근거리를 조절할 때 망막에 상을 정확하게 맺게 하기 위하여 조절, 동공수축을 평가함
   (2) 아가일로버트슨 동공에서 빛반사는 저하되어 있으나 근접반사 시 동공이 수축한 상태는 정상

6) **운동검사**

(1) 관절가동범위검사

(2) 근력검사

(3) 근긴장도 평가 : 아래운동신경세포 손상 – 근긴장 저하, 위운동신경세포 손상 – 경직, 경축

7) **협응검사**

(1) 팔 협응 검사 : 손가락–검사자–손가락 검사, 손가락–코 검사

(2) 다리 협응 검사 : 발뒤꿈치–정강이 검사, 발–치료사–손가락 검사

8) **평형검사**

롬베르그 검사, 일직선 롬베르그 검사

9) **보행검사**

일자보행(tandem gait)검사를 통해 평가

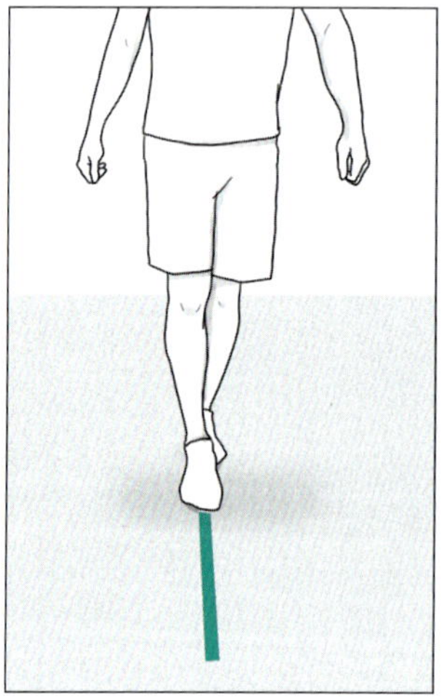

일직선 보행검사(Tandem gait test)

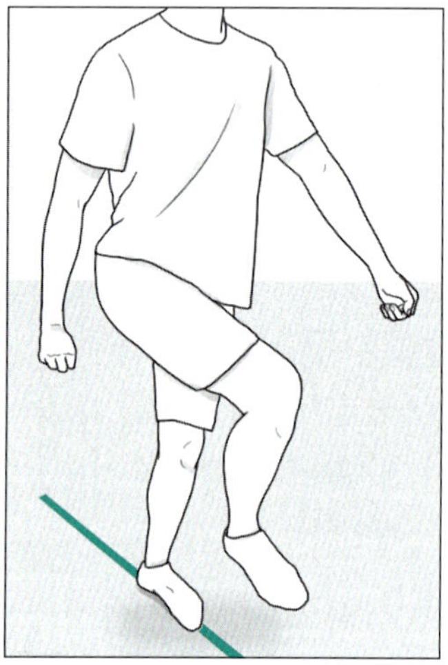

척수매독 보행

10) **감각검사**

(1) 피부검사 : 가벼운 촉각, 차가운 감각, 뜨거운 감각, 통각 등

(2) 진동감각 : 소리굽쇠, 모노필라멘트 등 이용

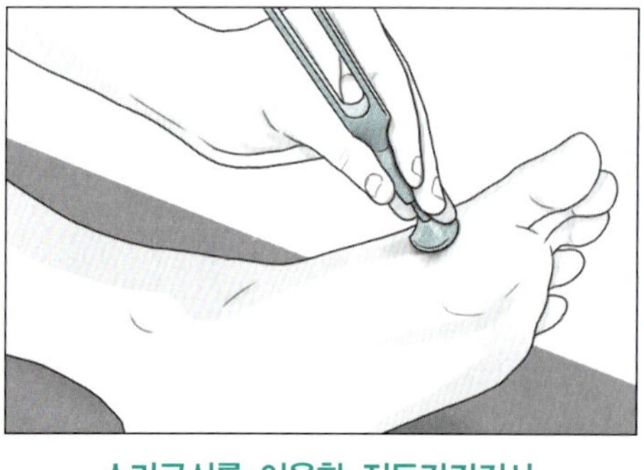

소리굽쇠를 이용한 진동감각검사

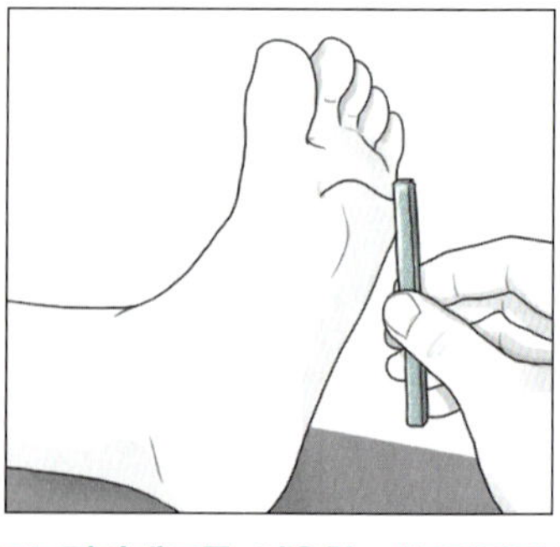

모노필라멘트를 이용한 피부감각검사

EXPLANATION

# 척수물구멍증(Syringomyelia)

## 1. 개요

1) 정의 : 선천적 또는 후천적으로 척수 내부에 뇌척수액 또는 세포바깥액으로 이루어진 공동(cyst)이 형성되어 척수신경을 손상시키는 질환
2) 원인 : 뇌척수액의 흐름을 제한하는 소뇌의 일부가 척추강 쪽으로 돌출된 척수지주막염, 척추옆굽음증, 척수종양, 척추갈림증, 척수손상 환자 등
3) 증상 : 통증, 이상 감각, 감각 소실(해리성 감각소실) 등

## 2. 신체기능과 구조의 평가

1) **시각상사척도(Visual analog scale)**
환자의 전격 통증, 성 통증 및 기타 통증의 정도를 알아보는 평가방법으로 질병이나 치료가 진행되는 동안 통증의 회복 정도를 확인하는 데 사용
2) **눈떨림검사**
(1) 속귀신경검사 일종
(2) 자발 눈떨림검사 : 피검자가 움직이지 않는 상태에서 눈알진탕 측정, 대상자의 왼쪽 병변이면 오른쪽으로 향하는 눈떨림을 검사
(3) 주시 눈떨림검사 : 피검자가 정면, 왼쪽, 오른쪽, 위, 아래의 방향을 30~60초 정도 시각을 주시하며 눈떨림을 검사
(4) 머리흔듦 뒤 눈떨림검사 : 머리 위치를 오른쪽, 왼쪽으로 천천히 움직이면서 눈떨림 검사
(5) 진동 눈떨림검사 : 피검자의 이마나 귀 뒤를 초당 60~100회 정도 진동기로 자극해 눈떨림 검사

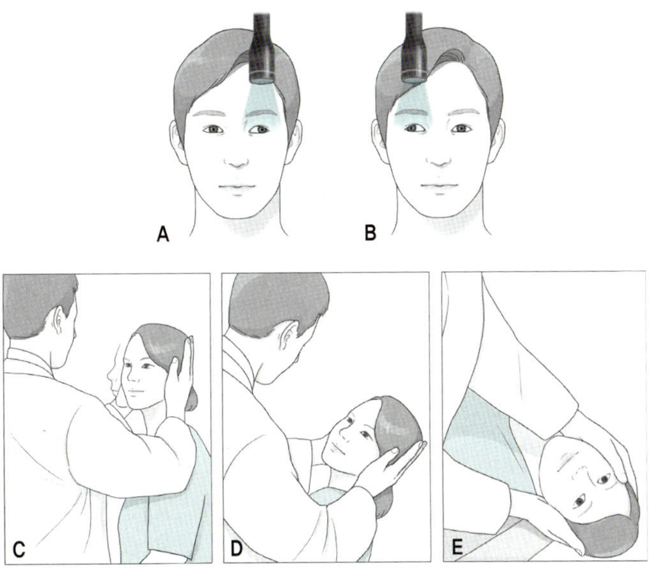


A, B, 주시 눈떨림검사, C~E, 머리흔듦 눈떨림검사

3) **얼굴마비검사**

(1) 삼차신경과 안면신경의 이상 유무 평가

(2) 얼굴의 감각과 혀 2/3의 감각, 씹기 근육의 움직임으로 평가

4) **삼킴과 말하기 검사**

(1) 혀인두신경과 미주신경의 이상 유무 평가

(2) 목젖, 물렁입천장, 구역질반사, 발음 등으로 평가

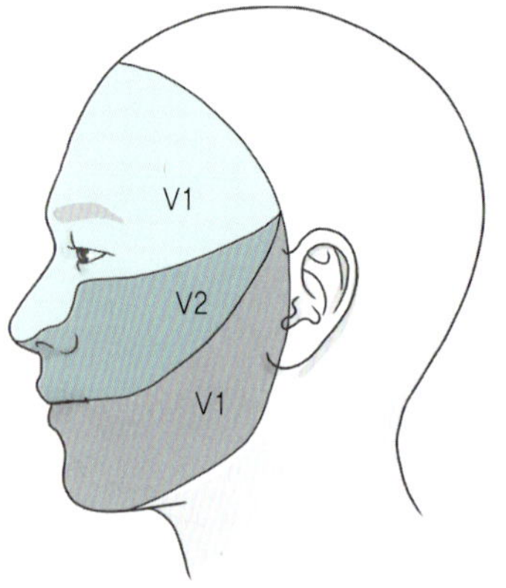


얼굴마비검사
V1, 눈분지, V2, 위턱분지, V3, 아래턱분지

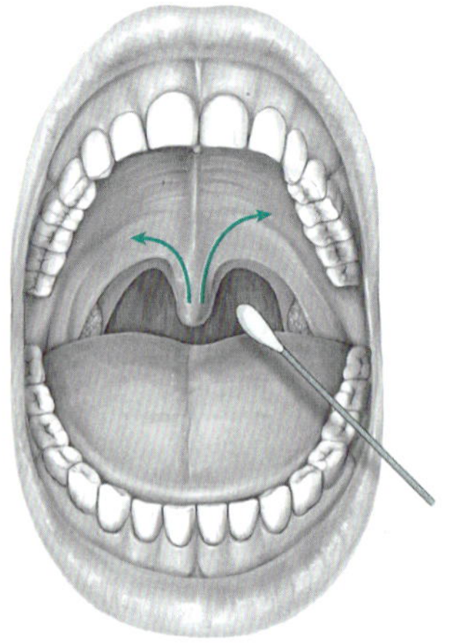

구역질반사

5) **운동검사**

관절가동범위검사, 근력검사, 근긴장도 평가

6) **자율신경계검사**

(1) 상부 등척수가 손상되어 척수의 가쪽뿔 손상으로 자율신경계 이상 발생

(2) 호너증후군(Hormer syndrome) : 동공수축, 눈꺼풀처짐, 눈알함몰, 얼굴의 땀없음증

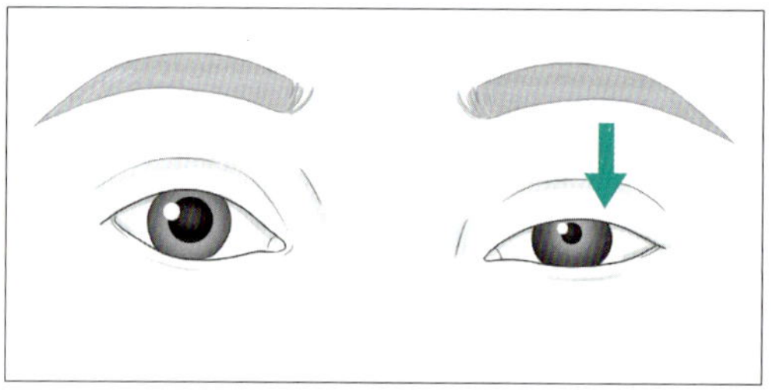

호너증후군

7) **감각검사**

(1) 환자가 피부를 통하여 느끼는 감각을 측정하는 것

(2) 얕은감각검사, 깊은감각검사 모두 손에서 팔 그리고 다리로 검사 시행

(3) 통각과 온각은 손상되지만 다른 감각은 남아있는 해리성 감각장애를 나타냄

EXPLANATION

## 진행성 근위축증(Progressive muscle atophy)

### 1. 개요

1) 정의 : 척수 앞뿔세포의 변성에 의한 전형적인 아래운동신경세포 병변으로 진행성 질환
2) 원인 : 불분명, 정신적인 스트레스가 선행요인으로 작용하기도 함
3) 증상 : 손의 작은 근육들에 대한 위축과 약화, 점차 갈퀴손 변형과 함께 다리에서도 근위축이 일어남, 깊은힘줄반사는 저하되거나 소실, 감각이나 지각에는 이상이 없음, 호흡장애, 생명 위험

### 2. 신체기능과 구조의 평가

1) **뇌신경검사**
   (1) 혀의 미각손상을 알아보기 위해 얼굴신경검사와 혀인두신경, 더부신경검사를 시행
   (2) 얼굴신경검사 : 얼굴의 표정근과 혀 2/3의 미각의 이상을 알아보기 위함
   (3) 각막반사 : 면봉 등을 이용하여 눈의 각막을 검사하는 방법, 삼차신경과 얼굴신경의 이상을 검사
   (4) 혀인두신경검사 : 혀 뒤쪽 1/3의 미각과 목젖 물렁입천장의 기능이상 여부 평가
2) **운동검사**
   관절가동범위검사, 근력검사, 근긴장도 평가
3) **반사검사**
   (1) 척수 분절의 손상을 알아보기 위한 검사 방법
   (2) 초기에 위팔 및 손에 변성을 일으키므로 팔을 우선적으로 검사
4) **폐기능검사**
   (1) 시간에 따라 들이마시고 내쉬는 공기 부피(volume)와 유량(flow, 흐름)을 측정
   (2) 폐환기능검사 : 폐쇄성 및 제한성 환기장애 여부 및 정도를 확인하기 위한 목적으로 이용

EXPLANATION

## 근위축성 가쪽경화증(Amyotrophic lateral sclerosis)

### 1. 개요

1) 정의 : 위운동신경세포와 아래운동신경세포가 동시에 침범을 당하는 진행성 근위축증의 한 유형으로 초기 경직성 마비가 수의근육에 나타나며 이후 근육 위축과 침범지배 근육들의 이완성 마비현상을 나타내는 질환
2) 증상
   (1) 아래운동신경세포 병변 – 근육쇠약, 근육위축, 복부피부반사의 소실 등
   (2) 위운동신경세포 병변 – 깊은힘줄반사 항진, 바빈스키 징후 및 호프만 징후의 양성, 간대성경련 등
   (3) 감각신경, 자율신경 등은 거의 침범되지 않으므로 감각이상 또는 자율신경장애는 거의 나타나지 않음

## 2. 신체기능과 구조의 평가

1) **뇌신경검사**
   (1) 얼굴신경검사 : 얼굴의 표정근과 혀 앞쪽으로부터 2/3 미각검사를 실시
   (2) 각만반사검사 : 삼차신경과 얼굴신경의 비정상을 알기 위해 실기
   (3) 혀인두신경검사 : 혀 뒤쪽 1/3의 미각과 목젖 물렁입천장의 기능검사 실시
2) **근력검사** : 맨손근력검사를 통해 측정
3) **반사검사** : 깊은힘줄과 얕은힘줄검사를 모두 척수 분절에 따른 검사 실시
4) **병적반사검사**
   (1) 호프만 징후(Hoffmann's sign)
   (2) 바빈스키 징후(Babinski's sign)
   (3) 발목 간대성 경련(Ankle clonus)
5) **폐기능검사**

## 3. 활동과 참여의 평가

**한국판 근위축성 가쪽경화증 기능평가척도(K-ALSFRS-R)**

1) 일상생활 수행에 필요한 신체기능을 평가
2) 총 48점, 점수가 낮을수록 침상생활을 의미
3) 4단계, 단계가 높을수록 침상생활을 의미

EXPLANATION

# 소아마비후증후군(Post-polio syndrome)

## 1. 개요

1) 정의 : 소아마비 바이러스에 걸렸다가 회복된 후에 발생할 수 있는 합병증
2) 증상 : 근육의 약화, 전신적 피로, 근육과 관절의 동통, 열과 한랭의 내성 감소, 호흡곤란, 수면장애, 연하곤란, 척추옆굽음증과 같은 골격계의 변형 등의 증상 경험

## 2. 신체기능과 구조의 평가

1) **뇌신경검사**
   (1) 제 3, 4, 6뇌신경 검사
      ① 눈과 눈의 움직임에 관한 검사
      ② 동공수축, 눈꺼풀처짐, 빛반사와 눈의 바깥 운동검사를 실시
   (2) 삼차신경검사 : 씹기근의 위축과 각막반사의 소실 유무를 평가
   (3) 얼굴신경검사 : 얼굴 표정근의 위축과 미각 및 각막반사 소실 유무 확인

(4) 속귀신경검사

① 린네검사(Rinne test) : 512~1024Hz의 음차를 사용하여 뼈전도검사(꼭지돌기)와 공기전도검사(바깥귀)를 비교하여 청력을 검사

② 웨버검사(Weber test) : 진동시킨 음차를 머리 위에 대었을 때 양쪽 귀에서 동등하게 소리가 들려야 함

③ 온수눈떨림검사(Caloric test) : 정상 귀에 온수를 주입하면 회전눈떨림이 귀와 같은 쪽 방향으로 일어나고, 냉수 주입 시에는 반대쪽에 눈 떨림이 일어남

④ 지시검사(Past pointing test) : 앞으로 나란히 자세에서 양손의 검지로 검사자의 손가락을 가리키다가 눈을 감고 만세 자세에서 앞으로 나란히 자세로 돌아오는 검사로 손상 시 손상측으로 팔이 편위됨

(5) 혀인두신경과 미주신경 : 목젖과 물렁입천장의 움직임과 발음 상태를 관찰하여 이상 유무 평가, 혀 뒤쪽 1/3의 미각과 구역질반사 소실을 평가

(6) 혀밑신경 : 혀의 위축, 세동 등의 움직임을 관찰하여 이상 유무를 평가하고 발음을 주의 깊게 확인

2) **운동검사**

(1) 관절가동범위검사, 근력검사, 근긴장도 평가

(2) 비보 징후(Beevor's sign) : 배곧은근과 척추주위근의 신경분절의 손상 검사, 양손을 깍지 끼고 몸통을 굽힘하는 동안 배꼽의 움직임을 관찰

3) **폐기능검사**

4) **수면검사**

# 말초신경손상

## 1. 개요

1) 말초신경병증 : 말초신경을 침범하는 질병이나 말초신경의 손상을 총칭
2) 말초신경병성 통증 : 손상에 의해 나타나는 통증, 통증의 평가는 주관적 평가, 객관적 평가, 심리적 평가가 있음
3) 증상
   (1) 말초신경손상은 정도에 따라 곧 회복되는 경우도 있지만 신경이 변성을 일으켜 재생될 때까지는 그 신경이 지배하는 근육의 마비는 지속됨
   (2) 감각신경의 증상은 신경이 끊어지거나 압박되어 그 전달기능이 없어지면 피부의 감각이 없어짐
   (3) 운동신경의 손상으로 인하여 지배근육의 근위축이 나타나며, 자율신경의 증상으로 피부는 얇아지고 땀이 나지 않아 전기저항이 높아짐
   (4) 힘줄반사 소실

## 2. 말초신경손상 통증검사

1) **얼굴통증등급(Faces pain rating scale; FPRS)**
   (1) 환자가 자신이 느끼는 통증을 해당하는 그림에 표시하는 방법
   (2) 통증관리는 치료 전, 치료 중, 치료 후에 통증 감지 정도를 비교하고 통증변화지수를 백분율로 계산하여 통증 감소 정도를 평가
   (3) 점수가 낮아지면 적절한 치료가 되었다고 판단

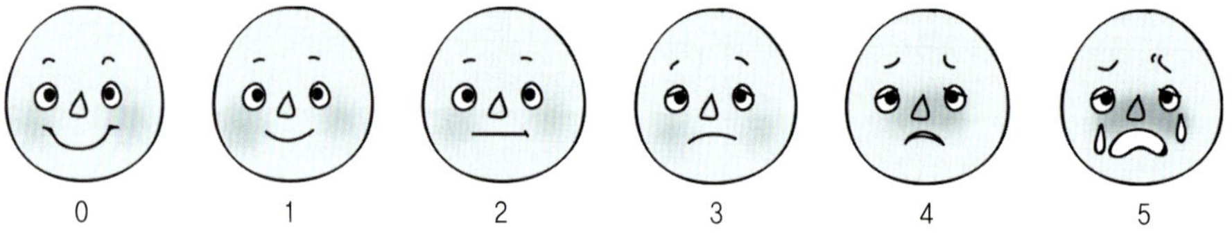


**얼굴통증등급**

**0,** 통증이 없음으로 아주 행복하다. **1,** 약간의 통증이 있다. **2,** 약간 심한 통증이 있다. **3,** 통증이 상당히 심하다. **4,** 통증이 너무 심하다. **5,** 통증이 너무 심하여 참을 수 없다.

2) **시각상사척도(Visual analogue scale; VAS)**

(1) 환자가 느끼는 통증의 강도를 직선상에 표시

(2) 1～10점까지의 통증을 경도(1～4점), 중등도(5～6점), 중증(7～10점)으로 구분

0 10

통증 없음 매우 심한 통증

시각상사척도

3) **숫자척도(Numerical scale)**

(1) 환자가 느끼는 통증의 정도를 숫자로 표현

(2) 0～100까지의 숫자 중에서 평균통증 강도를 선택하여 기록

0 10 20 30 40 50 60 70 80 90 100

통증 없음 매우 심한 통증

숫자척도

4) **언어비율척도(Verbal rating scale; VRS)**

(1) 환자가 자신의 통증 강도를 표현

(2) 현재 나타나는 통증에 대하여 언어적으로 표현

□ 없다 □ 약간 □ 중간 □ 심한 □ 매우 심한

언어비율척도

5) **간이통증조사지(Brief pain inventory; BPI)**

(1) 통증의 병력, 강도, 위치와 질에 대한 정보를 제공하는 간단하고 쉽게 쓸 수 있는 도구

(2) 숫자평가척도(1～10까지의 범위)와 기능, 기분, 생활의 즐거움 등에 지장을 주는 정도를 나타내는 척도로 구성

(3) 통증강도 : 경도(1～4), 중등도(5～6), 중증(7～10)

6) **단편 맥길 통증설문지(Short form McGill pain questionnaire; SF-MPQ)**

감각구분영역, 동기유발감정영역, 인식평가영역에 따라 통증에 관한 어휘를 제시하고 환자가 느끼고 있는 통증에 대해 적절한 어휘를 선택하도록 하여 통증의 강도를 서열척도화함으로써 통증을 평가하는 방법으로 사용

7) **UAB 통증행동척도(The UAB pain behavior scale)**

(1) 언어호소, 비언어호소, 누워있는 시간, 얼굴표정, 서 있는 자세, 동작, 신체언어, 의료보조기구 사용, 자세변화, 투약 정도로 구성된 10가지 항목

(2) 0, 0.5, 1점의 세 가지 척도로 점수를 줌, 최저 0점, 최고 10점으로 통증의 정도를 평가하는 방법

## 3. 말초신경손상 검사

1) **근전도검사(Electromyography test; EMG)**
   (1) 말초신경과 근골격근에서 형성되는 미세한 전기현상을 감지한 후 이를 기록하고 관찰, 분석하여 병변을 찾아내는 전기진단법
   (2) 신경전도검사(nerve conduction study; NCS) : 말초신경에 전기적 자극을 가하여 유발되는 복합전위를 응용해 신경기능을 평가
   (3) 반복신경자극검사(repetitive nerve stimulation; RNS) : 운동신경을 반복적으로 자극하여 이에 따른 복합근 활동전위의 진폭 감소 정도를 평가
   (4) 침근전도검사(needle EMG) : 근육에 바늘을 찔러 근육섬유로부터 나오는 전기적 활동을 평가
2) **신경전도검사(Nerve conduction study; NCS)**
   (1) 말초신경의 한 부위에 전기자극을 가했을 때 발생되어 전이되는 활동전위를 신경 또는 근육의 일정 부위에서 기록하여 신경전달 경로상의 이상 유무를 변별하는 검사
   (2) 활동전위의 잠복기, 진폭, 전도속도, 지속 시간, 모양 및 면적 등을 측정하여 정상치와 비교·평가
   (3) 운동신경, 감각신경, 혼합신경전도검사

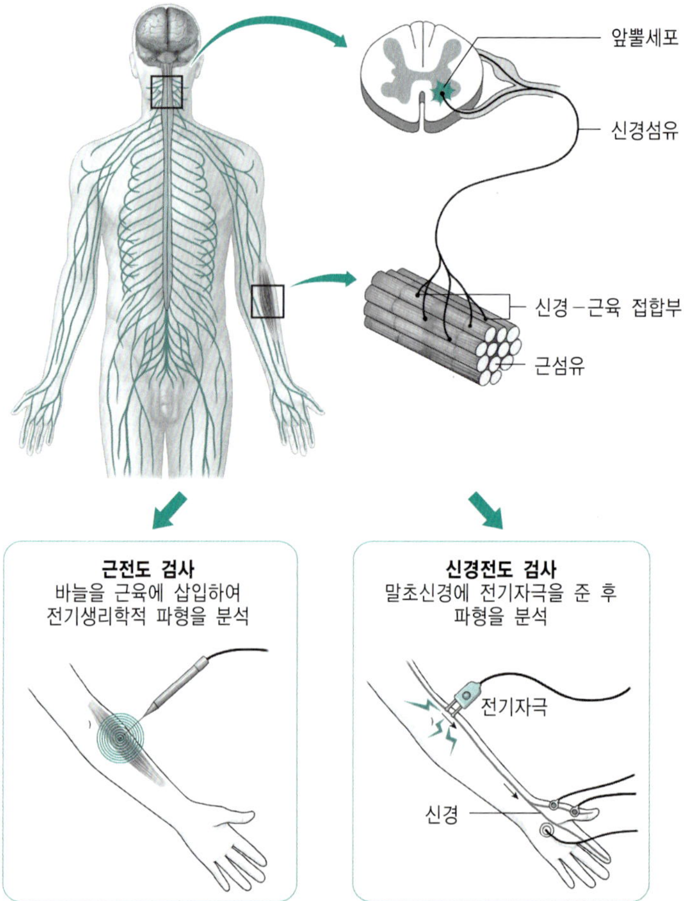


근전도/신경전도 검사의 개요

3) **운동신경전도검사(Motor nerve conduction study; MNCS)**
말초신경의 몸쪽 부위에 최대상 자극을 준 후 그 신경이 지배하는 먼쪽 근육에서 발생하는 복합근육활동전위를 기록한 다음 잠복기, 진폭, 전도속도, 지속시간, 모양 및 면적 등을 측정하여 정상치와 비교하여 평가

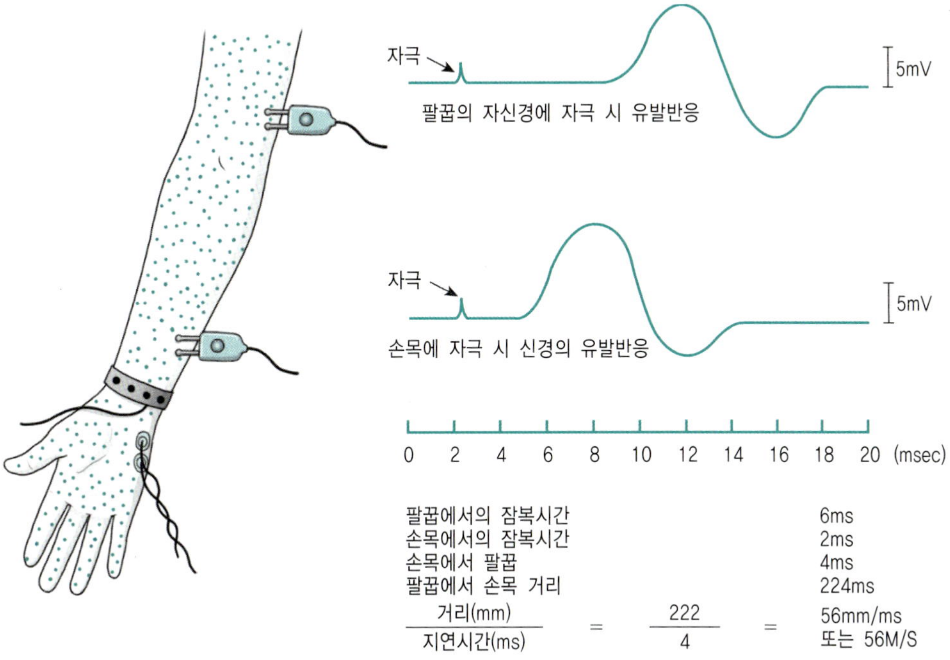


운동신경속도검사(자신경)

4) **감각신경전도검사(Sensory nerve conduction study; SNCS)**
   (1) 정방향 자극과 역방향 자극으로 검사
   (2) 정방향 자극 : 말초신경의 먼쪽을 자극한 후 몸쪽에서 복합신경활동전위를 기록하는 것
   (3) 역방향 자극 : 몸쪽을 자극한 후 먼쪽에서 복합신경활동전위를 기록하는 것
   (4) 팔의 정중신경, 자신경, 다리에서는 얕은종아리신경, 장딴지신경을 측정

5) **혼합신경전도검사(Mixed nerve conduction study; MNCS)**
   (1) 감각신경은 대부분 운동신경과 혼합하여 주행
   (2) 팔의 정중신경, 자신경에 적용

6) **신경자극검사(Nerve stimulation test)**
신경변성이 진행되고 있는지 또는 회복되고 있는지 예상 가능

7) **피부저항검사(Skin resistance test)**
   (1) 자율신경손상 여부를 알 수 있음
   (2) 자율신경손상으로 피부에 땀이 없으면 피부저항이 커서 전류를 통전할 때 통전이 잘 되지 않음
   (3) 피부저항의 측정을 통해 신경손상과 회복상태를 알 수 있음

8) **티넬 징후(Tinel's sign)**
   (1) 진단용 고무망치나 손가락으로 손상된 신경의 분지 부위를 타진하였을 때 팔다리의 먼쪽에서 찌르는 듯한 통증을 느끼는 검사
   (2) 신경 내의 신경종(neuroma)을 압박하여 압통을 유발하는 검사

9) **땀남검사(Sweat test)**
   (1) 피부의 자율신경 중 교감신경의 기능이 얼마나 남아있는지 알 수 있는 검사
   (2) 자율신경대(autonomous zone)에 땀남이 있으면 교감신경 기능이 남아있어 완전절단이 아님을 알 수 있음
   (3) 돋보기로 땀샘에서 나온 땀으로 땀남 현상을 확인, 요오드 전분검사, 닌히드린 검사

10) **주름검사(Wrinkle test)**
   (1) 자율신경의 검사, 땀검사와 비슷한 의미
   (2) 땀남이 되면 피부에 주름이 생기는 것은 정상적인 자율신경의 반응
   (3) 신경손상으로 마비나 회복이 되지 않은 경우 : 피부의 이양성 변화로 땀남이 되지 않아 피부에 주름이 생기지 않음

11) **기타**
   2점 식별검사, 접촉검사, 바늘 찌르기검사 등

12) **말초신경 기능검사**

| 신경 | 비골신경 (peroneal nerve) | 경골신경 (tibial nerve) | 요골신경 (radial nerve) | 척골신경 (ulnar nerve) | 정중신경 (median nerve) |
|---|---|---|---|---|---|
| 운동 | 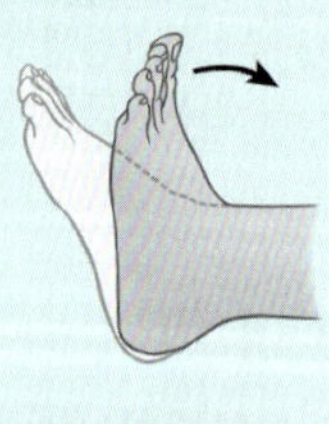 발목을 배굴시킨다. | 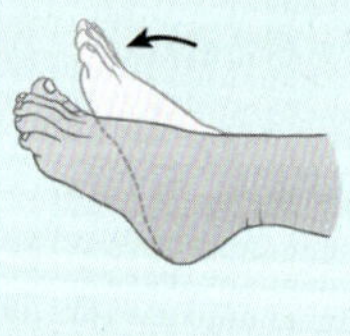 발목을 저굴시킨다. | 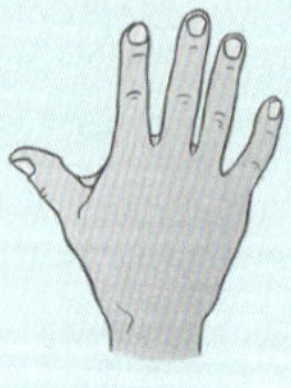 엄지와 손목을 펴도록 한다. | 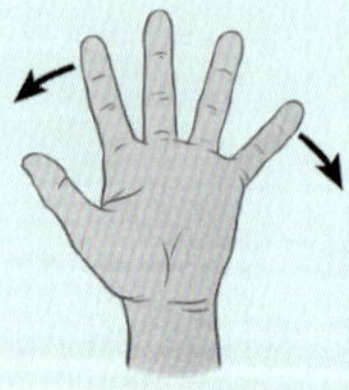 손가락을 쫙 펴도록 한다. | 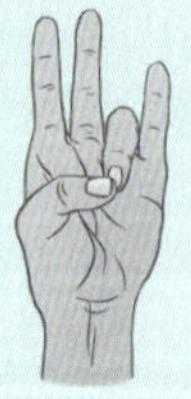 다른 손가락과 엄지를 차례로 대어보게 한다. |
| 감각 | 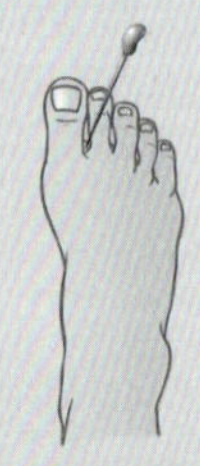 엄지, 검지 발가락 사이를 찌른다. | 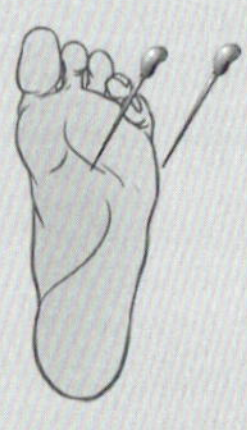 발바닥 중앙, 외측을 찌른다. | 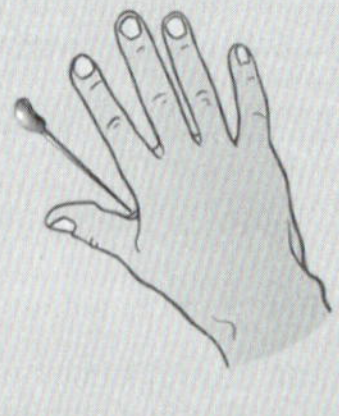 엄지, 검지 사이를 찌른다. | 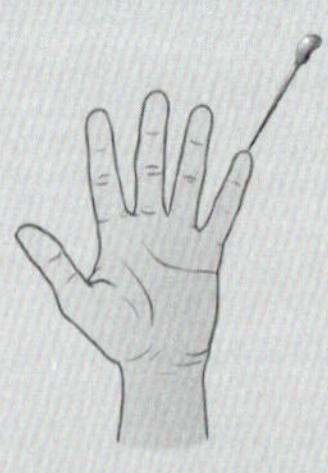 새끼손가락 끝을 찌른다. | 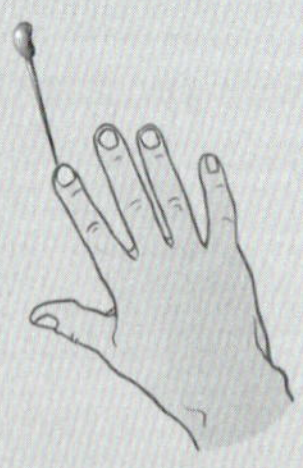 검지의 끝을 찌른다. |

EXPLANATION

# 위팔 말초신경질환(기출)

## 1. 에르브마비(Erb's paralysis)

1) 개요

(1) 분만외상에 의한 팔신경얼기의 손상

(2) 신경얼기의 C5～C6 신경뿌리나 위줄기(upper trunk) 손상

(3) 출생 중 어깨와 머리 사이에서 심한 견인으로 나타남

(4) 웨이트 팁 자세 : 어깨뼈 모음, 아래팔 엎침, 팔 안쪽돌림, 손목관절 이하는 침범되지 않음

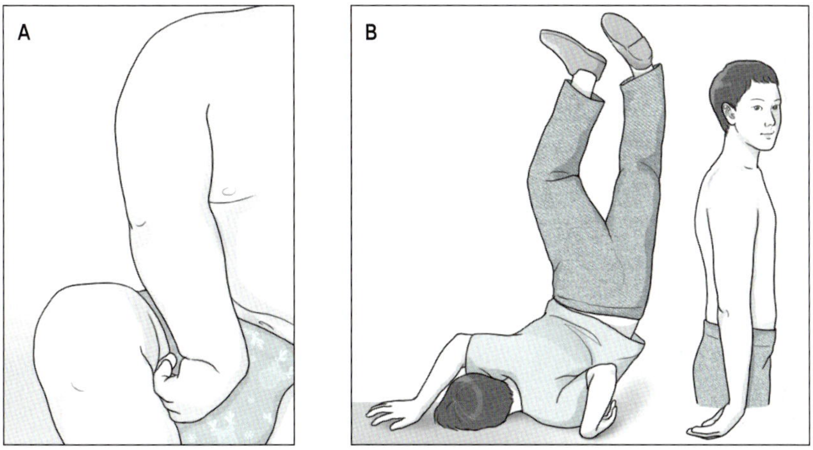


소아(A)와 성인(B)에서 나타나는 웨이트 팁 자세

2) 검사절차

(1) 운동검사

① C5 : 마름근, 어깨세모근, 가시위근, 가시아래근, 위팔두갈래근, 위팔근, 손뒤침근

② C6 : 어깨세모근, 위팔두갈래근, 위팔노근, 노쪽손목폄근

(2) 감각검사

① C5 : 가쪽어깨와 위팔에서 감각검사, 위팔두갈래근의 깊은힘줄반사

② C6 : 노쪽아래팔, 엄지손가락, 집게손가락, 가운데 손가락의 노쪽 손등 감각검사

3) 검사결과 해석

(1) 운동검사 : 운동장애, 위축, 약화가 있으면 C5 또는 C6 신경뿌리 손상을 의미

(2) 감각검사 : 감각 감소나 소실이 나타나거나, 위팔두갈래근의 깊은 힘줄반사가 소실되거나 감소하면 C5 또는 C6 신경뿌리 손상을 의미

## 2. 크룸프케마비(Klumpke's palsy)

1) 개요 : 분만 중 몸통과 팔 사이에서 심한 견인에 의해 발생
2) 검사절차
   (1) 운동검사
      ① C8 : 몸쪽손가락사이관절(PIP)을 굽힘시키는 얕은손가락굽힘근과 먼쪽손가락사이관절(DIP)을 굽힘시키는 깊은손가락굽힘근의 근력 검사
      ② T1 : 손의 내재근에 한정, 등쪽뼈사이근과 새끼손가락벌림근의 근력 검사
      ③ C8, T1 : 손의 모든 내재근과 손목관절과 손가락의 긴굽힘근의 근력 검사
   (2) 감각검사
      ① C8 : 4, 5번째 손가락 위와 자쪽아래팔의 먼쪽 부위를 검사
      ② T1 : 안쪽위팔 검사
3) 검사결과 해석
   (1) 운동검사 : 운동장애, 위축, 약화가 나타나면 신경손상을 의미
   (2) 감각검사 : 감각 소실이 나타나면 신경뿌리의 손상을 의미

## 3. 긴가슴신경병증(Long thoracic neuropathy)

1) 개요
   (1) 긴가슴신경 : 앞톱니근을 지배하는 신경
   (2) 어깨가 부딪히거나 무거운 물건을 어깨에 질 때 손상, 어깨뼈의 골절이나 수술 시 손상
   (3) 날개어깨뼈(winging scapula)의 형태가 나타남
2) 검사절차
   (1) 운동검사 : 어깨관절 굽힘과 벌림의 근력을 검사
   (2) 감각검사 : 특별히 감각이 소실되는 부위가 없으며 깊은힘줄반사가 소실되는 곳도 없음
3) 검사결과 해석
   (1) 운동검사 : 운동장애, 위축, 약화가 나타나면 신경손상을 의미
   (2) 감각검사 : 감각 소실이나 깊은힘줄반사 소실이 없어 감각검사는 의미가 없음

## 4. 근육피부신경병증(Musculocutaneous neuropathy)

1) 개요
   (1) 근육피부신경은 팔신경얼기의 C5, C6 신경뿌리에서 유래한 신경섬유
   (2) 대부분 외상에 의해 손상
2) 검사절차
   (1) 운동검사 : 위팔두갈래근, 위팔근의 근력 검사
   (2) 감각검사 : 아래팔 앞가쪽을 검사
3) 검사결과 해석
   (1) 운동검사 : 운동장애, 위축, 약화가 나타나면 신경손상을 의미
   (2) 감각검사 : 감각 소실과 감소가 나타나면 신경손상을 의미

## 5. 겨드랑신경병증(Axillary neuropathy)

1) 개요
   (1) 겨드랑신경은 팔신경얼기의 C5, C6 신경뿌리에서 유래한 신경섬유
   (2) 어깨관절 탈구, 어깨관절 과다 젖힘, 목발보행에 의한 압박, 위팔뼈 골절에 의해 손상
2) 검사절차
   (1) 운동검사 : 어깨세모근, 작은원근에 대한 검사로 어깨관절의 굽힘, 벌림, 가쪽돌림의 근력 검사
   (2) 감각검사 : 어깨가쪽 부대 배지 부착부의 감각소실과 감소 검사
   (3) 반사검사 : 위팔두갈래근, 위팔노근, 위팔세갈래근의 깊은힘줄반사 모두 정상
3) 검사결과 해석
   (1) 운동검사 : 운동장애, 위축, 약화가 나타나면 신경손상을 의미
   (2) 감각검사 : 감각 소실과 감소가 나타나면 신경손상을 의미



## 6. 노신경병증(Radial neuropathy)

1) 개요
   (1) 위팔뼈 중간이나 관절융기위 골절 시 발생한 날카로운 골절조각이나 애벌뼈 형성으로 손상
   (2) 토요일 밤 마비, 신혼 밤 마비 발생 가능
   (3) 증상 : 손목처짐(wrist drop)
2) 검사절차
   (1) 운동검사
      ① 겨드랑 : 노신경이 지배하는 모든 근육에서 마비나 약화 검사
      위팔세갈래근, 팔꿈치근, 손뒤침근, 위팔근, 위팔노근, 긴엄지벌림근 등
      ② 위팔나선고랑 : 위팔세갈래근, 아래팔 폄근, 위팔노근
      ③ 몸쪽아래팔 : 주로 radial tunnel의 압박으로 노쪽손목폄근, 손뒤침근을 검사
   (2) 감각검사
      ① 겨드랑 : 노쪽 손등에서 감각 검사
      ② 위팔나선고랑 : 감각손상이 나타나지 않음
      ③ 몸쪽아래팔 : 노쪽 손등에서 감각 검사
3) 검사결과 해석
   (1) 운동검사
      ① 겨드랑 : 운동장애, 위축, 약화가 나타나면 신경손상을 의미
      ② 위팔나선고랑 : 마비나 약화가 있으면 신경손상을 의미
      ③ 몸쪽아래팔 : 마비나 약화가 있으면 신경손상을 의미
   (2) 감각검사
      ① 겨드랑 : 노쪽 손등에서 감각 소실이나 감소가 나타남
      ② 위팔나선고랑 : 감각손상이 나타나지 않음
      ③ 몸쪽아래팔 : 노쪽 손등에서 감각 소실이나 감소가 나타남

## 7. 정중신경병증(Median neuropathy)

1) 개요
   (1) 위팔뼈 위관절융기 골절 후 동반된 이차적 합병증이나 총상에 의한 관통자상, 팔꿈치 과다폄으로 발생
   (2) 증상 : 티넬징후, 원숭이손(ape hand), 손목굴증후군, 팔렌검사(+)

2) 검사절차
   (1) 운동검사
      ① 위팔 : 정중신경이 지배하는 모든 근육에서 약화나 마비가 나타남
      엄지맞섬, 집게손가락굽힘, 먼쪽엄지굽힘, 노쪽손목관절굽힘, 아래팔엎침의 마비나 약화
      ② 팔꿉관절 : 아래팔과 엄지두덩의 위축과 기능 상실, 약화
      ③ 앞뼈사이 : 긴엄지굽힘근, 깊은손가락굽힘근, 집게손가락굽힘근, 긴손가락굽힘근, 네모엎침근
      ④ 손목 : 엄지두덩의 위축이 있는지 살펴봄
   (2) 감각검사
      ① 위팔 : 엄지두덩 및 1, 2, 3, 4 손가락 검사
      ② 팔꿉관절 : 엄지두덩 및 1, 2, 3, 4 손가락 검사
      ③ 앞뼈사이 : 감각소실이나 감소가 나타나지 않음
      ④ 손목 : 1, 2, 3, 4 손가락에서 감각 검사

3) 검사결과 해석
   (1) 운동검사
      ① 위팔 : 마비나 약화가 있으면 신경손상을 의미
      ② 팔꿉관절 : 엄지와 집게손가락을 이용하여 'O'형을 만드는 동작을 할 수 없음, 아래팔 엎침의 약화는 있지만 운동기능은 정상인 경우가 많음
      ③ 앞뼈사이 : 마비나 약화가 있으면 신경손상을 의미
      ④ 손목 : 엄지두덩의 위축이 나타나고 마비나 약화가 있으면 신경손상 의미
   (2) 감각검사
      ① 위팔/팔꿉관절 : 감각 소실이나 감소가 나타나면 신경손상을 의미하며, 위팔세갈래근과 위팔두갈래근, 위팔노근에서 깊은힘줄반사는 정상
      ② 앞뼈사이 : 감각 소실이나 감소가 나타나지 않고, 깊은힘줄반사는 위팔세갈래근과 위팔두갈래근, 위팔노근에서 깊은힘줄반사는 정상
      ③ 손목 : 1, 2, 3, 4 손가락에서 감각 소실이나 감소가 나타나지만, 엄지두덩근 위의 감각은 정상

## 8. 자신경병증(Ulnar neuropathy)

1) 개요
   (1) 팔꿉관절 또는 손목관절 부근의 열창이나 위팔뼈 또는 위팔뼈 안쪽관절융기 골절 및 팔꿉관절 어긋남 등에 의하여 손상을 받음
   (2) 자굴증후군(기용굴증후군) : 자굴이란 좁은 터널이 결절종, 종양, 염증 등으로 좁아져 신경 압박됨
   (3) 갈퀴손변형, 비숍손, 축복손 변형

2) 검사절차

(1) 운동검사

① 위팔 : 자쪽손목굽힘근, 4, 5번째 깊은손가락굽힘근, 2~5번째 손가락의 벌림과 모음, 4, 5번째 손가락 먼쪽손가락사이 관절의 굽힘, 손목관절 자뼈쪽 굽힘 검사

② 팔꿉관절 : 자쪽손목굽힘근, 4, 5번째 깊은손가락굽힘근, 손의 내재근인 뼈사이근, 새끼두덩근, 4, 5번째 벌레근 검사

③ 손목 : 자신경이 지배하는 손의 내재근 검사

(2) 감각검사

① 위팔/팔꿉관절 : 자신경이 지배하는 부위 전체 검사

② 손목 : 자쪽 손바닥과 4, 5번째 손가락 검사

3) 검사결과 해석

(1) 운동검사

① 위팔 : 프로멘트 징후(Froment's sign, newspaper sign)

② 팔꿉관절 : 손목 자쪽굽힘, 손가락 벌림과 모음, 4, 5번째 손가락의 먼쪽손가락 사이관절의 굽힘기능의 마비나 약화가 나타남

③ 손목 : 엄지모음, 손가락 벌림과 모음의 기능 상실

(2) 감각검사

① 위팔/팔꿉관절 : 자신경이 지배하는 부위 전체에서 나타나고, 위팔두갈래근, 위팔노근, 위팔세갈래근의 깊은힘줄반사는 정상

② 손목 : 자쪽 손바닥과 4, 5번째 손가락에서 나타나고, 위팔두갈래근, 위팔노근, 위팔세갈래근의 깊은힘줄반사는 정상

EXPLANATION

## 다리 말초신경질환(기출)

### 1. 허리엉치 신경뿌리병증(Lumbosacral radiculopathy)

1) 개요

원인 : 척추사이원반 탈출증, 외상, 퇴행성 관절질환, 전이성 질병, 당뇨성 신경병 등

2) 검사절차

(1) 신경뿌리 지배영역의 피부분절에 따른 방사통과 감각이상 검사

(2) 신경뿌리의 지배를 받는 근육분절의 근력 약화, 근위축, 운동장애가 있는지 검사

(3) 깊은힘줄반사의 감소나 상실이 있는지 검사

3) 검사결과 해석

피부분절, 근육분절, 깊은힘줄반사에서 근력의 약화나 감각과 반사의 감소나 소실이 있는 경우 신경의 압박이나 손상을 의미

## 2. 넙다리신경병증(Femoral neuropathy)

1) 개요

원인 : 넙다리신경 주행경로에 생긴 종양, 엉덩허리근의 농양 및 출혈, 복막 뒤 종양, 넙다리뼈 상부 골절, 선천성 엉덩관절탈구, 연부조직 및 골반의 심한 외상, 당뇨병

2) 검사절차

(1) 운동검사 : 엉덩관절 굽힘근과 넙다리네갈래근의 근력 검사

(2) 감각검사 : 넓적다리 앞쪽과 안쪽 및 발의 앞과 안쪽에서 감각검사

3) 검사결과 해석

(1) 운동검사 : 계단 오르기 힘들고 보행 시 젖힌무릎이 나타남

(2) 감각검사 : 감각 상실, 넙다리네갈래근의 깊은힘줄반사 감소 또는 상실, 넙다리 앞쪽과 종아리 가운데의 방사통 특징

## 3. 폐쇄신경병증(Obturator neuropathy)

1) 개요

원인 : 엉덩관절치환술, 복부와 골반 수술 또는 외상, 분만, 폐쇄구멍을 통과하는 탈장 등에 의한 압박, 골반의 종양, 혈종, 부적절한 자세와 연관

2) 검사절차

(1) 운동검사 : 엉덩관절의 가쪽돌림근과 모음근의 근력검사

(2) 감각검사 : 넓적다리 가장 안쪽 부위에 국소적인 감각 소실이나 상실 검사

3) 검사결과 해석

(1) 운동검사 : 보행 시 벌림되는 경향, 손상받은 다리를 반대측 다리 위에 얹을 수 없음

(2) 감각검사 : 신경압박 시 검사 부위의 감각상실과 소실이 나타남

## 4. 궁둥신경병증(Sciatic neuropathy)

1) 개요

원인 : 척추사이원반탈출증이 90% 이상

2) 검사절차

(1) 운동검사 : 무릎관절 굽힘, 발목관절 발등굽힘/발바닥굽힘, 발목관절 안쪽번짐/가쪽번짐, 발가락의 굽힘 및 폄 운동 검사

(2) 감각검사 : 다리의 가쪽, 발등 및 발바닥쪽의 감각 검사, 발꿈치힘줄과 뒤정강근의 깊은힘줄반사 검사

3) 검사결과 해석

(1) 운동검사 : 운동의 소실과 약화가 나타남, 무릎관절을 펴는 동작은 가능

(2) 감각검사 : 검사 부위에서 작열통을 호소할 수 있으며, 깊은힘줄반사의 소실이 나타남

## 5. 종아리신경병증(Peroneal neuropathy)

1) 개요
   (1) 온종아리 신경은 얕게 분포하기 때문에 외상에 의해 손상을 받는 경우가 대부분
   (2) 수술 중 압박에 의한 손상, 습관적인 다리 꼬기, 장시간 쪼그리고 앉아 일하는 경우 등
2) 검사절차
   (1) 운동검사 : 발목관절의 발등굽힘 및 가쪽번짐, 발가락관절의 펴는 동작 검사
   (2) 감각검사 : 발등과 발의 가쪽, 엄지발가락의 등쪽 부위의 감각 검사
3) 검사결과 해석
   (1) 운동검사 : 발처짐을 초래해 보행 시 발처짐걸음이 일어남
   (2) 감각검사 : 신경압박이 있으면 검사 부위의 감각 상실과 소실이 나타남

## 6. 정강신경병증(Tibial neuropathy)

1) 개요
   (1) 오금오목과 발목의 외상 및 염좌, 정강이뼈 골절 등으로 주로 발생
   (2) 류마티스 관절염, 당뇨병, 말단비대증, 고지질증, 전신 홍반루프스 등으로 유발
   (3) 정강신경포착증후군－발목굴증후군
2) 검사절차(종아리부위)
   (1) 운동검사 : 장딴지근, 가자미근, 뒤정강근, 발가락굽힘근 기능검사
   (2) 감각검사 : 발의 가쪽 발모서리와 발바닥쪽 감각검사와 발꿈치힘줄과 뒤정강근의 깊은힘줄반사 검사 실시
3) 검사결과 해석
   (1) 운동검사 : 발목관절의 발바닥쪽 굽힘 및 안쪽번짐, 발가락관절 굽힘 동작의 운동결함과 발끝(heel off) 및 발가락떼기(toe off)의 약화로 보행 시 어려움이 발생
   (2) 감각검사 : 발의 가쪽 발모서리와 발바닥쪽 감각 상실, 발꿈치힘줄과 뒤정강근의 깊은힘줄반사의 상실이 나타남

## 7. 발목굴증후군

1) 개요
   (1) 발목굴 : 안쪽위관절융기와 발꿈치뼈를 연결하는 굽힘근지지띠 아래 존재하는 터널
   (2) 증상 : 발바닥에 막연한 통증, 화끈거리는 또는 저린 통증, 휴식시 통증 감소, 갈퀴발(claw foot) 변형
2) 검사절차
   (1) 운동검사 : 짧은발가락폄근을 제외한 발의 내재근 기능 검사
   (2) 감각검사 : 발의 가쪽 및 안쪽발바닥 신경이 지배하는 부위의 감각 검사, 또는 뒤정강신경 주행 경로에 손가락으로 타진
3) 검사결과 해석
   (1) 운동검사 : 신경압박이 있으면 발의 내재근 약화가 나타남
   (2) 감각검사 : 검사부위의 감각 상실과 소실이 나타남, 뒤정강신경 타진 시 티넬 징후가 나타나면 신경압박이 있는 것, 발꿈치힘줄의 깊은힘줄반사는 정상

# 자율신경계 장애

## 1. 개요

1) **자율신경반사기능상실(Autonomic dysreflexia; AD)**

(1) 정의 : 자율신경계(심박수나 호흡, 소화 등과 같이 생각 없이 이루어지는 활동을 조절하는 시스템의 한 부분)의 과다활동, 일종의 반사기능상실증

(2) 증상 : 자율신경계의 집단반사반응(두통, 얼굴 붉어짐, 눈썹 세움, 호흡곤란, 동공확대, 느린 맥박, 실신, 비강울혈 등)

(3) 원인 : 유해자극이 들신경 경로로 척수에 전달되면 신경원과 연결된 내장에서 맥관수축을 일으키고, 반사에 대해 고도의 자율신경 조절성의 부조화와 심혈관계의 부적응으로 발생하는 것

2) **기립성 저혈압(Orthostatic hypotension)**

(1) 정의 : 누워 있거나 혹은 앉아 있다가 일어나는 경우와 같이 체위의 급작스러운 변화에 따라서 혈압이 떨어지는 질병

(2) 증상 : 식후 저혈압, 야간 고혈압, 시력장애, 구역질, 실신, 자세와 관계없이 고정된 심박수 등

3) **말초신경질환(Peripheral nervous system)**

증상 : 땀없음증, 기립성 저혈압, 동공반사의 소실, 눈물과 침이 나오지 않는 증상, 발기기능상실, 배변기능의 이상, 모발운동과 혈관운동 반응의 소실 등

4) **기립성 저혈압 빠른맥증후군(Postural orthostatic tachychardia syndrome; POTS)**

(1) 정의 : 누웠다가 일어섰을 경우 충분한 피가 심장으로 되돌아가지 않은 상태

(2) 증상 : 어지럼증, 실신, 기립 시 저혈압 증세를 견디지 못하면서 10분 내에 분당 심박수가 120회 이상이거나 분당 30회 이상 증가하는 것을 특징으로 하는 증후군

## 2. 신체기능과 구조의 평가

1) **활력징후(Vital sign)** (기출)

- 주요 징후(cardinal sign)라고도 함, 혈압, 맥박, 체온, 호흡을 의미 + 산소포화도
- 주기적 간격으로 활력징후를 측정하여 특정 시점의 상태 및 환자상태의 변화 평가 가능

(1) **혈압**

① 개요

- 혈압 : 혈관을 따라 흐르는 혈액이 혈관벽에 가하는 힘
- 심박출량과 혈류의 저항에 기인하며 심장으로부터 멀어질수록 낮아짐

- 동맥에서 가장 높고, 모세혈관에서 낮으며 정맥을 지나면서 더욱 낮아짐

② 검사절차

- 편하게 앉은 자세에서 팔은 펴고 심장 높이로 올린다.
- 혈압을 측정하기 30분 전에는 흡연이나 커피 등의 카페인은 피한다.
- 최소한 5분 이상 안정을 취한 후 혈압을 측정한다.
- 팔오금(antecubital fossa)의 약 1~2인치 위쪽의 팔 주위를 혈압 압박대(커프)로 감싼다. 이때 압박대의 중심이 위팔동맥의 선상에 오도록 한다.
- 적절한 크기의 압박대를 사용한다.

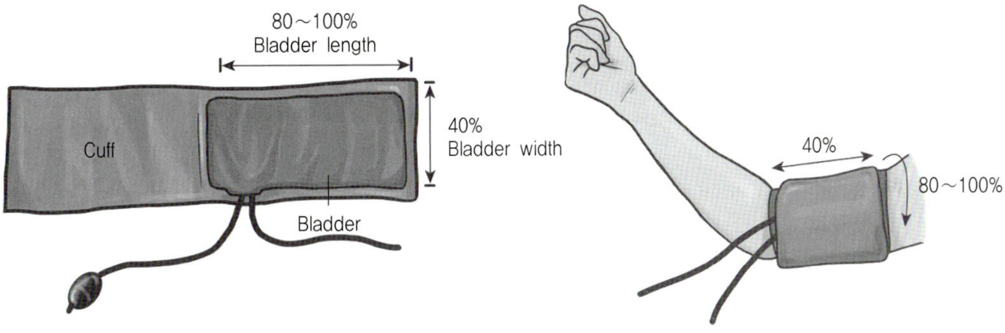


혈압계 커프의 크기 선택

- 청진기의 수화기를 귀에 대고 편평한 원반형 막형을 위팔동맥 위에 위치시킨다.
- 예상되는 심장수축기압보다 20mmHg 정도 높게 나타날 때까지 혈압 압박대에 공기를 넣는다.
- 심박동당 2~3mmHg의 속도로 공기가 빠져 나가도록 밸브를 푼다.
- 첫 번째 소리가 들릴 때 혈압계의 눈금을 확인하고(수축기 혈압), 마지막으로 소리가 들릴 때 혈압계의 눈금을 확인한다(이완기 혈압).
- 혈압 압박대에 공기를 한 번에 최소한 2분 간격으로 2번 이상 측정하며, 2~3일 간격으로 다시 측정한다.

③ 검사결과 해석

정상 혈압 : 수축기 혈압 120~130mmHg, 이완기 혈압 80~85mmHg 내외

(2) **맥박**

① 개요

- 심장주기동안 왼심실의 수축에 의해 만들어진 동맥에서의 혈액의 파동을 의미
- 전신을 통해 약 5~6L의 혈액이 공급됨
- 관자동맥, 목동맥, 위팔동맥, 노동맥, 넙다리동맥, 오금동맥, 발등동맥 등에서 촉진

② 검사절차

- 팔을 편안하게 내려놓고 손바닥을 위로 향하게 한다.
- 손목 안쪽에 있는 노동맥의 맥박점을 둘째, 셋째손가락으로 살며시 누른다.

- 30초 동안 맥박을 측정하여 2를 곱한다. 만약 불규칙하게 느껴지면 60초 동안 측정한다.

③ 검사결과 해석

신생아 : 100～150 / 3～6개월 : 90～120 / 6～12개월 : 80～120 / 어린이 70～130 / 성인 60～100 / 성인 운동선수 : 40～60

(3) **체온**

① 신체 내부의 온도, 보통 35.8～37.2℃ 범위

② 항문에서 6cm 이상 들어간 곳에서 측정한 직장의 온도를 표준체온으로 함

③ 여성의 경우 월경주기에 따라 체온이 변하고, 소아는 성인보다 약간 높으며, 노인은 낮은 경향이 있음

④ 허파는 호흡으로 인해 항상 찬 외부공기와 접하므로 온도가 비교적 낮고, 간과 같이 끊임없이 열을 생성하는 곳은 상대적으로 온도가 높음

⑤ 정상 체온 : 겨드랑이 온도로 36.9℃, 이른 아침 수면 시 가장 낮고, 오후 5～7시에 가장 높음

(4) **호흡**

① 개요

- 대사작용을 위하여 몸에 산소를 공급하고 이산화탄소를 제거하는 것
- 비율(rate), 깊이(depth), 리듬, 특성, 분당 호흡수 등 요소를 고려해야 함

② 검사절차

- 호흡을 평가하기 위하여 환자는 편안한 상태에서 가능하면 가슴을 노출시킨다.
- 흡기나 호기 둘 중 하나에 대해 30초 동안 호흡수를 세고 그 수에 2를 곱한다.
- 만약 호흡이 불규칙하다면 60초 동안 측정한다. 가슴이 팽창하는 각각의 정점이 1회의 호흡 횟수가 된다.
- 호흡 횟수, 리듬, 깊이, 특성 및 양상을 기록한다.

③ 검사결과 해석

- 정상 성인의 분당 호흡률 : 14～18회
- 10회/분 이하는 느린 호흡(bradypnea), 20회/분 이상은 빠른 호흡(tachypnea), 호흡의 횟수와 깊이가 증가하면 과호흡(hyperpnea)

**2) 심혈관계 자율신경기능검사**

(1) **기립경사검사(Head-up tilt test; HUT)**

① 개요

- 목적 : 기립 시의 혈압, 심박수 조절이상을 검사하기 위함
- 실신의 원인 중 미주신경매개 실신이란 질환을 진단하는데 도움이 됨

② 검사절차

- 경사대에서 바로누운자세로 혈압과 심박수가 안정된 것을 확인하고 안전벨트를 한 후 경사대를 세워 30분 동안 혈압과 심전도를 계속 관찰 및 기록한다. 혈압, 심박수는 보통 5～10분이면 안정이 된다. 검사 중 어지럼이나 시야가 흐려지거나 식은땀이 나면 즉시 검사자에게 알려야 한다.

- 경사대와 자동혈압계를 이용하여 30초~1분마다 혈압과 심박수를 연속 측정한다. 경사대의 각도는 보통 60~70°가 일반적(고도의 기립성 저혈압은 20~30°에서 측정하기도 함)이다. 경사대를 세운 후 2분 정도의 혈압, 심박수를 측정기준으로 삼는다.

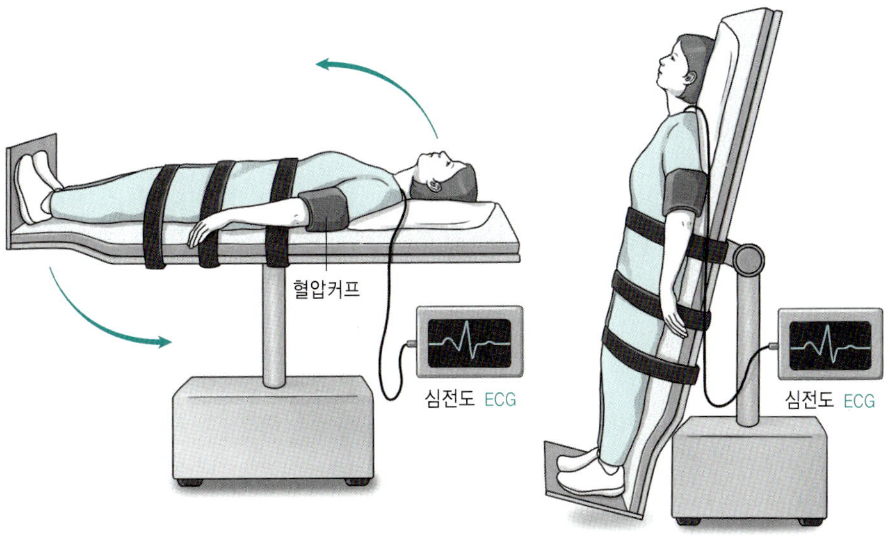


**기립경사검사**
누웠을 때와 서있을 때의 혈압과 맥박수를 비교한다.

③ 검사결과 해석

- 혈관운동억제성 유형 : 심박동수나 심전도의 변화 없이 수축기 혈압이 80mmHg 이하로 떨어지는 경우
- 심장기능 억제성 유형 : 혈압의 감소 없이 3초 이상의 심정지나 isoproterenol 투약 시 심박동수가 분당 60회 이하로 느려지는 경우
- 혼합형 : 혈압 저하와 심박동수의 저하가 동시에 나타나는 경우
- 음성반응 시 : 어지럼증, 오심 및 구토 등 환자가 느끼는 실신의 전구증상도 없고 혈압과 심전도상에도 변화가 없음

(2) **심장미주신경 기능검사(Cardiovagal nerve function test)**

① 개요

- 교감신경계가 정상이어야 정확한 검사가 가능
- 이 반응은 나이가 들면서 감소할 수 있으며, 검사 전에 누운 상태로 쉬는 시간에도 영향을 받음, 적어도 5~10분 정도의 휴식 시간이 필요

② 검사절차

- 20분 동안 안정된 상태로 쉰 상태에서 기준 혈압과 심박동을 기록하고, 일어난 후에 1~3분 동안 연속적으로 혈압과 심전도를 기록한다.
- 결과는 가장 긴 R-R 간격이 가장 짧은 R-R 간격의 비율로 평가하는데, 대개 기립 후 30번째와 15번째 박동이 해당된다.

③ 검사결과 해석

30:15 ratio가 1.0 이하는 비정상

(3) **기립검사(Standing test)**

① 개요

- 기립실조 증상이 있는 환자의 기립성 저혈압, 신경 매개성 실신 등의 진단과 치료 방법을 결정하거나, 당뇨병성 자율신경장애나 다른 신경질환을 가진 사람이 기립에 동반된 심혈관 순환반응을 이용한 자율신경장애 진단과 자율신경기능 평가를 위해 주로 시행

② 검사절차

- 10분간 편안하게 누운 후 10분간 일어서 있게 한다.
- 일어나기 전에 3회 정도의 심박, 혈압을 측정하고, 일어선 후에는 1분마다 혈압, 심박을 측정한다.
- 기분이 나쁘다고 호소하거나 저혈압 발작이 있으면, 즉시 검사를 종료하고 눕게 한다.

③ 검사결과 해석

- 기립성 저혈압 : 기립경사 검사를 실시한 결과 수축기 혈압이 적어도 20mmHg, 이완기 혈압이 적어도 10mmHg 이상이 기립 후 3~4분 이내에 감소될 경우 진단 가능
- 신경심인성 실신 : 대개 10분정도 후부터 혈압의 저하와 함께 느린맥이 관찰
- 체위성 빠른맥증후군 : 경사대에 세웠을 때 기립성 저혈압은 없지만 확연한 심박수 증가가 일어남
- 기립성 고혈압 : 수축기 혈압이 20mmHg 이상 명확한 상승이 나타남

(4) **Aschner 눈알압박검사(Ocular compression test)**

① 개요

- 부교감신경의 긴장 상태를 보이는 자율신경기능 검사법
- 심전도나 심박수를 모니터할 수 있는 장치가 있으면 간단하게 시행할 수 있으며 심박수와 혈압의 연속 기록법을 쓰는 것이 적절

② 검사절차

- 심박수와 혈압을 측정하여 안정상태를 확인한 후 검사를 시작한다.
- 검사자의 오른쪽 양 엄지손가락을 눈을 감은 피험자의 양쪽 눈알에 올려놓는다.
- 한쪽에 약 10~15초간 압박 자극을 실시한 후 다른 쪽을 실시한다.
- 강한 눈알압박을 하면 과민반응으로 심정지를 일으키는 경우도 있기 때문에 처음 몇 초 동안은 서서히 압박하면서 모니터에서 심박수와 혈압 변화를 확인한다.
- 압박은 피험자가 압박자극을 통증으로 느끼기 직전의 강도로 시행하며, 양쪽 눈알에 가능하면 같은 정도의 압박 자극을 가하는 것이 가장 중요하다.

③ 검사결과 해석

- 반사성 느린맥 : 부하 전의 안정된 심박수와 압박자극 중 가장 저하된 심박수의 차를 이용하여 구함
- 눈알 압박 후 1분간의 맥박수가 10~19 이상 감소하는 경우 미주신경의 긴장항진 상태가 있다고 판정

- 연령 증가에 따라 반사성 느린맥 정도가 적어지기 때문에 피험자의 결과에서 반드시 연령 고려

### (5) 발살바검사(Valsalva test; VT)

① 개요

- 숨을 참은 상태에서 강제호기를 하도록 만들어 가슴 안의 압력과 배 안의 압력을 올려 혈압 및 심박수에 변동을 유발하고, 그 변화 상태를 측정해서 심기능과 심혈관 반응성 또는 압수용기 반사기능 등을 판정하는 방법으로 사용
- 혈압의 변화를 측정하는 것은 아드레날린성 교감신경계의 심혈관 기능을 평가하는 것
- 심박동수의 변화를 측정하는 것은 콜린성 부교감신경계(심장미주신경)의 기능을 평가하는 것

② 검사절차

- 피검자는 눕거나 머리를 30°정도 올린 상태에서 15초 동안 40mmHg로 마우스피스를 분다.
- 이후에 부는 것을 멈추고 편안한 상태에서 평상시 호흡을 한다.
- 심전도는 마우스피스를 불고 있는 동안과 이후 30~45초정도를 더 기록한다.
- 어느 정도 휴식을 취한 후에 3회 이상 반복해서 검사한다.
- 발살바비(VR, HRmax/HRmin ratio)가 가장 높은 경우를 채택한다.

③ 검사결과 해석

발살바비 : 발살바검사를 하는 동안 심장박동의 느려짐을 측정하는 것, 압력반사의 민감도를 측정할 수 있는 방법 중 하나

### (6) 목동맥팽대 마사지검사(Carotid sinus massage test)

① 개요

- 목동맥팽대는 반지방패연골과 아래턱 사이의 목빗근 안쪽에 가장 강하게 박동을 느끼는 부위에 존재
- 목동맥팽대에 문지르는 자극을 주면 목동맥팽대 신경을 통해 고립로핵 등의 숨뇌 자율신경핵에 신호가 보내져 교감신경 활동 억제와 미주신경 활성화로 혈압이 하강되고 심박수가 감소하는 현상을 이용한 검사법
- 목동맥팽대증후군의 진단에 이용
- 목동맥팽대 마사지는 심방잔떨림 같은 빠른맥성 부정맥이나 가슴조임증 발작을 경감시키는 효과도 있어 이러한 심질환에 응급치료를 겸한 진단법으로 이용

② 검사절차

- 편안히 누운 상태에서 심박수와 혈압을 연속 측정한다.
- 좌, 우 목동맥팽대 부위를 각각 5초씩 단단히 문지르듯 마사지한다. 마사지는 손가락을 목에 수직으로 가볍게 대서 온목동맥을 따라 머리 쪽에서 심장쪽 방향으로 반복하여 신장 자극을 준다. 심박 정지, 혈압 하강이 일어나는지 관찰한다.
- 명확한 반응이 있으면 즉시 중지한다.

③ 검사결과 해석

- 5초간의 목동맥팽대 마사지에서 3초 이상의 심박 정지 또는 50mmHg 이상의 수축기 혈압 하강이 있으면 목동맥팽대증후군 진단을 의심할 수 있음

- 목동맥팽대증후군은 한쪽 방향으로 목을 돌렸을 때, 꽉 조이는 넥타이, 목동맥팽대 부위의 면도 등으로 유발되며 전형적인 실신 전 또는 실신 증상을 동반할 때 진단됨. 설명되지 않은 실신의 원인 중 26%는 목동맥팽대증후군으로 알려져 있음

(7) **한랭승압검사(Cold pressor test)**

① 개요

- 체성감각 입력에서 심혈관계 교감신경날신경로와 그 효과기를 포함한 경로를 조사하는 검사법
- 한랭자극 → 입쪽배가쪽의 숨뇌 활성화 → 하강 → 척수 중간 외측핵의 교감신경절전 뉴런 자극 → 교감신경활동 상승 → 말초혈관 수축에 의한 혈압과 심박동 증가
- 자율신경병증에서 심혈관계 선별검사로 이용
- 심장근육경색증, 가슴조임증, 진동감각장애, 말초동맥 폐색증에 금기

② 검사절차

- 대상자는 조용한 방에서 바로누운자세로 눕는다.
- 검사 시작 시 정상의 심박수와 혈압을 측정한다.
- 3회 측정하여 동일한 수치가 나올 때까지 10분 간격으로 연속 측정하고 마지막 측정이 기준값이 된다.
- 4~5℃의 얼음물에 한 손을 손목까지 1분 동안 담근다.
- 반대편 팔에서 15초 간격으로 혈압과 심박수를 측정한다.
- 심박수는 처음에는 상승되나 혈압 상승이 강하면 압수용기 반사로 심박이 저하된다. 따라서 심박수는 평가하지 않으며 혈압에 주목한다.
- 혈압 상승이 너무 강해 수축기 혈압이 40mmHg 이상 상승했을 때나 그 절대치가 200mmHg 이상이 되면 자극을 중지한다.

③ 검사결과 해석

- 최고값과 기준값의 차이는 혈관 반응성 수준을 결정
- 평균혈압보다 10mmHg 이상 상승하면 정상
- 적어도 수축기 혈압보다 25mmHg 또는 이완기 혈압보다 20mmHg의 혈압이 상승하면 과민반응
- 교감신경 날신경로의 선별검사로 평가하는 것이 목적이며, 혈압 변동 범위를 보아 그 이상의 승압 반응이 있으면 혈관 운동신경 날신경로에 기능이상이 없다고 판단

3) **땀남, 피부혈관계 자율신경검사**

(1) **교감피부반응검사(Sympathetic skin response; SSR)**

① 전기적 자극이나 여러 가지 순간적인 자극을 통한 피부저항의 변화를 유도하고, 이로 인하여 발생하는 전류피부반응을 측정하여 교감신경계의 콜린성 땀분비 기능을 평가

② 만성 콩팥기능상실, 알코올성 다발신경병증, 길랑-바레 증후군, 가족성 아밀로이드 다발신경병증, 당뇨병성 신경병증, 소섬유말초신경병증 등의 질환에서는 교감피부반응검사 이상이 관찰

③ 심호흡이나 혼합된 자극(전기자극과 소리자극)은 반응의 진폭을 증가시킴

(2) **정량적 축삭 반사성 땀남검사(Quantitative sudomotor axon reflex test; QSART)**

① 땀남검사 방법으로서 교감신경 축삭 반사성 땀남의 원리를 이용하여 신경절이후 교감신경 축삭의 완전성을 평가하는 검사

② 축삭 반사성 땀남 : 신경절이후 신경섬유 말단에 있는 니코틴 수용체를 자극하면 자극이 말초신경 분기부를 통해 자극되지 않은 부위에도 땀남을 일으키는 현상

③ 땀남 출현시간 및 땀남량으로 신경절이후 교감신경기능을 판정

(3) **요오드전분검사(Minor test, iodine-starch test)**

① 온열성 땀남검사 중 광범위한 정성적 검출법으로 땀 분비 정도를 확인하는 검사 방법

② 전분 용액에 요오드액을 가하면 요오드－전분 복합체를 형성하여 청자색으로 변하는 정색 반응검사

③ 다한증 환자에 대해 요오드전분검사 후 땀남 부위가 흑자색으로 변색됨

(4) **찬물담그기검사(Cold-water Immersion test)**

① 피부가 저온에 노출되었을 때 자율신경 중 국소의 피부 교감신경 활동을 검사하는 방법

② 검사절차

- 피검사자에게 2번째 손가락, 다리에서는 엄지발가락을 차가운 물에 10~20분간 담그도록 한다.
- 얼음물에 담근 직후에는 냉각과 수십 초 후 통각이 느껴지지만 6~7분 경과 후 냉각과 통각은 소실되고 담근 부위가 따뜻하다고 느껴진다. 그리고 손가락을 꺼내보면 담근 부위만 발적이 된다.

③ 검사결과 해석

- 최초의 피부혈류 저하나 피부 온도 저하를 관찰하여 피부 교감신경 활동을 평가
- 피부혈류 변화를 보면 혈류저하나 재상승 반응이 실제로 피부온도 변화보다 먼저 일어나며, 피부혈류 저하가 없으면 비정상으로 판단

# 면역매개 및 유전자 결함 질환

EXPLANATION

## 다발성 경화증(Multiple sclerosis)

### 1. 개요

1) 정의 : 중추신경계에 영향을 주는 자가면역질환, 뇌와 척수 부위를 다발성으로 침범하는 만성 염증성 탈수초 질환
2) 증상 : 피로, 운동장애, 언어장애, 감각장애, 시각장애, 불안정한 보행, 방광/장의 기능장애, 삼차신경통, 안면마비, 인지기능장애, 우울증 등
3) 진행과정에 따른 종류
   (1) 악화/호전형 다발성 경화증 : 명백한 재발의 특성을 가지거나, 회복되거나, 질병의 안정성 뒤에 따라오는 급성기 악화 상태
   (2) 일차적 진행성 다발성 경화증 : 지속적으로 악화 또는 꾸준한 진행으로 별도의 재발은 아님
   (3) 이차적 진행성 다발성 경화증 : 가끔 재발하고, 약간의 호전 또는 안정수준이 있거나 없는 상태의 진행성으로 질병의 재발/호전이 나타남
   (4) 진행성－악화 다발성 경화증 : 발병 후 진행성의 질병 특징을 가지며, 명확하고 갑작스러운 재발성으로 결과가 있거나 없음. 재발성 기간이 지속적으로 진행하는 특징을 가짐

### 2. 신체기능과 구조의 평가

1) **확장된 장애상태척도(Expanded disability status scale; EDSS)**
   (1) 다발성 경화증의 손상정도를 확인하기 위해 개발
   (2) 기능적 체계의 8가지 기능을 각각 측정
   (3) 각각의 기능에서 0~5 또는 6의 등급으로 점수화한 후 단계에 맞게 평가
   (4) 단계가 낮을수록 정상, 높을수록 장애의 정도가 심하며 10은 사망을 의미
2) **신경정신학적 선별 설문(Neuropsychological screening questionnaire; NSNQ)** : 다발성 경화증 환자의 인지 손상을 평가

## 3. 활동과 참여의 평가

1) **건강상태설문지(Health status questionnaire; SF-36)**

(1) 환자의 건강 지각과 신체 제한에 대한 36개의 자가보고형 문항으로 구성

(2) 8개 요소

① 건강 문제로 인한 신체활동의 제한

② 신체적, 감정적 문제로 인한 사회 활동의 제한

③ 신체적 건강 문제로 인한 평상시 주요 활동의 제한

④ 신체적 통증

⑤ 일반적인 정신건강

⑥ 감정적 문제로 인한 평상시 주요 활동의 제한

⑦ 활력(에너지와 피로)

⑧ 일반적인 건강지각의 요소

2) **수정된 피로영향척도(Modified fatigue impact scale; MFIS)**

(1) 다발성 경화증 환자의 피로를 평가하기 위한 척도

(2) 21개 항목 – 심리학적 기능 2문항, 신체적 기능 9문항, 인지적 기능 10문항의 3개의 하부요인

(3) 0~4점의 리커트 5점 척도, 총점 0~84점

(4) 환자가 지난 4주일 동안의 느낌을 기준으로 하여 점수가 높을수록 피로도가 높은 것을 의미

EXPLANATION

# 길랑-바레 증후군

## 1. 개요

1) 정의 : 변형된 림프구가 말초신경의 식세포와 말이집을 파괴시키는 급성 염증성 탈수초 다발성 신경병증

2) 증상

(1) 아래운동신경세포 증후군 – 팔다리 먼쪽 근육 약화, 몸통, 얼굴, 눈알 근육의 완전마비, 힘줄반사의 약화와 림실, 호흡근육의 근력 약화

(2) 감각과민, 감각이상, 저림, 진동감각 및 위치감각 저하, 손과 발 부위에 감각 저하

(3) 통증은 대칭적으로 엉덩근육, 넙다리네갈래근, 뒤넙다리근에서 많이 나타남

## 2. 신체기능과 구조의 평가

1) **운동기능검사**

(1) **근력측정**

① 맨손근력검사를 통해 전체 근육군보다는 특정 근육을 선택적으로 검사

② 목빗근, 어깨세모근, 위팔세갈래근, 위팔두갈래근, 자쪽손목굽힘근, 벌레근, 엉덩허리근, 중

간볼기근, 앞정강근, 긴엄지굽힘근 측정

(2) **관절가동범위 측정**

① 개별 관절의 구축 여부 검사

② 어깨관절, 손목관절, 손 및 손가락관절, 엉덩관절, 무릎관절, 발목관절, 목말밑관절, 발허리발가락관절 측정

(3) **균형능력 측정**

① 버그균형검사를 이용한 정적 및 동적 균형능력검사를 통해 낙상위험도 측정

② 14개의 항목에 대해 5점 척도로 평가

③ 최저 0점부터 최고 56점까지 평가, 점수가 높을수록 안전하고, 낮을수록 낙상위험도가 높음을 의미

(4) **보행능력 측정**

① 10m 보행검사를 통해 보행능력을 측정

② 평균 보행속도에 따른 의미 해석, 연령별 평균 보행속도와 비교

2) **감각기능검사**

(1) 감각변화가 생기는 경우는 드물지만 감각소실과 변화 양상, 통증 양상과 부위의 확인을 위해 검사

(2) 먼쪽 팔다리부터 감각과민, 이상감각, 무감각, 진동감각, 위치감각 검사

(3) 감각증상이 진행성인지 또는 지속적인지 평가

3) **통증검사**

(1) 통증 부위, 통증 수준과 통증 시기를 지속적으로 관찰

(2) 수동운동과 능동운동 시 통증 확인

(3) 시각상사척도를 이용하여 통증의 정도를 평가

4) **호흡기능 검사**

(1) 호흡근들의 마비나 약화는 기침과 기도 분비물을 배출하는 능력을 감소시키고 폐활량을 감소시킴

(2) 정상 동맥혈산소포화도($SpO_2$)는 94.6~98.2%이다.

(3) 호흡곤란지수를 통한 호흡곤란 평가결과는 2점부터 호흡물리치료의 대상이 됨

(4) 노력성폐활량은 남자의 경우 4~5L, 여자는 3.5~4L 정도, 정상 FVC 예측 범위의 80% 이상이면 정상

5) **자율신경검사**

(1) 빠른맥과 심부정맥 또는 심박출량의 감소, 말초 부위의 혈액 정체와 정맥순환의 불량으 소변 정체 등

(2) 안정 시와 활동 직후의 혈압, 맥박수, 부정맥, 체온 등을 측정

EXPLANATION

# 헌팅턴병(Huntington's disease)

## 1. 개요

1) 정의 : 바닥핵의 퇴행성 질환으로서 바닥핵 회로에서 과흥분 상태를 나타내며, 보통 염색체 우성 소질의 유전병
2) 증상
   (1) 서서히 진행하여 비정상적인 자세반응, 몸통 돌림, 긴장도 분포, 보행 시 실조 증상과 춤을 추는 듯한 모습
   (2) 초기 증상 : 협응장애, 둔한 동작 또는 돌발움직임
   (3) 병변이 진행될수록 안절부절 못하거나 불안정한 행동장애, 공격성 및 우울해 하는 등 감정의 변화나 감정조절 장애가 더욱 심해짐
   (4) 인지장애 발생 : 판단과 기억, 말하기와 쓰기 능력의 감소
   (5) 손이나 다리가 원하지 않아도 저절로 이상하게 움직이는(움찔거리거나 떨림) 증상 등

## 2. 신체기능과 구조의 평가

1) **단순쥐기검사(Simple grip test)**
   (1) 초기에 무도증을 확인할 수 있는 검사법
   (2) 검사자의 손을 잡고, 몇 초간 쥐고 있는 상태를 유지
   (3) 쥐기의 힘이 증가하는지, 감소하는지 확인 → 무도증의 양성반응
2) **통합된 헌팅턴병평가척도(Unified Huntington's disease rating scale; UHDRS)**
   (1) 진행속도의 확인과 치료계획을 수립하기 위하여 지속적으로 수행
   (2) 운동기능과 인지기능을 검사
   (3) 운동 영역, 인지적 영역, 행동 영역, 기능적 영역, 독립척도, 전체 기능적 능력 측정 (운동 영역 15개, 행동 영역 11개의 하부 요소를 가짐)
   (4) 검사결과 해석
      ① 운동 영역과 행동 영역 : 0~4점까지 5점 척도로서 점수가 낮을수록 정상, 높을수록 헌팅턴병 증상이 심해짐을 나타냄
      ② 기능적 영역 : 1점은 수행 가능, 0점은 수행 불가능을 의미
      ③ 독립척도 : 수준이 높을수록 정상을 의미
      ④ 전체 기능적 능력 : 단계가 낮을수록 기능적 수준이 높음을 의미

## 3. 활동과 참여의 평가

1) **헌팅턴병의 기능적 능력척도(Huntington's functional capacity scale)**
   (1) 헌팅턴병 환자의 일상생활활동을 평가

(2) 5개의 범주
① 직업고용
② 재정업무를 다루는 능력
③ 집안일을 관리하는 능력
④ 일상생활활동을 수행하는 능력
⑤ 관리를 제공할 수 있는 장소
(3) 단계가 높을수록 기능적 능력이 저하되어 있음을 의미

| EXPLANATION

# 척추갈림증(Spina bifida)

## 1. 개요

1) 원인 : 임신 초기 엽산과 비타민 A와 같은 영양 결손이 일차 신경관 결손
2) 증상
(1) 병변 수준 이하의 운동감각, 고유수용성 감각, 몸감각 정보 소실
(2) 병변 수준 이하의 기능 완전히 소실, 다리의 구축 발생
(3) 경련, 손상받은 근육에 따라 정형외과적 기형(척추뒤굽음증, 척추옆굽음증) 초래
(4) 마비된 팔다리에 골다공증

## 2. 신체기능과 구조의 평가

1) **감각검사**
(1) 병변 이하의 부위에 최소의 검사량으로 단순화하여 정확하게 감각수준을 판정
(2) 신생아는 깨어 있는 상태에서 시행하는 것이 가장 좋음
(3) 피부분절 감각검사는 핀이나 날카로운 사물을 이용하여 피부를 긁어 통증반응을 기록
① 2~7세 아동 : 통증감각과 함께 가벼운 촉각과 위치감각을 검사
② 7세 이후부터 청소년기 : 온도감각 및 2점 식별검사를 추가해서 검사
2) **관절가동범위검사**
(1) 근육집단 간의 불균형, 근육의 구출이나 기형 발생 가능. 이에 따라 병변 아래의 관절가동범위 평가
(2) 골절을 피하기 위해 천천히, 부드럽게 실시
(3) 엉덩관절의 탈구를 피하기 위해 엉덩관절 모음검사는 중립을 넘어서지 않도록 함
(4) 팔은 아동의 능동적 움직임을 관찰하여 능동관절가동범위를 평가
3) **맨손근력검사**
(1) 아동이 깨어 있을 때 움직임을 자극하여 자발적 움직임을 관찰한 후 근력의 등급을 매김
(2) 아동의 연령이 4~5세가 되어야 정확한 검사 기술에 의해 근력 등급 판정 가능
(3) 근기능의 모든 변화를 감지하기 위해 수술 이전과 이후, 6개월에서 1년의 주기적 간격을 두고 시행

# 지각장애

## 1. 개요

1) 지각(perception) : 외부환경에서 오는 감각정보를 뇌에서 해석하는 기전
2) 지각기능과 인지능력은 관련성을 가짐, 지각장애가 기능수행에 영향을 미침

## 2. 신체기능과 구조의 평가 (기출)

1) **시지각장애(Visual perception disorder)**

(1) **인식불능증(Agnosia)**

① 인식불능 : 외부로부터 들어온 감각자극에 대하여 이해하는 데 장애가 있는 것을 의미

② 시지각 : 시각기관을 통해 외부환경을 인지하는 기능, 단순히 정확하게 눈으로 보는 능력만이 아니라 마루엽의 기능인 인식, 변별, 해석하는 두뇌활동

③ 검사절차
- 시각 인식불능증 : 어떤 물건을 보여주며 분별하는지 검사
- 청각 인식불능증 : 어떤 소리를 들려주며 분별하는지 검사
- 촉각 인식불능증 : 어떤 물건을 만지게 하여 분별하는지 검사
- 신체 인식불능증 : 자신의 신체를 만지게 하여 분별하는지 검사

④ 검사결과 해석
- 시각 인식불능증 : 시각은 정상이지만 지각능력의 혼란으로 변별하지 못함
- 청각 인식불능증 : 소리는 들리지만 지각능력의 혼란으로 변별하지 못함
- 촉각 인식불능증 : 촉각은 정상이지만 눈을 가리고 물체를 만졌을 때 인지하지 못함
- 신체 인식불능증 : 자신의 신체 부위의 공간적 위치를 파악하는 데 곤란을 겪는다.

(2) **색체 인식불능증(Color agnosia)**

① 개요 : 시각은 정상이지만 외부환경의 색을 구별하지 못하는 증상

② 검사절차 : 주변에 있는 물건이나 물체의 특정 색깔을 물어보며 검사

③ 검사결과 해석 : 시각은 정상이지만 지각능력의 혼란으로 변별하지 못하여 색체를 기억하지 못하고 색깔을 구별하지 못함

(3) **얼굴지각(Facial perception)**

① 개요 : 대부분 머리 외상, 뇌졸중, 퇴행성 변화 등의 뇌손상에 의해 회색질, 백색질, 뒤통수관자이랑이 모두 손상이 있을 경우 나타남

② 증상 : 사람의 얼굴을 인식하는 데 어려움이 있음, 사람의 이름을 기억하지 못하는 증상이 더 흔하게 발생

③ 검사절차 : 가족의 사진을 보여주며 누구인지, 이름이 무엇인지 물어봄

④ 검사결과 해석 : 얼굴을 구별하지 못하며 얼굴 대신에 머리 스타일이나 걸음걸이, 의상, 목소리 등의 다른 정보들을 이용하여 사람들을 구별하려 함

**(4) 부분시각인식불능증(Simultanagnosia)**

① 개요 : 각각의 항목의 이미지를 기억하지만 전체적인 이미지를 기억하지 못함

② 검사절차 : 특정 그림을 보여주며 똑같이 그리라고 지시

③ 검사결과 해석 : 보여준 그림에서 특정 부분을 생략하여 그림

**2) 촉각지각장애(Tactile perception disorder)**

**(1) 입체인식불능증(Astereognosis)**

① 개요

- 얕은지각 및 깊은지각은 정상, 시각을 이용하지 않고 손으로 만지거나 쥐거나 해서 물건의 형태, 크기, 재료, 명칭 등을 판단하는 능력을 잃는 것을 말함
- 마루엽의 손상으로 나타나며, 환자들은 눈으로 사물이나 상황을 판단하므로 동작이 매우 느리고 활동성이 떨어지는 편

② 검사절차 : 환자가 눈을 감고 빠르고 정확하게 사물을 구별하는지, 구별에 소요되는 시간, 물체의 특성(크기, 재질, 모양)을 구별하는지 기록

③ 검사결과 해석 : 물건의 형태, 크기, 재료, 명칭 등을 판단하지 못함

**(2) 피부그림감각 불능증(Graphesthesia)**

① 피부감각 : 신체감각을 통해 문자 또는 기호를 인식할 수 있는 기능

② 검사절차 : 환자의 손끝이나 손바닥에 지우개 끝 부분이나 끝이 날카롭지 않은 연필 등으로 시각을 차단한 상태에서 글자, 숫자, 기하학적 모양을 그리게 함

③ 검사결과 해석 : 분별하지 못하면 마루뼈겉질기능(parietal cortical function)의 이상에 의한 피부그림감각 불능증에 해당됨

**(3) 신체도식장애(Body scheme disorder)**

① 자세인식불능증(autotopagnosia)이라 불리기도함, 자신의 신체 자세와 신체 부분들의 관련성을 지각하는 능력

② 검사절차 : 환자의 특정 신체 부위를 만져보라는 간단한 지시와 인물화 그리기, 신체 부분을 맞추는 퍼즐, 자조활동이나 옷 입기와 같은 일상생활활동을 시킴

③ 검사결과 해석 : 환자의 시각을 차단하여 치료사가 접촉한 손가락의 명칭을 말하게 하는 손가락 인식불능증도 신체도식장애에 포함되며, 왼쪽, 오른쪽을 구별하는 능력도 포함하여 평가

**3) 운동지각장애(Motor perception disorder)**

- 실행증(apraxia) : 하고자 하는 활동의 목표와 구성요소를 이해하고 있으며 행동을 할 수 있는 근육의 적절한 운동기능, 감각협응 능력이 있음에도 불구하고 이전에 학습하였던 수의적 행동을 하지 못하는 것, 또한 한번 실행증이 일어났던 행동을 재학습할 수 없음

(1) **관념행위 실행증(Ideational apraxia)**

① 개요 : 운동앞부위(premotor area)의 손상이 원인, 실제 물체를 적당하게 사용하지 못하는 능력으로 나타나는 개념적 결핍이 나타남

② 검사절차 : 일상생활활동을 관찰

③ 검사결과 해석 : 적절한 순서로 연속되는 활동에 어려움이 있음
예) 옷 입기 할 때 옷을 어떻게 입어야 하는지, 또는 옷에 대한 개념을 모름

(2) **관념운동성 실행증(Ideomotor apraxia)**

① 개요 : 구두명령이나 모방으로 운동동작을 실행하기가 불가능

② 검사절차 : 환자에게 물을 마시라고 구두명령

③ 검사결과 해석 : 치료사가 환자에게 물컵을 들어서 물을 마시라고 지시했을 때 환자는 수행을 못하지만, 만약 환자가 갈증이 난 상태에서 물컵을 봤다면 자동적으로 마실 수 있음

(3) **구성행위 실행증(Construction apraxia)**

① 개요 : 뒤마루엽(posterior parietal)의 손상이 원인, 공간 내에서 물체를 구조화하는 데 어려움이 있고, 2, 3차원에서 지시 또는 자발적으로 모방, 그림, 건축, 조립하는 능력 결여

② 검사절차 : 특정 공간 안에서 나무토막을 정렬시킴

③ 검사결과 해석
- 지시한 공간 안에서가 아닌 밖에서 나무토막을 정렬
- 색깔이나 공간요소에 이상언행 반복증(perseveration)이 있음
- 편측 공간을 무시하거나, 수행을 위해 무엇을, 어떻게 해야 할지 모르는 개념적 문제를 가짐

(4) **착의 실행증(Dressing apraxia)**

① 개요 : 몸을 움직이는 근육에는 이상이 없지만 신체도식 장애와 운동계획의 문제 존재

② 검사절차 : "옷을 입어라"라고 구두명령

③ 검사결과 해석 : 스스로 옷을 입는 순서나 방법에 장애를 보임

(5) **언어 실행증(Verbal apraxia)**

① 개요 : 전화할 때 "여보세요"와 같이 반복 학습된 자동말은 문제가 없지만 자신의 생각을 문장으로 말할 때, 특히 문장이 길고 복잡할수록 오류가 잘 생김

② 검사절차 : 검사자와 일상적인 대화 실시

③ 검사결과 해석 : 마비성 조음장애(dysarthria)처럼 근긴장, 근육의 힘이나 운동범위의 장애가 아니므로 오류가 항상 같은 음절에서 나타나지 않음. 유창하지 않지만 알아듣기, 쓰기, 읽고 이해하기는 정상

(6) **구부안면행위 실행증(Buccofacial apraxia)**

① 개요 : 뇌의 운동과 감각영역의 상호관계에 의해 처리되어야 하는 정보의 처리에 문제가 발생한 경우 나타남

② 검사자의 혀나 입 운동을 그대로 보고 따라 하라고 함

③ 검사결과 해석 : 구부안면행위 실행증이 있는 경우 이를 실행하지 못함

4) **시공간지각장애(Visuospatial disorder)**

(1) **전경-배경 구별장애(Figure-ground discrimination disorder)**

① 개요 : 배경으로부터 형체를 구별하는 능력

② 검사절차 : 환자에게 배경과 사물이 있는 사진을 보여줌

③ 검사결과 해석 : 다양한 배경에서 물건을 찾는 데 어려움이 있음

(2) **오른쪽-왼쪽 구별장애**

환자 자신의 신체, 일상 환경에서 오른쪽-왼쪽을 구별하지 못함

(3) **입체인지지각(Stereognosis)**

① 개요 : 각각의 눈에 들어온 영상끼리 비교했을 때 발생된 차이가 우리 뇌에서 입체감을 느끼게 함, 입체인지지각의 장애를 보이는 것은 깊이지각을 못하기 때문

② 검사절차 : 다양한 모양과 재질의 물건을 제시하여 눈을 감고 만져서 모양과 어떤 물건인지 설명하라고 함

③ 검사결과 해석 : 물건의 모양이나 어떤 물건인지 구별하지 못함

(4) **형태 항상성 장애(Form constancy disorder)**

① 개요 : 햇빛, 안개 등의 환경 변화와 관찰자의 관찰조건이 거리나 관점 등에 의해서 쉽게 바뀜

② 검사절차 : 그림을 제시하여 크기, 명칭, 모양 등을 물어봄

③ 검사결과 해석 : 물체의 크기, 명암, 질감, 위치가 다르게 제시되는 경우 인식하는 능력이 떨어짐

(5) **공간 내 위치(Position in space)**

① 개요 : 마루엽 손상 시 발생, 시각에 의한 방향, 위치, 거리, 관계 등의 지각이 포함됨

② 검사절차

- 방향위치지각 : 대상물이 자신을 기준으로 하여 위, 아래, 오른쪽, 앞뒤 등 어디에 위치하고 있는가를 물어봄
- 거리지각 : 보고 있는 대상이 자신으로부터 얼마쯤 떨어져 있는지와 그 2개의 대상물 사이의 거리를 물어봄
- 공간관계지각 : 사물과 사물 사이 또는 사물과 자신과의 공간 관련성과 거리를 물어봄

③ 검사결과 해석

- 방향위치지각 : 위, 아래, 오른쪽, 왼쪽, 앞뒤를 지각할 수 없으며, 숫자를 거꾸로 읽을 수 없음
- 거리지각 : 손이 닿지 않는 범위에 있는 물건에도 손을 뻗어 잡으려는 행동이 일어남
- 공간관계지각 : 팩보드 과제(나무막대 꼽기)나 구슬 꿰기 등에 곤란을 나타냄

5) **색상단어검사-선택적 주의 집중 검사**

(1) 한국판 Stroop 색상단어 간섭 검사(Stroop color-word interference test; CWIT) : 색을 읽는 것과 색이름을 읽는 데 일어나는 간섭현상을 연구하기 위해 고안, 작업을 하거나 학습할 때 주의 집중도를 알아보기 위해 실시

(2) 스트룹 아동 색상-단어검사(Color and word test children' version) : 신경심리학적 장애를 진단, 주의력결핍, 과잉행동장애, 틱장애, 학습장애 등에 실시

(3) 한국판 색상 단어검사(Korean-color word stroop test; K-CWST)

## 3. 활동과 참여의 평가 (기출)

1) **시지각검사(Motor-free visual perception test; MVPT)**
   (1) 운동능력에 상관없이 실시할 수 있는 빠르고 간단한 검사방법
   (2) 뇌졸중 환자의 시지각을 평가할 때 많이 사용
   (3) 총 36문항, 총점 36점
   (4) 문제자극이 가로로 놓여 있어 편측무시 환자가 순수 시지각능력을 평가받기에 어려움 존재
2) **시지각검사-R(Motor-free visual perception test-revised; MVPT-R)**
   (1) 운동능력에 상관없이 실시할 수 있는 빠르고 간단한 검사방법
   (2) 아동의 학습장애, 인지장애, 운동장애, 신체장애를 가진 환자의 시지각검사에 유용
   (3) 성인 뇌손상 환자를 대상, 시력이 20/80 이하, 검사 지시를 이해하지 못하거나 최소 1분 미만의 집중력이 떨어지는 환자 제외
3) **시지각검사-3(Motor-free visual perception test-3; MVPT-3)**
   (1) MVPT-R의 검사항목에 11세 이후의 아동을 위한 검사항목 추가
   (2) 지각구성의 기능적인 쓰임에 대해 평가하도록 구성
   (3) 65개 항목
4) **시지각검사-세로형(Motor-free visual perception test-vertical format; MVPT-V)**
   (1) 시각구별, 전경배경 구분, 시각기억, 시각완성, 공간관계의 총 5개 항목으로 구성
   (2) 총 36문항, 총점 36점
5) **시지각발달검사(Developmental test of visual perception; DTVP)**
   (1) 시지각 발달상의 장애를 진단하여 시지각 훈련프로그램의 효과적 활용을 위해 개발
   (2) 5개 하위검사시각 : 운동협응(16문항), 도형-배경지각(8문항), 형태 항상성(17문항), 공간위치 지각(8문항), 공간관계 지각(8문항)
   (3) DTVP-2 8개 항목
      ① 눈-손 협응(Eye-hand coordination)
      ② 공간위치(Position in space)
      ③ 따라 그리기(Copying)
      ④ 도형-배경(Figure-ground)
      ⑤ 공간관계(Spatial relations)
      ⑥ 시각통합(Visual closure)
      ⑦ 시각-운동속도(Visual-motor speed)
      ⑧ 형태 항상성(Form constancy)
   (4) 아동의 시지각 또는 시각-운동에 특별한 문제가 있는지, 만약 문제가 있다면 어느 정도 있는지를 실제로 확인하고자 할 때 이용
6) **로웬스타인 작업치료인지평가(Loewenstein occupational therapy cognitive assessment; LOTCA)**
   (1) 뇌손상 환자, 정신과 환자나 아동, 노인 환자의 인지기능을 평가

(2) 목적

① 뇌손상 환자의 인지, 지각기능 평가

② 치료시작 전 환자의 수준을 파악하고, 치료 시작점 결정

③ 단계별로 치료 목적 세우기

④ 치료의 효과를 평가하기 위해서

(3) 6개 영역(지남력, 시지각, 공간지각, 운동실행, 시각운동조직력, 사고조작력), 26개 항목

(4) 6개 영역의 능력과 무능을 평가

7) **직선이등분검사(Line bisection test)**

(1) 편측공간의 시각적 무시를 평가할 목적으로 개발

(2) 중앙에서 벗어난 길이가 어느 한 선이라도 선의 중앙으로부터 1/2인치 이상 벗어난 것이 있거나 90초 이내에 완성하지 못하면 심한 손상으로 봄

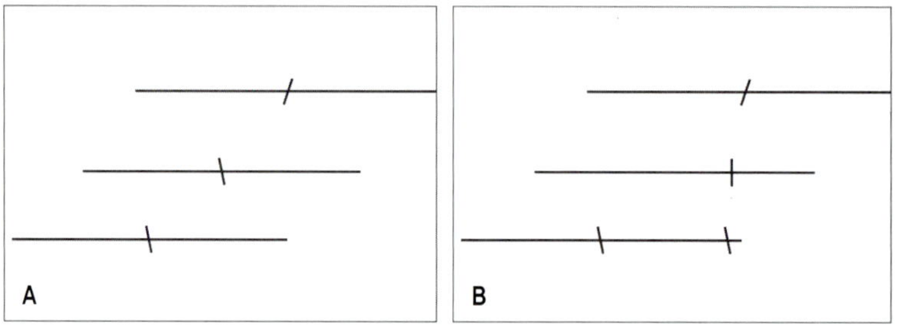


직선이등분검사

A, 정상 선나누기, B, 심한 손상 선나누기

8) **알버트 검사(Albert test)**

(1) 시야제한 또는 편측무시를 판별하기 위한 검사

(2) 좌우 양쪽의 18개 선을 모두 표시한 경우 시야제한이 없다고 판단

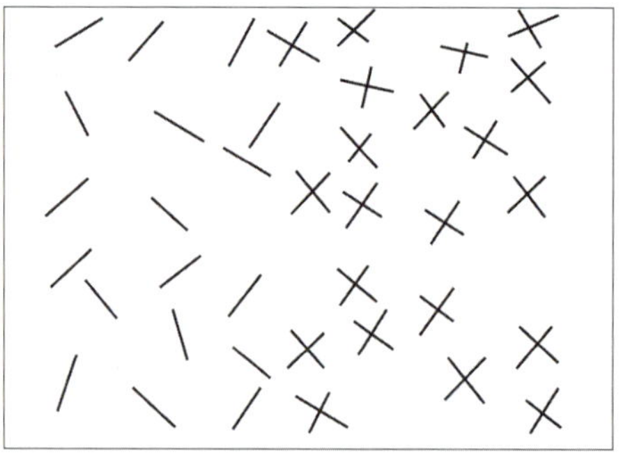

알버트 검사

# 발달장애

EXPLANATION

## 정상운동 발달

### 1. 정상 유아의 운동발달의 특징

1) 앉은 자세균형유지
   평형의 변화에 대한 바로잡기반사 및 파라슈트 반사가 대항하는 것
2) 서 있는 자세와 보행능력 획득
   양성지지반사의 수정, 도약반응(hopping reaction), 발목관절의 발등굽힘 반응이 기초
3) 운동발달의 법칙
   (1) 머리쪽 → 꼬리쪽
   (2) 몸쪽끝 → 먼쪽끝
   (3) 자쪽 → 노쪽
   (4) 단순 동작 → 복잡 동작
   (5) 상반성 신경지배의 법칙
   (6) 초기에는 반사활동이 우세하다가 점차 통합

### 2. 정상운동발달

| 개월 | 발달단계 | 개월 | 발달단계 |
|---|---|---|---|
| 1~3개월 | 머리의 조절 | 9~11개월 | 네발기기(양 손, 양 무릎을 짚고) |
| 3개월 | 다리의 교대운동 | 10개월 | 매달려 무릎 꿇고 선다. |
| 5개월 | 돌아눕기<br>(바로누운자세(supine) → 엎드린자세(prone)) | 10~12개월 | 매달려 일어선다. |
| 7개월 | 돌아눕기(연속적으로) | 12개월 | 매달려 일어서기를 계속한다. |
| 7개월 | 긴다(배를 마루에 붙이고). | 13~15개월 | 혼자서 선다. |
| 6~8개월 | 앉는다. | | |

## 3. 신생아기 자동반응

| 반사 | 자극 | 행동반응 | 소실시기 |
|---|---|---|---|
| Moro reflex<br>(모로 반사) | • 아기 어깨를 받치고, 몸을 지탱하면서 갑자기 머리를 떨어뜨릴 때 | • 등을 활짝 펼치고, 팔을 쭉 펴고 벌림하면 손바닥과 폈다가 팔을 포옹하려는 듯이 움직임<br>• 대칭적인 반사 | 4~6개월에 소실 |
| Startle reflex<br>(놀람 반사) | • 갑작스러운 큰 소리 | • 팔꿈치를 굽힌 채 주먹을 쥔 상태로 팔을 벌림 | 4~6개월에 소실 |
| Tonic neck reflex, Fencing position(ATNR)<br>(긴장성목반사) | • 머리를 한쪽으로 돌림 | • 굽힘 쪽의 긴장이 사라져서 팔과 다리를 펴게 됨<br>• 영아기 후기에도 계속 보일 경우 운동장애 | 4~6개월에 소실<br>신체 양쪽의 대칭적인 체위 조절로 대체 |
| Stepping reflex, Dancing reflex(보행 반사) | • 발바닥이 바닥에 닿게 함 | • 마치 걷는 듯한 운동 | 3~4주에 소실되고, 의도적인 운동으로 대체 |
| Crawling reflex<br>(기는 반사) | • 엎드려 눕혀 둠 | • 팔 다리가 기는 것 같은 운동을 보임 | 6주에 소실 |
| Palmar grasp reflex<br>(손바닥쥐기반사) | • 만삭아에게 있는 반사<br>• 아기의 손바닥을 건드림 | • 꽉 붙잡고 놓지 않음 | 2~3개월에 소실 |
| Plantar grasp reflex<br>(발바닥쥐기반사) | • 발바닥을 발뒤꿈치에서 앞으로 건드림 | • 발가락을 앞으로 오므림 | 2~3개월에 소실 |
| Babinski reflex<br>(바빈스키 반사) | • 발꿈치에서 발가락 쪽으로 가볍게 긁음 | • 엄지발가락은 발등굽힘되고, 나머지 발가락은 부챗살처럼 핌 | 10~17개월에 소실 |

### Oral reflex(입안 반사)

| 반사 | 행동반응 | 소실시기 |
|---|---|---|
| Rooting reflex(먹이찾기 반사) | 냄새를 맡게 하거나 물건이 뺨에 닿으면 그 쪽으로 향하며, 젖꼭지를 찾아 물때와 같이 입을 벌림 | 깨어 있을 때는 3~4개월, 수면 시는 7~8개월에 소실 |
| Sucking reflex(빨기 반사) | 젖꼭지로 입을 자극하면 빪 | 6개월에 감소하기 시작 |
| Swallowing reflex(삼킴 반사) | 음식물이 구강후부에 닿으면 삼킴 | 소실되지 않음 |
| Coughing reflex(기침 반사) | 이물이 상기도에 들어가면 재채기 혹은 기침을 함 | 소실되지 않음 |
| Gaging reflex(구역 반사) | 인두개, 혀 근육부분 편측을 자극하면 인두근이 수축하고 혀 근육부분의 올림이 보임(인두부위의 이물질 제거에 유용) | 소실되지 않음 |
| Biting reflex(물기 반사) | 불수의적으로 치아로 깨묾 | 4~7개월에 소실 |
| Tongue thrust(혀 내밀기 반사) | 혀가 치아 앞으로 나옴 | 비정상 |
| Palatal reflex(입천장반사) | 목구멍이 수축하고 목젖이 올라감 | 소실되지 않음 |

## 4. 신생 뇌성마비의 운동발달의 장애와 변이

| | |
|---|---|
| 누운 자세에서의 자세이상 | • 긴장성목반사 : 영향이 강함<br>• 긴장성 미로반사 : 정상아보다 현저<br>• Moro 반사<br>  – 정상 시 3~4개월 소실<br>  – 뇌성마비에서는 지속<br>• 몸통에 대한 몸통 바로잡기반사 : 결여 |
| 앉은 자세동작 및 서 있는 자세이상 | • 이유 : 불충분한 바로잡기반사 활동(특히, head control↓)<br>양성지지 반사의 과잉활동 |
| 보행 장애 | • 가위보행(엉덩관절 모음근의 경련성 강직에 의해)<br>• 발목관절의 안쪽들린휜발증(equinovarus) |
| 불수의운동 | • 곰지락운동증(athetosis) : 자세의 불안정성<br>• 무도병(chorea) |
| CP의 경련성 특징 | • 경련성은 주로 팔다리의 중추 측에 현저함<br>• 굽힘근과 모음근에 나타나기 쉬움 |

## 5. 원시반사

1) 원시적 반사는 자동적이고 상동적인 움직임으로서 대뇌겉질의 관여가 없이 나타난다.
2) 원시반사는 태내에서 출현하여 생후 6개월이나 최대 12개월 이후에는 억제되어 나타나지 않는다.
3) 원시반사의 탐색은 문제 원인을 찾아내어 치료하는 데 도움이 된다.
4) 원시반사가 발달에 미치는 영향
   정상 출현 시기를 벗어나 원시반사가 나타나면 정상을 벗어나게 되어 중추신경계가 발달이 미흡하고 지적 발달에 영향을 미쳐 발달을 방해하고 행동을 미성숙하게 한다.

## 원시반사의 종류 (기출)

| 반사 | 자극 | 행동반응 | 소실시기 |
|---|---|---|---|
| Moro reflex<br>(모로 반사) | • 아기 어깨를 받치고, 몸을 지탱하면서 갑자기 머리를 떨어뜨릴 때 | • 등을 활짝 펼치고, 팔을 쭉 펴고 벌림 하면 손바닥과 폈다가 팔을 포옹하려는 듯이 움직임<br>• 대칭적인 반사 | • 4~6개월에 소실 |
| Startle reflex<br>(놀람 반사) | • 갑작스러운 큰 소리 | • 팔꿈치를 굽힌 채 주먹을 쥔 상태로 팔을 벌림 | • 4~6개월에 소실 |
| Tonic neck reflex,<br>Fencing position(ATNR)<br>(긴장성목반사) | • 머리를 한쪽으로 돌림 | • 굽힘 쪽의 긴장이 사라져서 팔과 다리를 펴게 됨<br>• 영아기 후기에도 계속 보일 경우 운동장애 | • 4~6개월에 소실<br>• 신체 양쪽의 대칭적인 체위 조절로 대체 |
| Stepping reflex,<br>Dancing reflex<br>(보행 반사) | • 발바닥이 바닥에 닿게 함 | • 마치 걷는 듯한 운동 | • 3~4주에 소실되고, 의도적인 운동으로 대체 |
| Crawling reflex<br>(기는 반사) | • 엎드려 눕혀둠 | • 팔다리가 기는 것 같은 운동을 보임 | • 6주에 소실 |
| Palmar grasp reflex<br>(손바닥쥐기반사) | • 만삭아에게 있는 반사<br>• 아기의 손바닥을 건드림 | • 꽉 붙잡고 놓지 않음 | • 2~3개월에 소실 |
| Plantar grasp reflex<br>(발바닥쥐기반사) | • 발바닥을 발뒤꿈치에서 앞으로 건드림 | • 발가락을 앞으로 오므림 | • 2~3개월에 소실 |
| Babinski reflex<br>(바빈스키 반사) | • 발꿈치에서 발가락 쪽으로 가볍게 긁음 | • 엄지발가락은 발등굽힘되고, 나머지 발가락은 부챗살처럼 핌 | • 10~17개월에 소실 |
| Galant reflex<br>(갈란트 반응) | • prone<br>• 공중으로 들어 올림<br>• 척추 가쪽의 피부를 위에서 손으로 가볍게 긁음 | • 자극하는 쪽으로 몸통 가쪽굽힘 | • 4~6개월 소실 |
| Placing reaction<br>(위치 반응) | • 양 손으로 아이의 겨드랑이를 받쳐 수직자세로 쳐들어 올림<br>• 발등이 책상의 아래 모서리에 스치도록 함 | • 다리 굽힘<br>• 책상 위에 발을 올려놓음<br>• 다리를 폄 | • 12개월 이전 소실<br>• 하지마비 있을 때 → 반사 나타나지 × |
| Flexor withdrawal reflex<br>(굽힘근 움츠림 반사) | • 바로누운자세(supine)<br>• 양다리를 자연스럽게 semiflexion<br>• 양쪽의 발바닥을 번갈아가며 가볍게 자극 | • 양 다리를 동시에 굽힘하는 반응 | • 생후 4주경에는 소실하기 시작<br>• 2개월경에 소실<br>• spinal cord 손상 시 → 나타나지 않거나 유발시키기 어려움 |
| Rooting reflex<br>(먹이찾기반사) | • 냄새를 맡게 하거나 물건이 뺨에 닿게 함 | • 자극을 준 방향으로 머리를 향하며 젖꼭지를 찾아 물 때와 같이 입을 벌림 | • 깨어 있을 때는 3~4개월, 수면 시는 7~8개월에 소실 |
| Sucking reflex<br>(빨기 반사) | • 젖꼭지와 같은 것으로 입을 자극 | • 빤다. | • 6개월에 감소하기 시작 |

EXPLANATION

# 중추신경계 수준에 따른 반사 측정 및 평가

## 1. 중추신경계 수준의 반사 발달

대뇌겉질 : 평형반응(수정된 발바닥보행, 서기, 보행)
고위중추반사 ↑
중간뇌 : 바로잡기반응(사족 앉기)
↑
뇌줄기 : 팔꿉관절 엎드린자세(Prone on elbows), 구르기(rolling)
원시반사 ↑
척수 : 바로누운자세(supine)

1) 반사 발달의 원리
   (1) 정상적인 발육상태 하에서는 원시반사(primitive reflexes)가 필수적으로 나타난다.
   (2) 구르기, 앉기, 기어가기, 서기 등 아동이 차차 발육해 감에 따라 잠재된 반사가 나타나기 시작한다.
   (3) 정상적 발육이 진행되어 가는 동안 배밀이(creeping) 같은 과정은 뛰어 넘기도 한다.
   (4) 고차원적 반사 형태가 나타나기 시작하면 차차 원시적인 뇌줄기 및 척수반사는 사라진다.
   (5) 고차원적 억제 기능이 지연되거나 파괴되면 원시 반사가 고차원적 반사를 억제하여 비정상적 반사가 나타난다.
2) 반사 발달의 3단계

| 중추신경계 성숙레벨 | 반사발달 | 운동발달의 결과적인 레벨 |
|---|---|---|
| 척수 및 뇌줄기 | 무족수<br>원시반사 | 엎드린자세(prone), 바로누운자세(supine) |
| 중뇌 | 4족수<br>바로잡기반응 | 기기, 앉기 |
| 대뇌겉질 | 2족수<br>평형반응 | 서기, 걷기 |

## 2. 척수 수준의 반사

＊ 기능적인 면에서 크게 고유수용성 반사와 외수용성 반사로 나눈다.
**외수용성 반사** : 외수용기들이 받아들인 감각 정보에 반응하는 척수 반사 활동으로 여러 가지 반사 활동이 있지만 검사에 응용되는 대표적인 것들에는 굽힘근움츠림반응, 폄근밀기 반사, 교차성 폄 반사 등이 있으며 이들 반사들은 원시반사 일종으로 신체의 방어와 관련 있는 보호반사에 속한다.

| 지배 | • 다리뇌의 아래 1/3부분~중추신경계 다이테르스 핵(Deiters nucleus)의 영역에 의해 |
|---|---|
| 특징 | • 생존을 위한 반사<br>• 팔다리 근육을 굽히거나 펌시킴으로써 그 운동을 조절 |
| 출현 시기 | • 생후 2개월 이내 |
| 성숙의 지연을 의미 | • 생후 2개월 이후에도 양성반응이 지속 |

**척수수준 반사의 종류** (기출)

| 반사 | 검사자세 | 자극 | 음성반응 | 양성반응 | 반사성숙 지연 | Pic. |
|---|---|---|---|---|---|---|
| 굽힘근 움츠림 반사 | • 바로누운자세(supine)<br>• 머리 : 중위<br>• 다리 : 폄 | 발바닥 | 자극받은 다리<br>• 폄상태(조절유지) | 자극받은 다리<br>• 굽힘(조절없음) | 2개월 이후 양성반응 | 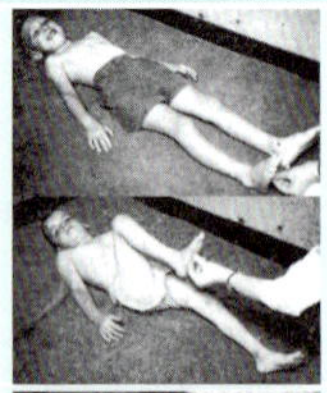 |
| 폄근밀기 반사 | • 바로누운자세(supine)<br>• 머리 : 중위<br>• 다리<br>– 한쪽 굽힘<br>– 반대쪽 폄 | 굽혀진 다리의 발바닥 | 굽혀진 상태 유지 | 자극받은 다리 반사적으로 폄 | 2개월 이후 양성반응 | 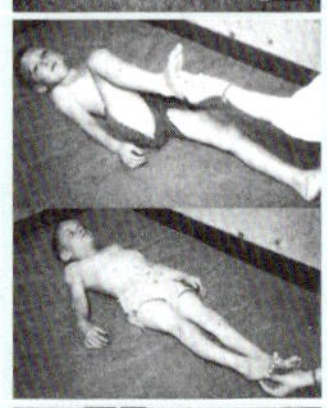 |
| 교차성 폄반사 1 | • 바로누운자세(supine)<br>• 머리 : 중위<br>• 다리<br>– 한쪽 굽힘<br>– 반대쪽 폄 | 폄된 다리를 굽힘 | 반대쪽 다리 굽힘 유지 | 반대쪽 다리 폄 | 2개월 이후 양성반응 | 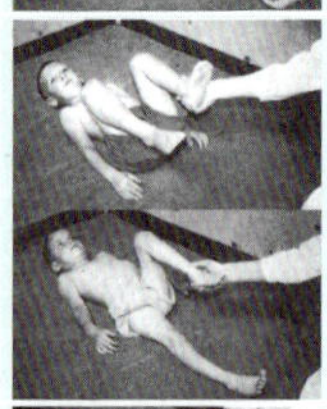 |
| 교차성 폄반사 2 | • 바로누운자세(supine)<br>• 머리 : 중위<br>• 다리 : 폄 | 한쪽 다리 안쪽 | 반대쪽 다리 반응 없음 | 반대쪽 다리모음 +안쪽돌림 +발바닥굽힘 일어남 | 2개월 이후 양성반응 | 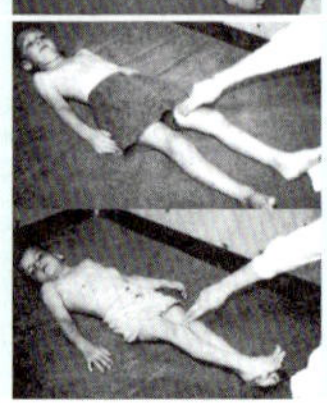 |

## 3. 뇌줄기 수준의 반사

뇌줄기 그물체는 신체 내의 대부분의 운동 에너지가 축적되어 있는 기질로써 뇌줄기 이상의 고위 운동 중추로부터 조절을 받고 근육의 긴장도를 조절한다.

| 지배 | • Deiters핵에서부터 적색핵(red nucleus)까지의 영역에 의해 |
|---|---|
| 특징 | • 정적인 자세반사<br>• 공간에서(미로자극에 의한) 몸통과 머리의 위치를 변화시킴으로써 나타남<br>• 몸통에 대한 머리 위치 변화에 따르는 전신의 근 긴장 변화에 의해 나타남 |
| 출현 시기 | • 보통 생후 4~6개월 이내 |
| 성숙의 지연을 의미 | • 생후 6개월 이후에도 양성반응이 계속 |

**뇌줄기수준 반사의 종류**

| 반사 | 검사자세 | 자극 | 음성반응 | 양성반응 | 반사성숙 지연 | Pic. |
|---|---|---|---|---|---|---|
| 비대칭성 긴장성목반사 (ATNR) | • 바로누운자세 (supine)<br>• 머리 : 중위<br>• 팔다리 : 폄 | 머리를 한쪽으로 돌림 | 팔다리 반응 없음 | • 머리를 돌림한 쪽 팔다리 : 폄 폄근긴장↑<br>• 반대쪽 팔다리 : 굽힘 굽힘근긴장↑ | 4~6개월 이후 양성반응 | 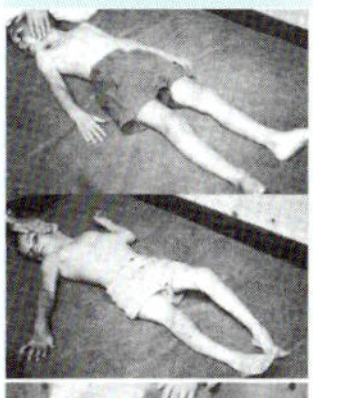 |
| 대칭성 긴장성 목반사 1 | • 네발 엎드린 자세<br>or<br>• 검사자 양 무릎 위에 엎드림 | 머리를 앞쪽굽힘 | 팔다리 긴장변화 × | 팔<br>굽힘 or 굽힘근긴장↑<br>or<br>다리<br>폄 or 폄근긴장↑ | 4~6개월 이후 양성반응 | 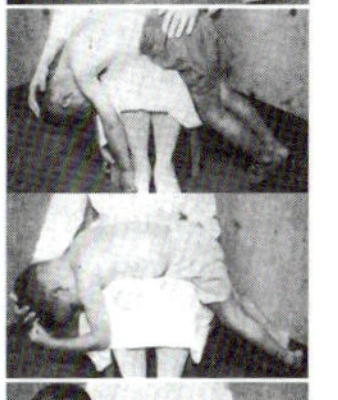 |
| 대칭성 긴장성 목반사 2 | • 네발 엎드린 자세<br>or<br>• 검사자 양 무릎 위에 엎드림 | 머리를 폄 | 팔다리 긴장변화 × | 팔<br>폄 or 폄근긴장↑<br>or<br>다리<br>굽힘 or 굽힘근긴장↑ | 4~6개월 이후 양성반응 | 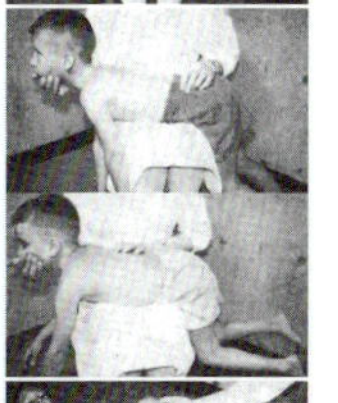 |
| 긴장성 미로반사 1 | • 바로누운자세 (supine)<br>• 머리 : 중위<br>• 팔다리 : 폄 | 자세유지 | 팔다리 수동 굽힘시 폄근긴장 변화× | 팔 또는 다리 수동 굽힘 시 폄근긴장 우세 | 4개월 이후 양성반응 | 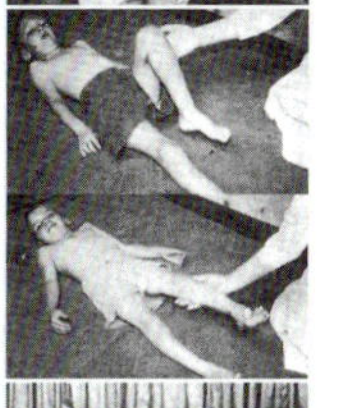 |
| 긴장성 미로반사 2 | • Prone<br>• 머리 : 중위 | 자세유지 | 머리 · 몸통 · 팔다리<br>• 폄가능<br>• 굽힘근긴장 증가 없음 | 머리의 폄, 어깨뒤쪽 굽힘, 몸통 및 팔다리의 폄을 할 수 없음 | 4개월 이후 양성반응 | 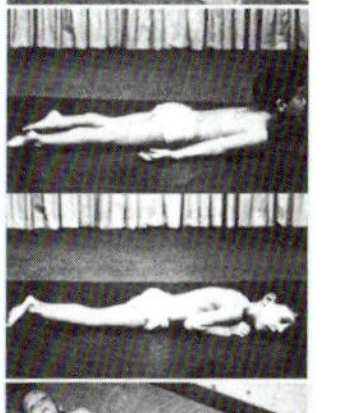 |
| 연합반응 | • 바로누운자세 (supine) | 환자에게 한쪽 손으로 물체를 꽉 쥐게 함 | 반대쪽 다리<br>• 긴장증가나 반응 × | 반대쪽 다리에 긴장 증가 | 양성반응이 나타나면 반사성숙 지연 | 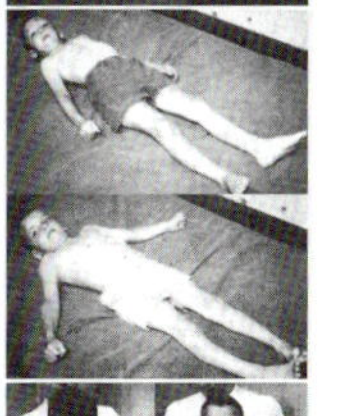 |
| 양성지지 반응 | • 기립자세<br>– 검사자가 붙잡음 | 발바닥을 몇 차례 바닥에 튀김 | 폄근의 긴장 증가 없음 | 다리<br>폄근의 긴장성 증가<br>발목관절 발바닥굽힘<br>젖힌무릎 | 3~8개월 양성반응 | 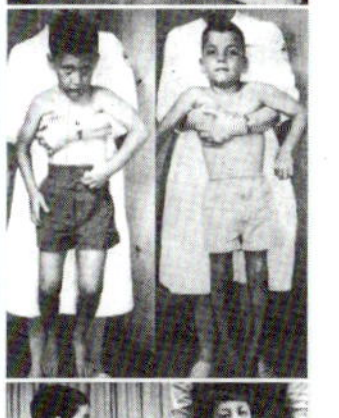 |
| 음성지지 반응 | • 기립자세 | 체중지지 자세 | • 폄근 긴장이 이완<br>• 무릎관절 굽힘, 발목관절 발바닥굽힘이 가능 | 폄근긴장의 이완 없이 양성지지가 지속 | 8개월 이후 양성반응 | 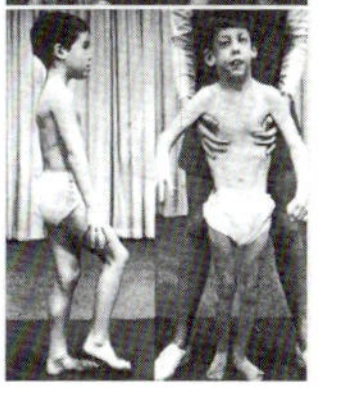 |

## 4. 중간뇌 수준의 반사

| | |
|---|---|
| 지배 | • 적색핵 윗부분 중간뇌부위(대뇌겉질은 제외) |
| 특징 | • 공간에서 머리와 몸통의 정상적인 관계를 이루게 하는 역할 |
| 출현 시기 | • 출생하면서부터 발생~생후 10~12개월에 최고 수준에 다다름 |
| 성숙의 지연을 의미 | • 대뇌겉질의 통제가 증가함에 따라 바로잡기반응은 점차 수정되거나 억제됨<br>• 생후 5세 말기가 되면 사라짐 |

### 바로잡기반응의 종류

| | |
|---|---|
| 바로잡기반응 | • 공간에서 머리와 몸통의 위치관계(흐트러진 신체정렬)를 정상 위치로 바로 잡으려고 하는(신체를 정렬시키려는) 반응<br>• 바로잡기반응은 어떤 동작이나 움직임을 취할 때 그 움직임이 원활하게 일어날 수 있도록 Automatic background를 형성함<br>예) – 공간에서 머리를 정상위치(입이 지면과 수평)로 유지하여 머리와 목과 몸통, 팔다리의 정상자세를 유지시킴<br>– 어깨와 골반 사이의 신체 축에서 돌림을 통해 머리, 목, 몸통의 정상 배열을 회복함 |
| 미로성 바로잡기반사 (labyrinthine righting reflex) | • 중간뇌동물에서 동물은 어떠한 방향이나 위치로 공중에 올려놓더라도 머리만은 언제나 정상의 위치를 유지하려고 함<br>• 이런 작용은 양측의 전정기관을 파괴하면 소실되므로 미로성 바로잡기반사라 함 |
| 몸바로잡기반응 (body righting reflex acting upon the head) | • 어떤 동물이라도 책상위에 측위 상태로 뉘어 두면 머리는 정상 위치로 돌아옴<br>• 이는 몸통에 가해지는 중력이 비대칭성이기 때문에 그것이 자극되어 나타나는 것 |
| 목바로잡기반사 | • 머리와 몸통의 상호 위치가 자극이 되어 몸이 정상위치로 돌아오는 것 |

※ 바로잡기반사는 몇 개의 반사들이 사슬을 형성함으로 최후의 정상자세를 결정하는 것

### 중간뇌수준 반사의 종류

| 반사 | 검사자세 | 자극 | 음성반응 | 양성반응 | 반사성숙 지연 | Pic. |
|---|---|---|---|---|---|---|
| 머리에 작용하는 미로바로잡기 반사 1 | • Prone (들어 올림)<br>• 눈을 가림 | 자세유지 | 머리를 조절 못함 | • 머리 : 들어 올림<br>• 얼굴 : 바로 세움<br>• 입 : 수평으로 다뭄 | 2개월 이후 음성반응 | 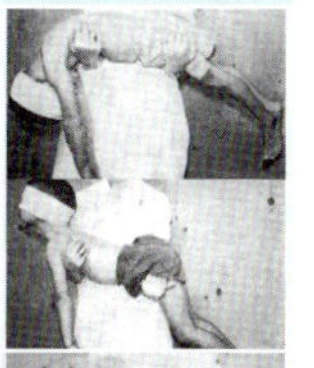 |
| 머리에 작용하는 미로바로잡기 반사 2 | • 바로누운자세 (supine) (들어 올림)<br>• 눈을 가림 | 자세유지 | 머리를 조절 못함 | • 머리 : 들어 올림<br>• 얼굴 : 바로 세움<br>• 입 : 수평으로 다뭄 | 6개월 이후 음성반응 | 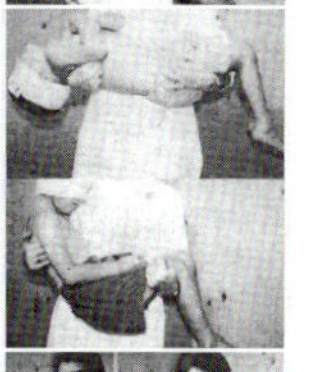 |
| 머리에 작용하는 미로바로잡기 반사 3 | • 골반부위를 잡고 들어 올림<br>• 눈을 가림 | 오른쪽으로 기울임 | 머리를 세우지 못함 | • 머리 : 들어 올림<br>• 얼굴 : 바로 세움<br>• 입 : 수평으로 다뭄 | 6~8개월 이후 음성반응 | 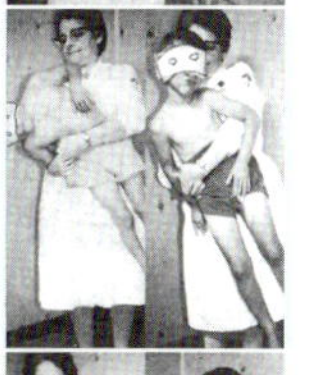 |
| 머리에 작용하는 미로바로잡기 반사 4 | • 골반부위를 잡고 들어 올림<br>• 눈을 가림 | 왼쪽으로 기울임 | 머리를 세우지 못함 | • 머리 : 들어 올림<br>• 얼굴 : 바로 세움<br>• 입 : 수평으로 다뭄 | 6~8개월 이후 음성반응 | 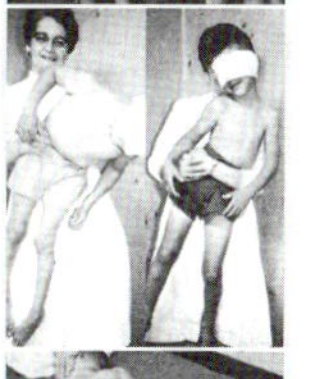 |
| 목바로잡기반사 | • 바로누운자세 (supine)<br>• 머리 : 중위<br>• 팔다리 : 폄 | 머리 한쪽방향으로 돌림 (수동 or 능동) | 몸통의 돌림이 일어나지 않음 | 머리가 회선된 방향으로 몸통이 돌아감 | 6개월 이후 음성반응 | 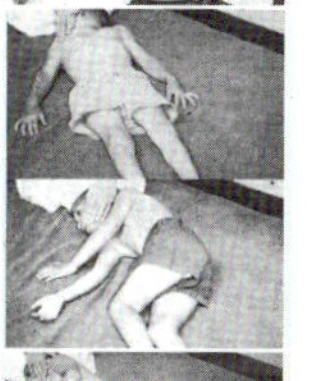 |
| 몸에 작용하는 몸바로잡기반응 | • 바로누운자세 (supine)<br>• 머리 : 중위<br>• 팔다리 : 폄 | 머리 한쪽방향으로 돌림 (수동 or 능동) | 전체적인 몸통 돌림이 일어남 | 몸통의 부분적 순차적 돌림이 일어남<br>예) 머리 → 어깨 → 골반 | 6개월 이후 음성반응 | 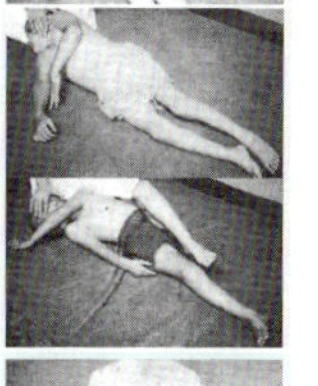 |
| 시각바로잡기 반사 (1, 2, 3, 4) | • Prone (들어 올림) | 자세유지 | 머리를 들고자 함이 없음 | • 머리 : 들어 올림<br>• 얼굴 : 바로 세움<br>• 입 : 수평으로 다뭄 | 1 : 2개월 이후 음성반응<br>2 : 6개월 이후 음성반응<br>3, 4 : 8개월 이후 음성반응 | 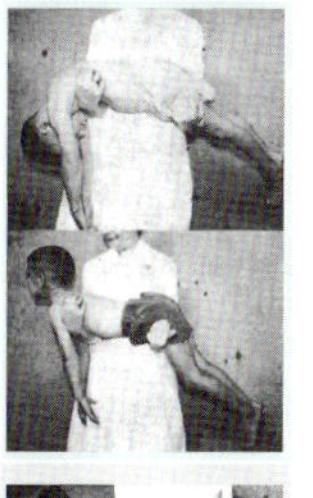 |
| 양서류 반응 | • Prone<br>• 머리 : 중위<br>• 팔다리 : 폄<br>- 팔 : 머리 위로 | 한쪽 골반을 들어 올림 | 팔, 엉덩이, 무릎 - 굽힘이 일어나지 × | 같은쪽 팔, 엉덩이, 무릎 - 자연스러운 굽힘 | 6개월 이후 음성반응 | 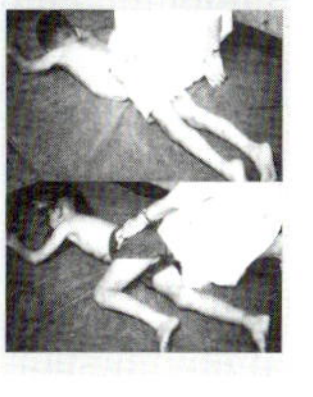 |

## 5. 자동운동반응

1) 신생아나 유아에서 비교적 잘 관찰되는 현상
2) 머리의 위치 변화에 따라 나타나는 반응들이지만 바로잡기반사는 아니다.
3) 반고리관과 미로 혹은 목의 고유 감각수용기들과 관련된 반응
4) 어린이의 발육과정에서 나타나거나 때로는 뛰어넘기도 하는데 바로잡기반사에서와 마찬가지로 여러 병적조건에 있는 환자들에게 잘 나타난다.

**자동운동반응의 종류**

| 반사 | 검사자세 | 자극 | 음성반응 | 양성반응 | 반사성숙 지연 | Pic. |
|---|---|---|---|---|---|---|
| 모로반사 | 반 앉은 자세 | • 머리<br>– 뒤쪽으로 떨어뜨림 | 놀람반응이 없거나 경미함 | • 팔<br>– 벌림 or 굽힘, 가쪽돌림<br>• 손가락<br>– 벌림 및 폄 | 4~6개월 이후 양성반응 | 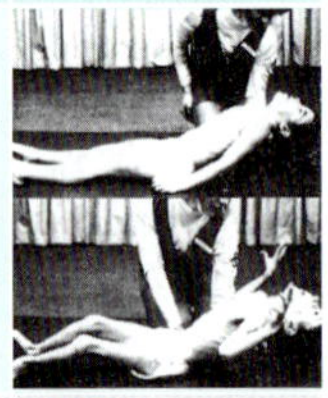 |
| 란다우 반사 | • Prone<br>• 가슴지지 들어 올림 | 능동 or 수동 머리 폄 | 척추와 다리 – 굽힘상태 유지 | 척추와 다리 – 폄<br>머리 굽힐 시 척추와 다리 – 굽힘<br>긴장성목반사 + 바로잡기반사 = Landau | 30개월 이후 양성반응<br>※ 음성반응 출현<br>– 출생~6개월까지 정상<br>※ 양성반응 출현<br>– 6개월~30개월까지 정상 | 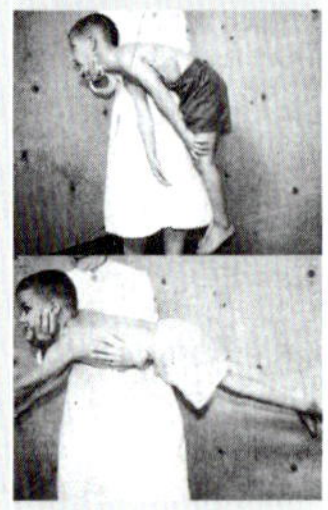 |
| 보호폄근 밀기반사 | • Prone<br>• 팔<br>– 머리 위로 폄 | 발이나 골반을 공중으로 쳐들음 → 머리가 갑자기 바닥으로 향하게 함 | 팔로 머리를 보호하려 하지 않음<br>– 목반사와 같은 원시반사가 나타날 수 있음 | • 머리를 보호하려 함<br>• 손가락 – 폄, 벌림<br>• 팔 – 손가락와 동시에 폄 | 6개월 이후 음성반응 | 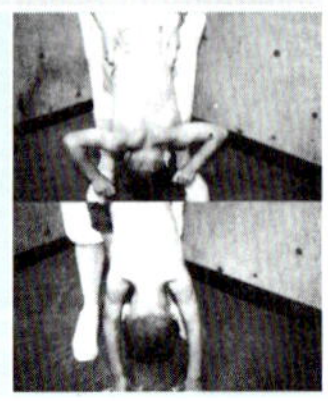 |

## 6. 대뇌겉질 수준의 반사

| 지배 | 대뇌겉질, 바닥핵, 소뇌의 효율적인 상호 작용에 의해 |
|---|---|
| 특징 | 평형반응이 잘 이루어지게 되면 운동발달 과정에 있어서 두 다리로 서게 되는 단계에 이르게 됨 |
| 출현 시기 | 생후 6개월부터 나타남 |
| 양성반응의 의미 | 어떤 하나의 레벨에서 양성반응이 나타나면 이는 다음의 보다 높은 레벨에서 운동이 가능함을 시사함 |

### 평형반응과 보호반응의 비교

| 평형반응 | • 평형반응<br>– 자동적이고 보상적인 반응으로 신체를 지나는 중력중심이 변할 때 쓰러지지 않기 위해 신체앞부분을 "적응(Adaptation)" 시키는 반응<br>• "adaptation"<br>– 신체의 중력중심이 변할 때 이에 반응하여 신체를 움직이거나 고정시키는 것<br>– 근육을 수축 또는 신장시키는 것 등의 신체 반응을 말하는 것<br>• 평형반응의 성숙<br>– 인간 운동발달에서 두 발로 서는 상태를 가능하게 함<br>– 몸의 중력 중심의 변화에 반응하여 적응하려고 하는 근의 긴장이 있을 때 일어남<br>• 바로잡기반응으로 성취된 신체의 정렬을 계속 유지하려는 반응이기도 함 |
|---|---|
| 보호반응 | • 넘어지거나 높은 곳에서 떨어질 때 등등 신체를 손상으로부터 보호하기 위한 반응<br>• 보호반사 중 가장 대표적인 것<br>– 팔의 보호 폄근 반사(Protective Extensor Thrust or Parachute reaction)<br>(특히, 머리의 손상을 방지하려는 반응) |

### 겉질수준 반사의 종류

| 반사 | 검사자세 | 자극 | 음성반응 | 양성반응 | 반사성숙 지연 | Pic. |
|---|---|---|---|---|---|---|
| 바로 누운 자세반응 | • supine : 경사판 위에서<br>• 팔다리 : 폄 | 경사판을 한쪽으로 기울임 | • 머리와 가슴 : 스스로 바로 하지 못함<br>• 평형반응과 보호반응이 없음 | • 올라간 쪽<br>– 팔다리 : 폄과 벌림<br>– 가슴과 머리 : 바로 세움 (평형반응)<br>• 내려간 쪽 : 보호반응이 있음 | 6개월 이후 음성반응 | 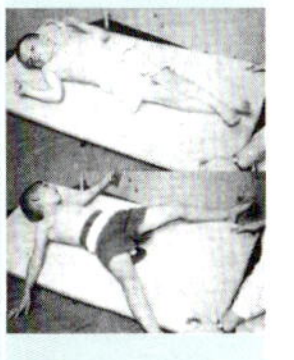 |
| 엎드린 자세반응 | • prone : 경사판 위에서<br>• 팔다리 : 폄 | 경사판을 한쪽으로 기울임 | • 머리와 가슴 : 스스로 바로 하지 못함<br>• 평형반응과 보호반응이 없음 | • 올라간 쪽<br>– 팔다리 : 폄과 벌림<br>– 가슴과 머리 : 바로 세움 (평형반응)<br>• 내려간 쪽 : 보호반응이 있음 | 6개월 이후 음성반응 | 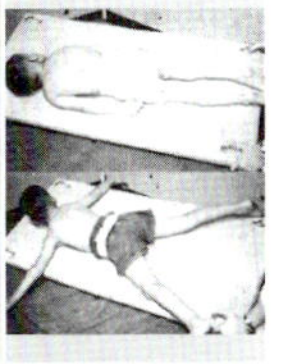 |
| 사족 무릎반응 | 네발자세 | 한쪽으로 기울임 | • 머리와 가슴 : 스스로 바로 하지 못함<br>• 평형반응과 보호반응이 없음 | • 올라간 쪽<br>– 팔다리 : 폄과 벌림<br>– 가슴과 머리 : 바로 세움 (평형반응)<br>• 내려간 쪽 : 보호반응이 있음 | 8개월 이후 음성반응 | 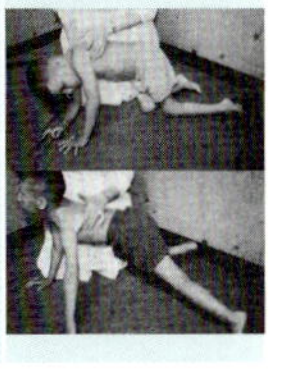 |

| 반사 | 검사자세 | 자극 | 음성반응 | 양성반응 | 반사성숙 지연 | Pic. |
|---|---|---|---|---|---|---|
| 앉은 자세 반응 | 의자 앉은 자세 | 몸을 한쪽으로 기울임 | • 머리와 가슴 : 스스로 바로 하지 못함<br>• 평형반응과 보호반응이 없음 | • 올라간 쪽<br>– 팔다리 : 폄과 벌림<br>– 가슴과 머리 : 바로 세움 (평형반응)<br>• 내려간 쪽 : 보호반응이 있음 | 12개월 이후 음성반응 | 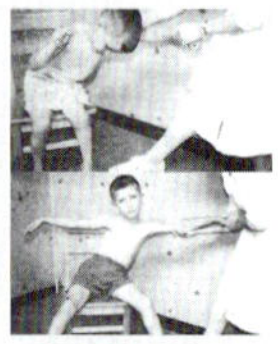 |
| 무릎 선 자세 반응 | 무릎 선 자세 | 몸을 한쪽으로 기울임 | • 머리와 가슴 : 스스로 바로 하지 못함<br>• 평형반응과 보호반응이 없음 | • 올라간 쪽<br>– 팔다리 : 폄과 벌림<br>– 가슴과 머리 : 바로 세움 (평형반응)<br>• 내려간 쪽 : 보호반응이 있음 | 15개월 이후 음성반응 | 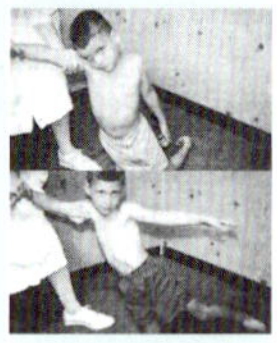 |
| 발 이동 반응 1 | 기립자세 : 검사자가 위팔을 붙잡고 선 자세 | 왼쪽 or 오른쪽으로 움직임 | • 머리와 가슴 : 스스로 바로 하지 못함<br>• 평형유지를 위한 발 이동 없음 | • 머리와 가슴 : 바로 세움<br>• 반대편 다리 : 평형유지를 위해 움직인 방향 이동 | 18개월 이후 음성반응 | 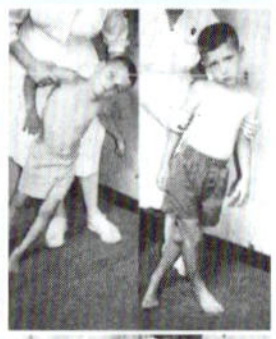 |
| 발 이동 반응 2 | 기립자세 : 검사자가 위팔을 붙잡고 선 자세 | 앞쪽으로 움직임 | • 머리와 가슴 : 스스로 바로 하지 못함<br>• 평형유지를 위한 발 이동 없음 | • 머리와 가슴 : 바로 세움<br>• 다리 : 평형유지를 위해 앞쪽으로 이동 | 18개월 이후 음성반응 | 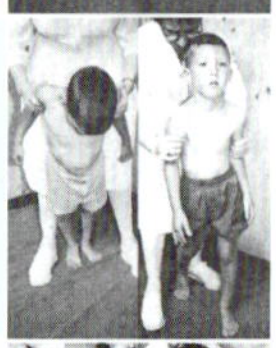 |
| 발 이동 반응 3 | 기립자세 : 검사자가 위팔을 붙잡고 선 자세 | 뒤쪽으로 움직임 | • 머리와 가슴 : 스스로 바로 하지 못함<br>• 평형유지를 위한 발 이동 없음 | • 머리와 가슴 : 바로 세움<br>• 다리 : 평형유지를 위해 뒤쪽으로 이동 | 18개월 이후 음성반응 | 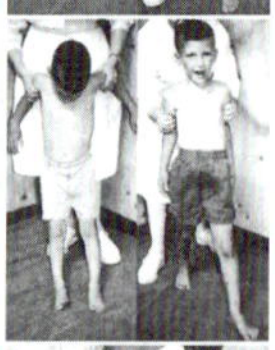 |
| 발등굽힘 반응 | 기립자세 : 검사자가 겨드랑이를 붙잡고 선 자세 | 뒤쪽으로 기울임 | • 머리와 가슴 : 스스로 바로 하지 못함<br>• 발등굽힘 없음 | • 머리와 가슴 : 바로 세움<br>• 발 : 발등굽힘 | 18개월 이후 음성반응 | 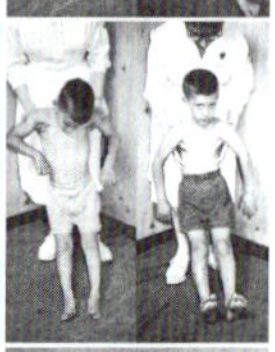 |
| 시이소 반응 | 기립자세 : 손·발 붙잡음, 무릎관절·엉덩관절 굽힘 | 팔을 약간 앞/가쪽으로 가볍게 끔 | • 머리와 가슴 : 스스로 바로 하지 못함<br>• 서 있을 때 : 균형유지 못함 | • 머리와 가슴 : 바로 세움<br>• 굽혀진 무릎 : 완전한 폄+약간 벌림 | 15개월 이후 음성반응 | 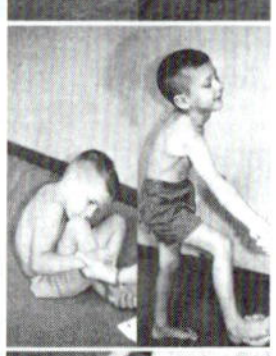 |
| 유인원 자세반응 | 쪼그려 앉은 자세 | 한쪽으로 기울임 | • 머리와 가슴 : 스스로 바로 하지 못함<br>• 평형 or 보호반응 없음 | • 머리와 가슴 : 바로 세움<br>• 팔다리 : 폄, 벌림 (평형반응)<br>• 내려간 쪽 : 보호반응 | 18개월 이후 음성반응 | 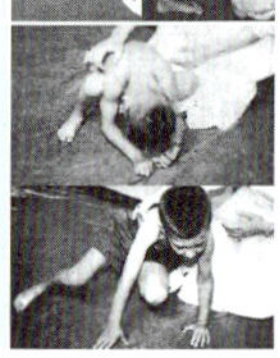 |

### 아동의 비정상적인 운동반사

| 운동반사 | 자극 | 반응 | 지속 시 영향 |
|---|---|---|---|
| 먹이찾기반사 (rooting reflex, 탐색반응) | 입이나 얼굴의 옆을 쓰다듬음 | • 머리와 혀 : 쓰다듬어 주는 쪽으로 돌린다. | 먹는 것이 어렵고, 입 다무는 것을 방해함 |
| 놀람반사 (startle reflex) | • 큰소리나 아동을 향한 갑작스런 움직임<br>• 한 곳에서 다른 곳으로의 이동 | • 팔 : 갑자기 펴지고 몸으로부터 멀리 들어올린다.<br>• 손가락 : 펴지고 따로 움직인다.<br>• 이 반응은 아동이 넘어지는 원인이 되기도 함 | • 방어반응은 감소하나 발달하지는 않음<br>• 대개 독립적인 서기와 걷기의 발달을 저해할 수 있음 |
| 비대칭성 긴장성목반사 (asymmetrical tonic neck reflex; ATNR) | 옆으로 머리 돌리기 | • 근긴장도의 변화<br>• 머리를 돌린 쪽 : 팔을 펴는 폄근이 증가<br>• 머리 돌린 반대쪽 : 팔꿈치를 구부려서 굽힘근이 증가<br>• 펜싱자세와 비슷하다. | • 머리를 돌리는 것에 의해 몸의 안쪽에는 폄이, 다른 쪽에서는 굽힘이 일어난다면 → 그 아이는 앉기나 기기, 서기 등을 시도할 때 쉽게 넘어질 것이다.<br>• 아동은 항상 한쪽으로만 머리를 돌리게 되면 → 척추옆굽음증으로 발달한다.<br>• 눈조절 협응력 → 사물을 보면서 그 물건을 잡을 수 없기 때문에 어려울 것이다. |
| 대칭성 긴장성목반사 (symmetrical tonic neck reflex; STNR) | 머리를 굽히거나 펌시킴(머리를 뒤로 또는 앞으로 구부림) | • 아동의 목 굽힘 : 팔은 굽혀지고 다리는 폄<br>• 아동의 목 폄 : 팔은 펴지고 다리는 굽힘 | • 무릎이나 손으로 균형을 유지하거나 기는 것이 어렵거나 불가능<br>• 머리 자세의 변화는 조절기능을 상실할 수 있으며, 넘어지기 쉽다. |
| 긴장형 미로반사 (tonic labyrinthine reflex; TLR) | 몸의 엎드린자세(배로 누운 자세)와 바로누운자세(등으로 누운 자세) | • 바로누운자세 : 폄 증가<br>• 엎드린자세 : 굽힘근 증가<br>• 이 반사는 정상발달로 보지 않는다. | • 엎드린자세<br>- 머리를 들어 올릴 수 없다.<br>- 앉기나 무릎기기를 할 수 없거나 또는 아래팔을 지지하기 위해 몸 아래에서 팔을 들어 올릴 수 없다.<br>• 바로누운자세<br>- 아동은 머리를 들어 올릴 수 없고 앉을 수도 없고 중심선에 팔을 모으고 돌릴 수도 없다. |
| 연합반응 (associated reaction) | 물체를 움켜쥐는 것과 같이 영향을 받지 않는 쪽의 팔다리운동 | • 영향을 받은 근육의 긴장은 증가<br>예) 편마비아동이 정상적인 힘으로 공을 움켜잡으면 다른 팔이나 손 근육의 경련성 긴장은 증가하는 것을 볼 수 있다. | • 한쪽 팔의 움직이려는 노력은 신체의 다른 부분에 영향을 주어 경련을 증가시킨다.<br>• 한쪽 팔다리만의 기능적 사용을 향상시키려는 시도는 다른 신체부분에 부정적인 영향을 미친다. |

EXPLANATION

# 아동들의 발달평가

## 1. 신체기능과 구조의 평가

1) 시각−운동 통합 발달검사−4(Developental test of visual-motor integration 4th ed. VMI-4)
시각통합문제를 판별하는 검사

2) 수정된 웩슬러 아동지능검사(Wechsler intelligence scale for children-revised; WISC-R)
일반적인 지적능력을 검사하여 정신지체나 신경심리학적 손상을 검사

## 2. 활동과 참여의 평가

1) **덴버발달선별검사 Ⅱ(Denver developmental screening test Ⅱ; DDST Ⅱ)**

(1) 개요

① 생후 2주~6세까지 아동에게 적용하여 발달지연을 선별하기 위해 고안

② 개인/사회성 발달영역 : 다른 사람과의 사회성, 즉 어울림과 다른 사람의 요구에 대한 관심을 평가하는 25개 문항

③ 소단위운동/적응 발달영역 : 눈과 손의 협응능력, 물체를 미세하게 조절하는 능력, 문제해결능력을 평가하는 29개 문항

④ 언어 발달영역 : 언어의 이해와 표현능력, 청력을 평가하는 39개 문항

⑤ 대단위운동 발달영역 : 구르기, 앉기, 걷기, 뛰기, 균형 잡기 등과 같은 32개 문항

(2) 검사절차

① 검사도구 : 총 11가지(손잡이가 붙어 있는 딸랑이 1개, 빨간 털실뭉치, 약간의 건포도, 작은 종 1개, 테니스공 1개, 종이 1장, 빨간색 색연필 1개, 1인치 크기의 빨간색 막대기 8~10개, 손잡이 있는 컵 1개, 작은 플라스틱 인형 1개, 초시계 1개 등)

② 검사절차

- 아동의 정확한 나이를 계산하여 검사기록지의 연령에 먼저 선을 긋고 연령선에 걸쳐진 검사항목부터 검사 시작
- 연령선에 걸쳐진 검사항목을 통과하게 되면 오른쪽으로 이동하면서 3개의 검사항목이 실패할 때까지 검사를 하고, 만일 연령선에 걸쳐진 검사항목을 실패하면 왼쪽으로 이동하면서 검사를 시행하여 한 영역에 3개의 통과항목이 나올 때까지 검사

(3) 검사결과 해석

① P(pass) : 아동이 검사 지침대로 잘 수행한 경우

② F(fail) : 아동이 검사 지침대로 잘 수행하지 못한 경우

③ NO(no opportunity) : 아동에게 검사항목의 수행 기회가 주어지지 않은 경우

④ R(refuse) : 아동이 검사항목의 수행을 거부한 경우

2) **아동용 기능적 독립측정도구(Functional independence measure for children; WeeFIM)**
   (1) 6개월~12세까지의 아동에게 적용 가능
   (2) 아동의 건강상태, 발달상태, 교육수준을 평가하기 위해 설계된 일상생활활동의 독립성 측정의 평가 도구
   (3) 6개 영역 총 18개 항목으로 구성, 7점 척도로 평가
   (자기관리, 대소변조절, 이동하기, 보행, 의사소통, 사회적 적응 영역)
   (4) 총점 126점, 최하 18점
3) **대동작기능평가(Gross motor function measure; GMFM)**
   (1) 뇌성마비 또는 다운증후군과 같이 운동발달장애를 가지고 있는 아동들의 기능적 수준평가를 위해 고안된 평가도구
   (2) 시간의 결과에 따른 대동작 기능의 변화를 측정하기 위해 설계
   (3) 5개 영역(눕기, 구르기, 걷기, 뛰기, 점프하기)
   (4) 88개 항목인 GMFM-88과 GMFM-88을 난이도별로 분류하여 줄인 GMFM-66으로 분류
   (5) 각 항목당 4점 서열척도
      ① 0 = 동작을 시작할 수 없다.
      ② 1 = 동작을 시작만 한다(10% 미만으로 수행)
      ③ 2 = 동작을 부분적으로 수행한다(10% 이상, 100% 미만)
      ④ 3 = 동작을 매뉴얼에 기술된 대로 완벽하게 수행한다.
      ⑤ NT = Not test(평가 못함)
   (6) 각 영역별로 점수를 합산하여 100% 만점으로 산출, 각 영역별 점수의 평균으로 총점 산출
4) **피바디 운동발달 척도 – 2(Peabody developmental motor scales-2; PDM-2)** : 생후 1~5세의 운동발달을 검사

PHYSICAL THERAPY

# 심폐혈관계 검사 및 평가

퍼시픽 물리치료학 개념서

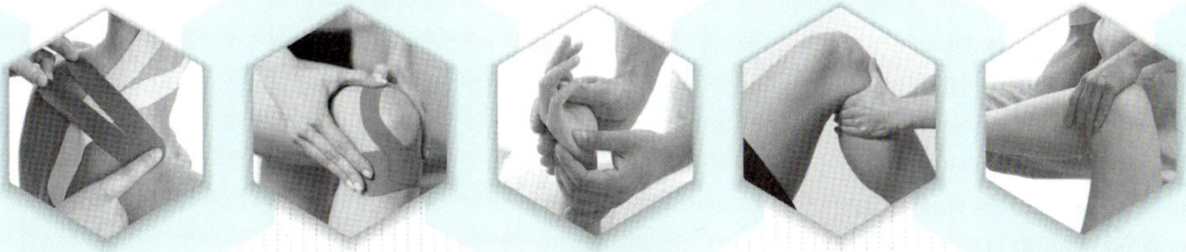

PHYSICAL THERAPY

PHYSICAL THERAPY

# 심혈관계 검사 및 평가

EXPLANATION

## 심장의 일반적 평가

### 1. 주요증상(major symptom)

1) 가슴통증(흉통, chest pain)
   (1) 여러 가지 다양한 상황에서 발생 가능
   (2) 심근에 혈액공급 부족할 때 발생
   (3) 질병
      ① 가슴조임증(angina), 심장근육경색증(myocardiac infarction), 심장막염(pericarditis)
      ② 폐 질환 : 폐렴, 폐색전, 늑막염
      ③ 기타 : 식도열공 탈장, 식도염, 흥분 및 불안 등
   (4) 흉통 평가 시 고려할 점
      ① 특성 : 누르는 듯, 타는 듯, 찌르는 듯 등 흉통의 성격 서술
      ② 위치 : 원발 위치, 방사 위치
      ③ 기간
         • 가슴조임증 : 20~30분
         • 심장근육경색증 : 1시간 이상
      ④ 강도 : 10점 척도 이용(0~10까지의 순서로 통증 정도 사정하는 도구)
      ⑤ 유발인자 : 통증을 유발하는 상황
      ⑥ 관련 증상 : 불안, 오심·구토, 땀남, 현기증, 심계항진
      ⑦ 경감요인
         • 휴식, 산소흡인, 체위변경, 혈관이완제
         • 위의 중재에도 호전되지 않는 흉통은 심장근육경색증일 가능성 큼
2) 숨참, 호흡곤란(dyspnea)
   (1) 정의
      ① 힘을 쓰지 않으면 숨쉬기가 어렵거나 고통을 느끼는 상태
      ② 왼심실 기능상실이 있는 폐 울혈, 부종 있을 때 가장 심함

(2) 종류

① 운동 시 호흡곤란(Dyspnea On Exertion; DOE)

- 안정 시는 정상이나 운동 시 생기는 호흡곤란
- 울혈성 심장기능상실의 초기 증상

② 눕기호흡곤란(Orthopnea)

- 누워있을 때 흉강 내 정수압(hydrostatic pressure)이 증가하여 발생
- 2～3개의 베개 사용하여 상체 높여주면 완화됨(보통 똑바로 앉은 후 5분 이내 완화), 운동 시 호흡곤란(DOE)보다 나중에 나타남

③ 발작성 야간 호흡곤란(Paroxysmal Nocturnal Dyspnea; PND)

- 밤에 갑자기 나타나는 심한 헐떡임과 기침으로 대개 잠에서 깸
- 누운 자세는 심박출량 적으나 정맥귀환량은 많아져 폐울혈 야기(낮 동안 신체하부에 고여 있던 부종액이 순환혈류 중에 재흡수), 심장기능상실 진단에 매우 유용한 증상

3) 피로(fatigue)

(1) 지치고 탈진되며 에너지가 고갈된 느낌

(2) 활동 증가에 따른 혈액의 박출량 부족으로 발생

(3) 심장기능상실과 관련하여 야뇨증, 불면증, 발작성 야간 호흡곤란 등으로 발생

4) 심계항진(palpitation)

(1) 가슴이 두근거리거나 심장 박동이 느껴지는 것

(2) 불안할 때 정상적으로 발생

(3) 유발요인 : 불안, 초조, 과식, 수면부족, 커피, 차, 술, 담배, 약물독성 등

5) 졸도, 기절(syncope)

(1) 일시적인 의식상실과 함께 근육에 힘이 없어 쓰러짐

(2) 가장 흔한 원인 : 뇌혈류 감소

(3) 부정맥에서 흔함, 심박출량 감소(→ 뇌혈류량 감소)

6) 간헐적 파행증(intermittent claudication)

(1) 말초혈관의 동맥경화증 및 폐색 : 엉덩이, 종아리, 허벅지, 발 등에서 팔다리 말단의 허혈

(2) 걸을 때 말초통증, 안정하면서 다리를 아래로 내리면 통증 감소

(3) 금연, 소량의 술 허용

(4) 찬 곳에 노출 금지

7) 부종(edema)

(1) 간질강 내에 과량의 액체 축적되는 상태

(2) 초기발견이 어려움 → 매일 몸무게 측정하여 비교하기

(3) 원인 : 울혈성 심장기능상실, 체액과다, 양측성 혈관 또는 림프관 폐색, 콩팥기능상실 또는 간기능상실

## 2. 과거력

1) 소아기 질환, 감염성 질환
   (1) 연쇄상구균 감염 : 감염 후 심장장애 흔함
   (2) 류마티스열(rheumatic fever) → 심장 판막 질환의 흔한 원인
   (3) 선천성 심장 기형
2) 과거질병, 입원경력
3) 복용약물
   항고혈압제, 이뇨제, 혈관확장제, 기관지확장제, 경구 피임약, 에스트로겐 대체 약물
4) 사회·경제적 상태
   (1) 스트레스 정도
   (2) 성격
   (3) 운동
      ① 증상이 있기 전과 후 운동
      ② 유산소 운동 유용 : 수영, 달리기, 걷기, 자전거 타기
   (4) 식이 : 칼로리, 염분, 콜레스테롤
   (5) 습관 : 흡연, 음주, 비만, 카페인

## 3. 신체검진

1) 시진
   (1) 피부색
      ① 중심 청색증(central cyanosis)과 손, 발가락의 곤봉지(clubbing)
         • 피부가 파랗게 변색
         • 귓불, 혀 밑의 구강점막, 입술, 손톱에서 흔히 관찰
      ② 말초 청색증, 차가운 피부, 땀남의 증가 : 말초혈관의 수축으로 발생
   (2) 목정맥 팽창
      우심장기능상실, 위대정맥 폐쇄, 오른방실판막 역류로 인한 정맥압 상승의 의미
   (3) 호흡 양상
      호흡수 증가(빈호흡, tachypnea) : 허파정맥 울혈을 의심
   (4) 말초부종(peripheral edema)
      ① 정맥순환 폐쇄로 인한 부종 : 신체부위 상승시키면 없어짐
      ② 요흔성 부종(pitting edema) : 압력을 가하면 조직이 오랫동안 함몰되는 부종
         → 팔다리나 신체부위 상승시켜도 없어지지 않음
2) 촉진
   (1) 말초맥박
      ① 맥박의 유무, 속도, 리듬, 강도, 질 등을 평가
      ② 대칭성 평가 위해 좌우 양측에서 동시에 촉진(목동맥 맥박 제외)

(2) 심장끝맥박 : 중앙빗장뼈선과 왼쪽 5번째 갈비사이가 만나는 부위

① 진동음, 촉진 가능한 잡음 : 심장내 문합 또는 협착된 판막을 통과하는 혈류의 와류

② 진동(thrill) : 심호흡, 좌측위, 앞으로 몸 기울일 때 쉽게 촉진

(3) 맥박 촉진 부위

관자동맥, 목동맥, 위팔동맥, 노동맥, 넙다리동맥, 오금동맥, 발등동맥, 뒤정강동맥

3) 맥박 측정 부위

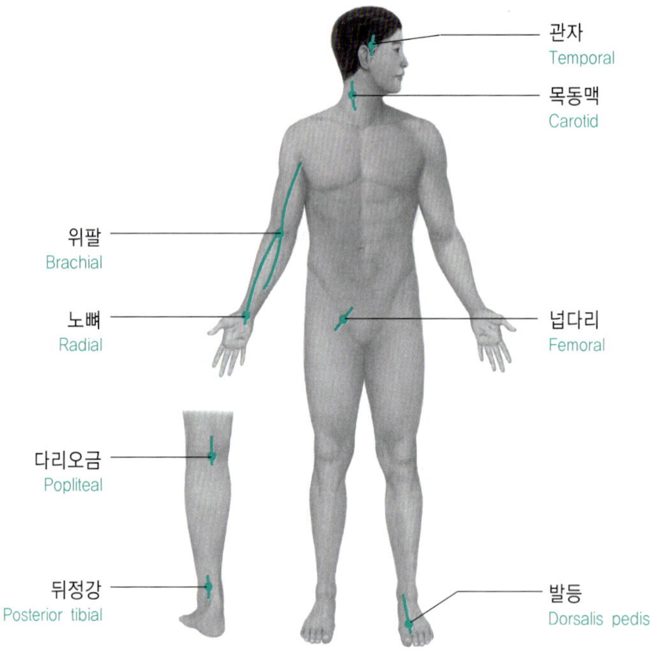


**말초맥박 측정부위**

| 부위 | 내용 |
|---|---|
| 관자맥박 | 어린이 맥박 측정 시 용이 |
| 목동맥맥박 | Shock에 빠질 때 쉽게 측정가능 |
| 심장끝맥박 | 심음을 청진, 영아나 유아의 맥박을 측정하는 부위, digitalis 투여 시 |
| 위팔맥박 | 아래쪽 팔의 순환상태 확인가능, 팔 혈압 측정 시 사용 |
| 노뼈맥박 | 말초 맥박의 특성을 사정하기 위해 흔히 사용됨 |
| 자뼈맥박 | 손의 순환상태 사정 시 이용, ABGA 채혈 시 Allen test하는 부위 |
| 넙다리맥박 | Shock에 빠질 때 쉽게 측정가능, 다리의 순환상태를 확인 시 |
| 다리오금맥박 | 다래 아래쪽 순환 상태 확인, 다리에서 혈압기 사용 시 이용함 |
| 뒤정강맥박 | 발의 순환 상태를 사정하기 위해 |
| 발등맥박 | 발의 순환 상태를 사정하기 위해 |

## 4. 혈압검사

1) 혈관속을 흐르는 혈액이 혈관벽에 미치는 힘
2) 기구 : 혈압커프, 혈압계, 청진기
3) 커프의 크기
   (1) 위팔이나 다리의 1/2～2/3를 덮어야 한다(커프가 좁으면 높게, 넓으면 낮게 나온다).
   (2) 일반적인 성인의 커프 크기 폭 : 12～14cm, 공기주머니 길이 23cm
   (3) 공기주머니(inflator bag)의 폭(폭이 좁은 부분)은 팔 둘레의 40% 정도, 길이는 팔 둘레의 80%
   (4) 비만한 사람은 넓게, 마른 사람은 좁게

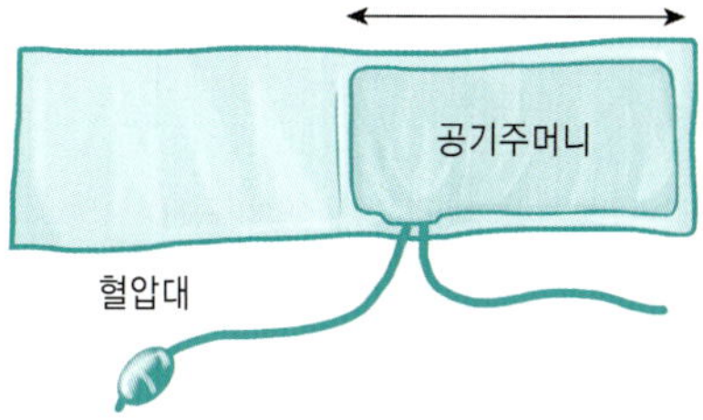


4) 혈압계종류 : 아네로이드 혈압계 – 눈금판과 바늘, 수은 혈압계 – 수은으로 채워진 눈금 실린더
5) 청진기 : 막형부분(고주파), 종형부분(저주파)
6) 코르트코프음(Korotkoff's sound)
   (1) 1단계 : 율동적으로 가볍게 두드리는 소리가 점점증가, 최초의 동맥을 지나가는 기간, 심장의 수축기압
   (2) 2단계 : 잡음
   (3) 3단계 : 소리가 뚜렷해지고 커진다.
   (4) 4단계 : 소리가 명료하고 갑작스럽게 사라진다. 부드러운 분출되는 음색, **첫 번째 심장확장기압**
   (5) 5단계 : 소리가 사라진다. **두 번째 심장확장기압**
7) 측정
   (1) 위치 : 일반적으로 위팔동맥
   (2) 절차 : 손을 씻는다. 장비를 준비한다(청진기, 혈압계, 기록지와 펜).
   (3) 과정
      ① 환자에게 설명
      ② 편안한 앉은 자세
      ③ 팔노출과 심장 위치
      ④ 팔오금오목(antecubital fossa) 위 부분의 위팔을 커프로 감싼다. 커프의 중심이 위팔 동맥 선상
      ⑤ 영점확인
      ⑥ 청진기의 수화기를 귀에 댄다.
      ⑦ 위팔동맥 촉진, 청진기의 막형을 동맥에 위치
      ⑧ 혈압커프의 밸브를 잠금

⑨ 예상되는 혈압보다 20mmHg 정도 높을 때까지 공기주입
⑩ 조심스럽게 밸브를 풀어 공기를 뺀다. 심박동당 2~3mmHg의 속도로 공기를 빠지게 한다.
⑪ 첫 번째 소리가 들릴 때 눈금 기록, 수은기둥이나 계기판에 주목(눈높이 주의)
⑫ 공기가 방출되면서 소리가 사라지는 점을 확인
⑬ 남은 공기 방출, 기록

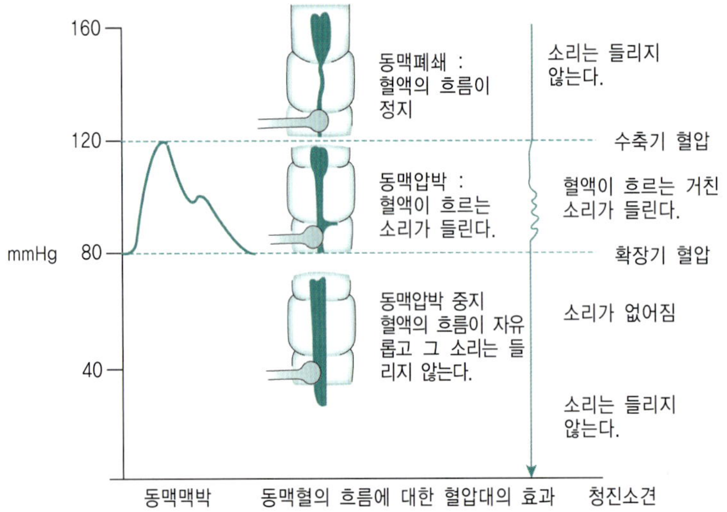


8) 혈압이 실제와 다르게 측정되는 경우
(1) 혈압이 실제보다 낮게 측정되는 경우
① 청진기를 세게 누른 상태에서 혈압을 측정하는 경우
② 혈압대를 심장보다 높게 위치했을 때
③ 혈압대의 폭이 넓은 경우
(2) 혈압이 실제보다 높게 측정되는 경우
① 동맥경화증(가성고혈압, pseudohypertension)
② 팔을 지지하지 않고 늘어뜨린 채 측정할 경우
③ 혈압대의 폭이 좁은 경우
④ 흰 가운 고혈압(white coat hypertension)

## 5. 청진

1) 청진 부위
(1) 대동맥판 부위 : 2번째 갈비사이 복장뼈 우연
(2) 폐동맥판 부위 : 2번째 갈비사이 복장뼈 좌연
(3) 오른방실 부위 : 복장뼈 하부 좌연
(4) 승모판 부위 : 심장끝
(5) Erb's area : 3번째 갈비사이의 복장뼈 좌연

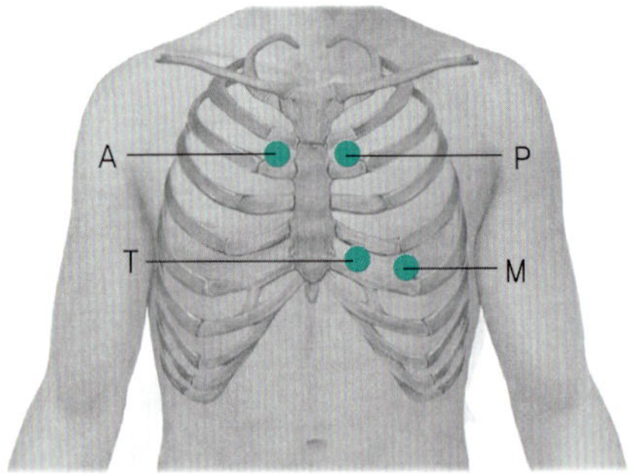

## 6. 심음검사

1) 심음은 혈액이 갑작스럽게 가속되거나 감속될 때 진동이 생겨 발생
2) 제1심음($S_1$) : 승모판 폐쇄($M_1$)와 오른방실판 폐쇄($T_1$)로 인해 발생하는 심음이다. 승모판 폐쇄($M_1$)가 먼저 들리고 오른방실판 폐쇄($T_1$)가 나중에 들리는데 그 간격이 10~30msec 정도 된다.
   (1) $S_1$의 항진
      ① 빠른맥(이완기가 단축되므로)
      ② 심박출량의 증가(심방에서 심실로 혈류가 증가하므로)
      운동, 갑상선 기능항진증, 고혈압, 빈혈이 원인
      ③ 승모판 협착으로 혈류의 통과 시간이 연장된 경우
      ④ 짧은 PR간격
   (2) $S_1$의 저항
      ① 가슴벽으로의 음의 전도가 불량인 경우(예, 비만)
      ② 심실 수출력이 감소했을 때
      ③ PR간격 연장된 경우(1도 방실차단)
      ④ 승모판 폐쇄기능상실인 경우
      ⑤ 승모판의 석회화로 그 운동성이 저하되었을 때
      ⑥ 느린맥
3) 제2심음($S_2$)
   (1) 대동맥판 폐쇄($A_2$)와 폐동맥판 폐쇄($P_2$)로 인해 발생하는 심음으로 정상적으로 들숨 시에 분열되어 들린다.
   (2) 폐동맥판 폐쇄($P_2$)가 대동맥판 폐쇄($A_2$)보다 작고 부드럽게 들린다. 만일 $P_2 > A_2$라면 호흡기성 고혈압을 뜻한다.
   (3) 들숨시 혈액의 오른심실 유입이 증가 → 오른심실의 구혈량과 구혈 시간이 증가 → 폐동맥판의 폐쇄 지연 → $A_2$와 $P_2$의 간격 증가

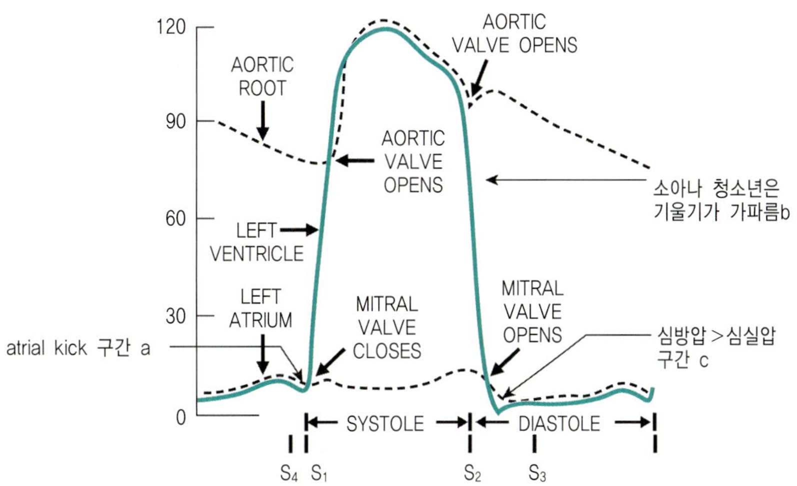

4) 제3심음($S_3$)

(1) 정상 소아나 청소년에서 청진 가능, 성인에서는 병적 소견

(2) 확장기 초기인 빠른심실충만기(rapid ventricular filling period)에 혈액이 심실 내로 들어와 심실 벽이 갑자기 늘어나는 경우 발생

5) 제4심음($S_4$)

(1) 고혈압, 대동맥판협착, 비후심근병증, 허혈성 심질환, 급성 승모판역류 등에서 청진(심방잔떨림 환자에서는 들리지 않음)

(2) 확장기 말 심방의 수축에 따른 심실압의 상승으로 발생

| | | 정의 | 시기 | 질병 |
|---|---|---|---|---|
| 정상 | $S_1$ | 승모판, 오른방실판 닫히는 소리 | 심실 수축 직전 | 정상 심음 |
| | $S_2$ | 대동맥판, 폐동맥판 닫히는 소리 | 심실 이완 직전 | |
| 비정상 | $S_3$ | 심실 충만음(정상 소아, 청소년은 정상) | 심실 초기 이완 | 울혈성 심장기능상실 |
| | $S_4$ | 심방 수축기에 심실이완이 잘 안 되는 소리 | 심방 수축기 | 승모판 폐쇄기능상실 |

6) 비정상적인 심음

(1) 심장막 마찰음(pericardial friction rub)

① 선 자세에서 상체를 앞으로 약간 굽히면 가장 잘 들림, 들숨 시에 마찰음 항진

② 심장막염 같은 염증 생겼을 때

③ 수축 전기, 수축기, 이완기 초기에 긁는 소리가 나타날 수 있음

(2) 심잡음(murmurs)

① 혈류량이 많아지거나 혈류 속도가 빨라질 때 강도가 증가

② 좁아진 판막, 불완전한 판막, 심실 벽이나 대동맥과 폐동맥 사이의 선천성 결함

## 7. 심박수 측정

1) 노동맥 측정 : 집게손가락과 가운데 손가락 사용, 15초 측정 후 4를 곱하여 사용

2) 청진기로 심장 측정 : 젖꼭지 높이의 복장뼈 왼쪽에 놓고 측정

3) 산소측정기나 심전도 모니터링으로 측정

EXPLANATION

# 심전도 검사

## 1. 심전도(Electrocardiography, ECG, EKG)

1) 심장에 의하여 발생되는 전위의 기록
2) 팔다리와 가슴벽에 부착된 금속 전극에 의해 이들 사이의 전위차를 증폭, 기록한다.

## 2. 심장의 전도계(conduction system) (기출)

1) 동굴심방결절(sinoatrial node : SA node)
   (1) 자발적으로 전기를 만들어냄(자동능)
   (2) 오른심방(right artrium)과 위대정맥(superior vena cava)의 결합부근에 위치함
2) 방실결절(Atrioventricular node)
   방실 전도를 정상적으로 지연시킴 – 심전도의 PR간격을 만들어 심방에서 심실로의 혈류 유입을 용이하게 함
3) 히스다발(Atrioventricular(AV) bundle of His) : 심방과 심실의 전기적인 통로
4) 방실다발갈래
   (1) 오른쪽 다발 갈래(Right bundle branch)
   (2) 왼쪽 다발 갈래(Left bundle branch) : 앞쪽 다발, 뒤쪽 다발
5) 푸르킨예 섬유(심장근육전도 섬유, Purkinje fiber)
   활성화 방향 : 심실 격벽을 좌에서 우로 탈분극, 심장끝에서 기저부로 심장내막에서 외막으로 진행

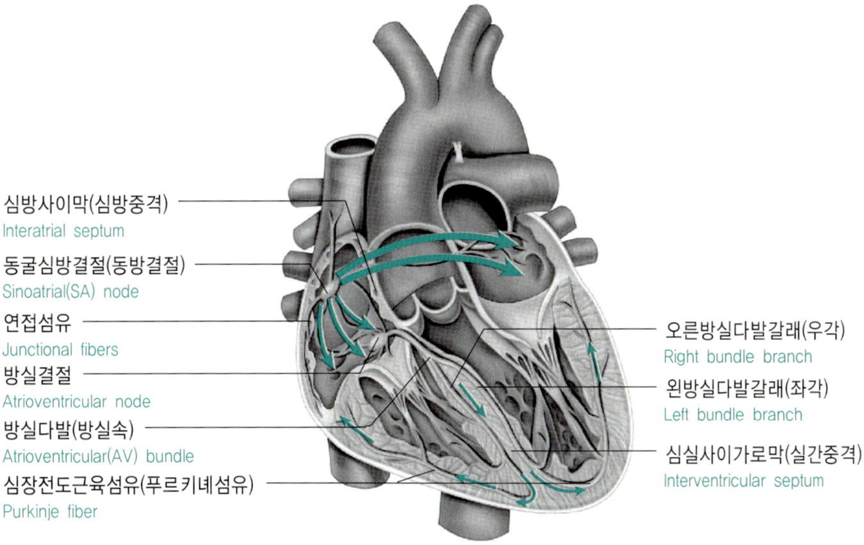

## 3. 심전도의 측정의 원리

1) 탈분극이 전극으로 가까워지면 중간까지는 위로 올라간다.
   탈분극이 전극으로 가까워지면 중간이후부터는 아래로 내려간다.
2) 재분극이 전극에서 가까워지면 중간까지는 아래로 내려간다.
   재분극이 전극으로 가까워지면 중간이후부터는 위로 올라간다.

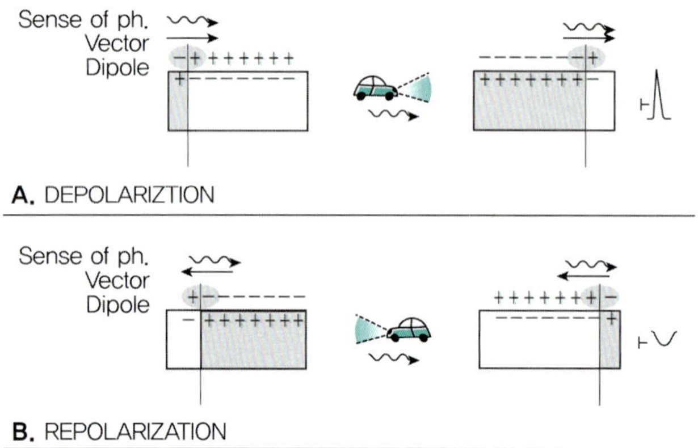


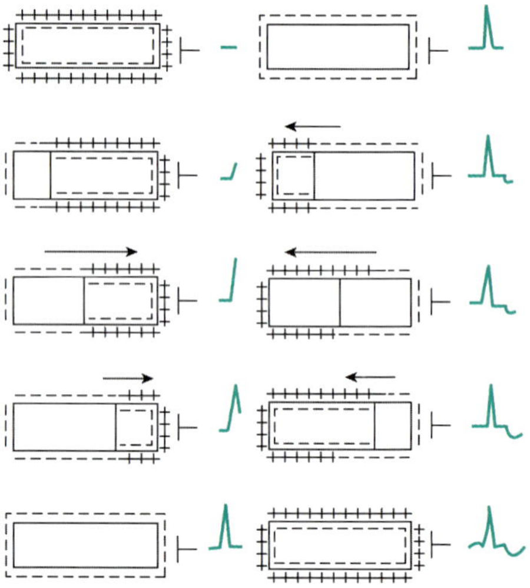

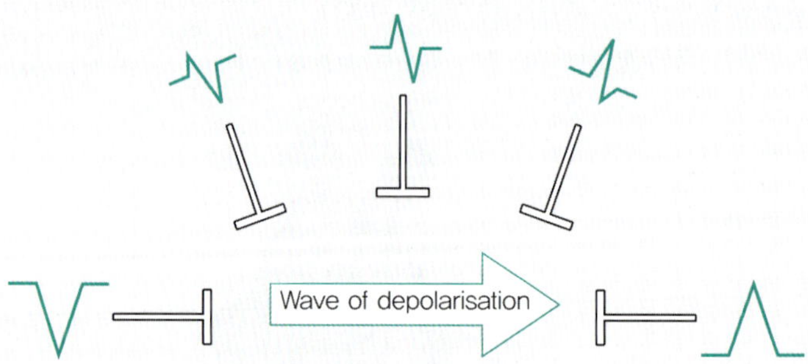


## 4. 심전도의 유도

1) 표준사지유도(Standard leads) : 표준사지유도는 쌍극유도, 2개의 전극(한쪽은 음극, 한쪽은 양극)으로 되어 있어서 두 곳 사이의 전위 차이를 기록한다. 이런 세 개의 표준사지 유도는 체표면 상에서 거의 삼각형을 만들고 서로간의 사이에는 어느 정도 일정한 숫자관계를 보여준다. 즉 QRS 파의 상하진폭의 합을 보면 제 1유도와 제 3유도의 합은 제 2유도의 진폭값과 같아진다.
   (1) 제 1유도 : 제 1유도는 오른손(음극)과 왼손(양극)으로 되어 있다.
   (2) 제 2유도 : 제 2유도는 오른손(음극)과 왼발(양극)로 되어 있다.
   (3) 제 3유도 : 제 3유도는 왼손(음극)과 왼발(양극)로 되어 있다.

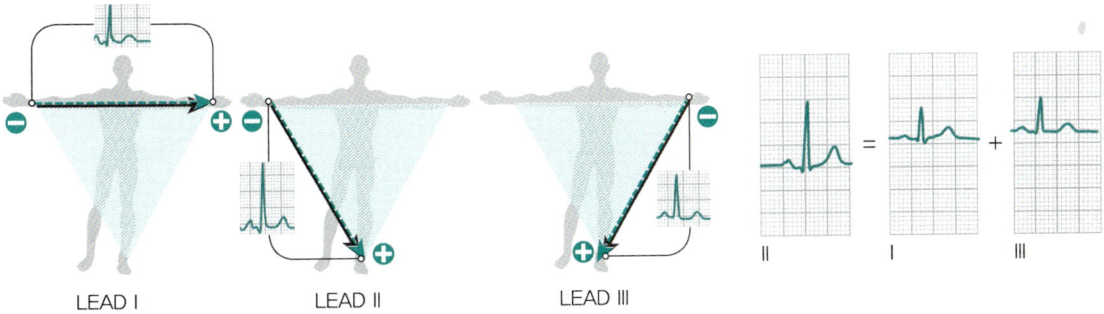


LIMB LEADS

2) 증폭사지유도(Augmented leads) : 증폭 사지유도는 단극유도의 일종으로 왼손, 오른손, 왼발의 어느 한곳을 양극으로 하고 그곳의 전위를 남은 2개의 기준점으로 하여 나타낸다. 이런 유도로 표시되는 전위는 너무 낮으므로 다른 심전도 유도의 파고와 비슷하도록 상당히 증폭해야 하는데 심전계안에 증폭회로가 내장되어있다.
   (1) AVR－오른손의 증폭사지유도는 왼손과 왼발을 기준으로 하여 오른손이 양극으로 된다.
   (2) AVL－왼손의 증폭사지유도는 오른손과 왼발을 기준으로 하여 왼손이 양극으로 된다.
   (3) AVF－왼발의 증폭사지유도는 왼손과 오른손을 기준으로 하여 왼발이 양극으로 된다.

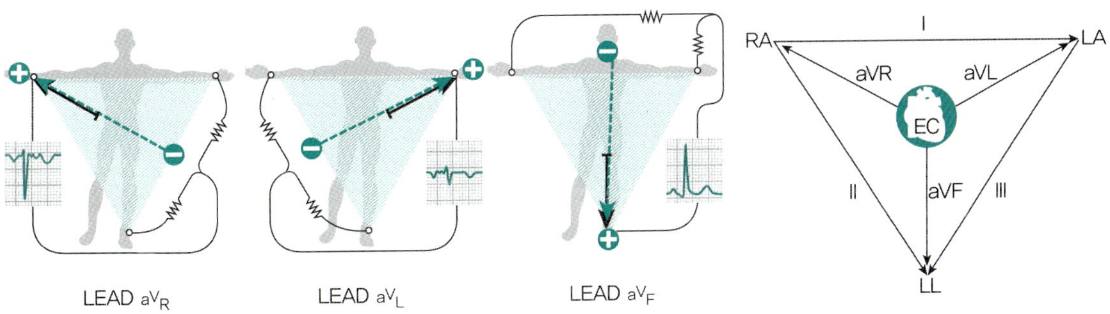


AUGMENTED LIMB LEADS

3) 흉부유도(Precordial leads) : 여섯 개의 흉부유도는 단극유도로 심장의 전기활동을 수평면에서 기록하는 것이다. 흉부유도를 기록할 때는 흡인형 전극을 다음의 장소에 바르게 붙여야한다.
   (1) $V_1$ : 제4갈비뼈 사이, 복장뼈 오른쪽 가장자리, 오른심실 위치
   (2) $V_2$ : 제4갈비뼈 사이, 복장뼈 왼쪽 가장자리, 오른심실 위치
   (3) $V_3$ : $V_2$와 $V_4$ 중간, 심실중격 위치
   (4) $V_4$ 제5갈비뼈 사이－빗장뼈중간선, 심실중격 위치
   (5) $V_5$ 제5갈비뼈 사이－앞쪽겨드랑선, 좌심실 위치
   (6) $V_6$ 제5갈비뼈 사이－중간겨드랑선, 좌심실 위치

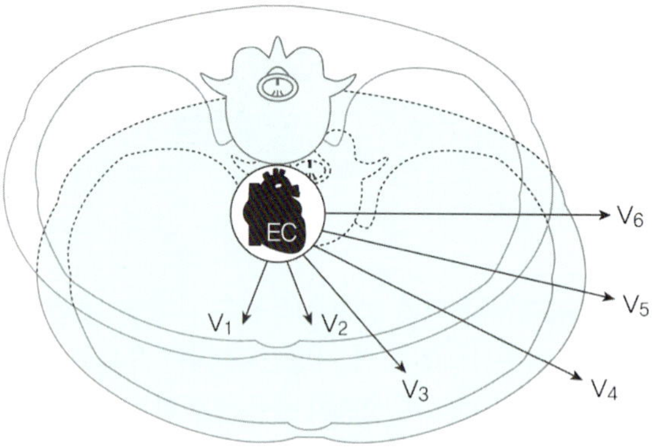
EC
V1
V2
V3
V4
V5
V6

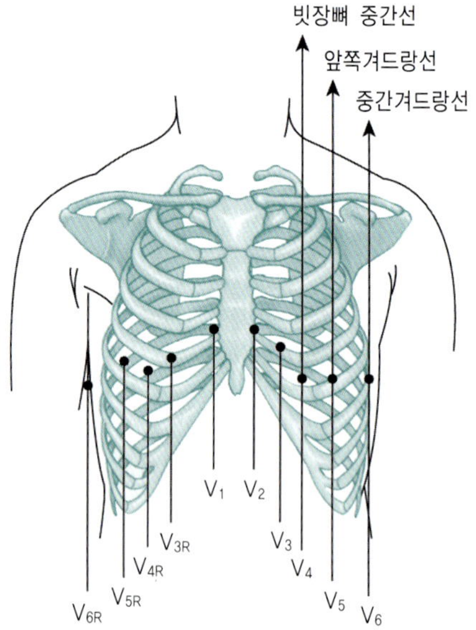
빗장뼈 중간선
앞쪽겨드랑선
중간겨드랑선
V1
V2
V3
V4
V5
V6
V3R
V4R
V5R
V6R

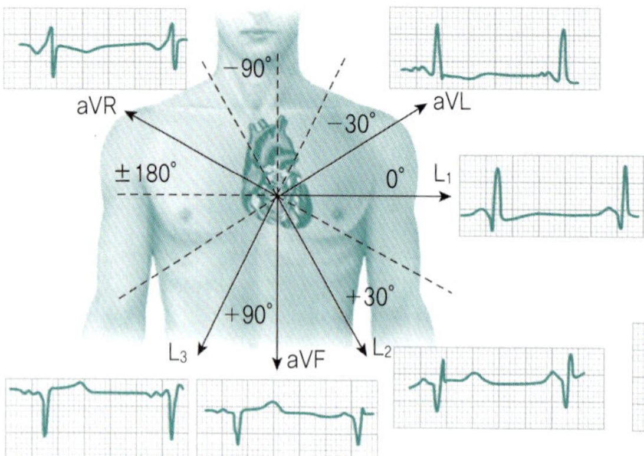
−90°
aVR
−30°
aVL
±180°
0°
L1
+30°
+90°
L3
aVF
L2

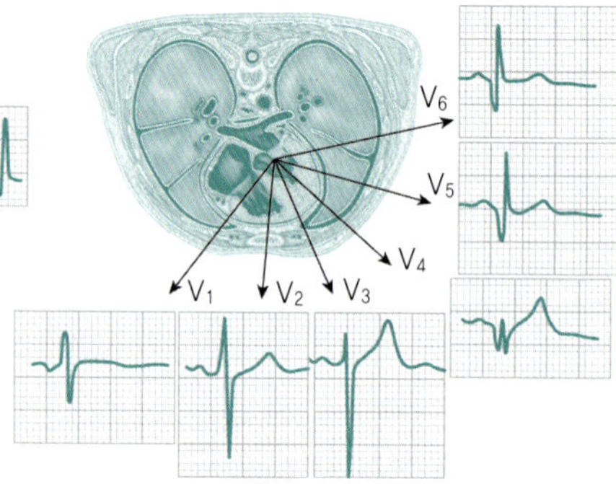
V6
V5
V4
V1
V2
V3

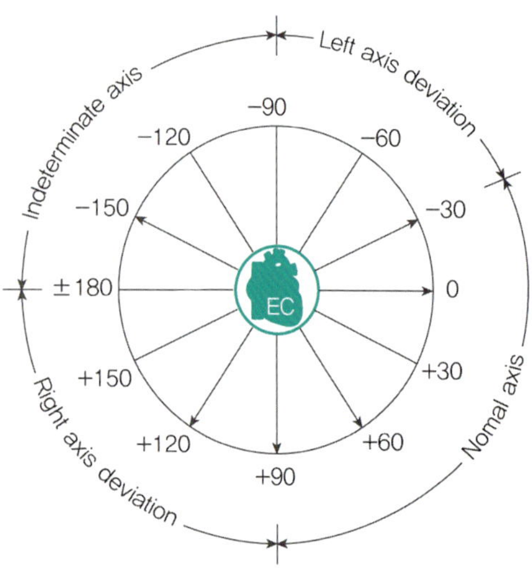
Left axis deviation
Indeterminate axis
Right axis deviation
Nomal axis
−90
−120
−60
−150
−30
±180
0
EC
+150
+30
+120
+60
+90

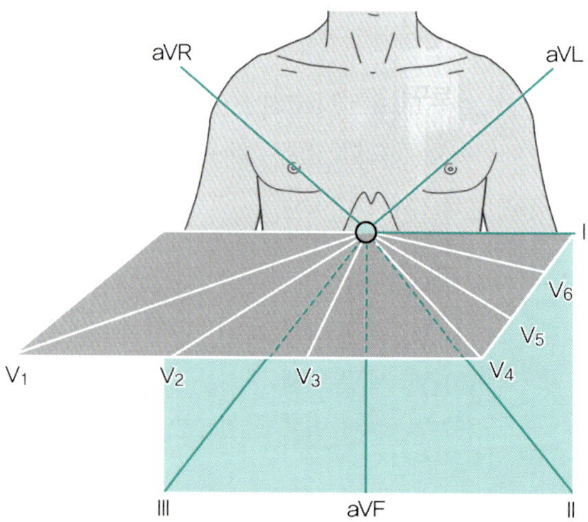
aVR
aVL
I
V6
V5
V4
V1
V2
V3
III
aVF
II

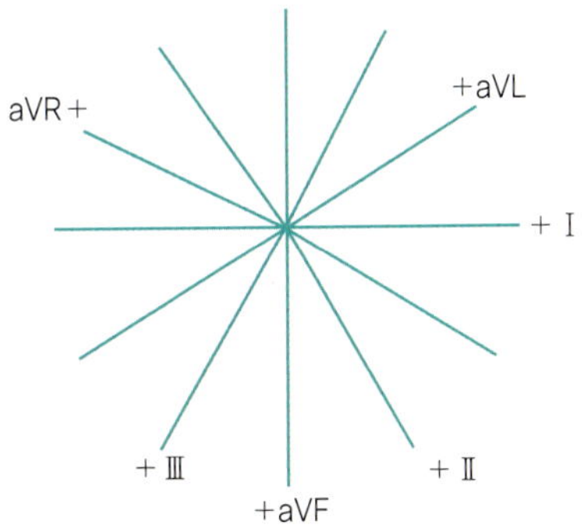


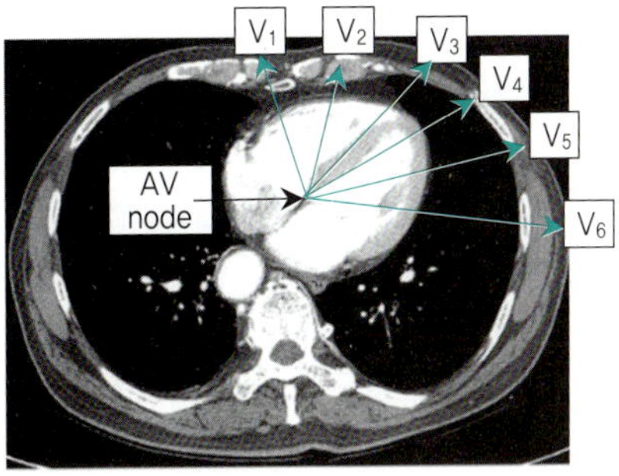


## 5. 정상심전도의 형태와 원리 (기출)

1) 일반적인 파형 : 정상심전도는 P파, QRS 군, T파 등으로 구성되어 있으며 각 구간에는 여러 의미를 갖고 있다
2) 심방탈분극 : 탈분극은 동방결절에서 시작되어 결절사이 전도로를 통해 심장으로 전달되어 심방 탈분극이 일어난다. 심방탈분극은 P파로 그려진다.

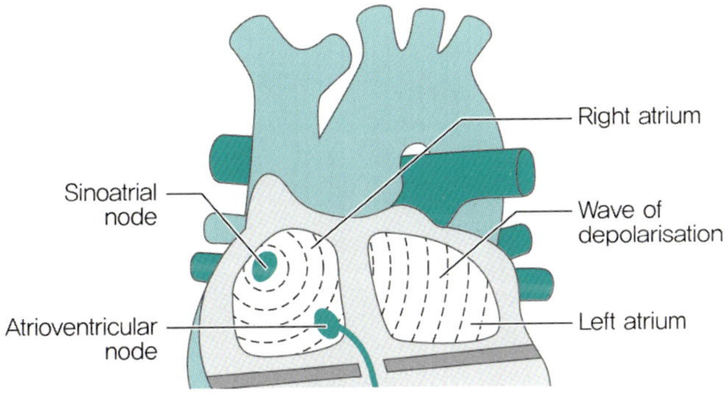


Atrial depolarisation gives rise to the P wave

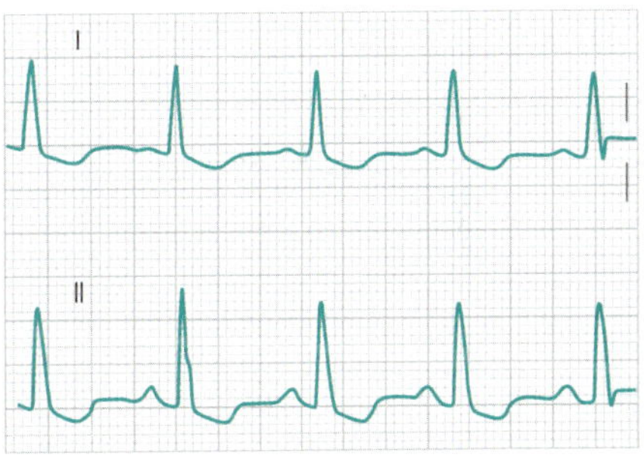


P waves are usually more obvious in lead II than in lead I

3) 심방재분극 : 심근세포는 탈분극이 되고 나면 원래의 안정시의 전위로 돌아오기 위해서 재분극이 되어야 한다. 재분극은 Ta파로 나타난다.
4) 심실탈분극 : 탈분극파는 잇달아 방실결절, His 다발, 갈래, 가지, Purkinje 섬유를 통해 심실근육으로 퍼져나간다. 심실탈분극은 심전도에서 QRS군에 일치하여 일어난다.
5) 심실재분극 : 심실재분극은 T파로 나타난다.
6) 지연재분극 : U파는 때로는 T파 다음에 나타나는데 심실의 늦은 지연 재분극과 관계가 있는 것 같다. U파는 정상으로는 T파와 같은 방향이다.

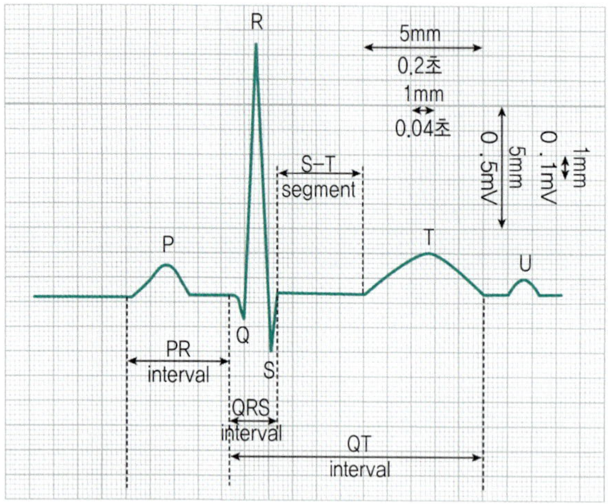


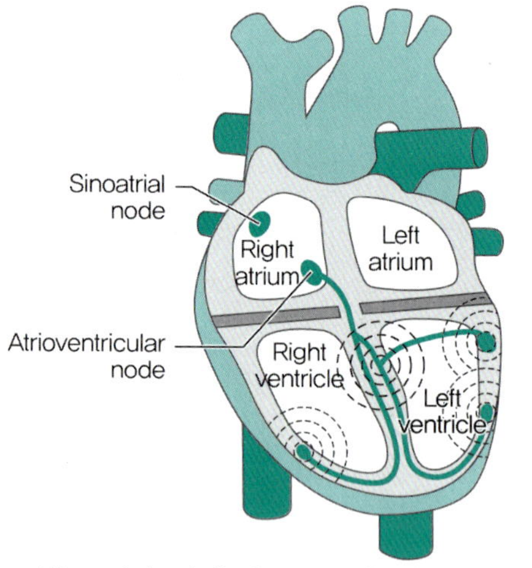


Wave of depolarisation spreading throughout ventricles gives rise to QRS complex

* - PR interval(PR간격) : P파의 시작~Q파의 시작
- ST segment(ST분절) : S파 끝~T파 시작
- QT interval(QT간격) : Q파 시작~T파 끝

## 6. 심전도 판독법

1) 심전도 기록
   (1) 1mm 간격의 수평선 및 수직선으로 이루어진 방안지에 기록
   (2) 초당 25mm의 속도로 기록
   (3) 작은 한 칸 1mm 0.04로 큰 정방형은 0.2초 따라서 큰 정방형 5개가 1초이다.

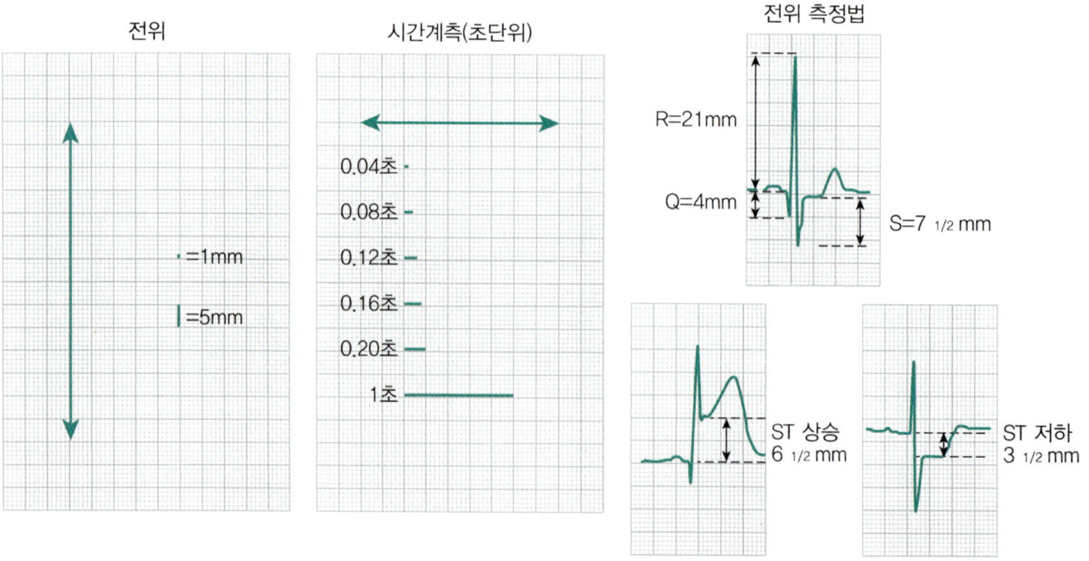

2) 시간과 전위 측정법

(1) R파의 높이는 기전상연에서 R파의 꼭지까지를 잰다. Q, R파고는 기선 하연에서 각각 파형의 최하부까지를 측정한다. ST상승은 기선 상연에서 ST의 최상승 부분까지 측정하고 ST 저하는 기선의 하연에서 ST의 최하부까지 측정한다.

(2) PR간격 : 심방의 탈분극과 방실전도에 걸리는 시간이 PR이다. P파의 개시점에서 QRS의 개시까지 시간을 측정한다. PR간격의 정상치는 0.12초에서 0.20초이다. SA node의 자극이 AV node로 전도되는 시간이 0.12초보다 빠를 때는 전도촉진상태로 본다. SA node에서 AV node로 전도되는 시간이 0.2초보다 늦으면 1도 방실전도 차단이 있는 것이다.

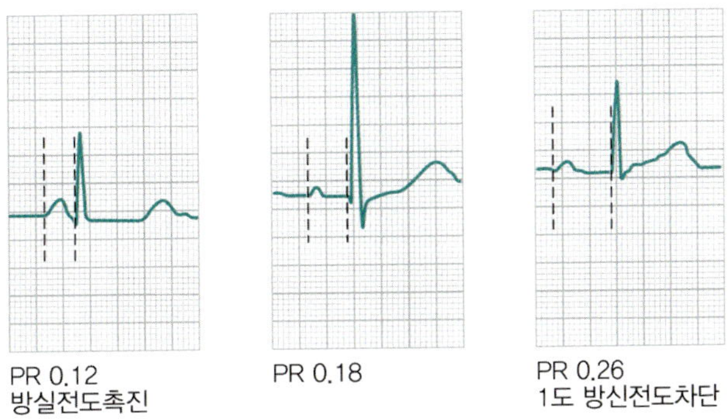


PR 간격의 측정법

(3) QRS폭 : 심실탈분극에 걸리는 시간이 QRS폭이다. QRS파가 기선에서 떠나기 시작하는 점에서부터 QRS파의 최종점에서 기선으로 되돌아오는 점가지를 측정한다. 횡축에 따라서 측정한 QRS폭의 정상값은 0.04초~0.11초이다.

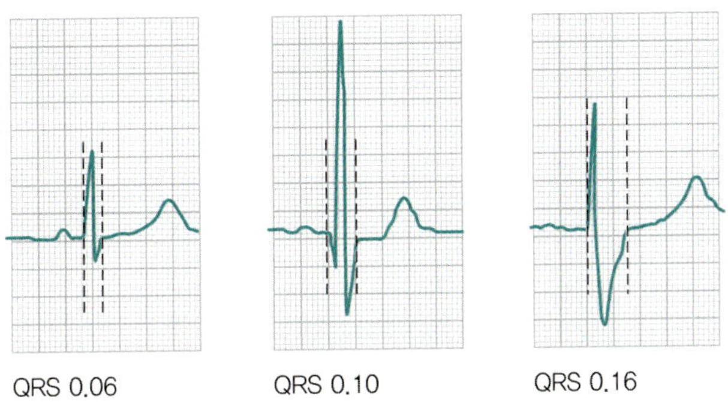


QRS파 측정법

3) 심박수 결정법

심박수는 1분 동안의 심장수축 횟수이다. 심전도에서 R파와 R파사이 간격을 보고 심실의 박동수를 또 P파와 P파의 간격에서 심방박동수를 측정한다. 이것은 QRS군은 심실탈분극을 P파는 심방탈분극을 보이는 것이기 때문이다.

4) 심박수 계산법

(1) 300－150－100－75－60－50

(2) R파사이에 굵은 선과 일치하는 곳을 찾아 다음 R파까지의 굵은 세로선을 센다.

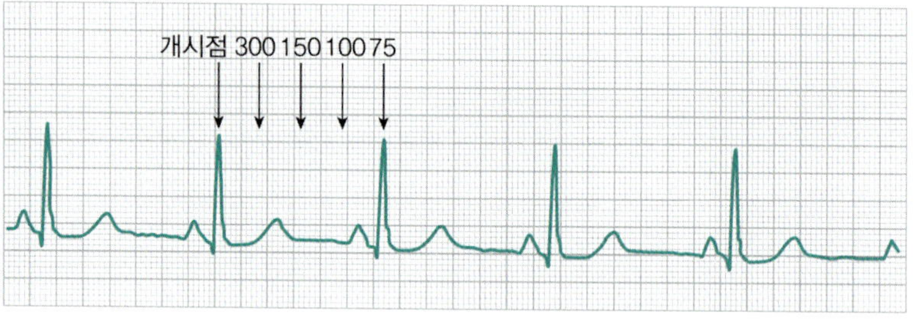


심박수는 75회보다 약간 빠르다.

(3) 2개의 R파 사이의 간격을 측정하여 그 간격으로 60을 나누면 심박수가 산출된다.

(4) 6초 내에 있는 QRS군의 개수 × 10 ＝ 1분당 심박수

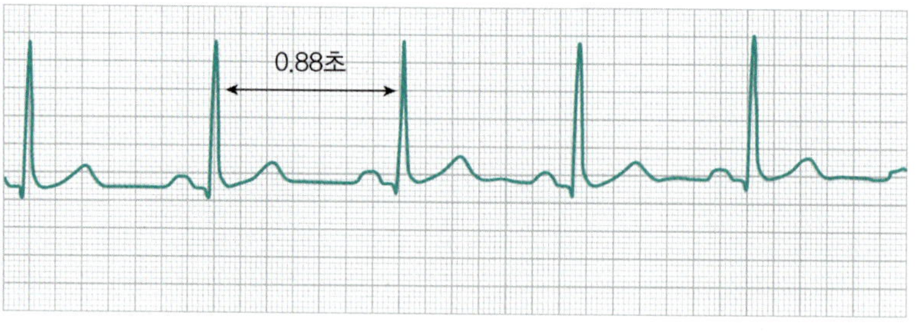


(60초)÷(0.88초)=68/분

5) 동조율

(1) 정상심장조율은 SA node에서 시작되어 심방을 탈분극하고 P파가 기록되고, AV node, His, Purkinje를 거치면서 PR간격이 되고 심실탈분극을 보이는 QRS가 기록된다. 다음 ST부분과 T파가 이어진다. 이러한 심장조율은 동조율이라고 하고 심박수에 따라 분류한다.

(2) 동조율 60～100/분(정상)

(3) 굴느린맥 60/분 미만

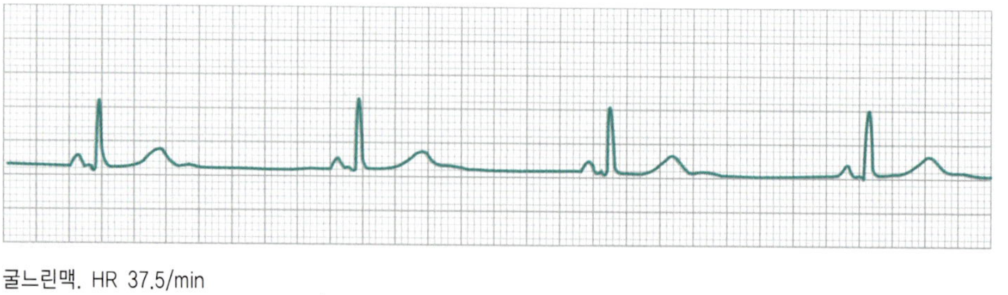

굴느린맥. HR 37.5/min

(4) 굴빠른맥 100/분 이상

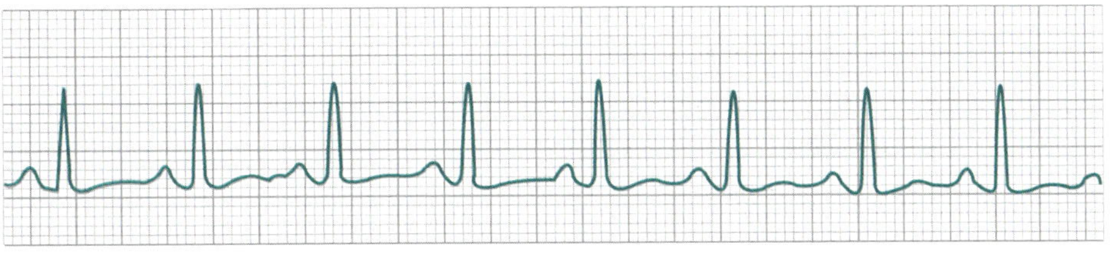

굴빠른맥, HR~105/min

6) 동성부정맥

동성부정맥에서는 동방결절에서 나오는 불규칙적인 리듬을 말한다. PP주기 및 RR주기는 0.16초를 넘는 변동을 보인다.

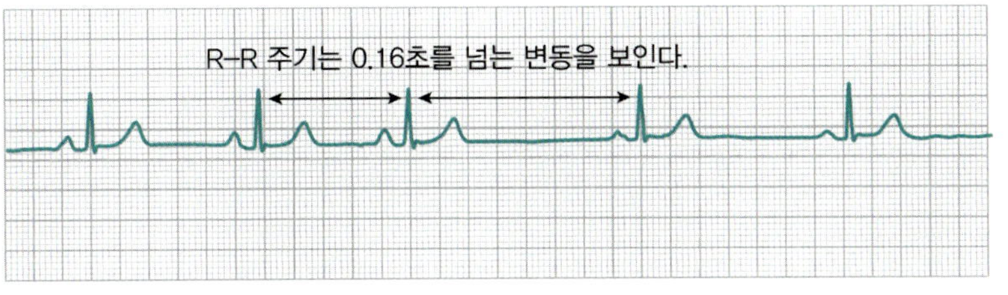


동성부정맥

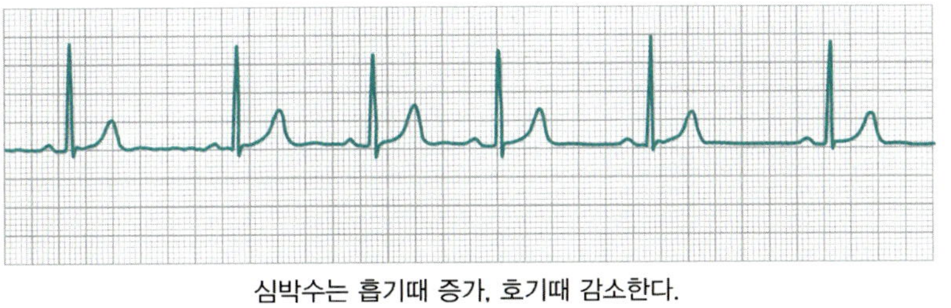

심박수는 흡기때 증가, 호기때 감소한다.

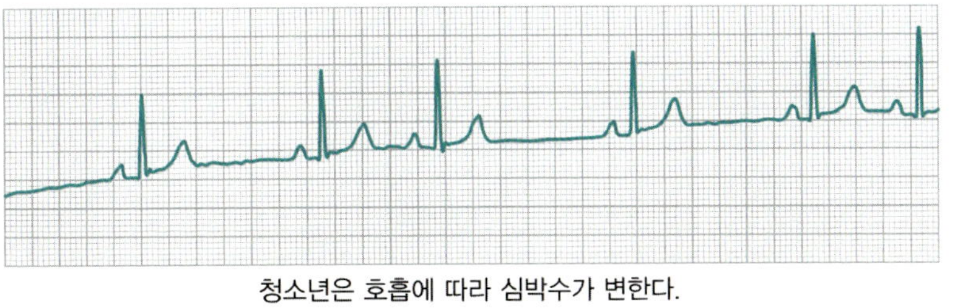

청소년은 호흡에 따라 심박수가 변한다.

호흡성동성부정맥

## 7. 심전도의 판독의 필수 항목

1) 심박수(Rate) : 빠른맥(tachycardia), 100/분 이상, 느린맥(bradycardia) 60/분 이상
2) 조율(Rhythm) : 부정맥(arrhythmia)

3) 축(Axis) : 심장에서 근육섬유의 수축을 자극하는 탈분극이 퍼져나가는 방향이다.

4) 비대(Hypertrophy)

5) 경색(Infaction)

## 8. 심전도의 벡터 분석

1) P wave : 심방의 탈분극, 0.06~0.1초(심전도 종이의 작은 눈금 2~3칸 정도), Vector(전, 하, 좌)

(1) normal P wave

① 위로 볼록 Ⅰ, Ⅱ, aVF, $V_{2\sim6}$

② 아래로 오목 aVR

③ 위아래 모두가능 Ⅲ, aVL, $V_1$

2) QRS complex : 심실의 탈분극, 0.08~0.1초(심전도 종이의 작은 눈금 1.5~3칸 정도), Vector(하, 좌)

(1) Q wave : 우, 전, 하

(2) Normal Q wave

① 기간이 0.03초 이하이고 진폭이 R파의 1/4 이하이면 정상

② 위와 같은 q파가 leads Ⅰ, Ⅱ, aVF와 $V_{4\sim6}$에서 흔히 보임

(3) Abnormal Q wave

① lead Ⅲ와 함께 aVF에 큰 Q파가 나타나면 진단에 유의성 있음

② lead Ⅰ 혹은 흉부유도에 큰 Q파가 나타나면 진단에 유의성 있음

(4) R wave : 하, 후, 좌

① 수직에 가깝게 서있는 심장은 lead Ⅱ, Ⅲ, aVF에서 큰 R파를 보임

② 수평에 가까운 심장은 lead Ⅰ과 aVL에서 큰 R파가 보임

(5) S wave : 상, 후, 좌

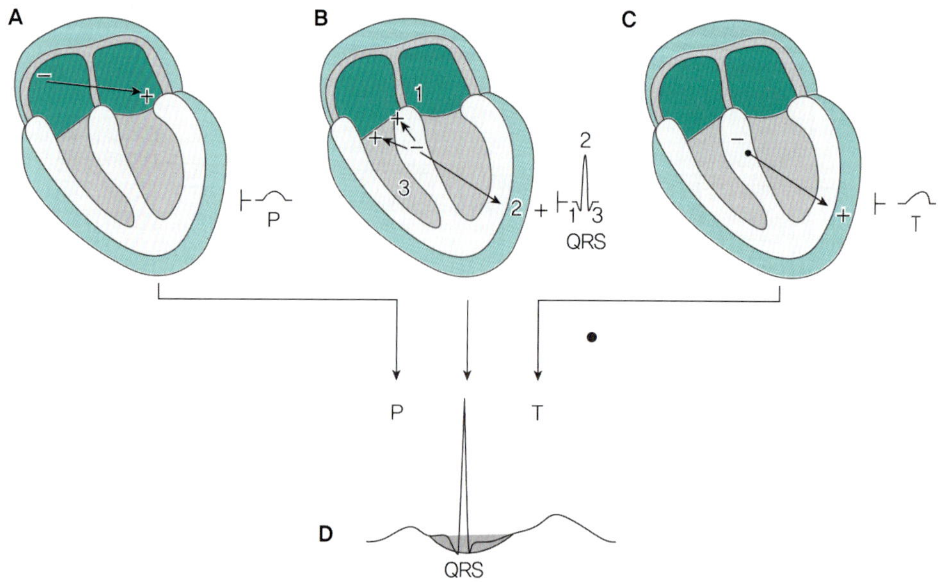

3) T wave : 심실의 재분극, 0.2초, vector(위에서 아래로, epicardium에서 endocardium)
   (1) lead Ⅰ, Ⅱ, aVF와 $V_{2\sim6}$에서 위로 볼록
   (2) lead Ⅲ, aVL과 $V_1$에서 위로 볼록 혹은 아래로 오목
   Ta wave : 심방의 재분극
4) U wave : 퍼킨지섬유의 재분극
5) PR interval(간격) : 0.12~0.20초
   (1) 심방의 탈분극+방실지연
   (2) A-V차단(Atrio-ventricular block)시 0.2초 이상
6) ST segment(분절) : 0.08초
   (1) ST segment 상승 : 1mm 이상, ST segment 하강 : 0.5mm 이상
   (2) ST segment 1mm 하강－심근내막 허혈
   ST segment 1mm 상승－심근전체 허혈

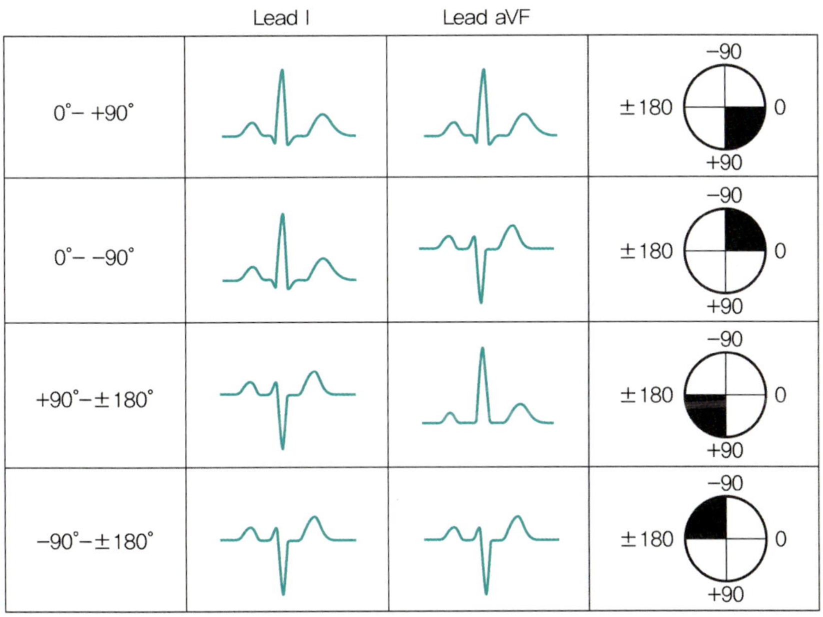

## 9. 이상 심전도

1) 율동이상

(1) 방실차단

① 1도 방실차단 : PR간격 0.2초 이상

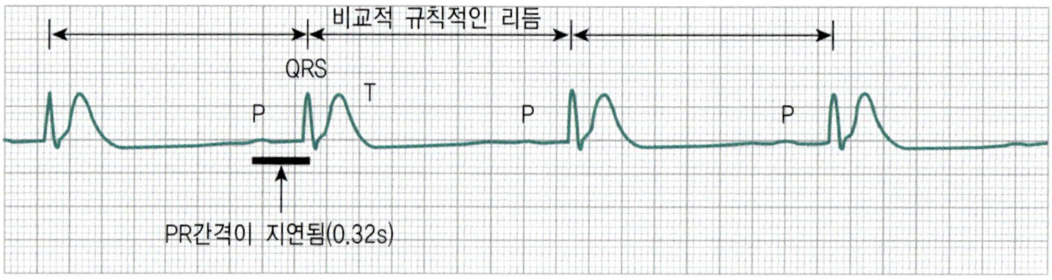


PR 간격이 정상 PR 간격(0.12~0.20s)보다 늘어났으나 1:1로 전달되고 QRS 모양은 비교적 정상

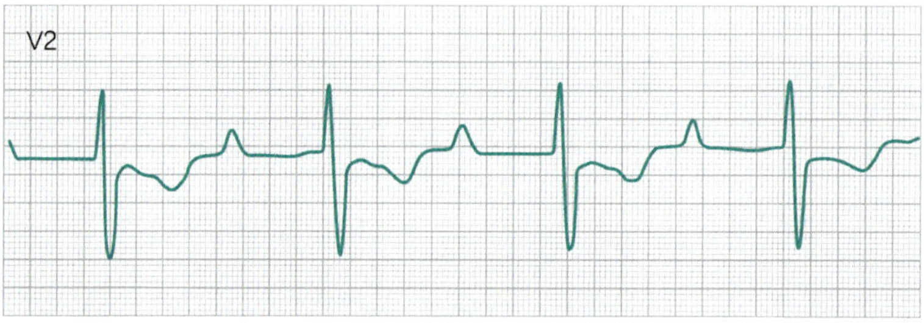


First degree heart (atrioventricular) block

② 2도 방실차단 : P파는 보이나 QRS가 없을 때가 있는 것

- 모비츠 Ⅰ(벤케바하) : PR 간격이 점점 길어지다가 QRS가 사라지는 것을 반복

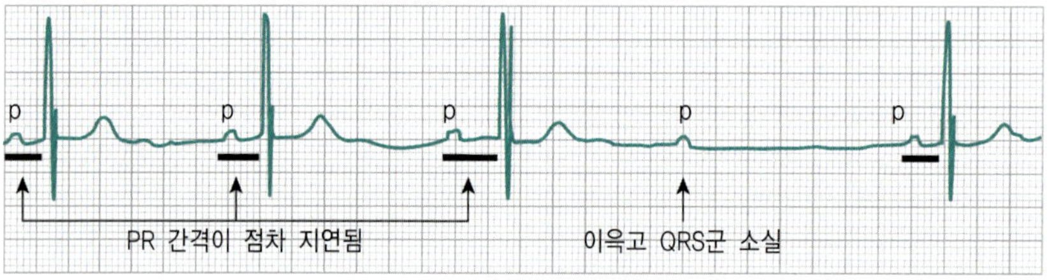


PR간격이 점차 길어지다가 심실전도가 차단됨

- 모비츠 Ⅱ : PR간격의 연장이 없이 QRS가 사라짐

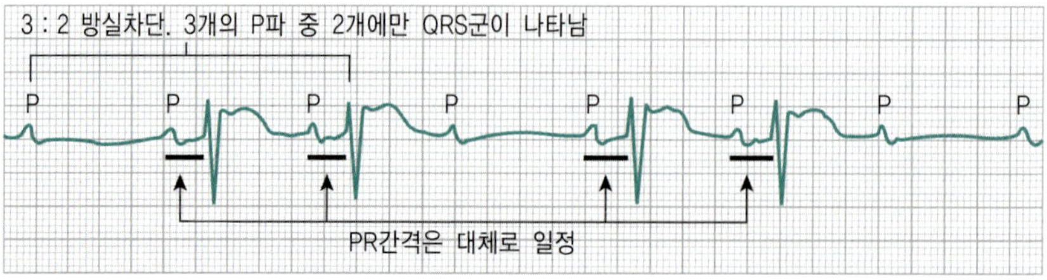


PR간격이 대체로 일정하다가 심실 전도가 차단됨

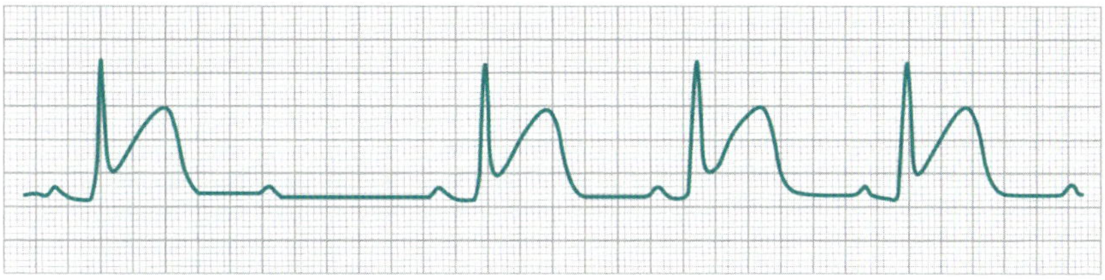

③ 3도 방실차단 : 심방과 심실이 서로 관계없이 박동

- 방실 접합부 심장길잡이(pacemaker) 50∼60/min
- 심실 심장질잡이 30∼40/min

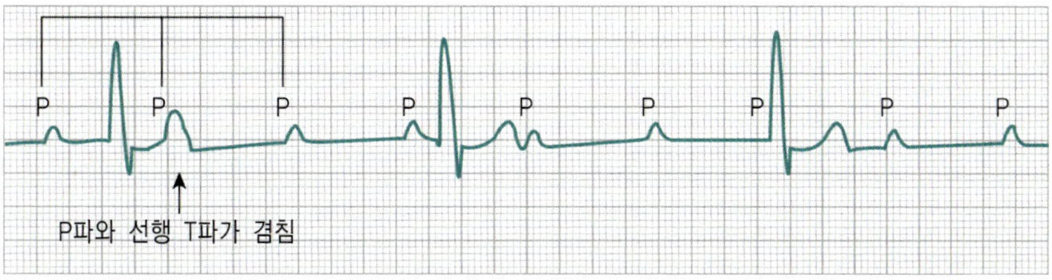


심방리듬은 약 83회/분, 심실리듬은 약 30회/분. P파와 QRS군이 서로 독립적으로 규칙적임(방실해리)

(2) 상심실부정맥

① SA 블록(동굴심방전도장애) : P파가 없고 방실결절이나 심실의 심방길잡이에 의해 심실이 탈분극 됨

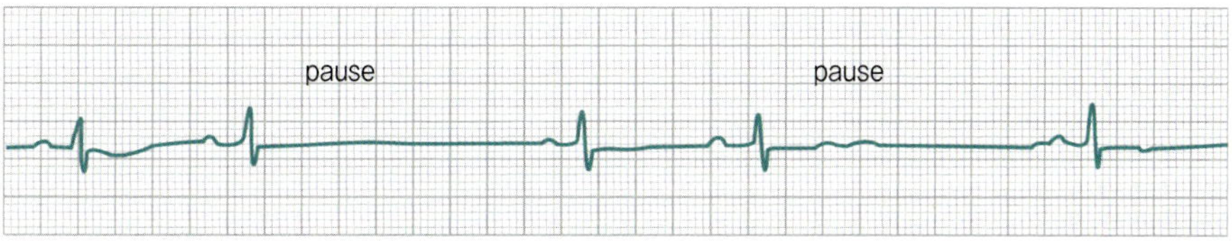


3 : 2 SA block으로, 규칙적 동율동 후 P－QRS－T가 모두 빠졌음. 동정지 동안 PP interval은 1840ms로 정상 PP interval의 약 2배임

② 심방조기박동 : 동굴심방결절이 아닌 심방에서 조기에 흥분이 일어나는 것. 정상박동보다 빠르게 P파가 보이며 P파의 모양이 정상과 다르다. 그러나 QRS-T파 군은 정상이다.

- 높은 심방 초점－정상 P파와 비슷
- 낮은 심방 초점－제2유도와 제3유도 aVF에서 P파가 뒤집힘

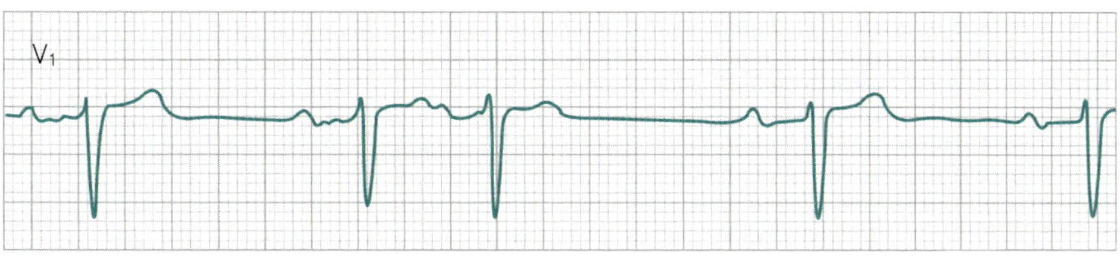


심방조기박동, 이상 P파와 지연된 PR 간격이 보임

③ 심방빠른맥 : P파가 동굴심방결절에서 의한 것과 다르지만 모양과 빈도가 일정하다(160~220/분)

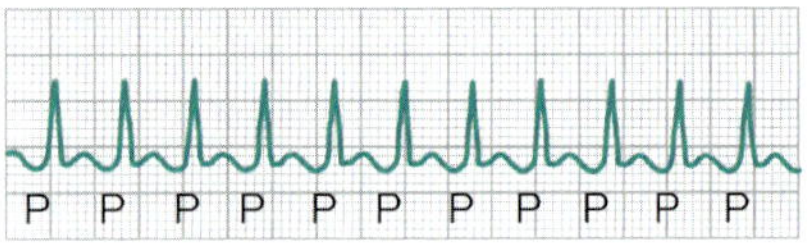


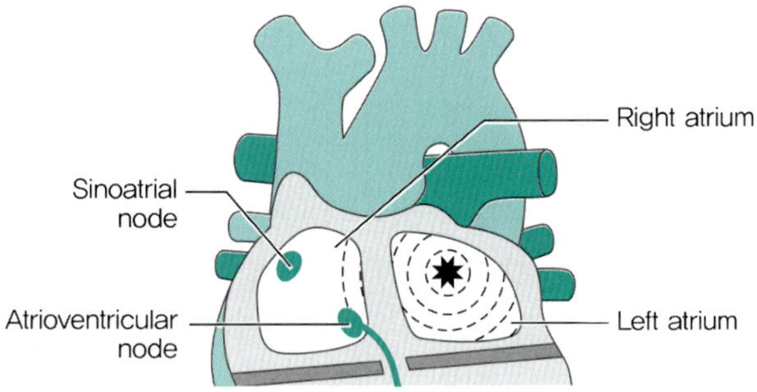


④ 심방된떨림 : P파가 F파라고 하는 톱니모양이며 빈도가 일정(260~320/분), 방실결절의 상황에 따라 2 : 1 혹은 4 : 1 정도로 심실에 전달되어 QRS복합파는 분당 75~150회 정도임

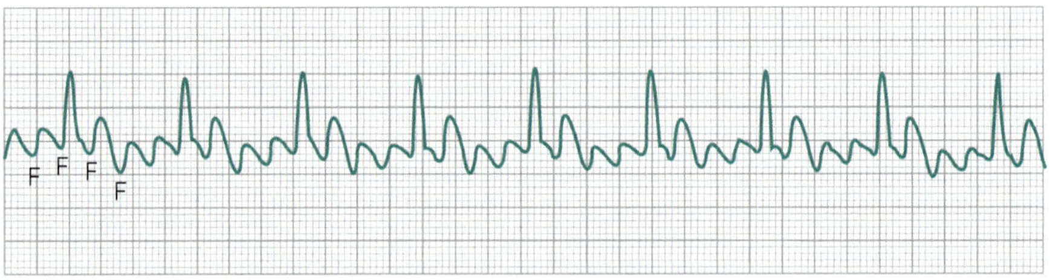


톱니 모양 F파가 보이는 심방된떨림. PR간격은 비교적 규칙적임

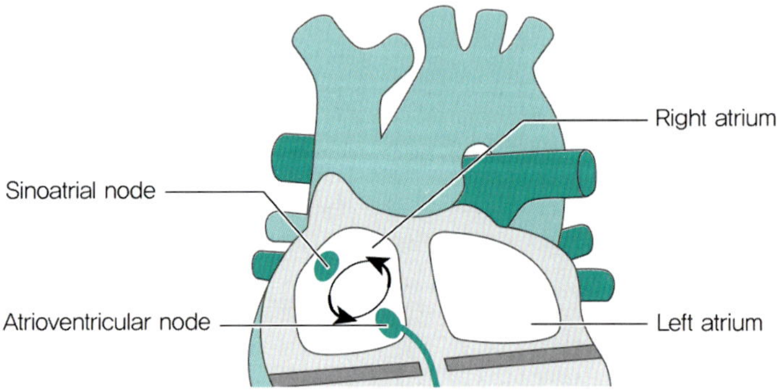


⑤ 심방잔떨림

- P파의 모양이나 빈도가 일정하지 않다(320~600/분).
- 심각하게 불규칙적인 QRS복합파를 보이며 빈도는 방실결절의 상황에 따라 결정된다(100~150/분).
- 만일 QRS복합파가 일정하다면 3동 방실차단일 가능성이 높다.

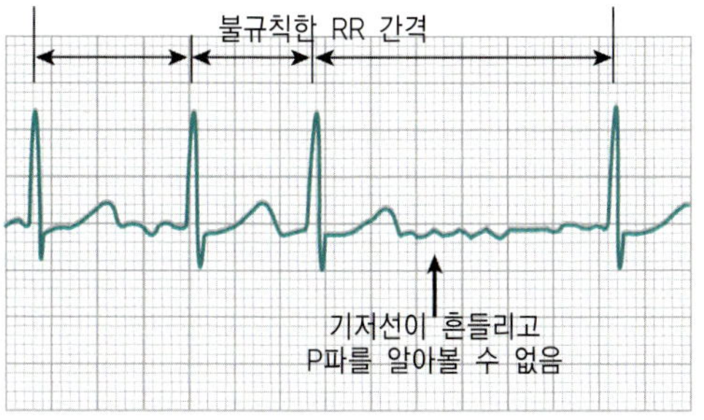


P파를 찾기 어렵고 PR 간격이 불규칙하면서 narrow QRS 군이 보임

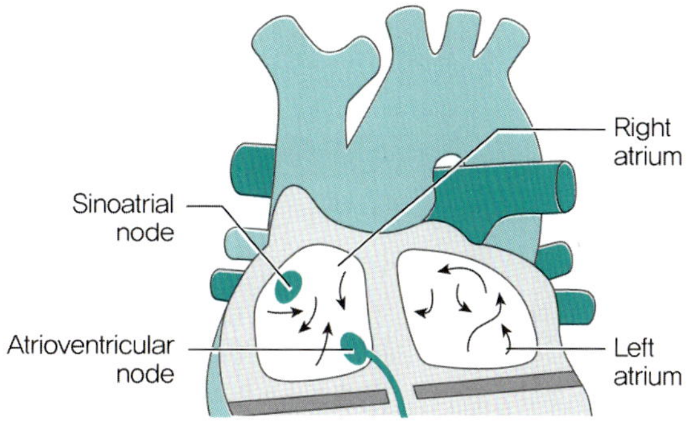


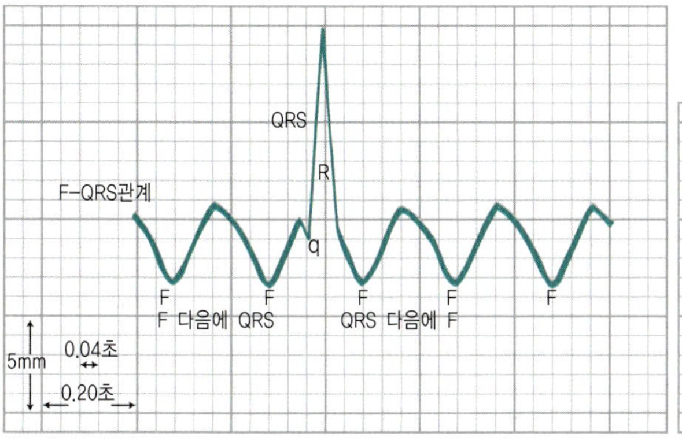


심방된떨림(AFL)

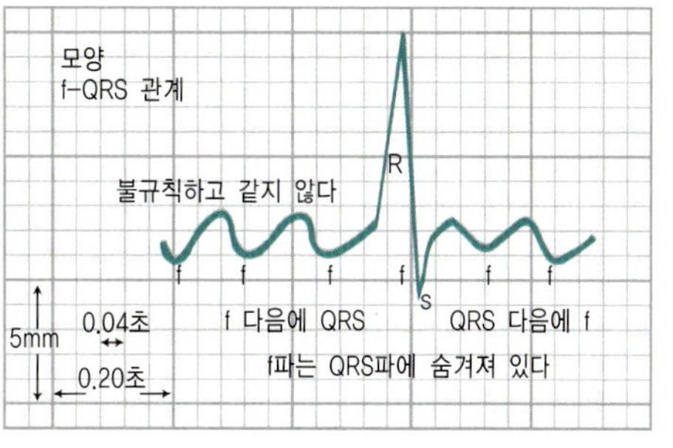


심방잔떨림(AF)

(3) 방실결절 부정맥

① 방실접합부성 이탈박동

- 심방의 아래부위에서 발생하는 심방조기박동과 구별이 어려움
- Ⅱ, Ⅲ와 aVF에서 하향이 P파, aVR에서 상향의 P파가 보임

② 방실접합부성 빠른맥 : P파의 모양이 방실접합부성 이탈박동과 비슷하며 빈도는 120～200/분

(4) 심실부정맥

① 심실조기박동

- 폭 넓은 QRS 복합파가 P파가 없이 나타나며 T파는 QRS와 반대방향이다.
- 정상 박동과 조기 박동의 간격은 짧지만 조기박동과 그 뒤의 정상박동과의 간격은 연장된다.

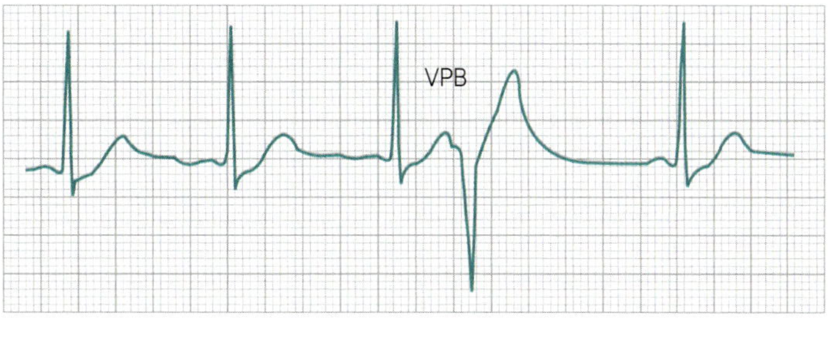


심실조기박동

② 심실빠른맥 : 심실조기박동이 3개 이상 연속으로 나타나며 심박수는 140～200/분

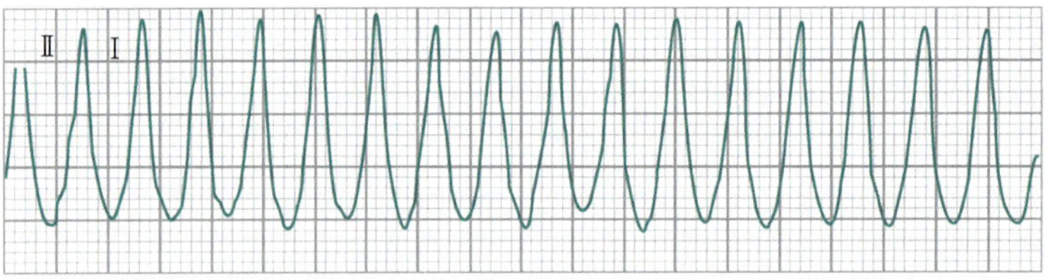


VT(ventricular tachycardia)
RR 간격이 규칙적이다.

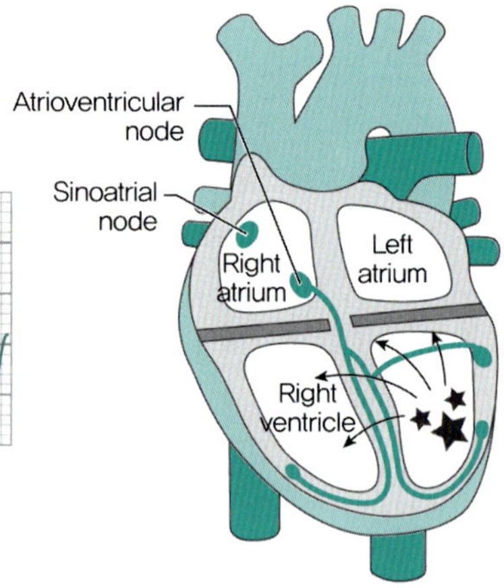


③ 심실된떨림 : 심실빠른맥보다 심박수가 빨라서(200～300/분) QRS와 T파를 구별할 수 없으나 한 곳에서 이소성 전압을 생성하므로 모양은 일정함

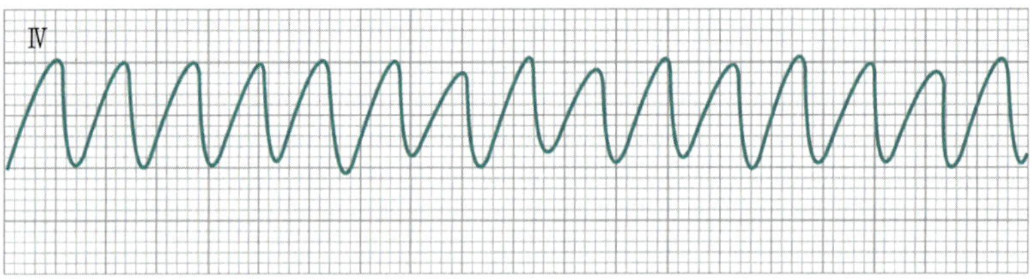


④ 심실잔떨림 : 여러 곳에서 이소성 전압이 발생함으로 빠르고 불규칙적인 QRS를 보임

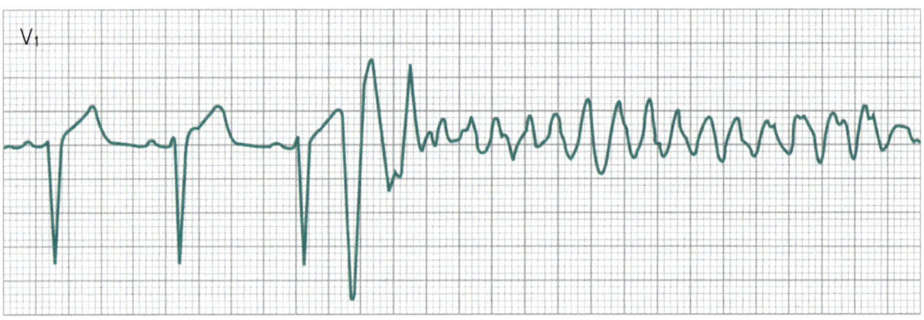


VPB가 T파의 취약기에 발생하여(R-on-T) P와 QRS군을 구분할 수 없는 불규칙한 모양의 VF파가 보인다.

(5) 가속전도

① Wolff-Parkinson-White 증후군 : 심방과 심실을 연결하는 부경로에 의해 방실결절을 통해 전달되는 것보다 빨리 전달되어 PR 간격이 0.1초 이내이고 QRS 초기부에 delta 파가 보임

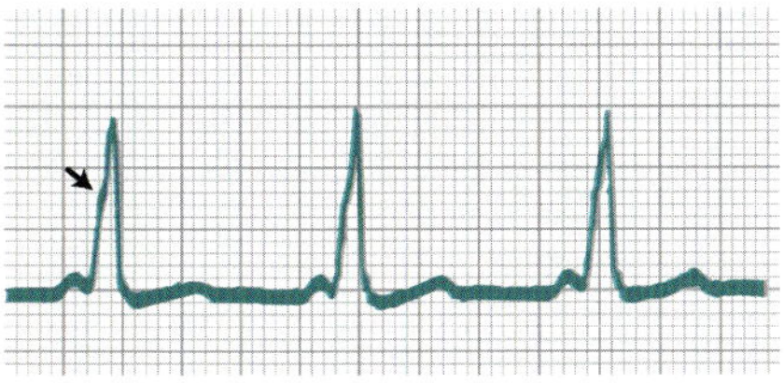

**WPW 증후군**
화살표는 δ파를 의미한다.

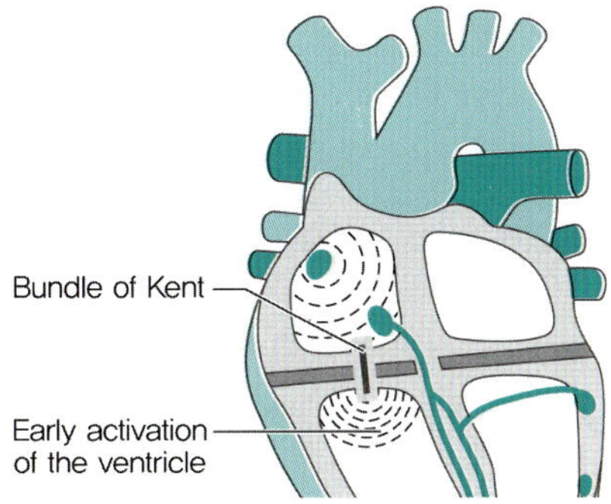


(6) 기외수축(extra beats)과 탈락(skip) : 기외수축은 예상했던 것보다 빨리 나타나는 파, 탈락은 기선상에 아무파도 없는 것
   ① 조기심방수축 : 심방의 이소성 중추에서 유래되며 정상 P파보다 빨리 이상 P파가 나타남
   ② 조기결절성자극 : 방실결절의 이소성흥분에서 유발되어 정상 흥분처럼 좌우의 각을 따라 아래로 전달됨
   ③ 조기심실수축 : 심실의 이소성 중추에서 유래됨, P파가 예상되기 이전에 빨리 발생함, 조기심실수축이후에 보상성 휴식이 나타남

| 자극형성 장애 | | 자극전도 장애 |
|---|---|---|
| 상심실성 빠른맥<br>(supraventricular arrhythmia) | 심실성 빠른맥<br>(ventricular arrhythmia) | 1) 동방전도장애<br>(SA conduction disturbance)<br>2) 심방내 전도장애<br>(intraatrial conduction disturbance)<br>3) 방실전도장애<br>(AV conduction disturbance)<br>4) 심실내 전도장애(intraventricular conduction disturbance)<br>(1) 각차단(bundle branch block) |
| 1) 동성 자극형성 장애<br>(1) 굴빠른맥(sinus tachycardia)<br>(2) 굴느린맥(sinus bradycardia)<br>(3) 동부정맥(sinus arrhythmia)<br>(4) 동정지 / 휴지(sinus arrest/sinus pause)<br>2) 이소성 자극형성<br>(1) 심방성 자극형성<br>① 심방조기박동<br>(atrial premature beat)<br>② 심방빠른맥(atrial tachycardia)<br>③ 심방된떨림(atrial flutter)<br>④ 심방세(atrial fibrillation)<br>⑤ 다소성 심방빠른맥<br>(multifocal atrial tachycardia)<br>(2) 방실접합부성 자극형성<br>① 방실접합부성 이탈박동<br>(AV junctional escape beat)<br>② 방실접합부성 조기박동<br>(AV junctional premature beat)<br>(3) 심실상성빠른맥 | 1) 심실조기박동<br>(ventricular premature beat)<br>2) 심실빠른맥(ventricular tachycardia)<br>3) 다형성 심실빠른맥<br>(Torsades de Pointes)<br>4) 심실된떨림(ventricular flutter)<br>5) 심실잔떨림(ventricular fibrillation)<br>6) 가속성 심실고유율동<br>(accelerated idioventricular rhythm) | **혼합 장애**<br>1) 조기흥분증후군(preexcitation syndrome, WPW syndrome)<br>2) parasystole<br>3) AV dissociation |

2) 심근비대

(1) 오른심방비대 : Ⅱ, Ⅲ 유도 및 aVF에서 2.5mm 이상의 대칭적이고 높은 P파를 볼 수 있다. V 유도에서는 뾰족하게 높은 이상성 P파가 보인다.

(2) 왼심방비대 : Ⅰ, Ⅱ유도 및 $V_{4\sim6}$에서 0.12초 이상의 넓은 상향 P파가 보인다. $V_1$에서 P파가 이상성이며 후반부의 음성파의 폭이 0.04초, 높이가 1mm 이상이다.

(3) 오른심실비대 : $V_1$과 $V_2$에서 큰 R파를 보이며, 특히 $V_1$에서는 R파가 보통 7mm 이상이고 R : S의 비가 1 이상이다 Ⅱ, Ⅲ 유도 및 aVF와 $V_1$ 때로는 $V_2$와 $V_3$에서 ST는 하강하고 T파가 역전된다.

(4) 왼심실비대 : 유도 Ⅰ, aVL, $V_5$와 $V_6$에서 높은 R파가 나타나고 ST가 하강하고 T파가 역전된다.

3) 허혈

(1) 심근허혈

① 병변이 있는 부위의 유도에서 심근 내막에 허혈이 있으면 ST분절이 0.5mm 이상 하강

② 심근외막 혹은 전층 허혈이 있으면 1mm 이상 상승한다. QRS복합파와 반대방향으로 T가 역전됨

(2) 심장근육경색증

① 심근손상이 있는 경우 ST분절이 상승하고 심근괴사가 있는 경우 비정상적인 Q파가 나타난다.

② 심장근육경색증이 발생한 부위에 따라 서로 다른 유도에서 전도의 변화가 나타난다.

③ 심장근육경색증의 위치가 앞쪽－$V_{2\sim4}$ 유도, 아래쪽－aVF 유도, 바깥쪽－Ⅰ, $V_6$ 유도, 뒤쪽－$V_1$～$V_2$ 유도에서 특징적인 변화를 확인할 수 있다.

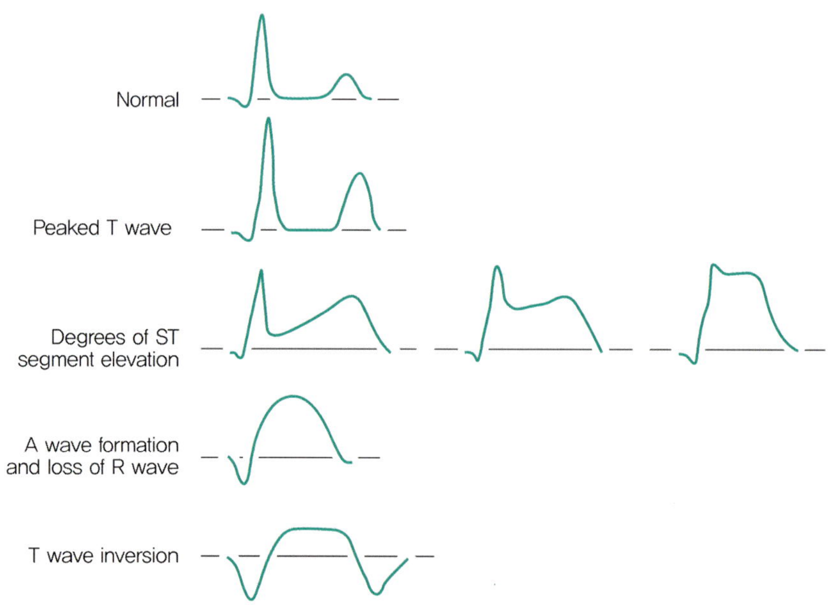


심장근육경색증의 다양한 변화

EXPLANATION

# 단순가슴부위 촬영

## 1. 심장의 위치

1) 세로칸공의 앞쪽에서 왼쪽으로 치우침
2) 다음과 같은 가슴 이상으로 위치가 바뀐다.
   (1) 비정상 내장위치 : 내장 역위증, 오른심장증, 중심증, 왼심장증, 내장 중복위등
   (2) 심낭결손
   (3) 무기폐, 폐형성기능상실, 폐절제술
   (4) 척추만곡, 함몰가슴
   (5) 편측성 가로막 거상

## 2. 심장의 크기

1) 심장가슴비=(심장의 횡내경/가슴의 최대 횡내경)×100(%)
2) 가슴내경 : 갈비뼈가로막각 위에서 양쪽 갈비뼈 안쪽까지 측정한 최대치이다.
   정상성인의 경우 50% 이하이고 정상 소아의 경우 대체로 60% 이하
3) 심장의 크기와 윤곽에 영향을 미칠 수 있는 요인
   (1) 호흡상태
   (2) 환자의 자세
   (3) 나이
   (4) 배부위 팽만 정도
   (5) 가슴 내압 증가
   (6) 한쪽 가로막 거상
   (7) 체형과 비만도

## 3. 심장의 윤곽

1) 무명정맥과 위대정맥이 청년기까지 오른쪽 윗부분을 차지
2) 연령증가에 따라 무명동맥과 오름대동맥이 대신하게 된다.
3) 오른쪽 아랫부분 : 오른심방과 일부 아래대정맥이 차지
4) 왼쪽 윗부분 : 대동맥활이 주로 나타나지만 왼쪽 빗장밑동맥이 연결되어 나타날 수 있다.
5) 왼쪽 가운데 부분 : 허파동맥간이 윤곽을 이루고 그 직하부에 왼심방이 있다.

## 4. 주위 장기와의 관계

1) 심장의 뒤에서 기도가 대동맥활의 오른쪽에 위치하며 왼심방 위에서 좌우 주 기관지로 분지한다.
2) 식도는 아래대동맥의 오른쪽 앞에 위치하며 왼심방의 뒤쪽에 있다.
3) 왼심실은 가로막 위에 놓여 있으며 오른 심실은 앞가슴벽 뒤에 위치하여 비대 시 밀착하게 된다.

## 5. 연령에 따른 심장 윤곽의 변화

1) 유아기 – 구형 또는 횡형으로 보이며 가슴샘 비대로 인하여 다양한 모양으로 보일 수 있다.
2) 가슴이 종축으로 성장함에 따라 가늘고 긴 형태가 됨
3) 허파동맥간이 돌출되어 나타날 수 있음
4) 노년기 – 대동맥활이 돌출됨

## 6. 심장 질환의 일반적 소견

1) 심장의 비대 : 전반적 비대, 부분적 비대
2) 허파혈류증가
3) 허파혈류감소
4) 허파동맥고혈압
5) 허파정맥고혈압

EXPLANATION

# 심장초음파검사(echocardiography)

## 1. 초음파 검사

1) 목가슴부 심장 초음파촬영술(Transthoracic Echocardiography; TTE)
   일반적인 심초음파, 비침습적, 심장의 구조와 운동 사정, 판막의 움직임 사정
2) 목식도 심장 초음파촬영술(Transesophageal Echocardiogram; TEE)
   목가슴부 초음파로 잘 보이지 않는 곳 관찰, 대동맥 질환, 인공판막 관찰에 유용

## 2. 초음파진단의 특징

1) 비파괴적이고 반복하여 쉽게 검사가 가능하다.
2) 통상 조영제를 사용하지 않으므로 특별한 전처치가 필요 없다.
3) 단층상에서 판막이나 벽의 움직임을 실시간으로 관찰할 수 있다.
4) 왼심실을 중심으로 한 심장 기능 평가가 가능하다.
5) 물렁조직의 단층상의 움직임의 영상화가 가능하고 혈류의 속도, 방향, 움직임 등 다른 정보도 측정이 가능하다.
6) 심전도나 맥파와 동시에 검사할 수 있다.
7) 심장 내 혈전이나 심장내막염 등의 치료효과 판정과 같은 반복적 검사에도 적용할 수 있다.
8) 검사시간이 짧다.
9) 위장계통과 허파와 같이 공기로 차있는 기관이나 뼈는 전달이 잘 되지 않는다.

## 3. 심초음파 진단의 대상이 되는 질환

1) 심실의 크기 및 기능 측정
   (1) 국소적 심벽운동이 평가
   (2) 심박출량의 측정
2) 선천성 심장질환 진단에 이용
   (1) 심실사이막결손증
   (2) 심방사이막결손증
   (3) 팔로 4징후
   특징 : 심실사이막 결손, 오른 심실 유출로 협착, 대동맥 기승, 오른 심실비대
   (4) 허파동맥 개존증
   (5) 엡스타인 심기형
   (6) 대동맥 축착증
3) 후천성 심장질환 진단에 이용
   (1) 승모판막협착증
   (2) 승모판막 허파쇄 기능상실증
   (3) 대동맥판막협착증
   (4) 대동맥판막 허파쇄 기능상실증
   (5) 오른방실판막질환
   (6) 허파동맥판막 질환
   (7) 인공판막 기능 평가
   (8) 심근증
   (9) 심장막 삼출

EXPLANATION

# 운동부하검사

## 1. 운동부하검사의 정의

1) 운동을 하며 심호흡계 및 혈관계의 능력을 평가
2) 임상운동부하검사, 점증운동부하검사, 심장운동부하검사, 심장부하검사, 부하검사
3) 강도가 점증되는 운동을 하는 동안 심장에 산소공급이 혈액 통해 충분히 이루어지고 있는가를 검사

## 2. 운동부하검사의 목적

1) 안정시 발견할 수 없는 이상과 질병을 운동이라는 부하를 주어 잠복되어있는 소견을 평가
2) 현재의 심폐기능을 평가
3) 피검자의 운동강도의 한계와 순환기능 파악

4) 운동처방의 기초를 제공
5) 심장재활을 위한 측정결과를 제공
6) 증상이 없는 관상동맥질환자의 선별검사 결과를 제공

## 3. 운동부하검사의 내용

1) 심박수(heart rate; HR)
   (1) 심장이 1분 동안 박동하는 횟수
   (2) 정상 72회/분, 굴느린맥 60 이하, 굴빠른맥 100 이상
2) 혈압(blood pressure; BP) : 혈관을 통과하는 혈액의 압력

**고혈압의 분류**

| 수축기 혈압 (mmHg) | 확장기 혈압 (mmHg) | 미국심장협회 (2017년) | 대한고혈압학회 (2018년) | 유럽고혈압학회 (2018년) |
|---|---|---|---|---|
| <120 | <80 | 정상혈압 | 정상혈압 | 최적혈압 |
| 120~129 | <80 | 상승혈압 | 주의혈압 | 정상혈압(확장기혈압 80~84) |
| 130~139 | 80~89 | 1단계 고혈압 | 고혈압 전단계 | 높은정상혈압(확장기혈압 85~89) |
| 140~159 | 90~99 | | 1기 고혈압 | 1기 고혈압 |
| 160~179 | 100~109 | 2단계 고혈압 | 2기 고혈압 | 2기 고혈압 |
| ≥180 | ≥110 | | | 3기 고혈압 |

3) 산소섭취량(oxygen uptake; $VO_2$)
   (1) 안정시 및 운동수행시 필요한 에너지 생성을 위하여 체내에서 이용하는 산소의 섭취량
   $VO_2$ = 심박출량(cardiac output) * 동정맥산소차 $VO_2 = Q \times (CaO_2 - CvO_2)$
   (2) 최대산소섭취량(VO2Max) : 최대로 운동을 수행할 때의 산소섭취량
4) 분당환기량(minute ventilation; MV) : 산소공급을 위해서 1분 동안 들이마시는 공기량. 정상치 5~8L
5) 무산소성 역치(anaerobic threshold; AT)
   (1) 산소환기량의 급격한 증가 시점
   (2) 혈액내 젖산이 급격히 증가(2mmol/L)하기 시작하는 지점(젖산 역치 : latate threshold : LT)
   무산소성해당과정의 결과물인 젖산, 젖산제거율보다 생성률이 많아짐
   (3) 최대 심박수의 65%, 운동선수 80%
   (4) 시간이 경과하면서 체내에 산소공급이 적절히 이루어지지 않으면서 피로가 생성되기 시작하는 수준으로서 피검자는 힘들다는 것을 느끼게 된다.
6) 호흡교환율(respiratory quotient; RQ) : 날숨시 이산화탄소의 양과 들숨시 산소량의 비율($VCO_2/VO_2$)
7) 안정시 대사량(metabolic quivalent; MET)
   (1) 휴식시 1분 동안에 소비하는 산소량
   (2) 3.5mL/kg/min

8) 자각적 운동강도(rating scales of perceived exertion ratio; RPE) : 운동수행 시 심리적으로 느끼는 운동의 강도를 나타내주는 지표
   (1) 안정시부터 최대 힘들 때까지 15단계로 구분되며 느낌정도를 단계적인 의사표시로 나타낸다.
   (2) 6～20의 숫자는 자각적 운동강도 정수에 10배한 것이 심박수에 의한 운동강도의 수준과 비슷하도록 설정

## 4. 운동부하검사장비

1) 트레드밀
   (1) 장점 : 모든 사람에게 자연스러운 형태인 걷기나 달리기 운동방법이므로 적응이 쉽다.
   (2) 단점 : 검사 중 혈압측정이나 채혈이 어렵다.
2) 자전거 에르고미터
   (1) 장점 : 상지가 고정이 되어 있으므로 혈압측정이나 채혈이 용이하다.
   (2) 단점
      ① 운동의 속도를 피검자가 조절해야 하므로 정밀한 통제가 어렵다.
      ② 자전거 타기 능력이 결과에 영향을 줄 수 있다.
3) 암 에르고미터
   (1) 장점 : 하지나 척수장애로 보행이 불가능한 사람들에게 유용하게 적용할 수 있다.
   (2) 단점
      ① 팔만의 운동이므로 자전거 에르고미터에 비하여 60～70% 수준으로 낮게 얻어진다.
      ② 혈압측정과 채혈이 어렵다.

**운동부하검사 장치별 특성비교**

| | 트레드밀 | 자전거 에르고미터 | 벤치스텝 |
|---|---|---|---|
| 운동의 전신성/국소성 | 전신운동 | 국소 피로의 가능성 | 양자의 중간 |
| 최대 산소섭취량 | 가장 높은 수준 | 트레드밀 보다. 5～10% 낮음 | 양자의 중간 |
| 숙련도 | 일반적인 운동임 | 비숙련자에게 부적합 | 문제되지 않음 |
| 체중 | 영향이 적음 | 체중이 큰사람이 유리 | 저체중이 유리 |
| 혈압, 채혈 | 다소 불편 | 매우 용이 | 매우 불편 |
| 가격 | 고가 | 중간 | 저가 |
| 전력 | 필요 | 불필요 | 불필요 |

## 5. 운동검사방법

1) 운동부하검사의 원리 (기출)
   (1) 예상한도 또는 최대능력보다 상당히 낮은 운동강도에서 시작한다.
   (2) 운동강도는 단계별 측정결과를 참고하여 점진적으로 증가시켜야 한다.
   각 단계별로 2MET 이상, 노약자와 환자의 경우 1/2MET 이하를 증가시킨다.
   (3) 검사에 대한 금기사항과 검사 중단에 대한 지시사항은 반드시 지켜져야 한다.

(4) 검사 중 어떠한 문제가 생기면 지체 없이 중단해야한다.

(5) 심박수, 혈압, 환자의 상태, 운동자각도(RPE)는 면밀히 감시되며, 가슴조임증 환자와 호흡곤란증 환자는 증상단계표를 적극 활용한다.

(6) 검사종료 후 7~8분까지 계속 감독한다.

(7) 온도는 20~22도 습도는 50~60%인 곳이 좋다.

2) 운동부하검사 프로토콜의 선정

(1) 트레드밀 검사 (기출)

① Bruce 프로토콜(1972)

- 정상인이나 약간 위험 요인이 있는 사람에게 적합하다.
- 최초 운동시작의 부하를 경사도 10%, 1.7mph로 3분 동안 실시하며 매 3분마다 경사도 2% 속도는 약 0.8~0.9mph 씩 증가시킨다.
- 단계별로 2~3MET씩 증가한다.

② 수정된 Bruce 프로토콜

- 기존의 Bruce 프로토콜이 최초 부하나 단계별 증가폭이 지나치게 높아 성인병이나 고위험 요인이 있는 사람들에게 부담이 많이 되기 때문에 이를 수정하여 증가 폭을 적게 한 것이 특징이다.
- 운동속도는 1.7mph로 일정하게 한 상태에서 최초 운동시작의 부하를 경사도 0%에서 3분 동안 실시하며 9분 동안 지속할 때까지는 매 3분마다 경사도를 5%씩 증가시켜 나가도록 하고 이후에서 3분마다 2%씩 증가해 나가도록 한다.

③ Balke 프로토콜

- 여성들에게 적합한 프로토콜
- 최초 운동시작 부하를 경사도 0% 3.4mph로 1분 동안 실시하며 이때의 에너지 소비량은 4MET이다.
- 이후 단계별 증가 폭은 속도를 고정한 상태로 경사도를 2%씩 1분마다 증가하는데 에너지 소비량은 1MET씩 증가하는 것이 된다.

④ 수정된 Balke 프로토콜

- 노인을 대상으로 할 때 적합한 프로토콜
- 최초 운동시작 부하경사도 0%에서 2.0mph로 3분간 실시하며 단계별증가폭은 2.0mph의 속도로 3분마다 3.5%씩 증가하여 18분이 될 때까지 실시하며 18분 이후로는 2.0mph 속도로 매 3분마다 2.5%씩 증가시켜 나간다.

⑤ Ellestad 프로토콜

- 정상인 검사에 적합한 프로토콜
- 최초 부하는 경사도 10%에서 1.7mph로 3분간 실시하며 단계별 증가 폭은 운동지속시간 11분까지는 경사도 10%로 고정하고 속도만을 증가시킨다. 11분 이후에는 경사도를 15% 증가시키고 동시에 속도를 6mph로 증가시킨다.

(2) 자전거 에르고미터

① 자전거 에르고미터는 자전거 바퀴의 회전수와 페달에 가해지는 장력을 변경하여 운동강도를 조절하는 운동부하기구

② 상체가 고정되어있어 심전도 측정에 용이하며 정확도가 높으므로 심박수를 이용한 최대산소섭취량 추정에 적당

③ 다리 근육만을 사용하도록 되어 있어 산소섭취능력이 최대치에 도달하기도 전에 국분 근육이 먼저 격심한 피로를 나타내게 되어 운동을 중단해야하는 단점이 있다(트레드밀에 비해 10% 정도 낮게 측정).

(3) 암에르고미터

① 국부적 상해나 뼈대근육 장애로 트레드밀이나 자전거 에르고미터 운동을 수행하기 곤란한 자에게 사용

② 팔운동은 다리운동에 비해 동원되는 근육량이 적고 운동초기에 이용되는 운동단위의 수가 적기 때문에 최대산소섭취량이 다리 운동 시의 60～70% 수준에 불과하며 최대심박수 또한 유사하거나 낮다.

(4) 스텝테스트

① 스텝테스트는 계단의 높이와 스탭의 횟수를 변경하여 운동강도를 부과하는 방법

② 운동 시에 많은 근육이 동원되어 트레드밀 테스트와 거의 동일한 수준의 최대산소섭취량에 도달

③ 측정도구가 간편

④ 운동강도를 표준화하기 어렵고 점증 강도조절이 곤란할 뿐만 아니라 피검자가 넘어질 위험성도 있다.

⑤ 심전도 기록도 어렵다.

⑥ 측정장비 : 자동높이 조절 상자(2～50cm) 메트로놈

⑦ 측정방법 : 분단 30회 승강운동, 초기 2cm에서부터 매분 2cm 상승 또는 2분마다 4cm씩 상승

⑧ 종료 : 탈진상태에 도달하거나 정해진 박자를 맞추지 못할 때

## 6. 운동검사의 수행

1) 검사 중의 관찰변인

(1) 운동중지 판단지표 : 혈압, 심박수, 호흡가스 변인, 심전도 반응, 폐기능, 운동자각도

(2) 혈압과 심박수

① 운동부하 검사 전, 중, 후에 측정

② 혈압측정기와 심전도 모니터에 의해서 자동으로 측정

(3) 호흡가스 변인

① 20～30초마다 자동으로 측정 분석

② 자동호흡분석시스템 : 분당환기량(MV), 분당호흡수(BF), 심박수, 산소섭취량, 호흡교환율(RQ), 대사지수(MET), 산소 소비량($VO_2$), 무산소성역치(AT)

③ 심폐기능 또는 최대 운동수행능력을 평가할 수 있는 자료로 이용

(4) 심전도

가슴조임증, 심근허혈증, 부정맥 등 심장의 이상소견을 진단

(5) 자각적 운동강도

2) 검사의 중단 및 종료
   (1) 정상적인 종료지점 : 목표심박수 도달, 근피로, 과호흡, 운동자각도에 의한 주관적 운동중지 요청
   (2) 검사 완료 후 회복단계에서도 1.6~2.5km/h의 속도로 천천히 걷게 한다.
   (3) 운동 후에도 6~8분간 안정시가 될 때까지 심전도 변화를 모니터

## 7. 대상 및 적응증

1) 심장동맥질환이 의심되는 흉통의 평가
2) 비전형적 흉통의 평가
3) 심장동맥질환의 정도 및 예후 판정
4) 의학적 또는 수술 치료, 중재의 효과 평가
5) 부정맥 평가
6) 활동시 고혈압 평가
7) 기능적 능력 평가
8) 운동처방을 위한 평가

## 8. 절대적 금기증

1) 급성 심장근육경색증(2일 이내)
2) 고위험 불안정한 가슴조임증
3) 혈역학적 손상이나 증상에 의해 유발되는 통제되지 않는 부정맥
4) 증상성 중증 대동맥 협착
5) 조절되지 않는 증상성 심장기능상실
6) 급성 폐색전 또는 폐경색
7) 급성 심근염 또는 심장막염
8) 급성 대동맥 박리

## 9. 상대적 금기증

1) 왼쪽 주 심장동맥 협착
2) 중등도 협착성 판막성심장병
3) 전해질 이상(예, 고칼륨혈증, 저마그네슘혈증)
4) 중증 동맥성 고혈압
5) 빠른맥 또는 느린맥
6) 비대심장근육병과 기타 유출로 폐색
7) 적절하게 운동할 수 없는 정신적 또는 신체적 손상
8) 고도의 방실차단
9) 조절되지 않는 대사질환(예, 당뇨, 갑상샘중독증)
10) 만성감염성질환(예, 간염, AIDS)
11) 비대성 심근염

# 호흡계 검사 및 평가

EXPLANATION

## 호흡기계의 신체적 평가

### 1. 개요

1) 환자의 자세 및 준비사항
   (1) 환자의 상의를 완전히 벗긴 후 편안한 자세로 앉힌다. → 누운 상태에서는 가슴우리가 대칭적으로 팽창되지 않고 청진음이나 타진음이 변하므로 정확한 검사가 불가능
   (2) 검사자는 환자와 같은 높이 또는 약간 낮게 마주앉는 것이 좋다.
   (3) 방 안은 조용하고 적당한 조명이 되어야 한다.
   (4) 의식장애 등으로 환자가 앉지 못하는 경우에는 부축을 하거나 옆으로 눕혀 한쪽씩 평가한다.
   (5) 등쪽을 진찰할 때에는 환자의 앞가슴에 팔짱을 교차시켜 모으게 하면 어깨뼈가 폐영역을 가리는 것을 최소화할 수 있다.

2) 순서 : 시진 → 촉진 → 타진 → 청진

### 2. 일반적인 관찰

1) 기침
   (1) **기침은 기관기관지(tracheobronchial tree)의 분비나 이물질의 제거를 위한 폭발적인 날숨반응으로서 정상적인 방어기전**
   (2) 기침의 발생시점, 선행요인, 시기, 빈도, 객담 등에 대한 정보수집
   (3) 기침의 종류
      ① 급성 기침(3주 이내)
      ② 아급성 기침(3~8주)
      ③ 만성 기침(8주 이상)
   (4) 의심되는 질환
      ① 개가 짖는 듯한 느낌 : 후두염
      ② 여러 번 연이은 빠른 기침 : 백일해, 천식
      ③ 색색거리는 기침 : 천식
      ④ 체중감소가 동반된 기침 : 만성감염이나 결핵

⑤ 한밤 중 기침 : 심장과 연관된 질환
⑥ 분홍색 거품이 섞인 가래를 동반한 기침 : 폐부종

2) 객담

| 객담의 종류 | 의미 | 원인 |
|---|---|---|
| 타액 | • 맑은 물 같은 액성 | |
| 점액 | • 우윳빛 또는 흰색 | • 감염되지 않은 만성기관지염, 천식 |
| 점액농성 | • 다소 변색되었지만 확실한 농은 아님 | • 기관지염, 낭포성 섬유증, 폐렴 |
| 화농성 | • 노랗고 끈적끈적함<br>• 어두운 녹색/갈색 끈적끈적함<br>• 붉고 끈적끈적함<br>• 젤리처럼 끈적끈적함 | • 헤모필루스<br>• 슈도모나스<br>• 폐렴구균, 마이코플라스마<br>• 클렙시엘라 |
| 객혈 | • 오래된 핏빛, 소량에서부터 명확한 핏빛 | • 감염, 경색, 암, 혈관염, 외상, 심장질환 |
| 흑빛 | • 점액성의 흑빛 | • 연기흡입(화재, 담배, 헤로인), 석탄먼지 |

## 3. 시진(inspection)

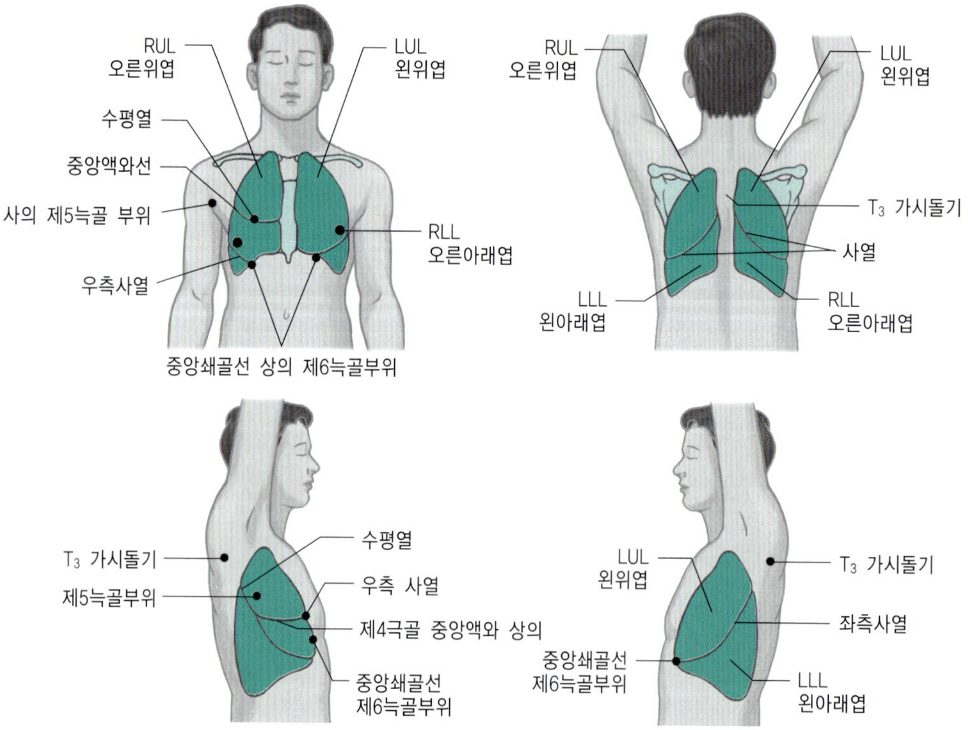


폐와 관련된 흉부의 해부학 지표

1) 가슴과 몸통의 대칭성
  (1) 앞, 뒤 그리고 가쪽을 관찰한다.
  (2) 가슴은 대칭적이어야 한다.
2) 몸통의 가동성
  (1) 모든 방향에서 능동적인 움직임을 검사한다.
  (2) 등뼈에서 움직임의 어떠한 제한이 있는지를 확인한다.
3) 가슴의 모양과 면적
  앞뒤면적(AP dimension)과 가쪽면적은 보통 1 : 2이다.
  (1) **숱통형 가슴(barrel chest)**
    ① 위쪽 가슴의 둘레가 아래쪽 가슴의 둘레보다 더 크게 나타난다.
    ② 복장뼈이 돌출되고 가슴의 앞뒤 면적은 정상보다 더 크다.
    ③ 대개 위가슴 부분으로만 호흡하는 만성 폐쇄성 폐질환 환자들에게서 발생한다.
  (2) **깔때기 가슴(누두흉, pectus excavatum brest, funnel breast)**
    ① 복장뼈의 아랫부분은 내려앉고 아래갈비뼈는 나팔꽃 모양처럼 퍼진다.
    ② 가로막 호흡을 한다.
    ③ 숨 쉬는 동안에 과도한 배의 돌출과 약간의 위가슴의 움직임이 발생한다.
  (3) Flat chest : 납작가슴, 드물게 양쪽 가슴막의 심한 비후 시
    → 전후경이 횡경에 비해 극도로 작아진 경우
  (4) Pigeon chest, pectus carinatum : 대부분 선천적
    → 복장뼈가 전방으로 전위되어 가슴이 튀어나온 상태
  (5) Harrison's sulcus : 장기간의 기도폐쇄, 구루병
    → 가로막의 부착부를 따라 가슴벽에 우묵하게 들어간 홈이 생김
4) 호흡의 형태
  • 휴식 시나 활동에 따른 환기율과 환기의 규칙성 및 환기의 위치를 평가한다.
  • 정상적인 들숨 대 날숨의 비율은 휴식 시 1 : 2, 활동 시 1 : 1이나 만성 폐쇄성 폐질환을 가진 환자들은 휴식 시에 1 : 4의 비율을 나타낸다.
  (1) 호흡곤란증(dyspnea)
    호흡의 단축의 결과로서 어려움이 있고 힘든 호흡
  (2) 빠른호흡(tachypnea)
    ① 빠르고 얕은 호흡, 1회 호흡 용적은 감소되나 호흡률은 증가한다.
    ② 제한성 또는 폐쇄성 폐질환과 연관되며 들숨의 보조근을 사용한다.
  (3) 느린호흡(bradypnea)
    얕거나 정상적인 깊이의 느린 비율과 규칙적인 리듬
  (4) 과잉환기(hyperventilation)
    ① 깊고 빠른 호흡
    ② 1회 호흡용적이 증가되고 호흡률도 증가된다.
    ③ 규칙적인 리듬을 나타낸다.

### 호흡수와 호흡리듬의 이상 (기출)

| 정상<br>(normal) | 빠른호흡<br>(tachypnea) | 과호흡 또는 과도환기<br>(hyperpnea, hyperventilation) | 느린호흡<br>(bradypnea) |
|---|---|---|---|
| 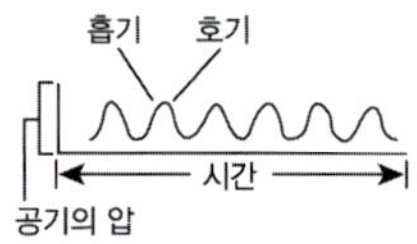 | 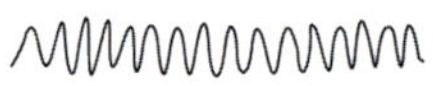 | 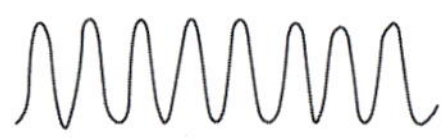 | 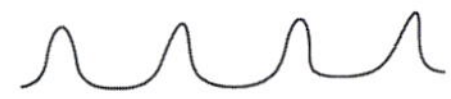 |
| 성인에서의 호흡속도는 분당 12～20번이며 소아에서는 44번까지 된다.<br>• 생후 6주 : 30～60bpm<br>• 6 months : 25～40bpm<br>• 3 years : 20～30bpm<br>• 6 years : 18～25bpm<br>• 10 years : 15～20bpm<br>• adults : 12～20bpm | 빠른호흡의 원인은 제한성 폐질환, 늑막염성 흉통, 가로막의 상승 등이다. | 과호흡의 원인으로 운동, 불안, 대사성 산증이 있다. 혼수상태의 환자일 경우, 중뇌나 뇌교에 영향을 주는 경색, 저산소증, 저혈당증을 고려해야 한다.<br>Kussmaul 호흡은 대사성 산증과 연관된 과호흡이다. 그것은 호흡수가 빠를 수도, 정상일 수도, 느릴 수도 있다. | 느린호흡은 당뇨성혼수, 약물로 인한 호흡억제, 뇌압증가 등에 수반하여 2차적으로 나타날 수 있다. |
| **체인-스토크스 호흡<br>(Cheyne-Stokes breathing)** | **실조성 호흡(Biot씨 호흡)<br>(ataxic breathing)** | **한숨 호흡<br>(sighing respiration)** | **폐쇄 호흡<br>(obstructive breathing)** |
| 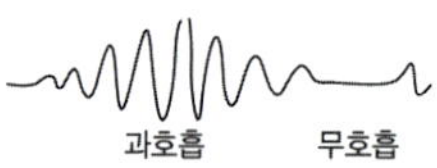 | 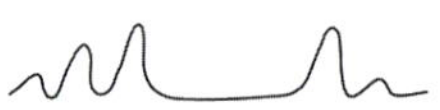 | 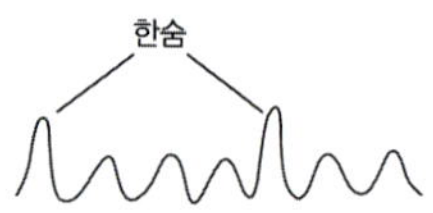 | 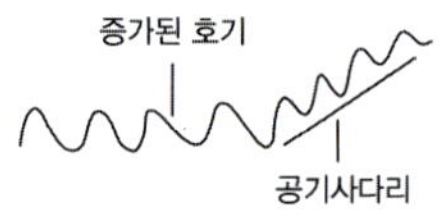 |
| 과호흡과 무호흡이 교차한다. 어린이나 나이든 사람은 잠잘 때 정상적으로 이런 유형을 보이기도 한다.<br>다른 원인은 심장기능상실, 요독증, 약물로 인한 호흡억제, 그리고 뇌손상(대뇌반구 양쪽이나 간뇌) 등이다. | 실조성 호흡의 특징은 예측할 수 없는 불규칙성에 있다. 호흡은 얕거나 깊고 짧은 기간 동안 멈춘다. 원인은 호흡억제와 연수부위의 뇌손상이다. | 한숨호흡은 자주하는 한숨으로 강조되며 이것은 과도환기 증후군(호흡곤란과 졸림이 원인)에서도 나타난다. 때로 하품이 정상적으로 나타나기도 한다. | 폐쇄호흡시 기도저항의 증가로 인하여 날숨이 증가한다. 만일 환자의 호흡속도가 증가하면 그는 완전한 날숨을 할 충분한 시간이 부족하다. 그의 가슴은 과도하게 확장되었으며 호흡은 보다 더 얕아진다. |

* 호흡유형을 관찰할 때는 환자의 호흡 수, 깊이, 규칙성을 염두에 두어야 한다.

(5) 앉아숨쉬기(orthopnea) : 바로 누운 자세에서 호흡의 어려움

(6) 무호흡(apnea) : 날숨 단계에서 호흡의 정지(cessation)

(7) 지속성 들숨(apneusis) : 들숨 단계에서 호흡의 정지

(8) 체인-스토크스 호흡(Chyune-Stokes)

① 1회 호흡용적이 점차적으로 증가하다가 다시 감소하는 일련의 주기성을 보이다가 무호흡의 기간이 있다.

② 중증 머리 손상을 가진 환자에게서 나타나게 된다.

## 4. 촉진(palpation)

1) 압통(tenderness)

갈비뼈 골절, 악성 종양의 전이, 급성 가슴막염 등

2) **성음 진탕(vocal fremitus)**

(1) 환자가 말하고 있을 때 치료사가 가슴벽 위를 촉진함으로써 느껴지는 진동이다.

(2) 진탕음은 기도에 분비물이 있을 때 증가하게 된다.

(3) 음파가 기관지와 폐를 통해 전도되어 가슴벽에서 진동이 촉진되는 것

(4) 폐렴, 결핵, 종양 등에서 증가(폐실질 내에 공기가 적어지고 기관지는 개방된 상태)

(5) 폐기종, 거대 bulla 등에서 감소(폐실질에 비해 공기의 양이 증가되는 상태)

(6) 기관지가 막혀 있거나 흉수저류, 공기가슴증 등으로 음파의 전도가 차단(공기가 폐쇄된 기도로 인하여 막히게 될 때)되면 소실

3) 병적인 진탕음

Rhoncal fremitus : 기관지 확장증 등에서 분비물에 의한 기관지의 부분적 폐쇄로 호흡기류에 의한 진동이 느껴지는 것

4) 기관의 촉진(palpation of trachea) : 종격동의 편위 확인

## 5. 타진(percussion)

1) 타진음의 분류

(1) 청음(resonance) : 폐의 정상 공명음

(2) 과공명음(hyperresonance) : 정상보다 더 길고 더 낮고 크다.

(3) 고음(tympany) : 높은 음, Traube's semilunar space(왼쪽 흉곽 아래 부분)에서 관찰

(4) 탁음(dullness) : 짧고 높으며 작은 소리, 공명에 제한이 있는 상태에서 들림
→ 간, 심장, 종격동 부위에서 관찰

(5) 절대탁음(flat) : 극히 짧고 음조가 낮음. 넙다리부위의 근육을 타진 시 들림

2) 정상 흉부의 타진

(1) 타진의 순서 : 폐첨부로부터 좌우를 비교하면서 아래로 내려간다.

① 폐첨부는 전면에서는 빗장위오목, 배면에서는 양쪽 어깨에서 시작된다.

② 약 5cm 간격으로 내려가면서 검사

(2) 가로막의 호흡 운동 범위(diaphragmatic excursion)

① 들숨과 날숨의 간 탁음의 위치를 비교. 정상에서는 5~6cm 가량 움직임

② 보통 **폐-간 경계는 6번째 갈비사이(6번과 7번 갈비뼈 사이)**이다.

3) 타진의 이상 소견

(1) **과공명음**의 출현

① **폐기종** : **양측성 과공명**

② **공기가슴증** : **병측 폐에서 발생**

(2) 비정상 고음

① Traube's semilunar space 이외의 부위에서 고음이 있으면 공기가슴증이나 거대 bulla

② Skodaic resonance : 흉수에 의해 폐의 하부가 눌리고 상부의 용적도 감소할 경우 흉수 자체에 의한 탁음 부위 바로 위에서 과공명음 또는 고음이 생기는 것

(3) 비정상 탁음의 출현

① 무기폐 : 좌상엽은 전면에서 흉부의 대부분에 투사되고 있으므로 무기폐가 생기면 탁음대도 매우 넓다.

② 종격동(원래 고음)에서 탁음이 들리면 → 종격동 종양, 대동맥류 등 심각한 질환

③ 흉수 저류시의 탁음(>400ml)
Ellis-Damoiseau 곡선, Garland triangle, Grocco-Rauchfuss triangle

## 6. 청진(auscultation)

1) 청진의 요령

(1) **청진기**

① Bell : 낮은 음 듣기에 적합

② Diaphragm : 높은 음 듣기에 적합

(2) 환자는 입을 약간 벌리게 하고 보통보다 약간 깊은 호흡을 시키면서 위에서부터 아래로, 좌우를 비교하면서 검사를 진행한다.

(3) 순서는 타진과 동일, 한 부위에서 적어도 1회의 호흡을 청진

2) 정상 호흡음

(1) 폐포호흡음(vesicular breath sound)

① 저음, 특징적으로 들숨 시에 크게 잘 들리며 연속적으로 날숨의 초기까지만 들린다.

② 정상 peripheral에서 들리고 inspiration이 크고 길다.

(2) 기관지 호흡음(bronchial breath sound)

음조가 높고 매우 거친 소리. 들숨과 날숨 사이에 뚜렷한 정지기가 있어 특징적이며, 날숨의 끝까지 잘 들린다. **정상 폐영역에서는 들리지 않고 경부기관에서 직접 들을 수 있다(폐렴에서 들림)**.

(3) 기관지 폐포호흡음(bronchovesicular breath sound)

폐포호흡음과 기관지호흡음의 중간에 해당, 날숨 때에 폐포호흡음보다 더 길게 높은 음조로 들리나 기관지음처럼 끝까지 들리지는 않는다. 들숨과 날숨 사이에 정지되지 않고 연속해서 들린다.

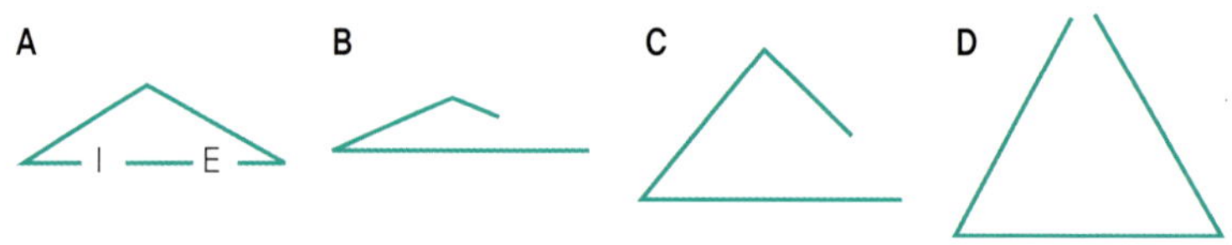


A, 정상 호흡에서 들숨과 날숨의 시간 비는 5 : 6이다.
B, 폐포호흡음 : 낮은 소리이고 날숨의 처음까지만 들린다(들숨과 날숨의 시간 비 5 : 1~2).
C, 기관지폐포호흡음 : 폐포호흡음보다 음조가 높고 날숨 때에 좀 더 오래 걸린다.
기관지 호흡음보다는 짧아서 끝까지 들리지 않고, 날숨과 들숨 사이 정지기도 없다.
D, 기관지호흡음 : 거칠고 높은 소리이고 들숨과 날숨 사이에 뚜렷한 정지기가 있고, 날숨의 끝까지 잘 들린다.

3) 부잡음(adventitious sounds)

(1) **천명음(wheezing)**

**좁아진 기도를 공기가 흐르면서 생기는 연속적인 소리. '삑' 또는 '히' 하는 피리소리**

① **천명의 흔한 원인**

- **급성 세기관지염(Acute bronchiolitis)**
- **흡인(Aspiration(foreign body))**
- 기관지협착(Bronchial stenosis)

② 천명의 분류

- 단조성 천명
  - 호흡에 따라 좁아진 기관지의 내강이 변하지 않을 때 생김
  - 대부분 국소적으로 들리므로 진단적
  - Localized fixed wheezing은 **기관지암**이나 **기관지 협착**의 특징적 소견 (가능한 질환 : endobronchial ds(예, **Endobronchial Tb**), 흡인(foreign body aspiration), 기관지협착(bronchial stenosis), 종양(neoplasm))
- 복조성 천명
  - 기도 내강이 전반적으로 좁아져 있으나 균등하지 않게 좁아져 있을 때 생김
  - 천식이나 COPD에서 들림
- 천음(stridor)

  대부분의 천명은 날숨 시에 뚜렷하나 상부 기도의 폐색이 있으면 천명이 들숨시에 오히려 크게 들려 이를 따로 구분한 것
- 건성수포음(rhonchus)

  천명음 중에서 진동음으로 들리는 것, 대부분 기관지내 **분비물의 진동**에 의해 생기고 기침을 하여 가래를 뱉고 나면 소실되는 것이 특징

(2) **수포음(crackle)**

① 닫혀 있던 세포기도가 들숨 시에 열리면서 폐색의 원위부와 근위부의 압력 차이가 순간적으로 소실되면서 생김

② 과거에 rale이라 불린다. 단속성의 폭발적인 소리로 주로 들숨 시에 들림

③ **주로 사이질폐질환(interstitial lung disease), microatelectasis, filling of alveoli by liquid와 연관**

- 흡기말수포음 : 세포기도의 폐색을 일으키는 모든 질환에서 들림. **DILD, 폐렴** 등에서 들린다. 대부분 fine crackle velcro rale－흡기말수포음의 특수 형태, 혈압계의 커프 뜯는 소리 비슷하고, 간질성 폐질환에서 특징적으로 들림
- 흡기초수포음 : 낮음 음조, 거친음(coarse)이 특징, **심한 심장기능상실, COPD**에서 들림

**＊ crackle이 들리는 질환－폐렴, 사이질폐질환(interstitial lung disease; ILD)**

(3) 가슴막 마찰음(pleural friction rub)

가슴막염으로 가슴막면이 거칠어지면 호흡 시 벽측 가슴막과 장측 가슴막이 마찰되어 생김

4) 성음(voice sound)

성음 청진은 성음 진탕과 같으며 촉진 대신 청진기를 이용하는 것이 다름

(1) 성음의 감약 또는 소실

흉수저류, 공기가슴증, 비만, 기관지의 완전폐쇄 등에서 성음이 작아짐

| | | 타진 | 성음진탕 | 호흡음 | 목소리 전달 | 기타 |
|---|---|---|---|---|---|---|
| 정상 | | 청음 | 정상 | 폐포호흡음(폐하부) | 정상 | |
| 폐경변(consolidation) 또는 무기폐 | 기관지가 개방된 경우 | 탁음 | 증가 | 기관지호흡음 | 기관지성 | 수포음 |
| | 기관지가 막힌 경우 | 탁음 | 감소 | 감소 | 감소 | |
| 천식 | | 청음 | 정상 | 폐포호흡음 | 정상 | 천명음 |
| 간질성 폐질환 | | 청음 | 정상 | 폐포호흡음 | 정상 | 수포음 |
| 폐기종 | | 과공명 | 감소 | 감소 | 감소 | 간혹 천명음 |
| 공기가슴증 | | 과공명 | 감소 | 감소 | 감소 | |
| 가슴막액 | | 탁음 | 감소 | 감소 | 감소 | 간혹 가슴막마찰액 |

(2) 기관지성(bronchophony)

성음의 증가, 폐경변, 무기폐, 기관지 부분폐쇄로 인해 폐실질의 공기가 적어지면 고음조의 소리가 잘 전도되어 생기며 성음진탕과 같은 의미를 가짐

(3) 섭음흉성(whispered pectoriloquy)

폐실질 경변이 있으면 정상에서 들리지 않는 속삭이는 소리가 청진상 뚜렷해지는 것

(4) 양명성음(egophony)

① 환자가 “이”라고 말할 때 청진상 “아”라고 들리는 것

② 폐경변이 있을 때 들리고, 간질성 폐질환에서는 들리지 않음

→ Crackle을 감별할 때 도움이 될 수 있음

## 7. 기능적 역량

1) 6분 걷기 검사

1.5m 간격으로 표시된 30m이 거리를 6분 동안 걷게 하고 운동 전후에 심박동수, 산소포화도, 호흡곤란지수를 기록

2) 왕복 걷기 검사

10m 왕복거리를 이용하여 측정, 환자의 보행속도는 1분마다 점진적으로 빨라지도록 미리 녹음된 소리 또는 메트로놈을 이용해 조절한다.

| 왕복 걷기검사(SWT) | 6분 걷기검사(6MWT) |
|---|---|
| 표준화된 도구 | 부분적으로 표준화 됨 |
| 측정치로부터 최대산소섭취량을 추정할 수 있다. | 타당도는 높지만 최대산소섭취량에 대한 신뢰도는 낮다. |
| 옥외 보행을 측정한다. | 환자 동기수준에 영향을 많이 받는다. |
| 1번 연습한다. | 3번 연습한다. |
| 최대 테스트(maximal test) | 최대하 테스트 |
| 기록장치(테이프, 레코더 등)가 필요하다. | 장비가 필요 없다. |
| 임상적 역치가 전해져 있지 않다. | 임상적 역치가 정해져 있다. |

EXPLANATION

## 폐기능 검사(pulmonary function test)

### 1. 호흡개요

1) 바깥호흡 : 유기체와 환경 사이의 기체교환
2) 속호흡 : 세포호흡, 산화대사
3) 성인 안정 상태에서 1회 호흡 시 허파 내로 유입되는 기체량 : 약 500mL
4) 호흡수 : 12~16회
5) 분시 환기량(minute ventilation) : 6~8L
6) 분당 250mL의 산소 흡입, 200mL의 이산화탄소 배출
7) 운동 시 분시 환기량 : 100L/분까지 증가
8) 들숨(inspiration) : 폐내압<대기압 : 음압-능동적
9) 날숨(expiration) : 폐내압>대기압 : 양압-수동적
10) 들숨 시 나타나는 현상 : 가슴의 상승+가로막 하강

### 2. 생리학적 양상

1) 폐는 콜라겐과 탄성 섬유를 가지고 있어 팽창에 저항하는 탄력 있는 조직이다.
2) 폐에 공기가 들어가려면 기도와 폐포 내부의 양압 혹은 외부의 음압에 의해서 펴져야 한다.
3) 가슴벽 또한 탄력이 있어 마치 스프링과 비슷하다.
4) 허파용적을 측정하는 도구는 총폐활량(TLC), 잔기량(RV)이다. TLC에서 RV을 빼면 폐활량(VC)이 된다.

## 3. 폐의 용적과 용량 (기출)

1) **호흡용적(Tidal Volume, TV)**
   (1) 안정 상태에서 1회 호흡량
   (2) 이완된 날숨에 연이어 일어나는 이완된 들숨 동안에 교환된 공기의 양
   (3) 건강한 젊은 성인의 1회 호흡량은 매 들숨마다 약 500mL
   (4) 1회 호흡량의 약 350mL가 허파꽈리에 도달하여 가스 교환에 참여한다(호흡).
2) **들숨예비량(Inspiratory Reserve Volume, IRV)**
   (1) 안정 시 들숨 후에 들이마실 수 있는 공기의 양
   (2) 약 3,000mL
3) **날숨예비량(Expiratory Reserve Volume, ERV)**
   (1) 정상적인 안정 날숨 후에 내쉴 수 있는 공기의 양
   (2) 약 1,000mL
4) **잔기량(Residual Volume, RV)**
   (1) 최대 날숨 후에 허파에 남는 공기의 양이다.
   (2) 약 1,500mL
5) **기능잔기용량(Functional Residual Capacity, FRC)**
   (1) 안정 시(주기적인, tidal) 날숨 후에 허파에 잔존하는 공기의 양
   (2) 약 3,500mL
6) **폐활량(Lung Vital Capacity, LVC)**
   (1) 1회 호흡량(TV), 들숨예비량(IRV) 및 날숨예비량(ERV)의 총합
   (2) 최대 날숨에 뒤이어 일어나는 최대 들숨에 의해 측정된다.
   (3) 연령에 따라 감소하며 기립자세(앉기 또는 서기)에 비하여 바로 누운 자세에서 더 적다.
   (4) 제한성 및 폐쇄성 질환이 있으면 폐활량은 감소한다.
   (5) 약 4,500mL
7) **총폐활량(Total Lung Capacity, TLC)**
   (1) 최대 들숨 후 허파 안에 함유된 공기의 총량
   (2) 4가지 용적으로 나뉨 : TV, IRV, ERV, RV
   (3) VC+RV=TLC
   (4) 건강한 젊은 성인에서 약 6,000mL

✱ 폐용적과 폐용량

<table>
<tr><td>IRV</td><td rowspan="3">VC</td><td rowspan="2">IC</td><td rowspan="4">TLC</td></tr>
<tr><td>TV</td></tr>
<tr><td>ERV</td><td rowspan="2">FRC</td></tr>
<tr><td>RV</td><td></td></tr>
</table>

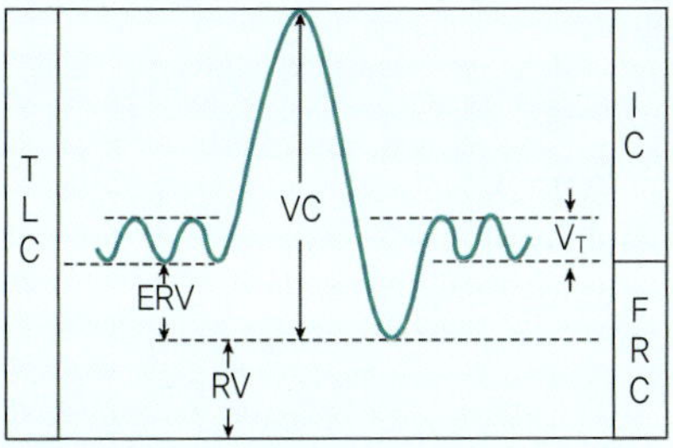

폐용적의 각 부분

TV : 평상 호흡기량 tidal volume
IRV : 들숨 예비기량 inspiratory reserve volume
ERV : 날숨 예비기량 expiratory reserve volume
VC : 폐활량 vital capacity
RV : 잔기량 residual volume
IC : 들숨용량 inspiratory capacity
FRC : 기능성 잔기용량 functional residual capacity
TLC : 총폐용량 total lung capacity

$$
\begin{aligned}
TLC &= IC + FRC \\
&= VC + RV \\
&= (ERV + TV + IRV) + RV
\end{aligned}
$$

## 4. 호흡운동에 관여하는 근육

| 구분 | 근육 | |
|---|---|---|
| 보통 들숨 | • 가로막<br>• 갈비사이근 ― 호흡량의 약 65% 차지<br>• 배근<br>• 넓은등근 ― 가슴을 아래쪽 견인, 아래갈비뼈를 수평방향에서 압박 | |
| 깊은 들숨 | • 목갈비근, 목빗근<br>• 앞톱니근, 등세모근 | • 작은가슴근, 큰가슴근<br>• 어깨올림근, 척주세움근 |
| 깊은 날숨 | • 속갈비사이근<br>• 배가로근 | • 배근 → 능동 날숨시 가장 강하게 작용<br>• 갈비밑근 |

## 5. 폐기능 검사의 목적

1) 폐의 역학적 기능 평가를 위해 실시
2) 폐용적, 흐름, 기도폐쇄 여부 확인
3) 폐의 질환과 기능 이상
4) 치료에 대한 예후를 확인

## 6. 폐활량 검사의 개요

1) 환자의 호흡에 대한 공기량과 기류속도를 시간에 따라 측정하는 검사
2) 폐질환의 유무, 형태 및 질병의 경중, 치료의 전후 결과를 평가
3) 폐활량 검사의 목적
   (1) 진단
      ① 호흡기계 관련 증상, 징후, 검사결과 해석
      ② 폐기능에 대한 질병의 영향도 평가
      ③ 폐질환의 위험성 선별검사
      ④ 수술 전 위험요소 평가 및 수술 후 예후 평가
      ⑤ 신체활동 프로그램 적용 전 환자 상태 평가
   (2) 환자모니터링
      ① 치료효과의 평가
      ② 질병진행에 따른 폐기능의 변화 측정
      ③ 폐독성이 있는 약물의 부작용 감시
   (3) 장애와 손상 정도의 판정
      ① 재활환자의 장애 및 손상정도 평가
      ② 보험가입자의 위험도 평가
      ③ 법적 문제의 평가
   (4) 공중보건
      역학연구 목적

## 7. 폐활량측정법(spirometry)의 해석 (기출)

노력성 날숨곡선에서는 $FEV_1$, FVC, $FEF_{25\sim75\%}$ 3가지를 측정한다.

1) **$FEV_1$(1초간 노력성 날숨량)**
   (1) 날숨의 1초 동안 나온 공기의 용적
   (2) 폐쇄성 폐질환에서 감소
   (3) airflow obstruction에 민감
2) **FVC(노력성 폐활량)**
   (1) 날숨의 총용적
   (2) < 80%이면 restrictive pattern(+)
3) $FEF_{25\sim75\%}$(노력성 날숨중간유량)
   (1) Early airflow obstruction, 특히 small airway disease에 더 민감
      → small airway obstruction의 경우 가장 먼저 반응하는 수치, 이후 $FEV_1$/FVC 감소
   (2) 비정상적으로 폐가 작은 사람에서는 해석에 주의를 요한다(∵ low TLC, VC). 이런 사람들은 정상이더라도 날숨량이 적어서 $FEF_{25\sim75\%}$가 비정상으로 나타날 수 있다.

4) **$FEV_1$/FVC**

(1) 정상치 : 약 0.75~0.8(나이가 많아지면 다소 감소함)

(2) 나이, 성, 몸무게를 고려한 예측치를 고려하여 해석해야 한다.

5) 호흡근의 평가에 도움이 되는 측정

(1) Maximal inspiratory pressure : 날숨을 통해 VC을 모두 내보낸 후 최대한 들이마시려 할 때의 압력

(2) Maximal expiratory pressure : TLC로 들이마신 후에 최대한으로 내쉴 때의 압력

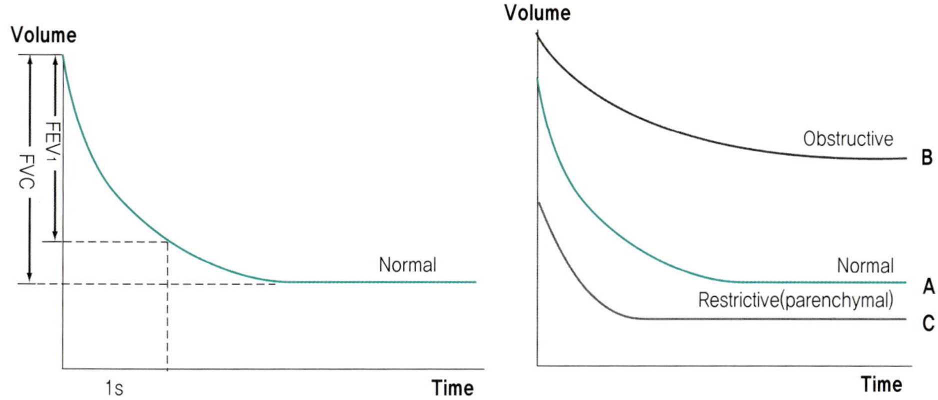


Spirographic tracings of forced expiration

## 8. 노력성날숨유량-용적곡선검사(forced expiratory flow-volume curve) (기출)

1) 정상, 제한성 환기장애, 폐쇄성 환기장애의 감별

(1) 정상 모양

(2) 제한성 환기장애 : 전체 그림이 작아진다.

(3) 폐쇄성 환기장애 : 윗부분이 오목해진다.

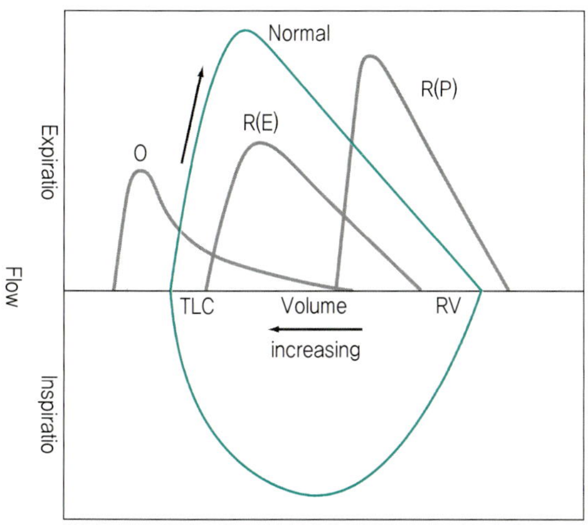


R(P) : parenchymal restrictive pattern
→ VC, RV, TLC가 모두 감소함

R(E) : extraparenchymal restrictive pattern with limitation in inspiration and expiration
→ VC, TLC는 감소, 그러나 날숨장애로 인한 air retention으로 RV는 증가하는 형태를 보임

O : obstructive pattern
→ 날숨 시 초기 flow가 급격하게 줄어듦
RV, TLC가 이에 따라 증가하여 그래프가 left shift되는 형태를 보임

Flow-volume curve

2) 상기도폐쇄의 진단에 이용
   (1) 고정형(fixed)
   (2) 흉곽외 가변성(extrathoracic variable)
   (3) 흉곽내 가변성(intrathoracic variable)

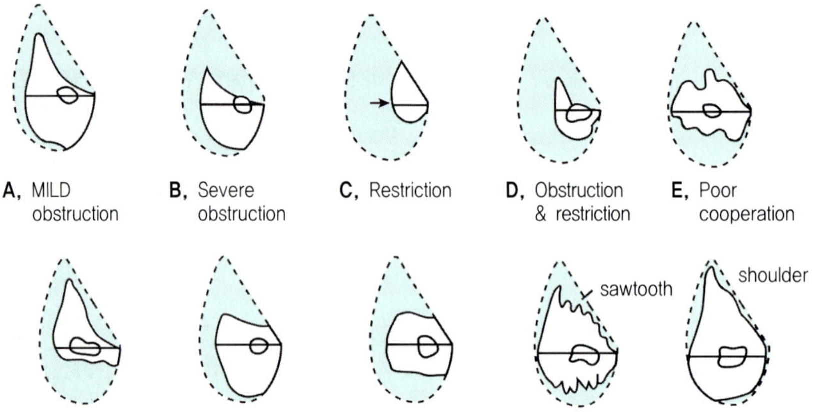


A. MILD obstruction
B. Severe obstruction
C. Restriction
D. Obstruction & restriction
E. Poor cooperation
F. Extrathoracic obstruction (variable)
G. Intrathoracic obstruction (variable)
H. Intra & extrathoracic or fixed obstruction
I. Sleep apnea
J. Normal variant

## 9. 폐확산능검사 (기출)

1) **정의**
   혈액과 허파꽈리 사이의 가스교환이 잘 일어나는지를 평가하는 것
2) 방법과 원리
   (1) 0.3% 일산화탄소를 흡입하여 10초 동안 유지한다.
   (2) 일산화탄소가 이미 폐포 내에 있던 공기와 희석되고 폐모세혈관계를 통해 헤모글로빈에 uptake 된다.
   (3) 내쉰 가스에서 일산화탄소의 농도를 측정
   (4) DLco는 분당 mmHg당 폐포에서 모세혈관으로 이동한 CO의 양으로 계산된다.
3) 영향을 주는 요소
   (1) Alveolar-capillary surface area
   (2) Pulmonary capillary blood volume
   (3) V/Q mismatching
   (4) Hb level(환자의 헤모글로빈 농도에 따라 DLco값을 보정하기도 함)
   (5) DLco는 키, 성, 나이, alveolar volume에 따른 예측치와 비교하여 평가한다.
4) 임상적 변화
   (1) DLco 감소되는 질환
      ① Alveolar membrane을 두껍게 하거나 망가뜨리는 질환(예, Pulmonary fibrosis, Emphysema)
      ② 폐혈관이 축소되는 질환(예, Pulmonary hypertension)

③ Alveolar Hb을 감소시키는 질환(예, Anemia)

(2) DLco 증가되는 질환

① 천식(Asthma)

② Acute congestive heart failure

③ 폐출혈(Pulmonary hemorrhage)

④ 적혈구증가증(Polycythemia)

## 10. 비침습적 모니터링

1) 맥박산소측정(pulse oxymetry)

(1) 원리

Oxygenated Hb과 non-oxygenated Hb이 내는 파형이 다른데, 이 두 파형의 흡수를 각각 재서 oxygenated Hb의 %를 구한다($SaO_2$).

(2) 장점

① 비침습적(Non-invasive)

② Continuous data

→ 환자의 산소화 정도를 알아보기 위해 직접 $PaO_2$를 측정하려면 ABGA를 실시해야 하는데, ABGA는 invasive하고, intermittent data라는 단점이 있다.

(3) 단점

① $PaO_2$를 알기 어렵다.

pulse oximetry에서 측정하는 것은 $SaO_2$인데 $PaO_2$를 알기 위해서는 oxyhemoglobin dissociation curve에 대입을 해야 한다. 그런데 $PaO_2 > 60$mmHg에서는 curve가 비교적 편평하여 $SaO_2$와의 관계를 민감하게 파악하기 힘들다. 또한, 온도, pH, 2, 3-DPG의 농도에 따라 curve가 움직이므로 정확한 $PaO_2$의 값을 알기 어렵다.

② 말초혈액순환이 감소할 경우 측정이 어려워진다.

- Low cardiac output
- Peripheral vasoconstrictor

③ Carboxy-Hb과 Meth-Hb을 구별하지 못한다.

pulse oximetry에서는 두 가지 파형만 구분할 수 있으므로 carboxyhemoglobin, methemoglobin이 oxyhemoglobin과 구별되지 않는다. 반면 ABGA에서 산소포화도를 측정하는 기계는 oxyhemoglobin, deoxyhemoglobin, carboxyhemoglobin, methemoglobin 4가지를 구별할 수 있는데, 이를 CO-oximeter라고 한다.

④ $PaCO_2$에 대한 정보는 알 수 없다.

| EXPLANATION

# 흉부방사선 촬영

## 1. 정상 소견

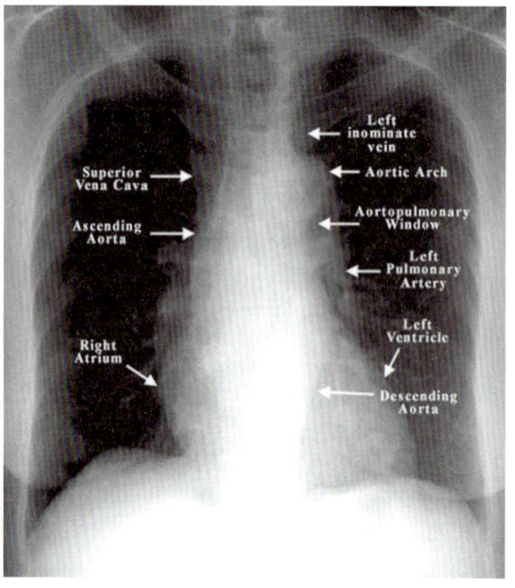


normal PA

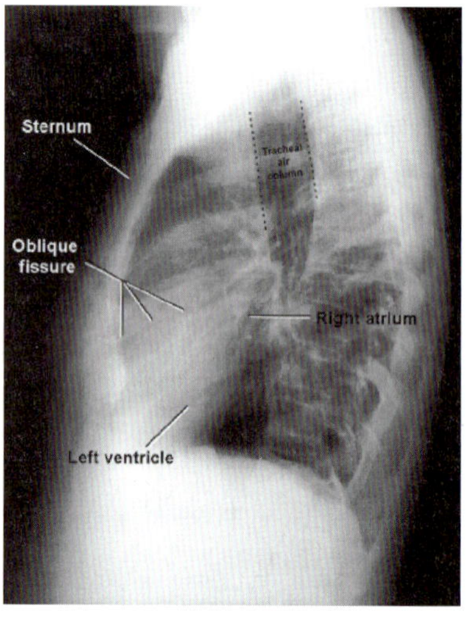


lateral view

## 2. 무기폐(atelectasis)

1) 폐의 일부분이 완전히 펴지지 않은 상태
2) 부피가 줄어들면서 음영이 진해짐
3) 줄어든 부피에 의해 주변 구조물의 이동이 일어남
   (1) 엽간열, 종격동의 구조가 무기폐 쪽으로 이동
   (2) 해당 가로막의 상방 이동
   (3) 무기폐에 의해 갈비뼈 사이의 간격이 좁아짐

**❋ Golden S sign**

폐 상엽의 폐쇄(obstruction)에 의해 틈새(fissure)가 상방으로 전위되면서 inverted S 모양을 그리는 것으로 **중앙종양(central tumor)에 의한 폐허탈(lung collapse)을 의미한다**.

뒤집어진 S 같나요?

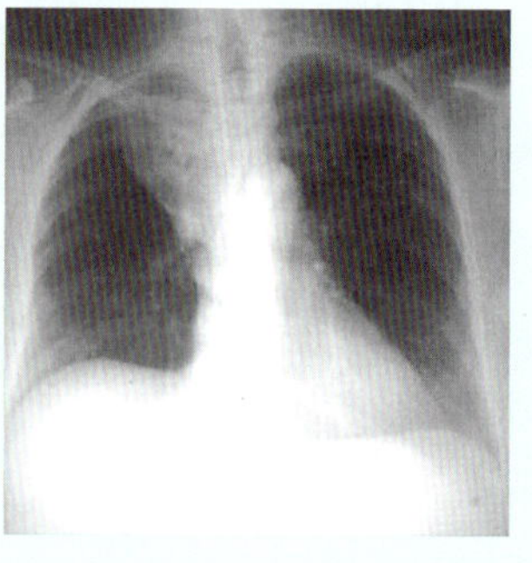

## 3. 폐 경결(air space consolidation)

1) 정상 조직 : 폐포 내에 공기가 차있어 방사선 투과성
   → 병변 : 공기대신 누출액(폐부종의 경우), 삼출물(폐렴의 경우), 혈액(폐경색), 혹은 조직(기관지 폐포암의 경우) 등에 의하여 대치됨
2) 방사선학적 소견
   (1) 공기－기관지 조영(air-bronchogram)
   (2) 불분명한 윤곽(fluffy margin)
   (3) 조기 융합(Early coalescence)
   (4) 분절성 혹은 대엽성 분포(segmental or lobar distribution)
   (5) 급성 변화(rapid timing)
   (6) 폐포성 결절(alveolar nodule)

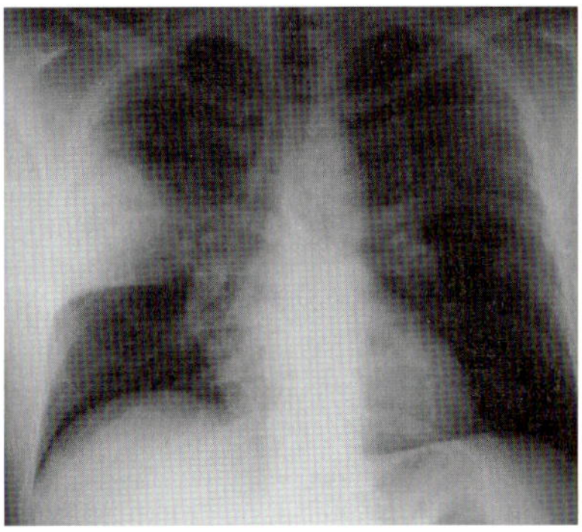

## 4. 폐 종괴(nodule, mass)

종괴는 일반적으로 폐 경결에 비하여 윤곽이 더 분명함. 단일 폐결절은 3cm 이하의 단일성 폐결절을 말하며 이에 대한 감별이 중요하다(폐암의 진단에 고립성 폐 결절 진단 참고).

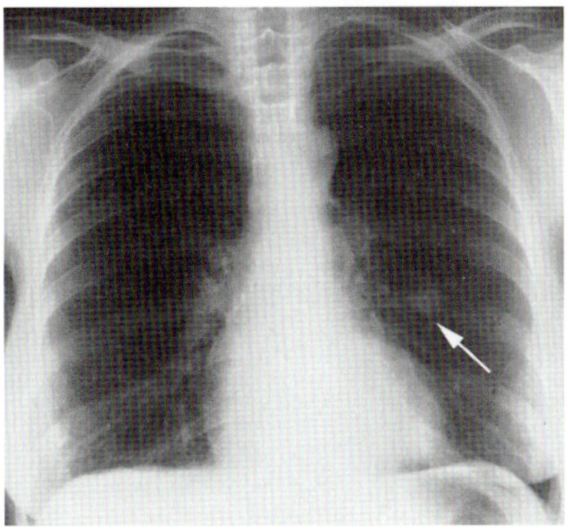

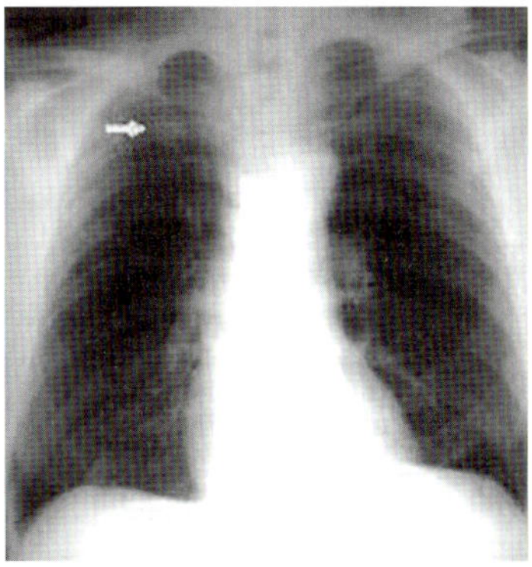

## 5. 가슴막 삼출(pleural effusion)

가슴막강 내에 물이 차면 해당부위에 균질성의 음영 증가가 나타난다. 유리흉수(free pleural effusion)의 경우 직립상에서 가로막 상부와 흉곽의 외연을 따라 흉수가 차게 되고, 한국성 흉수(localized pleural effusion)의 경우 국소적 음영 증가로 보인다.

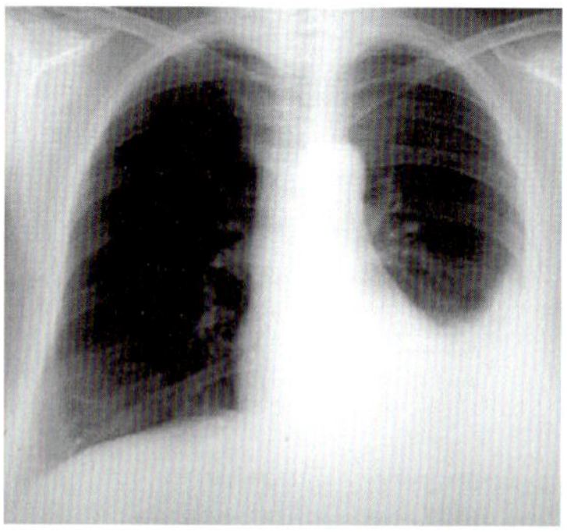

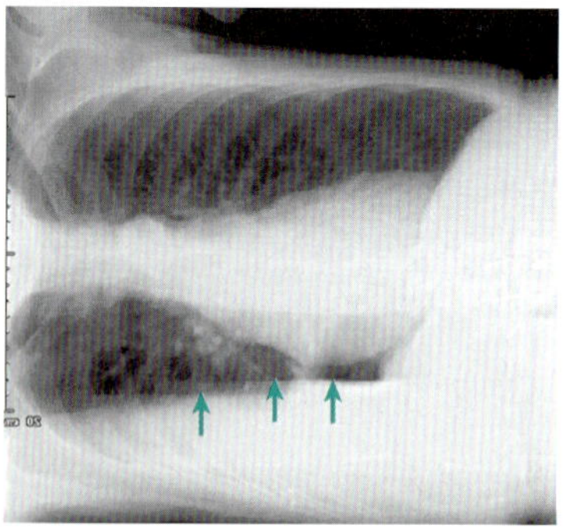

## 6. 실루엣 징후(silhouette sign)

흉부 X선 사진은 신체의 입체적인 것이 하나의 평면상으로 나타나지만 두 개의 density가 붙어 있는 경우, 그 사이의 음영이 존재하면(실루엣 징후 음성) 앞-뒤 관계에서 서로 떨어져 있는 것으로 판정할 수 있다. 반대로 두 개의 음영이 붙어 있으면 윤곽이 소실(실루엣 징후 양성)되는 것이다.

1) 심장 경계의 소실

(1) Rt. Heart border : Rt. middle lobe

(2) Lt. Heart border : Lt. lingual segment

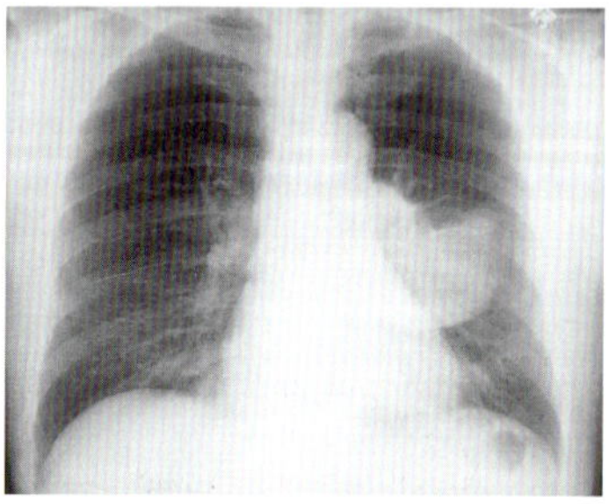

A

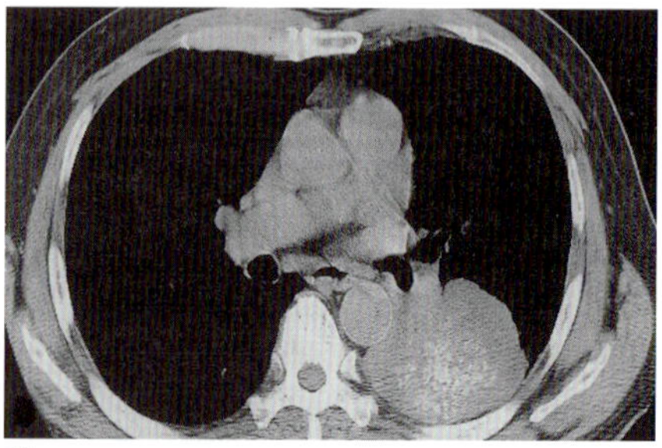

B

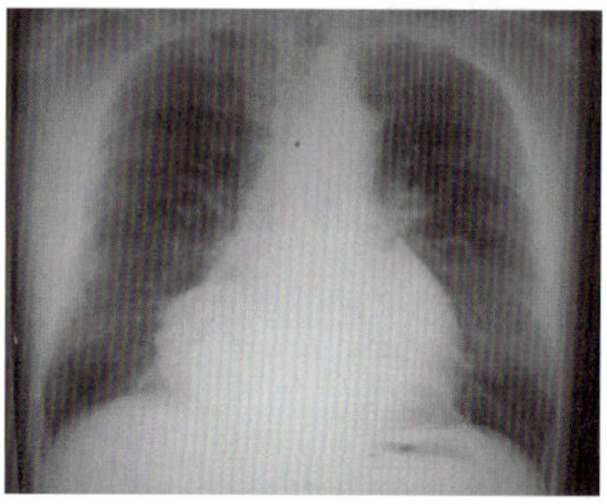

C

# 측정 및 평가

퍼시픽 물리치료학 개념서

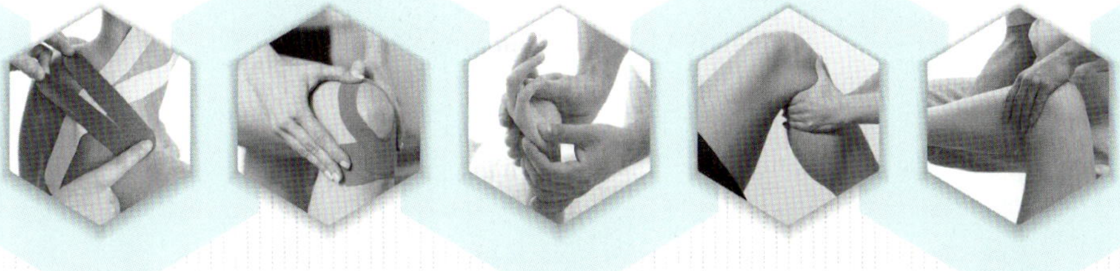

PHYSICAL THERAPY

PHYSICAL THERAPY

# 관절운동범위

EXPLANATION

## 관절운동범위

### 1. 관절운동범위 측정

| | |
|---|---|
| 정의 | • 팔다리의 몸통의 각 관절을 수동적으로 운동시킨 경우에 운동 범위를 측정 |
| 목적 | • 관절의 초기상태를 객관적으로 정확하게 파악<br>• 객관적인 치료목표 설정 가능<br>• 치료목표 재설정을 위한 객관적인 자료가 됨<br>• 환자에게 동기부여 가능 |
| 결정의 3요소 | • 관절의 구조학적 인자 : 구축학적 결함 없을 것<br>• 주동근의 수축력 : 관절운동을 하는 주동근(agonist)의 충분한 근력 존재<br>• 길항근의 탄력성 : 길항근(antagonist)의 충분한 탄력성이 존재할 것 |

### 2. 측정의 일반 원리 (기출)

1) 기본적인 출발 자세는 해부학적 위치다.
2) 각도계는 팔다리의 가쪽 세로축에 평행하도록 가볍게 댄다.
3) 측정할 지절을 몇 번 움직이면서 운동 축을 확인한다.
4) 관절의 축은 운동의 최종위치까지는 결정되지 않으므로 최대 운동 범위에서 측정한다.
5) 측정하는 관절 운동은 과격한 것이어서는 안 된다(특히 동통, 경축이 있는 경우 천천히 운동).
6) passive ROM과 active ROM을 비교한다.

### 3. 관절운동범위 측정의 기록방법

1) 0°에서 시작하여 180°쪽으로 읽는다.
2) 양수로 기록한다.
3) 굽힘은 180°에 접근하고 폄은 0°에 접근한다.
4) 가급적 해부학적 체위를 0°가 되도록 하는 것이 편하다.

## 4. 관절운동범위 측정상의 주의점

1) 굽힘과 벌림 측정 시 돌림요소를 고려한다.
2) 굽힘과 가쪽돌림 시 몸통의 폄과 가쪽굽힘, 어깨뼈의 올림을 고려한다.
3) 안쪽돌림과 가쪽돌림의 측정값은 측정 자세에 따라 값이 달라진다.
4) 각 관절 운동제한이 오는 요소를 고려한다.

## 5. 관절 운동범위의 이상

<table>
<tr><td rowspan="7">제한인자</td><td rowspan="2">정상시</td><td>생리적 인자</td><td>• 근의 비대<br>• 비만, 연령적 인자</td></tr>
<tr><td>구축학적 인자</td><td>• 관절구조의 개인적 변이<br>• 인대를 비롯하여 연부조직의 개인적 유동성/신장성의 변이</td></tr>
<tr><td rowspan="5">이상시</td><td>동통</td><td></td></tr>
<tr><td>구축(연부조직)</td><td>• 근 : 단축, 섬유화, 염증<br>• 힘줄 : 유착, 비후, 염증<br>• 피부 : 흉터, 경화, 화상</td></tr>
<tr><td>강직(경부조직)</td><td>• 골성(SCI 시 체중부하가 되지 않아 ossification 발생)<br>• 섬유성(Bamboo's spine)</td></tr>
<tr><td>기타 구축학적인 것</td><td>• 골절<br>• 탈구<br>• 반달연골, 관절원반의 손상<br>• 관절돌(arthrolith)</td></tr>
<tr><td colspan="2" style="display:none"></td></tr>
<tr><td colspan="2" rowspan="2">과잉 가동인자</td><td>구축학적 인자</td><td>• 탈구<br>• 개인적인 형태적 변이</td></tr>
<tr><td>연부 조직성</td><td>• muscle tonus 저하<br>• 훈련에 의한 연부 조직</td></tr>
</table>

EXPLANATION

# 정상운동범위 측정

## 1. 몸통

| 운동방향 | | 정상운동 범위 | 각도계배치법 | | |
|---|---|---|---|---|---|
| | | | 고정자(SA) | 가동자(MA) | 축(axis) |
| 목 | 굽힘(앞쪽굽힘) | 0∼45° | 이마면 중앙선 | 바깥귀구멍과 마루와의 연결선 | 바깥귀길 |
| | 폄(뒤쪽굽힘) | 0∼45° | | | |
| | 가쪽굽힘 | 0∼45° | $C_7$ 가시돌기와 $C_5$ 가시돌기와의 연결선 | 마루와 $C_7$ 가시돌기와의 연결선 | $C_7$ 가시돌기 |
| | 돌림 | 0∼60° | 배면 | 비량과 후두결절과의 연결선 | 마루 |
| 등허리 | 앞쪽굽힘 | 0∼80° | $C_5$ 가시돌기를 지나는 수선 | $C_7$ 가시돌기와 $L_5$ 가시돌기와의 연결선 | $L_5$ 가시돌기 |
| | 뒤쪽굽힘 | 0∼25° | | | |
| | 가쪽굽힘 | 0∼35° | 쟈코비(Jacoby) 선의 중점에서 세운 수선 | | |
| | 돌림 | 0∼40° | 의자의 등받이의 선 | 양 어깨뼈의 절선 | 양 어깨뼈의 절선과 등받이의 연장선의 교차점 |

## 2. 팔 (기출)

| 운동방향 | | 정상운동 범위 | 각도계 배치법 | | |
|---|---|---|---|---|---|
| | | | 고정자(SA) | 가동자(MA) | 축(axis) |
| 어깨뼈 | 굽힘 | 0∼20° | 어깨뼈봉우리를 지나는 이마면의 투영선 | 마루와 어깨뼈봉우리를 연결한 선 | 마루 |
| | 폄 | 0∼20° | | | |
| | 올림 | 0∼20° | 어깨뼈봉우리를 연결한 수평선 | 어깨뼈봉우리와 복장뼈 위모서리를 연결한 선 | 복장뼈 위모서리 |
| | 내림 | 0∼10° | | | |
| 어깨관절 | 굽힘 | 0∼180° | 어깨뼈봉우리를 통과하는 수직선 | 위팔뼈 중심선 | 어깨뼈봉우리 |
| | 폄 | 0∼50° | | | |
| | 벌림 | 0∼180° | | | |
| | 모음 | 0° | | | |
| | 수평벌림 | 0∼30° | 어깨뼈봉우리를 지나는 이마면의 투영선 | 벌림 90°로부터 수평면을 이동한 위팔뼈 세로축 | |
| | 수평모음 | 0∼135° | | | |
| | 가쪽돌림 | 0∼90° | 침상과의 수직선 | 자뼈의 중심선 | 팔꿈치머리 |
| | 안쪽돌림 | 0∼70° | | | |
| 팔꿉관절 | 굽힘 | 0∼150° | 위팔뼈의 중심선 | 노뼈의 중심선 | 팔꿉관절 |
| | 폄 | 0∼5° | | | |
| 아래팔 | 엎침 | 0∼80° | 침상과의 수직 | 붓돌기의 위치에서 손목관절의 가쪽면 | 붓돌기 |
| | 뒤침 | 0∼80° | | 붓돌기의 위치에서 손목관절의 안쪽면 | |
| 손목관절 | 굽힘 | 0∼80° | 노뼈 | 2번째 손허리뼈 | 손목관절 |
| | 폄 | 0∼70° | | | |
| | 자쪽굽힘 | 0∼30° | 아래팔의 중심 | 3번째 손허리뼈 | |
| | 노쪽굽힘 | 0∼20° | | | |
| 엄지 손가락 | 노쪽벌림 | 0∼60° | 집게손가락 | 엄지손가락 | 손목손허리관절 |
| | 손바닥쪽모음 | 0° | | | |
| | 손바닥쪽벌림 | 0∼90° | | | |
| | 손바닥쪽모음 | 0° | | | |
| | 굽힘(MP) | 0∼60° | 1번째 손허리뼈 | 1번째 첫마디뼈 | MP관절 |
| | 폄(MP) | 0∼10° | | | |
| | 굽힘(IP) | 0∼80° | 1번째 첫마디뼈 | 1번째 끝마디뼈 | IP관절 |
| | 폄(IP) | 0∼10° | | | |
| 제2∼5번째 손가락 | 굽힘(MP) | 0∼90° | 2∼5번째 손허리뼈 | 2∼5번째 첫마디뼈 | MP관절 |
| | 폄(MP) | 0∼45° | | | |
| | 굽힘(PIP) | 0∼100° | 2∼5번째 첫마디뼈 | 2∼5번째 중간마디뼈 | PIP관절 |
| | 폄(PIP) | 0° | | | |
| | 굽힘(DIP) | 0∼90° | 2∼5번째 중간마디뼈 | 2∼5번째 끝마디뼈 | DIP관절 |
| | 폄(DIP) | 0∼10° | | | |
| | 벌림 | 0∼20° | 3번째 지축 | 2, 4, 5번째 지축 | 양축의 교차점 |
| | 모음 | 0∼20° | | | |

## 3. 다리

| 운동방향 | | 정상운동 범위 | 각도계 배치법 | | |
|---|---|---|---|---|---|
| | | | 고정자(SA) | 가동자(MA) | 축(axis) |
| 엉덩관절 | 굽힘 | 0~120° | 몸통과 평행 | 넙다리뼈의 중심 | 큰돌기 |
| | 폄 | 0~10° | | | |
| | 벌림 | 0~45° | 좌우 ASIS를 잇는 선의 수선 | 넙다리의 중앙선 | ASIS |
| | 모음 | 0~45° | | | |
| | 가쪽돌림 | 0~45° | 무릎관절 90° 굽힘에서 무릎뼈의 수선 | 정강뼈몸통의 중앙선 | 무릎뼈 |
| | 안쪽돌림 | 0~45° | | | |
| 무릎관절 | 굽힘 | 0~120° | 넙다리뼈(큰돌기와 넙다리뼈 가쪽관절융기의 중심) | 종아리뼈(종아리뼈작은머리부터 종아리뼈관절융기) | 무릎관절 |
| | 폄 | 0° | | | |
| 발목관절 | 발등굽힘 | 0~20° | 종아리뼈 축으로 수선 | 5번째 발허리뼈 | 가쪽복사 |
| | 발바닥굽힘 | 0~50° | | | |
| | 안쪽번짐 | 0~35° | | 발바닥면 | X |
| | 가쪽번짐 | 0~25° | | | |
| 엄지 발가락 | 굽힘(MP) | 0~35° | 1번째 발허리뼈 | 1번째 첫마디뼈 | MP관절 |
| | 폄(MP) | 0~60° | | | |
| | 굽힘(IP) | 0~60° | 1번째 첫마디뼈 | 1번째 끝마디뼈 | IP관절 |
| | 폄(IP) | 0° | | | |
| 제2~5번째 발가락 | 굽힘(MP) | 0~35° | 2~5번째 발허리뼈 | 2~5번째 첫마디뼈 | MP관절 |
| | 폄(MP) | 0~40° | | | |
| | 굽힘(PIP) | 0~35° | 2~5번째 첫마디뼈 | 2~5번째 중간마디뼈 | PIP관절 |
| | 폄(PIP) | 0° | | | |
| | 굽힘(DIP) | 0~50° | 2~5번째 중간마디뼈 | 2~5번째 끝마디뼈 | DIP관절 |
| | 폄(DIP) | 0° | | | |

# 근력평가



## 근 력

### 1. 근력에 대한 의의

| Strength | Endurance | Power |
|---|---|---|
| • 순간적인 힘<br>• 시간의 개념 없음<br>• type Ⅱ muscle<br>• MMT, Hand held dynamometer, Tensiometer로 측정 | • 지속적인 힘<br>• 시간의 개념이 있음<br>• 횟수, 시간으로 측정(근작업의 수행 지속 시간/일정한 동작의 반복횟수)<br>• peak toque의 1/2까지의 횟수<br>• type Ⅰ muscle | • strength와 Endurance의 중간의미<br>• work<br>• 단시간의 개념이 포함<br>• 단시간당 근육의 활동량<br>• 순발적인 운동이 나타내는 최대의 크기－투척력 도약력 |

✻ **strength와 power의 개념 차이**

strength는 신체이동이 없지만 power는 신체전체의 이동이 있음

### 2. 절대근력과 performance 근력

| Performance 근력 | 절대근력 |
|---|---|
| • 측정으로 얻는 근력<br>• 절대근력보다 근력이 낮음 | • 생리학적인 근력<br>• 근의 생리적 가로단면 비례 |

## 3. 육안적 근력측정

| | |
|---|---|
| 악력<br>(grip strength) | • 엄지와 손가락 굽힘근에 의한 파악협동 최대근력<br>• 악력계 잡는 길이 : 엄지의 기근부와 손가락의 선단까지의 길이의 1/2 |
| 등근력<br>(back strength) | • 등, 허리, 엉덩이의 근육의 협동작용에 의한 근력의 총칭<br>• 측정기구 : tensiometer |
| 배근력<br>(abdominal strength) | • 몸통과 골반을 유지하기 위하여 중요한 근력<br>• 배근력의 60~80% 정도 |
| 다리근력<br>(leg strength) | • 다리의 항중력근을 전체적으로 측정하여 얻음<br>• 다리의 장애나 장기침상에 의한 항중력근군의 근력저하는 극심 |

## 4. 근력 평가 시 고려해야 할 사항

1) 체위의 선택과 환자의 쾌적성

2) 고정

검사하고자 하는 근육에 관여하지 않는 관절은 반드시 고정

| Fixation | Stabilization | 능동적 고정 | 수동적 고정 |
|---|---|---|---|
| 절대적 개념 | 상대적 개념 | 근육의 집단 활동에 의함 | 검사 시 치료사에 의함 |

**＊ 고정의 중요성**

- **대상운동을 제거함**
- **검사에 정확성을 높임**
- **검사할 근육을 선별적으로 수축시킬 수 있게 함**

3) 근의 약화와 관절이상 가동성 인자의 체크

근이 충분한 생리적 운동범위 전체에 걸쳐 작용하기 위해서는 길항근의 적당한 탄성이 있어야 함 (탄력성 체크)

4) 저항을 가하는 부위와 저항을 가하는 방법

(1) 저항 : 체지(분절의 세로축)의 수직, 급격하지 않게 가함

(2) 저항량 : 지렛대의 길이 고려, 건측과 비교해서 결정, 항상 일정

(3) 주의 : 검사자가 저항을 줘서 너무 피곤해 지지 않게 유의

(4) 방향 : 근육이 만들어내는 염력에 반대되는 방향

(5) 위치 : 움직이는 분절의 먼쪽으로 다른 관절을 지나지 않음

(6) 방법

① 운동범위검사(free motion test) : 근력의 평가를 위하여 운동의 전체 범위에 걸쳐서 연속적으로 저항 가하는 검사[정상(normal), 우(good) 등급에서 사용]

② 제동 검사 : 근력의 평가를 위하여 운동의 마지막 단계에서 저항을 가하는 검사[정상(normal), 우(good) 등급에서 사용]

5) 환자의 협력에 대한 중요성과 필요한 orientation

6) 피로에 대한 고려

7) 대상작용

(1) 대상운동

① 근약증이나 움직임 협응이 되지 않을 때 일어나는 운동

② 적절한 자세와 고정으로 최소화 할 수 있음

③ 대상운동 감지는 검사자가 평가되는 근육을 촉진할 때 명백해짐

(2) 대상작용의 분류

| 대상작용 분류 | 예 |
|---|---|
| 근의 직접 대상작용 | • deltoid muscle 마비 시 대상작용 : biceps brachii의 long head, 큰가슴근 벌림 실시 |
| 부착점<br>(accessary insertion) | • 노신경마비로 thumb의 IP jt. 폄근인 extensor pollicis longus가 마비<br>대상작용 : abductor pollcis brevis가 IP 폄(APB의 부착점이 엄지의 폄기구) |
| 힘줄의 작용<br>(tenodesis action) | • 손가락굽힘근 마비 시 대상작용 : 손가락 폄 시 손가락이 수동적 굽힘 |
| 반발현상<br>(rebound phenomenon) | • wrist drop시<br>대상작용 : 손목관절을 강하게 굽힘 ⇒ 반발작용에 의해 약간 폄 |
| 중력의 작용 | • 발등굽힘근에 의한 발등굽힘(dorsiflexion)은 중력에 의해 아래로 쳐짐<br>→ 마치 발바닥굽힘근에 의해 발바닥굽힘(plantarflexion)되는 것처럼 보임 |
| 변칙신경지배<br>(anomalous innervation) | • counter balance mechanism에 의해 운동이 제한<br>• radial nerve 손상 시－wrist extension × → counter balance에 의해 supination 제한 |

(3) 말초신경 손상 시 대상작용

| 신경손상 | 예 |
|---|---|
| 자신경마비 | • 엄지모음근 약화<br>대상작용 : 긴엄지굽힘근이 엄지의 끝을 굽힘(froment sign)<br>• claw hand deformity(MP jt. 과다폄)<br>대상작용 : MP jt. 굽힘을 위해 얕은손가락굽힘근과 깊은손가락굽힘근을 사용하여 굽힘시킴 |
| 정중신경마비 | • 엄지의 맞섬이 되지 않음(짧은엄지벌림근, 엄지맞섬근의 약화)<br>대상작용 : 엄지모음근과 엄지굽힘근을 사용 |
| 노신경마비 | • wrist drop 시(wrist 폄 ×)<br>대상작용 : wrist 굽힘근을 강하게 수축하여 이에 대한 반발작용으로 폄됨 |

EXPLANATION

# 도수근력검사(MMT)

## 1. 맨손 근력 검사의 목적

1) 진단의 보조적 수단
2) 운동계통(뼈대계통, 근육계통, 신경계통) 예후 판정의 자료
3) 치료경과 판정과 치료효과의 검토 자료
4) 근 재교육 처방
5) 외과수술
6) 치료 수단의 하나

## 2. MMT 측정의 기본요소

1) 중력(환자의 자세에 의해 결정)
2) 저항(검사자의 손에 의해 결정)
3) 관절의 운동범위

## 3. 맨손근력검사의 중요한 세 가지 사항

1) 중력최소자세 : 움직이는 분절이 중력방향과 수직이면 중력의 영향 최소
2) 중력최대자세 : 움직이는 분절이 만드는 면이 중력 방향과 수평이면 중력의 영향 최대
3) 저항 : 저항은 항상 일정하고 분절의 세로축과 직각이 되게 적용

## 4. MMT의 판정기준

| 정상 | Normal(N) | 5 | 100% | 강한 저항, 중력 이겨냄, 전체 운동범위 |
|---|---|---|---|---|
| 우 | Good(G) | 4 | 75% | 약한 저항, 중력 이겨냄, 전체 운동범위 |
| 양 | Fair(F) | 3 | 50% | 저항 ×, 중력 이겨냄, 전체 운동범위 |
| 가 | Poor(P) | 2 | 25% | 중력 제거, 수중운동 시 전체 운동범위 |
| 불가 | Trace(T) | 1 | 10% | 관절 움직임 ×, 근수축 느껴짐 |
| 제로 | Zero(O) | 0 | 0% | 근수축 × |

EXPLANATION

# 체위별 근력평가

| | 머리 폄(Capital Extension) | 목폄(Cevical Extension) |
|---|---|---|
| 근육 | 큰/작은뒤쪽머리곧은근<br>머리가장긴근, 머리널판근<br>머리반가시근, 머리가시근<br>위/아래머리빗근, 등세모근(위) | 목가장긴근, 목반가시근<br>목엉덩갈비근, 목널판근<br>등세모근(위), 목가시근 |
| 환자 자세 | • N·G·F : Prone, 몸통 옆에 양팔 위치, 머리를 검사대 밖으로 내밈<br>• P·T·Z : Supine, 몸통 옆에 양팔 위치 | • N·G·F : Prone, 몸통 옆에 양팔 위치, 머리를 검사대 밖으로 내밈<br>• P·T·Z : Supine, 몸통 옆에 양팔 위치 |
| 고정 | | F 대체검사 : 몸통폄근 약화 시 손과 아래팔을 환자의 어깨와 등위에 올려 몸통 고정 |
| 저항 | 뒤통수 | 마루뒤통수 |
| 촉지 | 두 손으로 뒤통수 아래를 받친 후 척추기둥의 가쪽 뒤통수바닥 촉지 | 뒤통수에서 먼쪽 목뼈 수준 |
| 등급 N | | |
| 등급 G | | |
| 등급 F | | |
| 등급 P | | |
| 등급 T | | |
| 등급 Z | | |
| 비고 | • N·G·F 검사 시 환자 머리 밑에 손을 위치하여 안전에 주위<br>• 근약화 : 머리내민자세<br>• 머리폄근 약화+후두, 인두 약화 → 삼기도폐쇄 초래<br>- 양<br>- 편 | • N·G·F 검사 시 환자 머리 밑에 손을 위치하여 안전에 주위 |

머리 폄(Capital Extension)

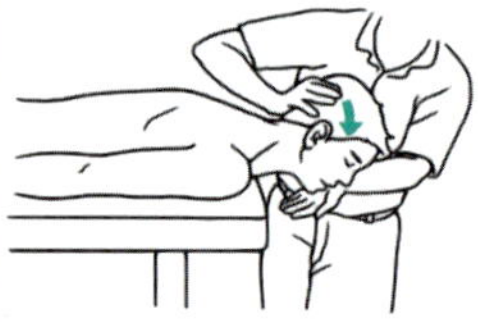
정상(N)

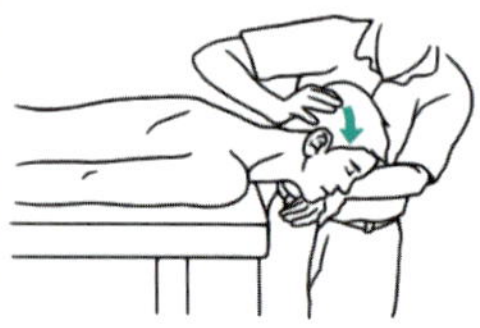
우(G)

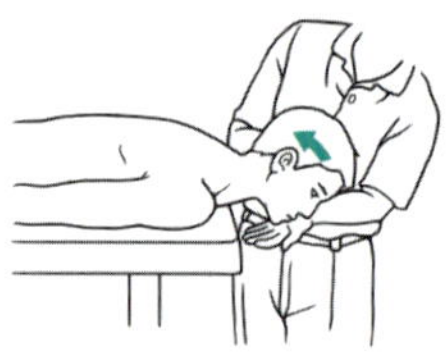
양(F)

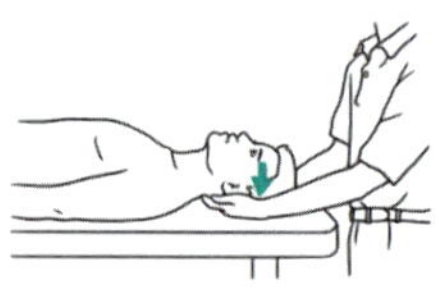
가(P)

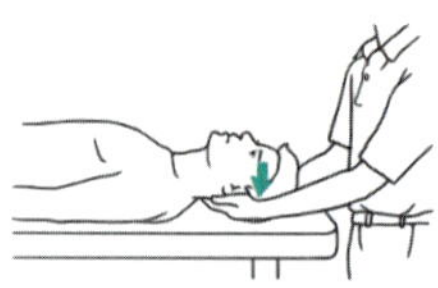
불가(T)

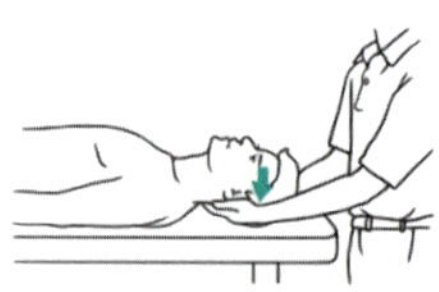
영(Z)

목폄(Cevical Extension)

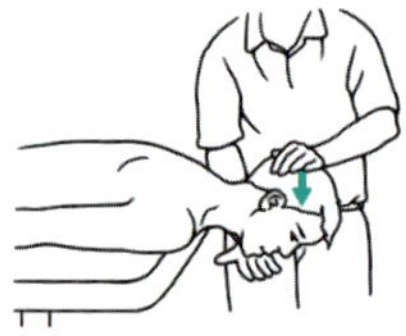
정상(N)

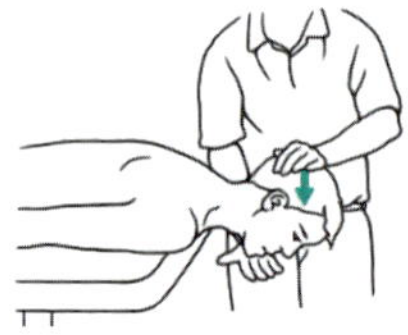
우(G)

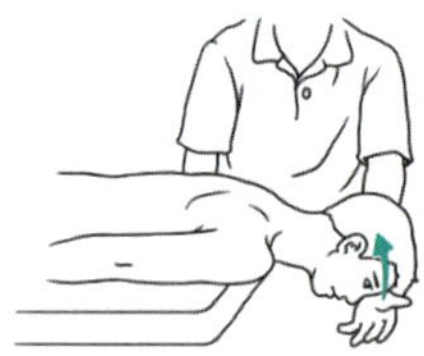
양(F)

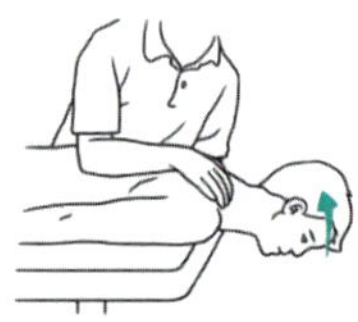
양(F) 대체검사

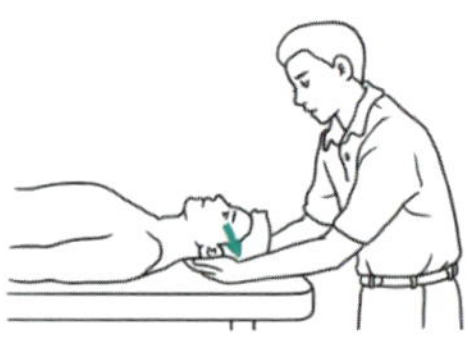
가(P), 불가(T)

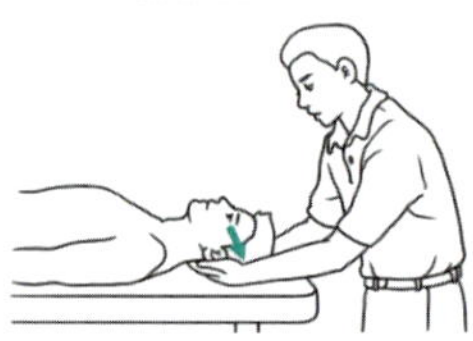
영(Z)

| | | 복합 목 폄(Combined Neck Extension) | 머리 굽힘(Capital Flexion) |
|---|---|---|---|
| 근육 | | | 앞머리곧은근<br>가쪽머리곧은근<br>머리긴근 |
| 환자 자세 | | • N·G·F : Prone, 몸통 옆에 양팔 위치, 머리를 검사대 밖으로 내밈<br>• P·T·Z : Prone, 몸통 옆에 양팔 위치 | Supine<br>몸통 옆에 양팔 위치 |
| 고정 | | F 대체검사 : 몸통폄근/엉덩관절폄근 약화 시 등 고정 | |
| 저항 | | 마루뒤통수 | 양손으로 턱 밑을 컵모양으로 위치한 후 위쪽/뒤쪽으로 저항 |
| 촉지 | | 목 부위, 뒤통수 바닥 | |
| 등급 | N | | |
| | G | | |
| | F | | |
| | P | | |
| | T | | 촉지가 어려우므로 최소의 압력을 가하여 검사 |
| | Z | | |
| 비고 | | N·G·F 검사 시 환자 머리 밑에 손을 위치하여 안전에 주위 | • 촉지 시 심하게 압박을 가하지 않도록 주위<br>– 오름동맥 주행 |

**복합 목 폄(Combined Neck Extension)**

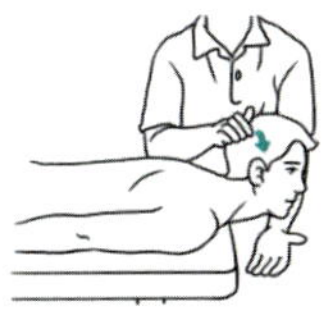
정상(N)

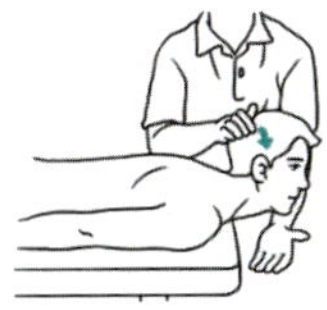
우(G)

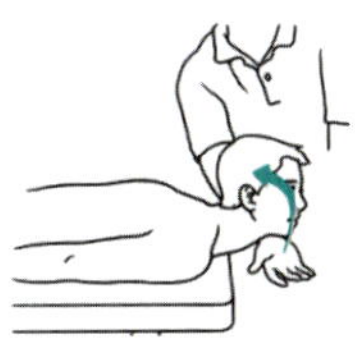
양(F)

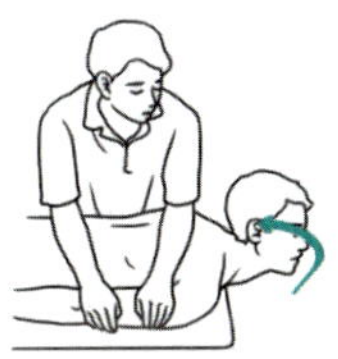
양(F) 대체검사

**머리 굽힘(Capital Flexion)**

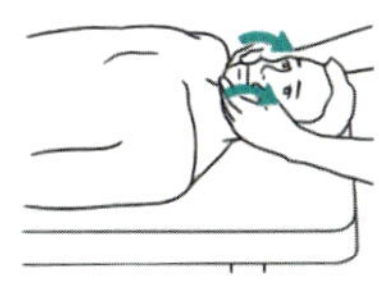
정상(N)

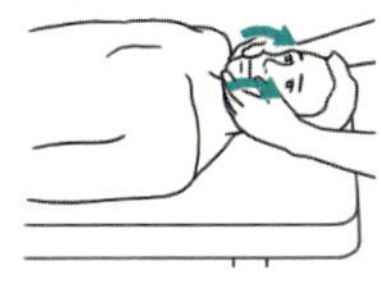
우(G)

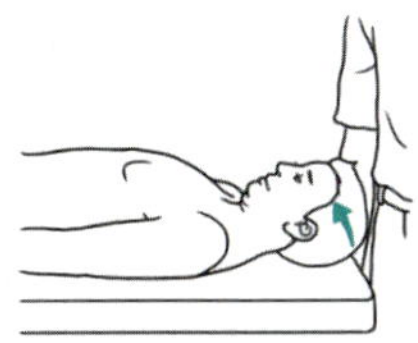
양(F)

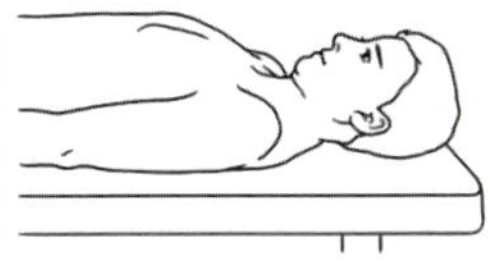
가(P)

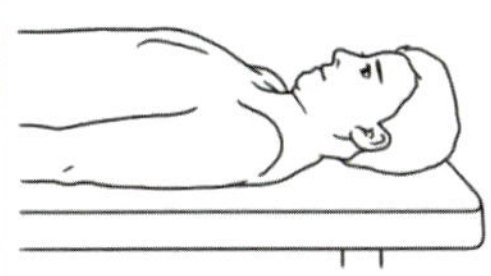
불가(T)

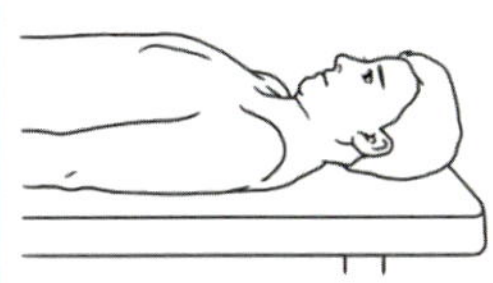
영(Z)

| | 목 굽힘(Neck Flexion) | | 복합 목 굽힘(Combined Neck Flexion) | |
|---|---|---|---|---|
| 근육 | 목빗근<br>(복장뼈머리, 빗장뼈머리)<br>목긴근<br>(위/아래빗머리, 수직중간머리)<br>앞목갈비근 | 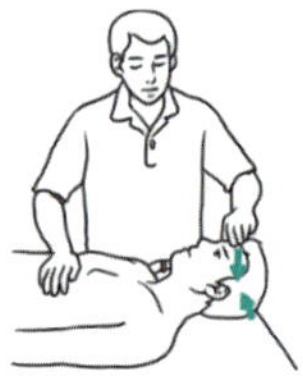 | | 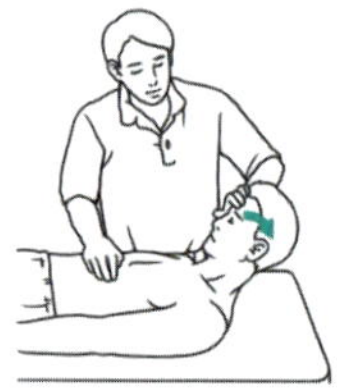 |
| 환자 자세 | Supine<br>몸통 옆에 양팔 위치 | 정상(N) | Supine<br>몸통 옆에 양팔 위치 | 정상(N) |
| 고정 | • N·G·F : 가슴<br>– 몸통 약화 시 몸통고정 | 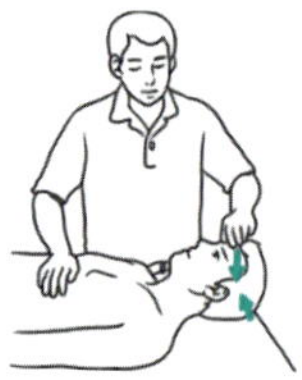<br>우(G) | 몸통 약화 시 가슴 고정 | 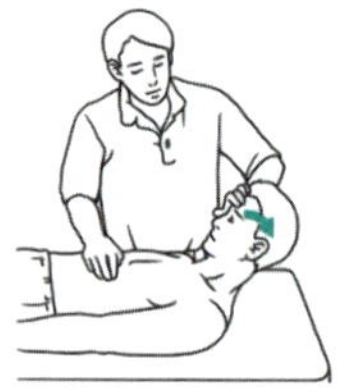<br>우(G) |
| 저항 | 이마 | 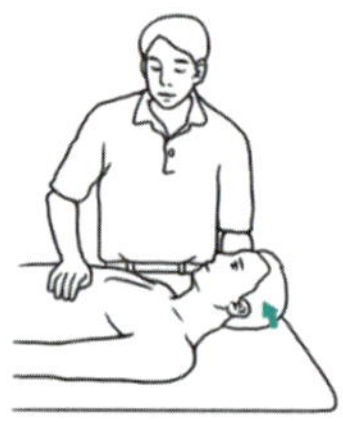 | 이마 | 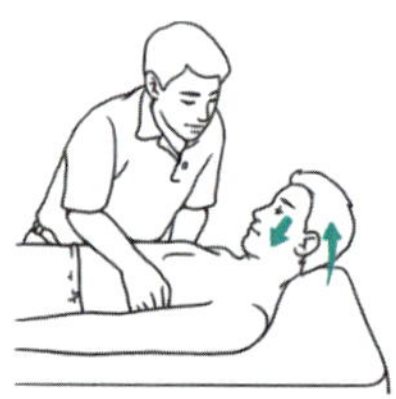 |
| 촉지 | 양손가락으로 목빗근 촉지 | 양(F) | 양손가락으로 목빗근 촉지 | 양(F) |
| 등급 N | | | | |
| 등급 G | | | | |
| 등급 F | | | | |
| 등급 P | 머리를 좌우로 돌리도록 지시 | 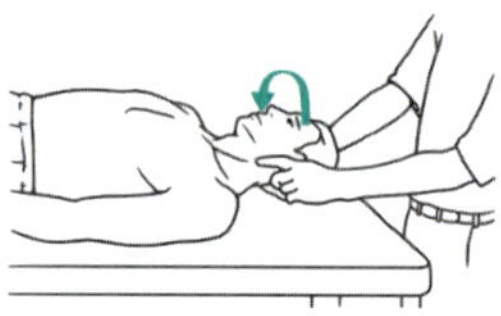<br>가(P) | 머리를 좌우로 돌리도록 지시 | |
| 등급 T | | | | |
| 등급 Z | | | | |
| 비고 | • 대상작용 : 넓은목근<br>– 입 양끝이 아래로 당겨지는 찌푸리는 표정<br>• 보조근 약화 : chin up<br>• 구축(contracture)<br>– 양측 : 거북목(turtle neck)<br>– 편측 : 기운목(torticollis) | 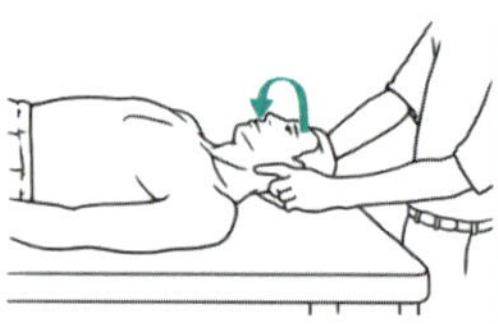<br>불가(T)<br>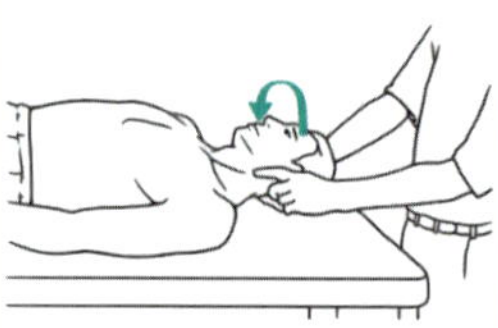<br>영(Z) | • 머리굽힘근 약화, 목빗근 상대적으로 강할 경우 목뼈 폄증가됨<br>• 머리굽힘근 약화 시 턱을 들면서 머리를 펴는 자세를 보임 | |

| | | 몸통 폄(Trunk Extension) / 허리뼈(Lumbar spine) | 몸통 폄(Trunk Extension) / 등뼈(Thoracic spine) |
|---|---|---|---|
| 근육 | | 등엉덩/허리엉덩갈비근<br>등가장긴근, 등가시근<br>등반가시근, 뭇갈래근<br>등/허리돌림근<br>등/허리중간가시근<br>등/허리가로돌기사이근<br>허리네모근 | 등엉덩/허리엉덩갈비근<br>등가장긴근, 등가시근<br>등반가시근, 뭇갈래근<br>등/허리돌림근<br>등/허리중간가시근<br>등/허리가로돌기사이근<br>허리네모근 |
| 환자 자세 | | Prone<br>방법1)<br>• N·G : 머리 뒤로 양손 깍지<br>• F 이하 : 양팔 몸통 옆에 위치<br>방법2)<br>• N : 머리 뒤로 양손 깍지<br>• G : 양손 등 뒤로한 자세<br>• F 이하 : 양팔 몸통 옆에 위치 | Prone, 젖꼭지선부터 머리와 윗몸을 검사대 밖에 위치<br>방법1)<br>• N·G : 머리 뒤로 양손 깍지<br>• F 이하 : 양팔 몸통 옆에 위치<br>방법2)<br>• N : 머리 뒤로 양손 깍지<br>• G : 양손 등 뒤로한 자세<br>• F 이하 : 양팔 몸통 옆에 위치 |
| 고정 | | 발목<br>엉덩폄근 약화 시 골반고정 | 발목 |
| 저항 | | • 머리와 팔의 무게<br>– 전체 가슴을 검사대에서 들어올림 | • 머리와 팔의 무게<br>– 머리, 어깨와 가슴을 검사대 수준까지 들어올림 |
| 축지 | | 허리뼈와 목등뼈의 가시돌기 가쪽면 | 허리뼈와 목등뼈의 가시돌기 가쪽면 |
| 등급 | N | 배꼽부위가 들림, 고정자세 유지 | |
| | G | 배꼽부위가 들림, 고정 안 되고 흔들거림 | |
| | F | | |
| | P | | |
| | T | | |
| | Z | | |
| 비고 | | • 척추폄근 약화, 엉덩폄근 강하면 골반뒤기울임<br>• 허리폄근 강하고 엉덩폄근 약화시 척주뒤굽이 증가 | • 척추폄근 약화, 엉덩폄근 강하면 골반뒤기울임<br>• 허리폄근 강하고 엉덩폄근 약화시 척주뒤굽이 증가 |

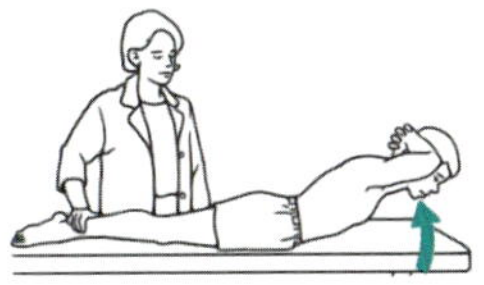
정상(N), 우(G) 방법1

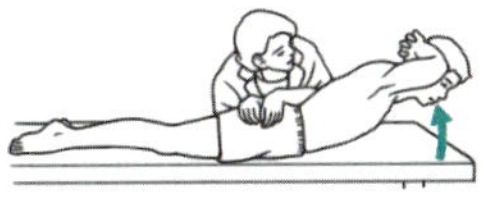
정상(N), 우(G)
엉덩폄근 약화 시

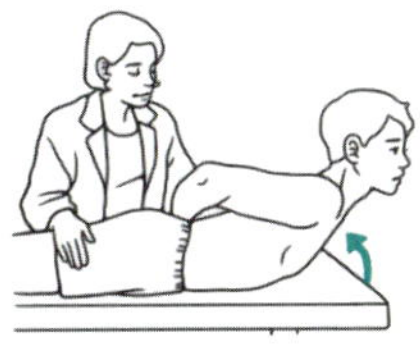
우(G) 방법2

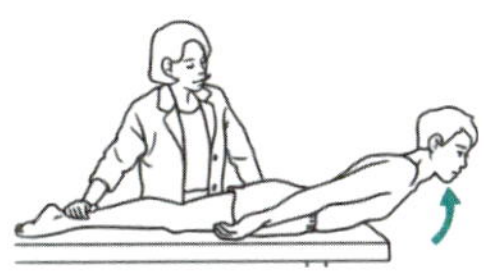
양(F)

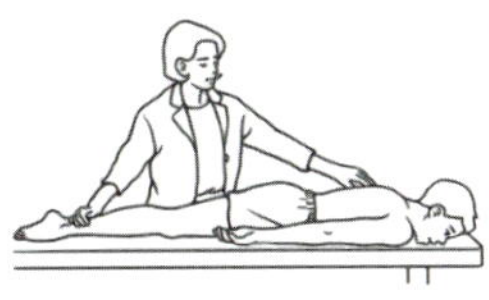
가(P)

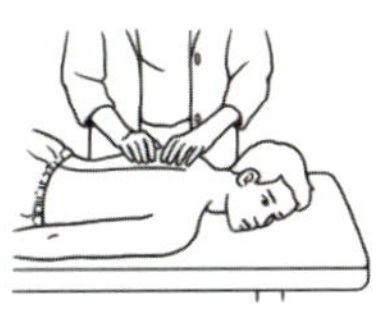
불가(T)

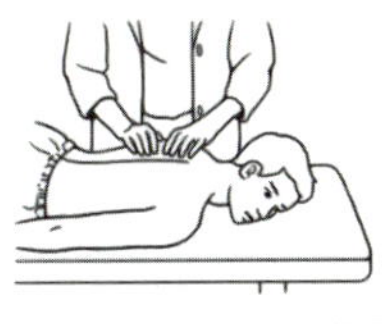
영(Z)

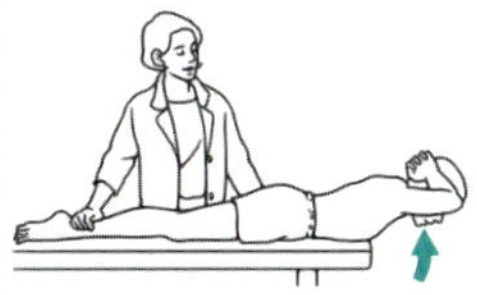
정상(N)

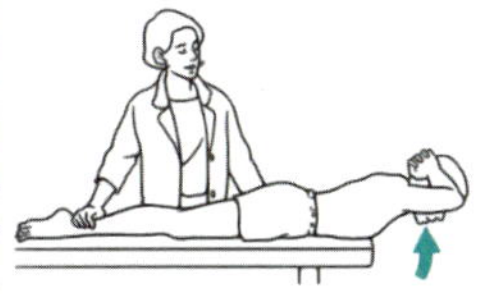
우(G) 방법1

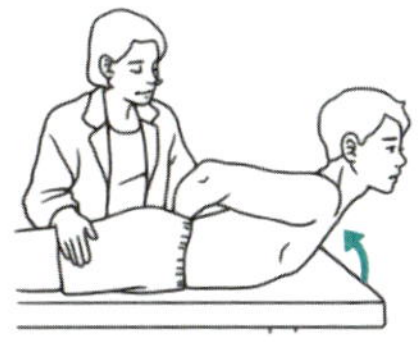
우(G) 방법2

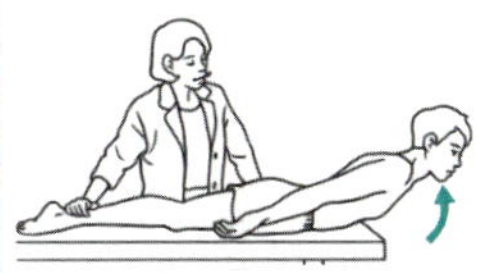
양(F)

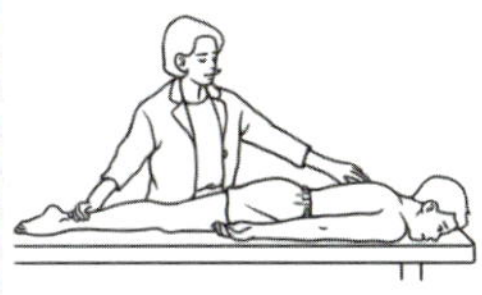
가(P)

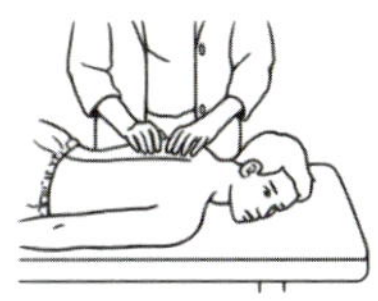
불가(T)

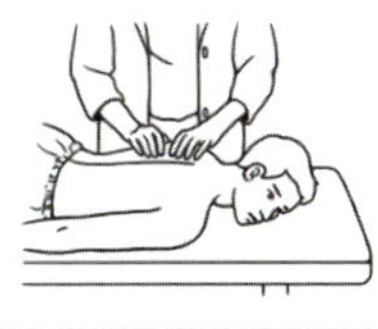
영(Z)

| | 골반 올림(Pelvis Elevation) | | 몸통 굽힘(Trunk Flexion) | |
|---|---|---|---|---|
| 근육 | 허리네모근, 배바깥빗근,<br>배속빗근 | 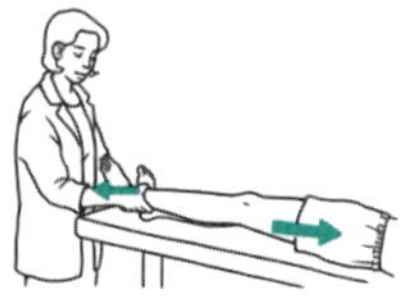<br>정상(N) | 배곧은근, 배바깥빗근,<br>배속빗근 | 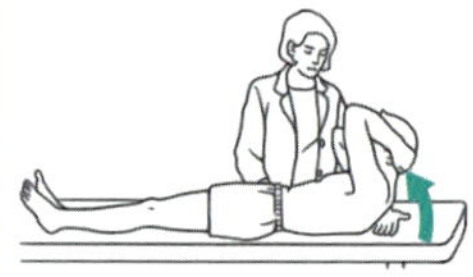<br>정상(N) 방법1 |
| 환자 자세 | Supine 또는 Prone | | Supine<br>• N : 머리 뒤로 양손 깍지<br>• G : 양팔을 가슴 위에서 교차<br>• F : 몸통 위로 양팔 뻗음<br>• P·T·Z : 무릎 굽힘, 양팔 몸통 옆에 위치 | |
| 고정 | 환자가 검사대의 끝을 잡음 | 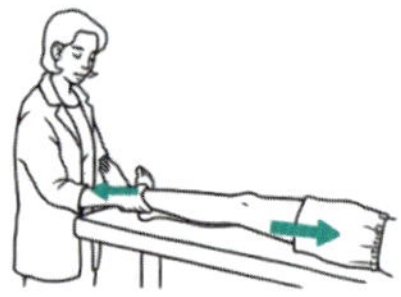<br>우(G) | N 방법1) 고정 불필요<br>N 방법2) 엉덩굽힘근 약화 시 골반고정 | 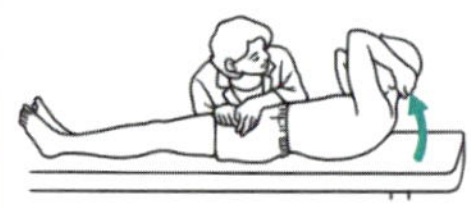<br>정상(N) 방법2<br>엉덩굽힘근이 약할 때 |
| 저항 | • N : 발목을 양손으로 잡고 발쪽으로 당김<br>• G : 발목과 무릎아래를 잡고 당김 | | 환자의 팔의 무게와 자세 | |
| 촉지 | • 허리 : 주동근이 척추부위 근육보다 깊게 위치하여 거의 촉지되지 않음 | 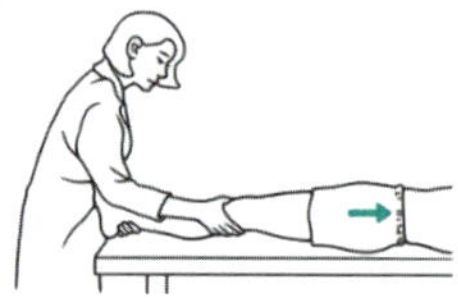<br>양(F) | • 가슴의 중심선에서 배근을 촉지<br>• 가벼운 기침으로 수축 확인 | 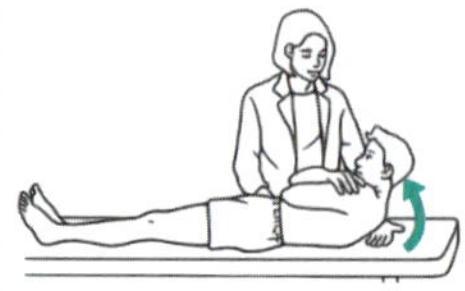<br>우(G) |
| 등급 N | 저항의 수준으로 등급 판단 | | | |
| 등급 G | | | | |
| 등급 F | | 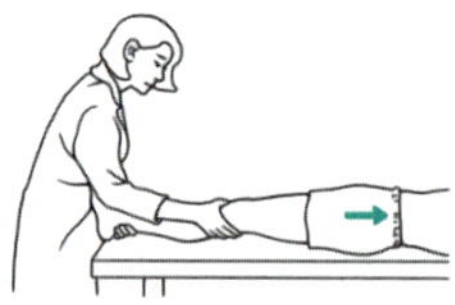<br>가(P) | 어깨뼈 아래각이 검사대에서 떨어짐 | 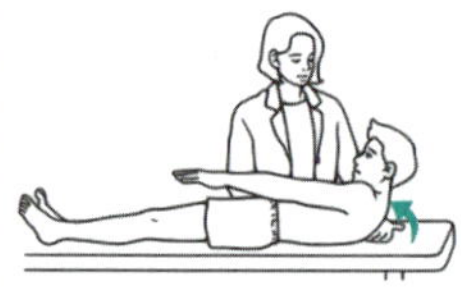<br>양(F) |
| 등급 P | | | • 어깨뼈가 테이블에서 떨어지지 않고 머리는 들어올릴 수 있음<br>• 기침 가능<br>• 가슴(rib cage) 내림 | |
| 등급 T | 촉지가 어려움으로 등급검사 기피 | | • 보조를 하여 머리를 앞으로 구부릴 수 있음<br>• 기침 가능<br>• 기침 불가능 하다면 배근의 근수축 촉지 가능 | 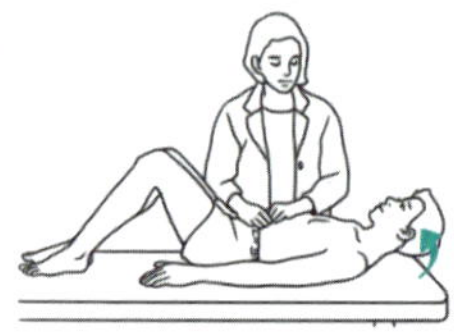<br>가(P) |
| 등급 Z | | | 기침 불가능 | 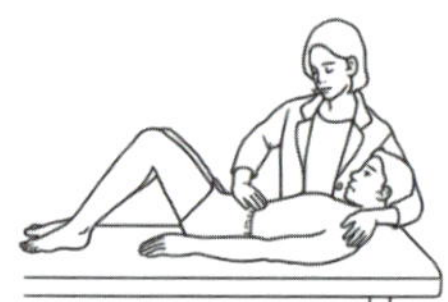<br>불가(T) |
| 비고 | • 대상작용 : 배근육<br>- 몸통 가쪽굽힘 | | • Beevor's sign : 배꼽 방향 편위 관찰<br>• 허리폄근이 약화시 배근의 구축으로 골반뒤기울임<br>• 대상작용<br>- 엉덩관절 굽힘근의 반작용으로 허리척주앞굽음의 원인이 됨<br>- 엉덩관절·무릎관절 굽힘(hooklying position) | 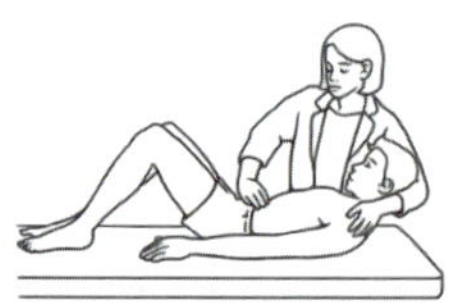<br>영(Z) |

| | | 몸통 돌림(Trunk Rotation) (기출) | 안정시 흡기(Quiet Inspiration) |
|---|---|---|---|
| 근육 | | 배바깥빗근<br>배속빗근 | 가로막 |
| 환자 자세 | | Supine<br>• N : 머리 뒤로 양손 깍지<br>• G : 양팔을 가슴 위에서 교차<br>• F : 몸통 위로 양팔 뻗음<br>→ 팔꿈을 반대쪽 무릎에 닿도록 몸통 굽힘 및 돌림<br>• P 방법1) 몸통 위로 양팔 뻗음<br>• T·Z : 엉덩/무릎관절 굽힘, 양팔 몸통 옆에 위치<br>• P 방법2) Sitting | Supine |
| 고정 | | 엉덩관절 굽힘근 약화시 골반 고정 | |
| 저항 | | 환자의 팔 자세와 몸통의 무게 | 칼돌기 바로 아래 위배부위 |
| 촉지 | | 갈비뼈 아랫부분<br>근섬유방향 따라 위앞엉덩뼈가시까지 촉지 | 갈비뼈 안쪽 아래 부위 |
| 등급 | N | 배바깥빗근 기능을 하는 쪽 어깨뼈가 검사대에서 떨어짐 | 약 100파운드 높은 저항 견딤 |
| | G | | 최대 흡기 상태는 가능하지만, 심한 저항을 이기지 못함 |
| | F | | 최대 흡기 상태를 유지하지만, 손의 저항을 이기지 못함 |
| | P | 환자가 돌리는 쪽의 배속빗근 촉지 후 반대쪽 배바깥빗근 촉지 | 위배의 올림 관찰 |
| | T | | |
| | Z | | |
| 비고 | | • 몸통 오른쪽돌림 시 작용근<br>– 오른배속빗근<br>– 왼배바깥빗근 | 대상작용 : 허리젖힘, 배근수축 |

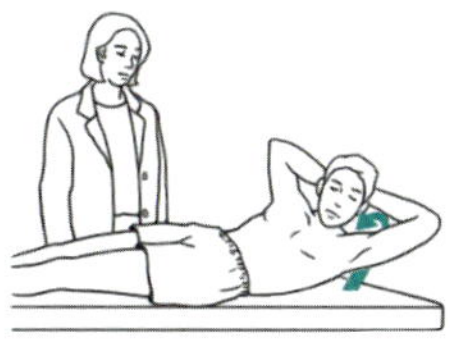
정상(N)

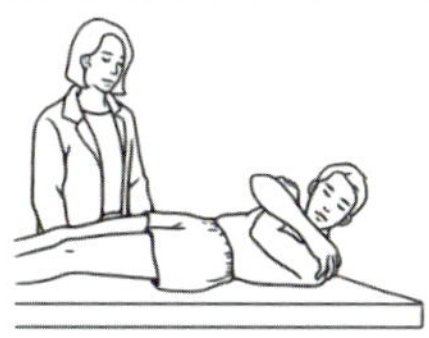
우(G)

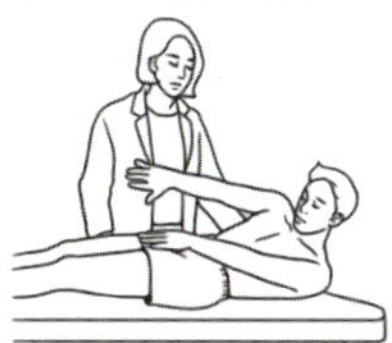
양(F)

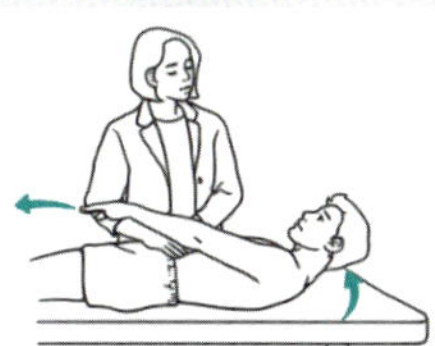
가(P) 방법1

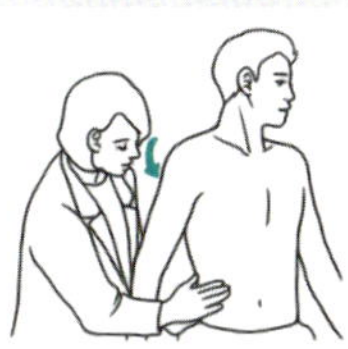
가(P) 방법2

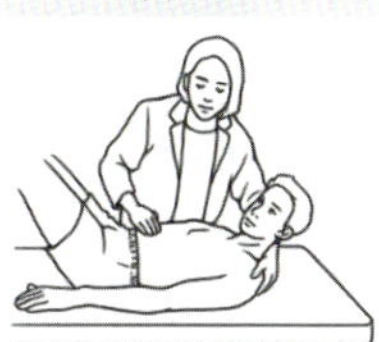
불가(T)

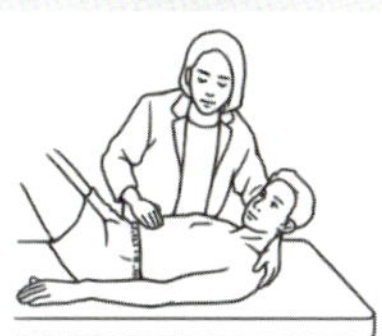
영(Z)

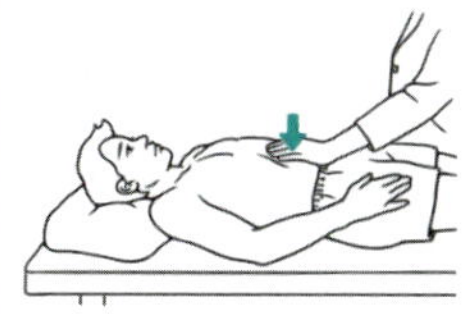
정상(N)

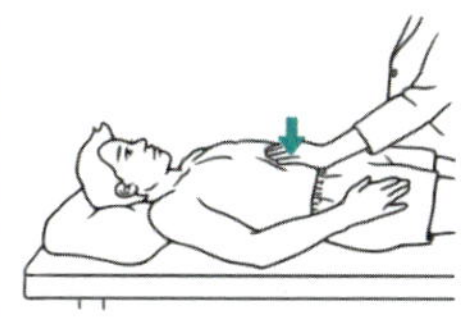
우(G)

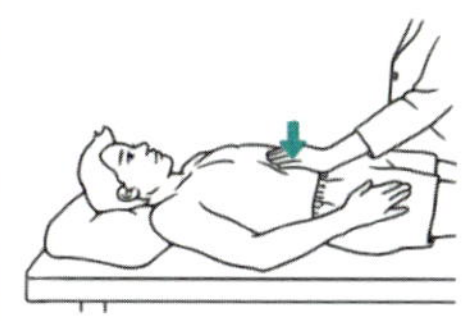
양(F)

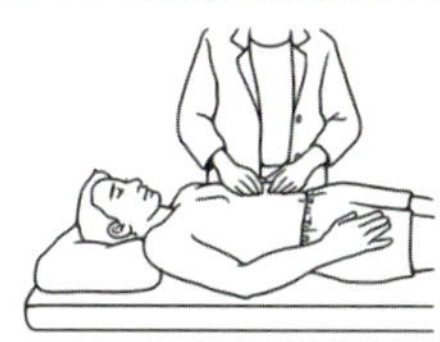
가(P)

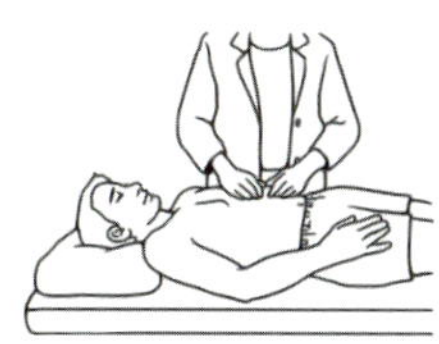
불가(T)

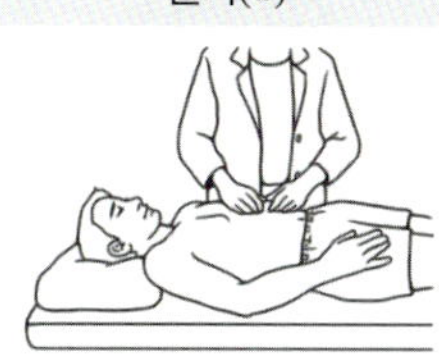
영(Z)

측정 및 평가

| 구분 | | 어깨뼈 벌림과 위쪽 돌림<br>(Scapular abduction & Upward rotation) | 어깨뼈 올림<br>(Scapular elevation) |
|---|---|---|---|
| 근육 | | 앞톱니근 | 위등세모근<br>어깨올림근 |
| 환자 자세 | | Sitting<br>• N·G·F : 어깨관절 130° 이상 굽힘, 팔꿉관절 폄<br>• P·T·Z : 어깨관절 90° 이상 굽힘, 팔꿉관절 폄 | N·G·F : Sitting(머리 한쪽으로 돌림) 또는 Supine(머리 중립) |
| 고정 | | 어깨뼈 아래각, 겨드랑이연, 척추연 | P·T·Z : 어깨 받쳐줌 |
| 저항 | | • 팔꿉 위<br>– 아래쪽+모음 방향 | 양쪽 어깨를 아래방향으로 수직하게 누름 |
| 촉지 | | 어깨뼈 아래각의 겨드랑이연 앞 | 위등세모근 닿는 곳인 빗장뼈 위와 목뼈 근접부위 |
| 등급 | N | 어깨관절 60° 굽힘은 앞톱니근 사용 없이 가능함 | |
| | G | | |
| | F | | |
| | P | 어깨뼈 익상 관찰 | |
| | T | | |
| | Z | | |
| 비고 | | • Supine에서의 검사 시 대상작용이 많이 관여하게 됨<br>• 대상작용 : 몸통 돌림<br>• 주동근 이상 : 날개어깨뼈 (winging scapula) | • 대상작용 : 마름근<br>– 어깨뼈 아래각은 척추가시를 향하여 안/아래쪽으로 움직임 |

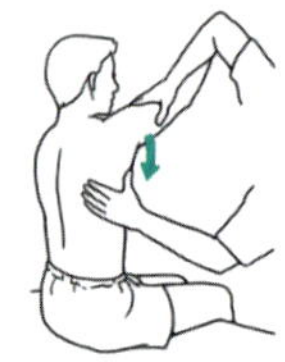
정상(N)

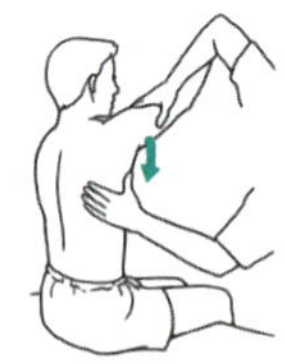
우(G)

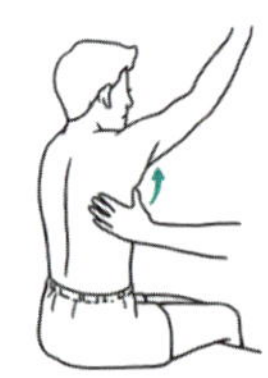
양(F)

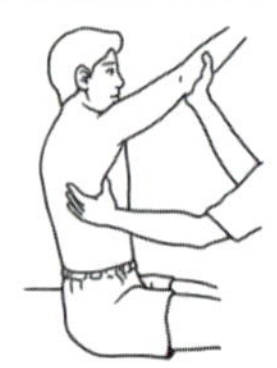
가(P)

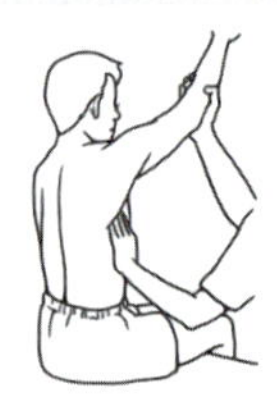
불가(T)

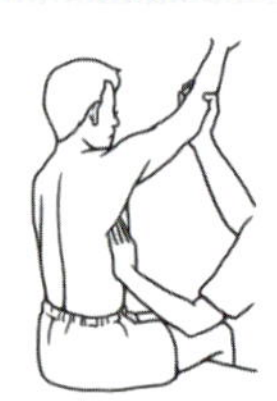
영(Z)

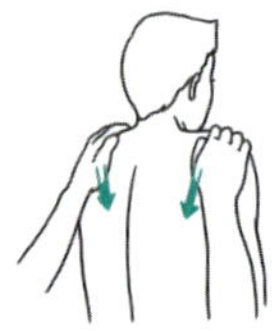
정상(N)

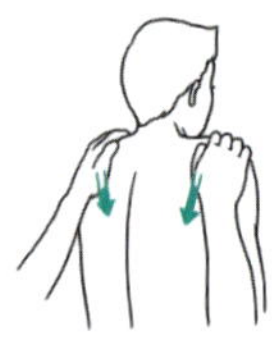
우(G)

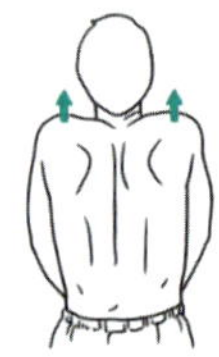
양(F)

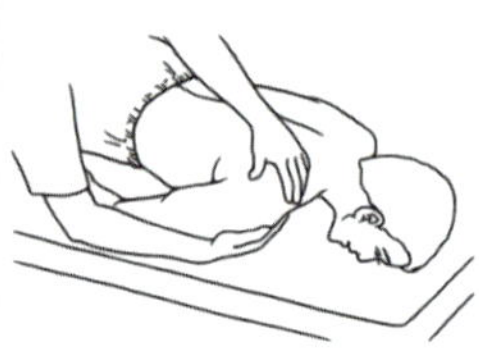
가(P)

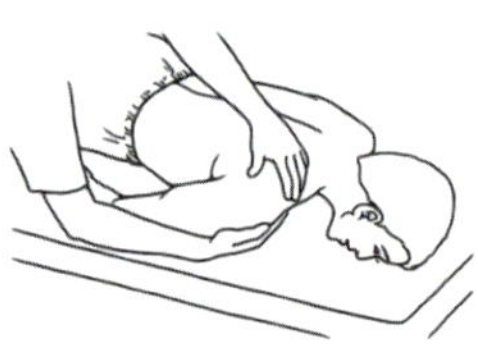
불가(T)

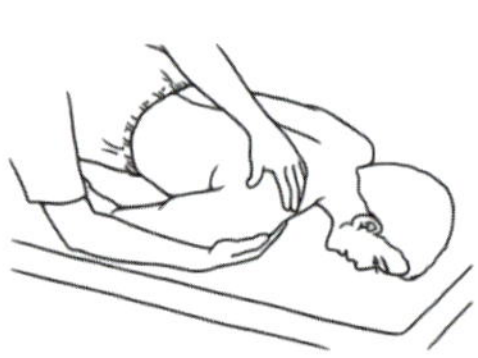
영(Z)

| | 어깨뼈 모음(Scapular adduction) | | 어깨뼈 내림과 모음(Scapular depression & adduction) | |
|---|---|---|---|---|
| 근육 | 중간등세모근<br>큰마름근 | 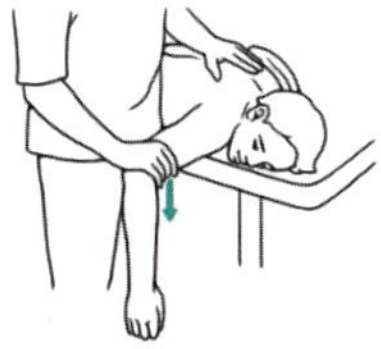 | 중간/아래등세모근 | 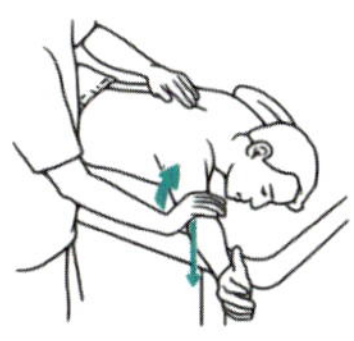 |
| 환자 자세 | Prone<br>• 머리 : 한쪽으로 돌림<br>• 어깨관절 : 90° 벌림<br>• 팔꿉관절 : 90° 굽힘 | 정상(N), 우(G), 양(F)<br>뒤어깨세모근 3등급 이상 | Prone<br>• 머리 : 한쪽으로 돌림<br>• 어깨관절 : 145° 벌림<br>• 아래팔 : 중간위(엄지손가락 이 위를 향하도록) | 정상(N) |
| 고정 | 반대쪽 어깨뼈 | 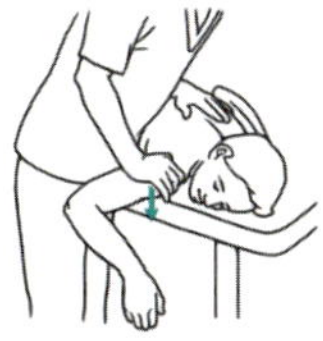 | 반대쪽 가슴뒷면 | 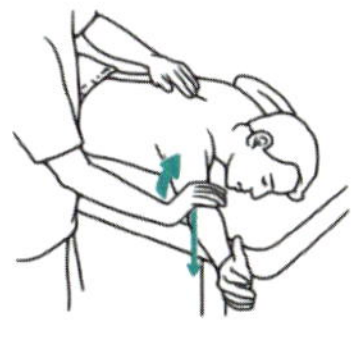 |
| 저항 | • 뒤어깨세모근 3등급 이상<br>– 위팔뼈 먼쪽, 아래방향<br>• 뒤어깨세모근 2등급 이하<br>– 어깨, 아래방향 | 정상(N), 우(G), 양(F)<br>뒤어깨세모근 2등급 이하 | • 팔꿉, 아래방향<br>– 약한 저항을 줄 때 : 어깨뼈 겨드랑이연 위 | 우(G) |
| 촉지 | 어깨뼈가시 위(봉우리~척주) | 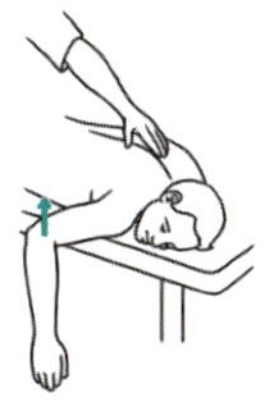<br>양(F) | 어깨뼈가시와 아래등뼈($T_{7\sim12}$) 사이 삼각부위 | 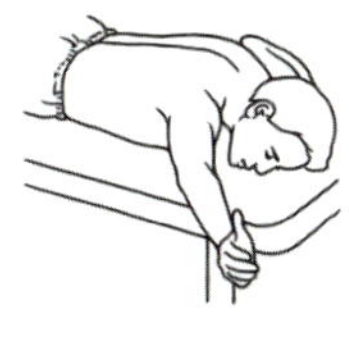<br>양(F) |
| 등급 N | | 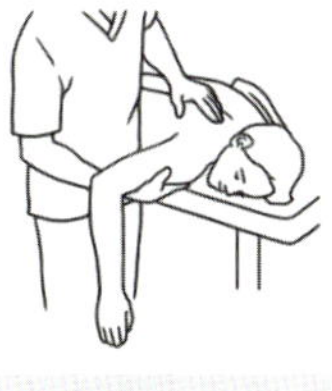<br>가(P) | 위팔을 귀 높이 이상으로 올리도록 함 | 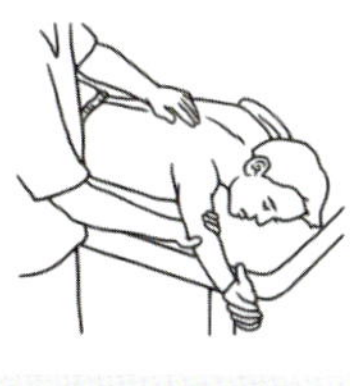<br>가(P) |
| G | | | | |
| F | | | | |
| P | | | | |
| T | | | | |
| Z | | | | |
| 비고 | • 대상작용 : 마름근<br>– 어깨뼈모음, 아래쪽돌림<br>• 대상작용 : 어깨세모근(뒤)<br>– 어깨관절 수평벌림 | 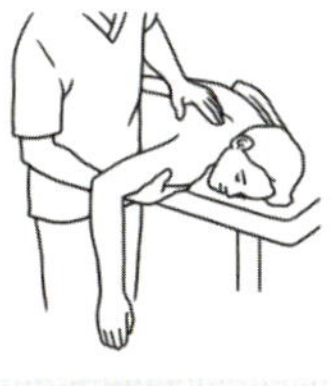<br>불가(T)<br>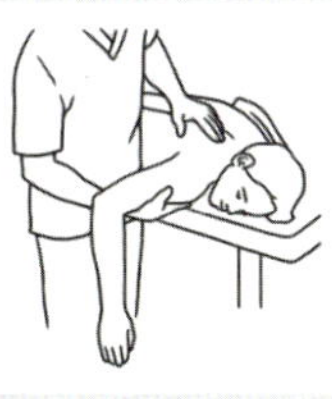<br>영(Z) | 어깨세모근이 약하여 위팔을 들어올릴 수 없다면 치료사는 위팔을 들어줌 | 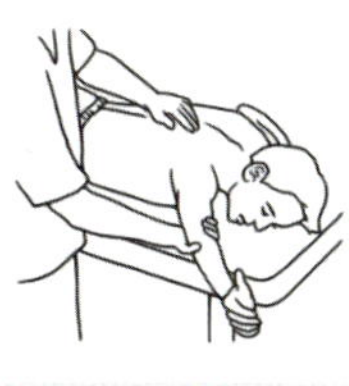<br>불가(T)<br>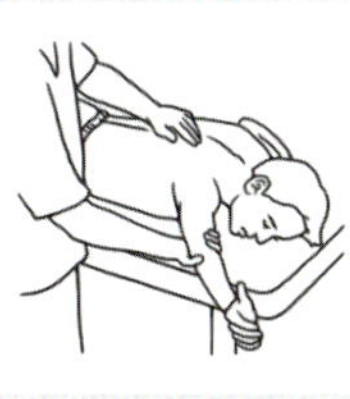<br>영(Z) |

| 구분 | | 어깨뼈 모음과 아래쪽 돌림 (Scapular adduction and Downward rotation) | | 어깨관절 굽힘 (Shoulder flexion) (기출) | |
|---|---|---|---|---|---|
| 근육 | | 큰마름근<br>작은마름근 | 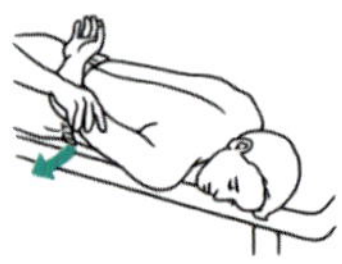<br>정상(N) | 어깨세모근(앞)<br>부리위팔근(coracobrachialis) | 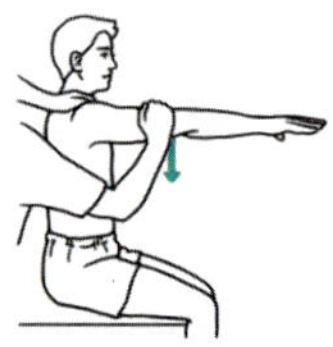<br>정상(N) |
| 환자 자세 | | All & P·T·Z 방법1) Prone<br>• 머리 : 한쪽으로 돌림<br>• 어깨관절 : 안쪽돌림<br>• 팔꿉 굽힘<br>• 손등을 엉덩이 뒤에 얹음<br>P·T·Z 방법2) Sitting<br>• 어깨관절 : 안쪽돌림<br>• 위팔 : 뒤쪽으로 폄 | 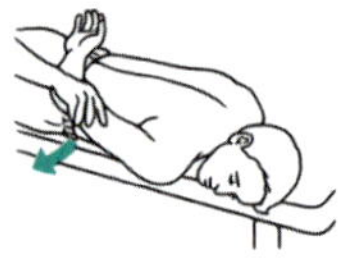<br>우(G) | N·G : Sitting<br>• 어깨관절 : 90° 굽힘<br>• 팔꿉관절 : 약간굽힘<br>• 아래팔 : 엎침<br>F : Sitting<br>• 위팔 : 몸통 옆에 위치<br>• 팔꿉관절 : 약간굽힘<br>• 아래팔 : 엎침<br>P·T·Z : Sitting<br>• 위팔 : 몸통 옆에 위치<br>• 팔꿉관절 : 약간굽힘 | 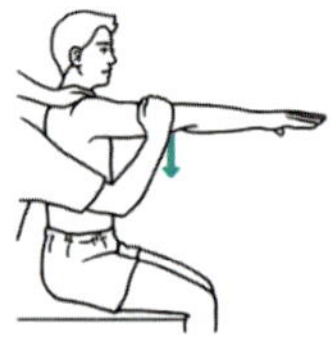<br>우(G) |
| 고정 | | | 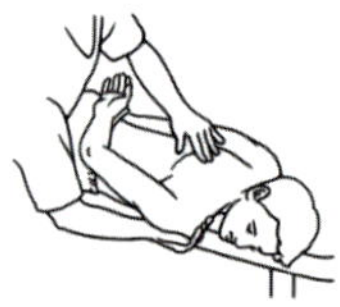<br>양(F) | 어깨 | 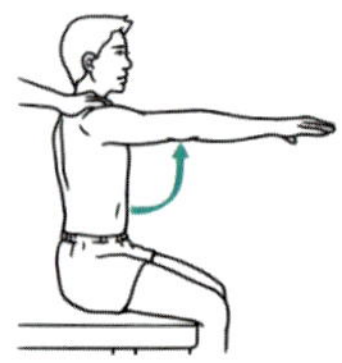<br>양(F) |
| 저항 | | • 어깨폄근 3등급 이상<br>– 팔꿉 바로위의 위팔뼈<br>– 내림+가쪽 방향<br>• 어깨폄근 약한 경우<br>– 어깨뼈 겨드랑이연<br>– 내림+가쪽 방향 | | • 위팔뼈 먼쪽<br>– 어깨관절 폄 방향 | |
| 촉지 | | 어깨뼈의 척추연 아래 | 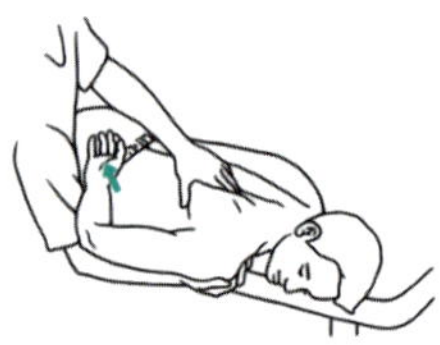<br>가(P), 불가(T), 영(Z) 방법1 | 어깨관절 위 : 어깨세모근 위/앞면 | 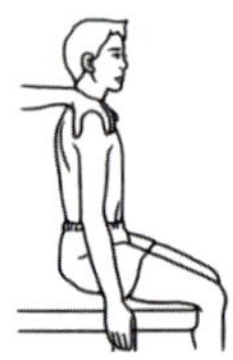<br>가(P) |
| 등급 | N | | | 팔의 자세는 위팔두갈래근(긴갈래)에 의한 대상작용을 피하기 위함 | |
| | G | | | | |
| | F | | 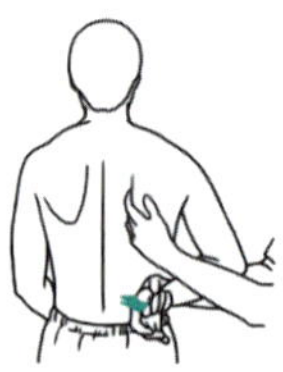<br>가(P), 불가(T), 영(Z) 방법2 | | 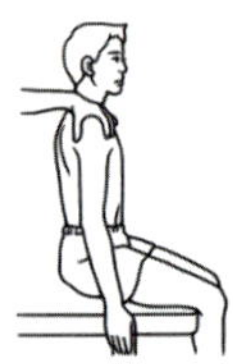<br>불가(T) |
| | P | | | | |
| | T | | | | |
| | Z | | | | |
| 비고 | | • 대상작용 : 등세모근(중부)<br>– 어깨뼈 아래쪽돌림 없이 모음 | | • 대상작용<br>– 위팔두갈래근 : 가쪽돌림함으로써 어깨굽힘<br>– 등세모근(위) : 어깨 올림<br>– 큰가슴근 : 수평위모음<br>– 몸통을 뒤로 기울이거나 팔이음 부위를 올림하려 함 | 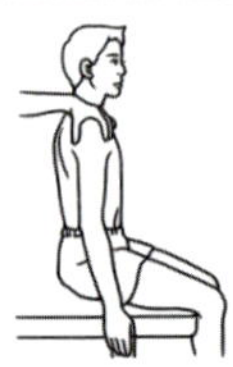<br>영(Z) |

| | 어깨관절 폄(Shoulder extension) | | 어깨관절 벌림(Shoulder abduction) | |
|---|---|---|---|---|
| 근육 | 넓은등근<br>큰원근<br>어깨세모근(뒤섬유) | 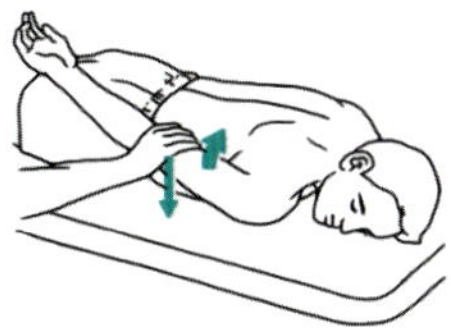 | 어깨세모근(중간섬유)<br>가시위근 | 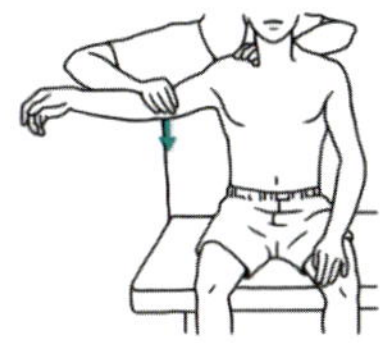 |
| 환자 자세 | All & N·G 방법1) Prone<br>• 어깨관절 안쪽돌림(손바닥을 위로)<br>N·G 방법2) Prone<br>• 어깨관절 안쪽돌림(손바닥을 위로), 턱까지 어깨 올림<br>N·G 방법3) Sitting<br>• 엉덩이 옆에 손바닥 위치 | 정상(N), 우(G) 방법1<br>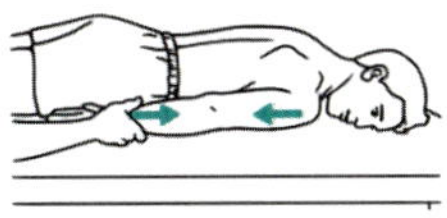 | All & P·T·Z 방법1) Sitting<br>• 팔꿉 약간 굽히고 팔을 옆에 위치<br>P·T·Z 방법2) Supine | 정상(N),우(G)<br>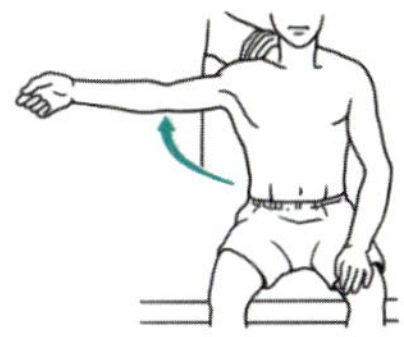 |
| 고정 | | 정상(N), 우(G) 방법2<br>넓은등근 분리 | 어깨관절 윗면 | 양(F) |
| 저항 | 방법1) 위팔 뒤쪽의 팔꿉 위<br>방법2) 손목 : 머리쪽으로 밈 | 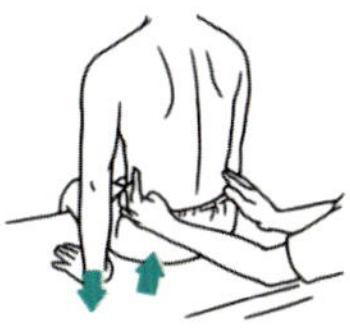 | 팔꿈치 바로 위 | 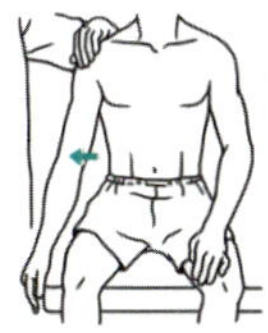 |
| 촉지 | • 넓은등근 : 가슴벽 아래, 어깨뼈 아래각의 가쪽<br>• 큰원근 : 겨드랑이 아래 어깨뼈의 가쪽연<br>• 뒤어깨세모근 : 겨드랑이 위 어깨 뒤면 | 정상(N), 우(G) 방법3<br>기능적인 움직임<br>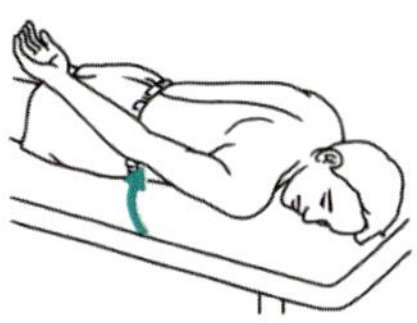 | • 어깨세모근 : 어깨위의 봉우리돌기 가쪽, 위팔 위쪽 1/3의 가쪽<br>• 가시위근 : 어깨뼈의 가시 위오목 | 가(P) 방법1<br>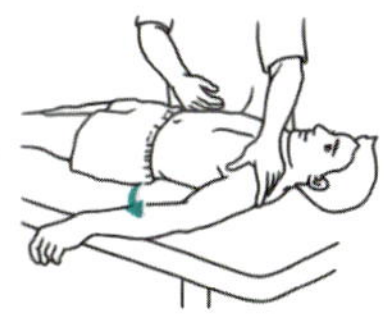 |
| 등급 N | 방법1) 위팔을 들어올림<br>방법2) 발쪽으로 위팔을 밈 | | 팔을 어깨 높이까지 옆으로 들어올림 | |
| 등급 G | 방법3) 손을 아래로 밀어 엉덩이를 들어올림 | 양(F), 가(P) | | 가(P) 방법2 |
| 등급 F | | 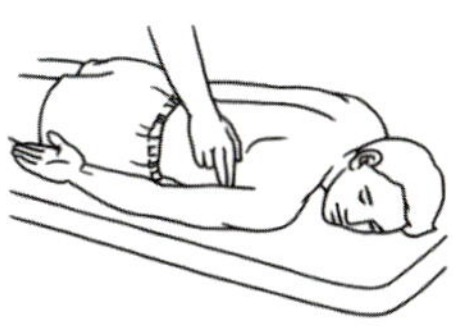 | | 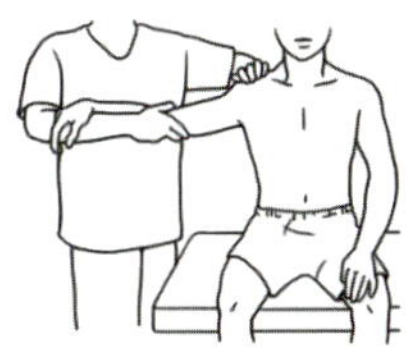 |
| 등급 P | | | 방법1) Sitting : 부분적 관절 운동<br>방법2) Supine : 완전 관절운동 | |
| 등급 T | | 불가(T) | | 불가(T), 영(Z) 방법1 |
| 등급 Z | | | | |
| 비고 | • 넓은등근 기능<br>– climbing, walking crutch<br>– Parallel bar지지<br>– 노젓기, 수영, 내려치기<br>– 호흡운동 | 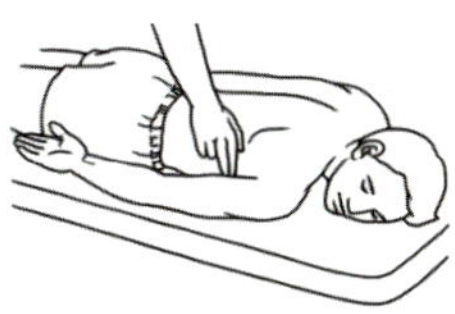<br>영(Z) | • 대상작용 : 위팔두갈래근<br>– 어깨 가쪽돌림, 팔꿉 굽힘 | 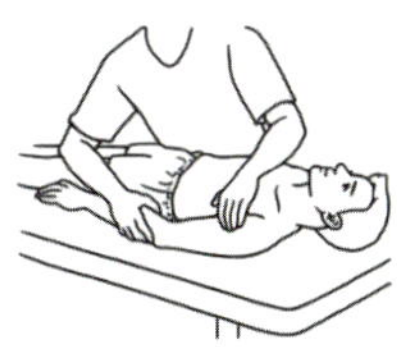<br>불가(T), 영(Z) 방법2 |

측정 및 평가

| | 어깨관절 수평벌림(Shoulder horizontal abduction) | | 어깨관절 수평모음(Shoulder horizontal adduction) | |
|---|---|---|---|---|
| 근육 | 어깨세모근(뒤섬유) | 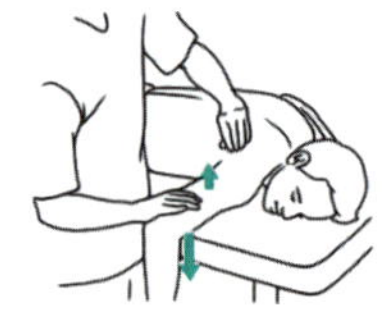 정상(N) | 큰가슴근(빗장머리, 복장머리) | 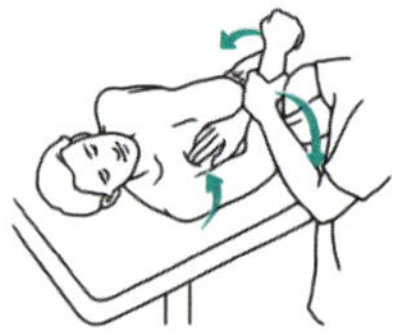 정상(N), 우(G) 방법1 |
| 환자 자세 | N·G·F : Prone<br>• 어깨관절 : 90° 벌림<br>• 아래팔 : 검사대 밖으로 수직으로 내림<br>P·T·Z 방법1) Sitting<br>• 검사대에 걸터앉음<br>P·T·Z 방법2) Sitting<br>• 어깨관절 : 90° 벌림<br>• 팔꿉관절 : 약간 굽힘<br>• 검사대에 팔 지지 | 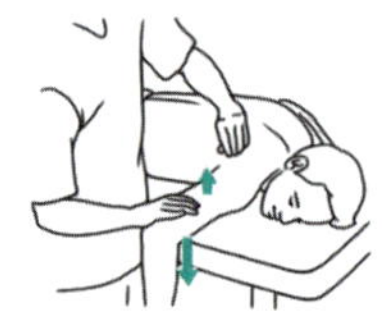 | Supine : 근육전체(모든 등급의 방법1)<br>• 어깨관절 : 90° 벌림<br>• 팔꿉관절 : 90° 굽힘<br>N·G·F 방법2) 빗장머리<br>• 어깨관절 : 60° 벌림<br>• 팔꿉관절 : 굽힘<br>N·G·F 방법3) 복장머리<br>• 어깨관절 : 120° 벌림<br>• 팔꿉관절 : 굽힘<br>P·T·Z 방법2) Sitting<br>• 어깨관절 : 90° 벌림<br>• 팔꿉관절 : 90° 굽힘 | 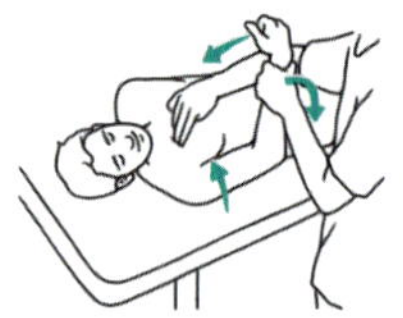 정상(N), 우(G) 방법2<br>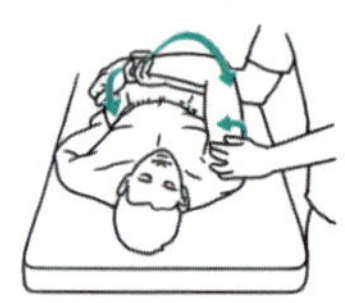 |
| 고정 | 어깨근육 약화시<br>: 어깨뼈 | 우(G) | P·T·Z | 정상(N), 우(G) 방법3 |
| 저항 | • 팔꿉관절 위(위팔 뒷면)<br>– 아래 방향 | 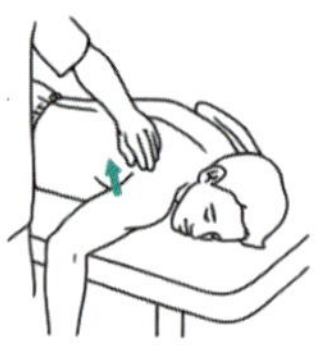 | • 손목 위<br>– 빗장부분 : 아래쪽+가쪽<br>– 복장뼈부분 : 위쪽+가쪽 | 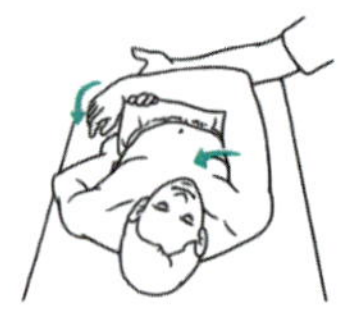 |
| 촉지 | 겨드랑이 부근의 몸쪽 팔의 뒷면, 어깨뼈가시 밑과 뒤쪽면 | 양(F)<br>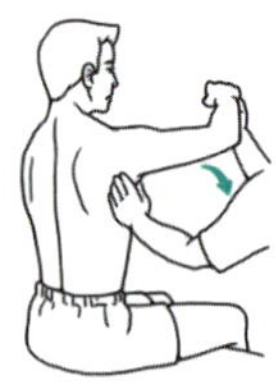 | • 가슴 위/앞면<br>– 빗장머리 : 빗장뼈 몸쪽 1/2밑에서 촉지<br>– 복장머리 : 겨드랑이 아래, 앞쪽의 가슴벽 촉지 | 양(F)<br>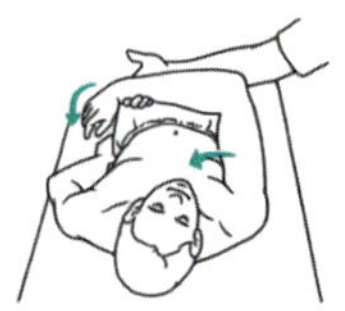 |
| 등급 N | | | 방법1) 근육전체<br>• 팔을 가슴쪽으로 움직임 | |
| 등급 G | | 가(P), 불가(T), 영(Z) 방법1 | 방법2) 빗장머리<br>• 팔을 안/위쪽으로 움직임 | 가(P), 불가(T), 영(Z) 방법1 |
| 등급 F | | 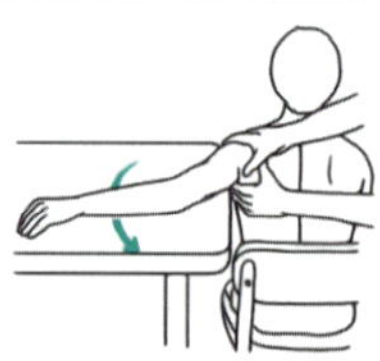 | 방법3) 복장머리<br>• 팔을 안/아래쪽으로 움직임 | 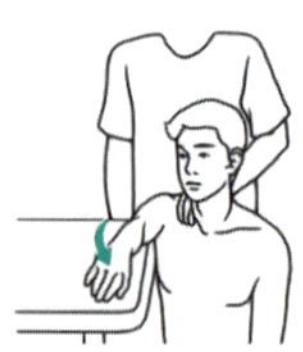 |
| 등급 P | | | 3가지 운동 완전하게 수행 | |
| 등급 T | | | | |
| 등급 Z | | 가(P), 불가(T), 영(Z) 방법2 | | 가(P), 불가(T), 영(Z) 방법2 |
| 비고 | • 대상작용 : 위팔세갈래근(긴갈래)<br>→ 팔꿉관절 굽힘 유지하여 검사 | | • 대상작용 : 위팔두갈래근(biceps brachii), 몸통돌림 | |

| | 어깨관절 가쪽돌림(Shoulder external rotation) | 어깨관절 안쪽돌림(Shoulder internal rotation) |
|---|---|---|
| 근육 | 가시아래근<br>작은원근 | 어깨밑근, 큰가슴근<br>넓은등근, 큰원근 |
| 환자 자세 | Prone<br>• N·G·F<br>– 머리 : 검사쪽으로 돌림<br>– 어깨관절 : 90°벌림<br>– 팔꿉관절 : 90°굽힘<br>– 아래팔 : 검사대 밖으로 수직으로 내림<br>• P·T·Z<br>– 머리 : 검사쪽으로 돌림<br>– 어깨관절 : 90°굽힘<br>– 팔꿉관절 : 폄<br>– 팔 : 중립위로 손바닥이 검사대 향하게 함 | Prone<br>• N·G·F<br>– 머리 : 검사쪽으로 돌림<br>– 어깨관절 : 90°벌림<br>– 팔꿉관절 : 90°굽힘<br>– 아래팔 : 검사대 밖으로 수직으로 내림<br>• P·T·Z<br>– 머리 : 검사쪽으로 돌림<br>– 어깨관절 : 90°굽힘<br>– 팔꿉관절 : 폄<br>– 팔 : 중립위로 손바닥이 검사대 향하게 함 |
| 고정 | N·G : 팔꿉관절 지지 | • N·G·F : 근육 약화시 어깨관절<br>• P·T·Z : 어깨관절 |
| 저항 | 손목 | • 저항을 주는 손<br>– 손목 위 아래팔의 손바닥 쪽<br>– 아래+앞 방향<br>• 반대쪽 손 : 팔꿉관절<br>– 약간 위+뒤 방향(저항 반대) |
| 촉지 | • 가시아래근 : 어깨뼈가시 아래의 가시아래오목<br>• 작은원근 : 겨드랑이의 아래모서리, 어깨뼈의 겨드랑이면 | 겨드랑 중앙의 깊은 곳에서 어깨밑근의 인대 촉지 |
| 등급 N | 아래팔을 가쪽돌림 시키면서 위쪽으로 들어올림 | 아래팔을 위/뒤쪽으로 움직임 |
| 등급 G | | |
| 등급 F | | |
| 등급 P | 어깨 가쪽돌림 하거나 어깨를 가쪽돌림 위치에 놓고 자세를 유지하도록 함 | 팔을 안쪽돌림하여 손바닥이 검사대 바깥쪽을 향하거나 검사대에서 멀어지게 함 |
| 등급 T | | |
| 등급 Z | | |
| 비고 | • P·T 대상작용 : 아래팔 뒤침<br>• N·G·F : Sitting자세에서 검사가능하나 더 큰 저항에 견딜 수 있어야 함 | • 대상작용 : 아래팔 엎침 |

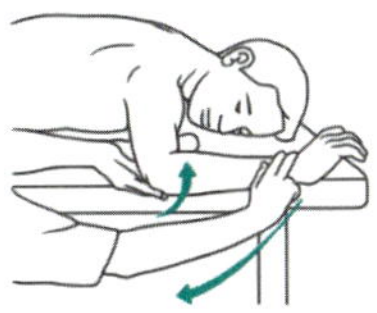
정상(N)

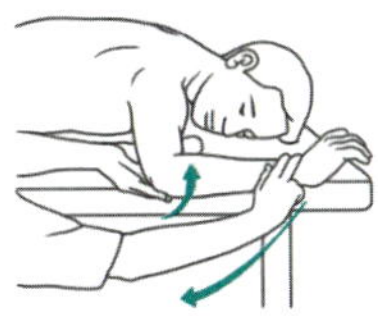
우(G)

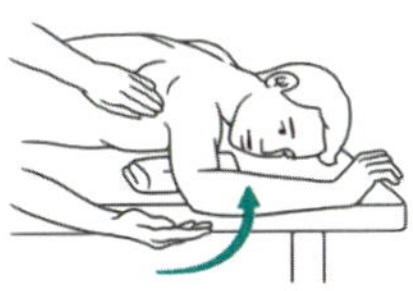
양(F)

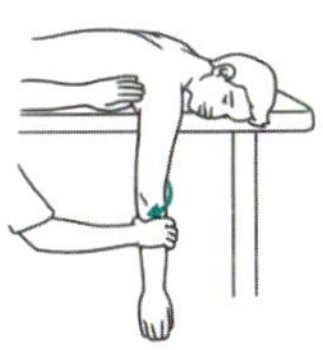
가(P)

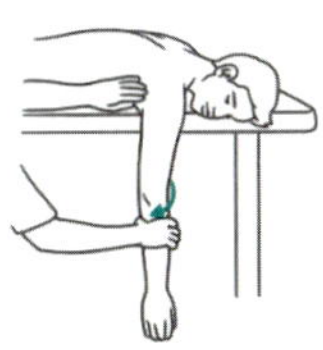
불가(T)

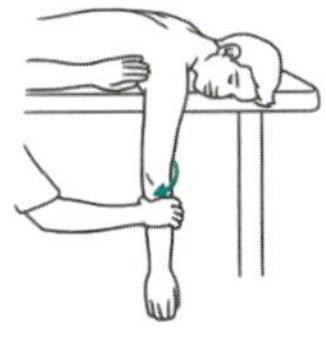
영(Z)

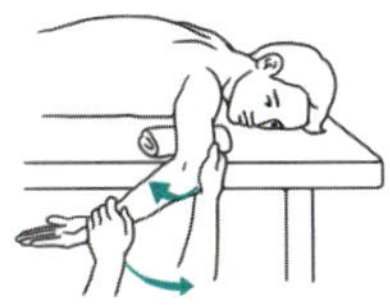
정상(N)

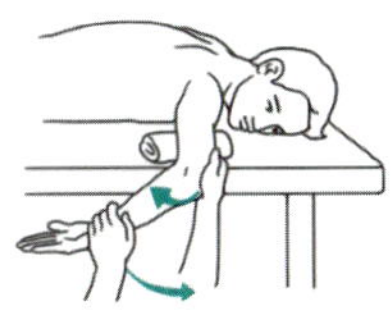
우(G)

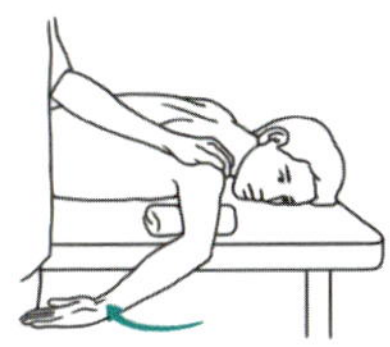
양(F)

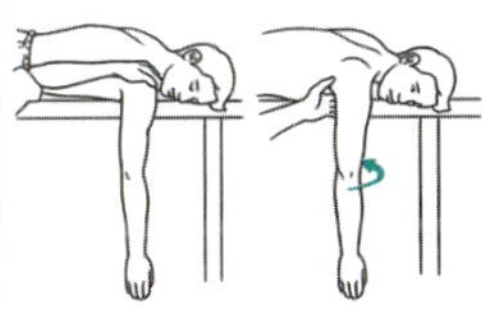
가(P)

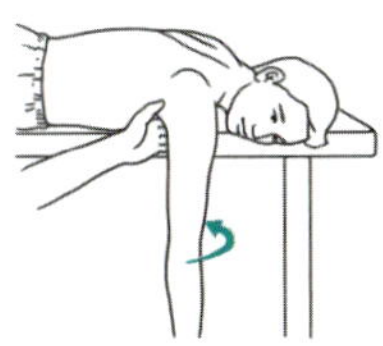
불가(T)

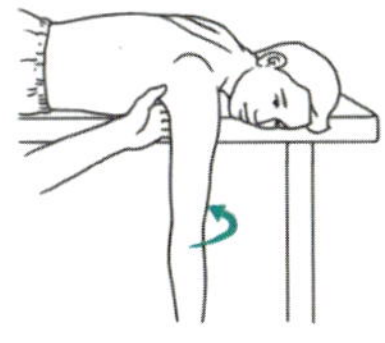
영(Z)

| | 팔꿉관절 굽힘(Elbow flexion) | | 팔꿉관절 폄(Elbow extension) | |
|---|---|---|---|---|
| 근육 | 위팔두갈래근(짧은/긴갈래)<br>위팔근, 위팔노근 | 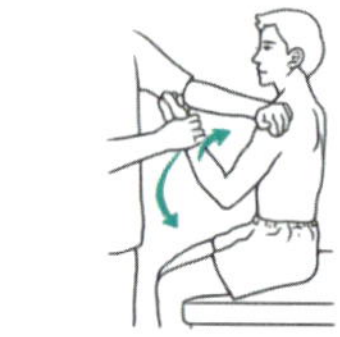<br>정상(N), 우(G), 양(F)<br>위팔두갈래근 | 위팔세갈래근(긴/가쪽/안쪽갈래) | 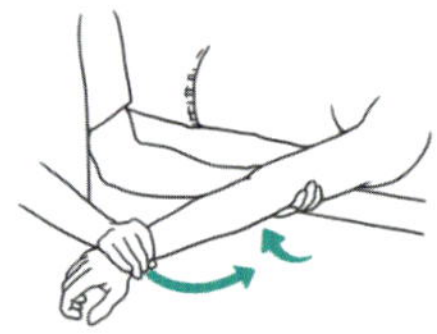<br>정상(N) |
| 환자 자세 | N·G·F : Sitting<br>• 머리 : 검사쪽으로 돌림<br>• 어깨관절 : 90° 벌림<br>• 팔꿉관절 : 90° 굽힘<br>• 아래팔<br>- 위팔두갈래근 : 뒤침<br>- 위팔근 : 엎침<br>- 위팔노근 : 중립<br>P 방법1) Sitting<br>• 어깨관절 : 90°벌림<br>• 아래팔 : N·G·F와 동일<br>P 방법2) Supine(앉지 못할 때)<br>• 팔꿉관절 : 45°굽힘<br>• 아래팔 : N·G·F와 동일<br>T·Z : Supine | 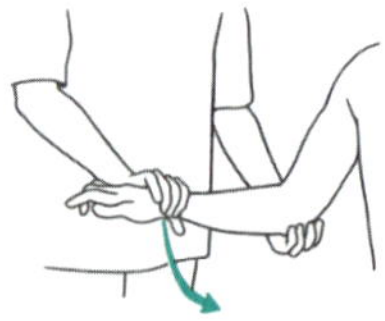<br>정상(N), 우(G), 양(F)<br>위팔근 | N·G·F : Prone<br>• 어깨관절 : 90° 벌림<br>• 아래팔 : 굽힘, 검사대 위에서 수직으로 늘어뜨림<br>P·T·Z : Sitting<br>• 어깨관절 : 중립, 90° 벌림<br>• 팔꿉관절 : 45° 굽힘<br>• 팔 전체가 바닥과 수평이 되도록 함 | 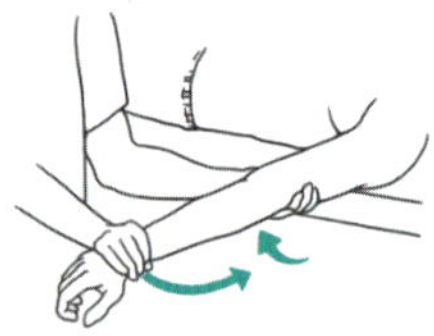<br>우(G) |
| 고정 | • N·G : 관절의 앞쪽 위면<br>• F : 팔꿉관절 지지 | 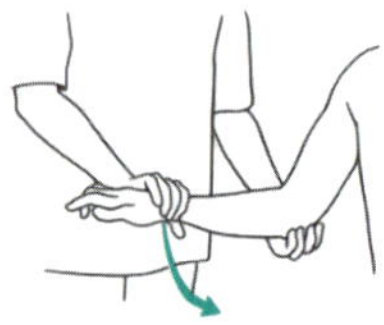<br>정상(N), 우(G), 양(F)<br>위팔노근 | • N·G·F : 팔꿉관절 바로 위쪽을 받혀서 지지<br>• P : 팔꿉관절에서 팔지지<br>• T·Z : 아래팔 아래에서 팔 지지 | 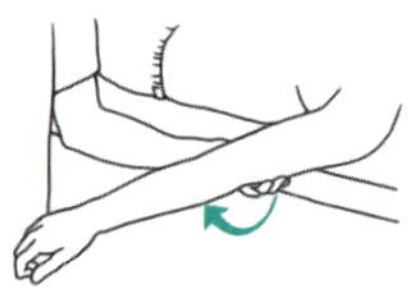<br>양(F) |
| 저항 | 손목관절 근처의 아래팔 굽힘근 쪽 | | • 손목관절 뒤쪽면<br>- 아래 방향 | |
| 촉지 | • 위팔두갈래근 : 앞쪽팔오금<br>• 위팔노근 : 팔오금의 가쪽 면을 이루는 아래팔의 몸쪽 손바닥쪽<br>• 위팔근 : 위팔두갈래근 힘줄의 위팔 먼쪽의 안쪽 | 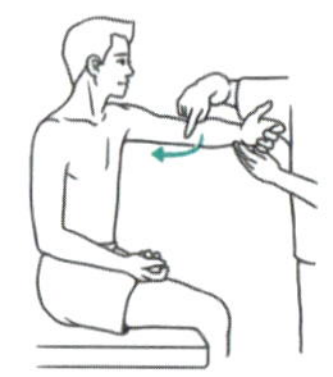<br>가(P) 방법1 | 팔꿈치머리돌기 위의 팔 뒤면 | 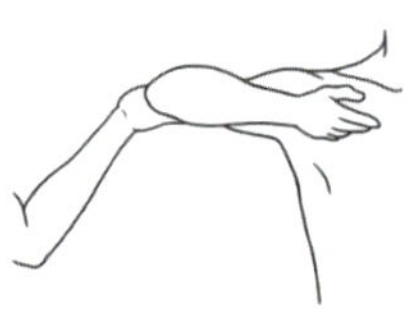<br>가(P) |
| 등급 (N, G, F, P, T, Z) | | 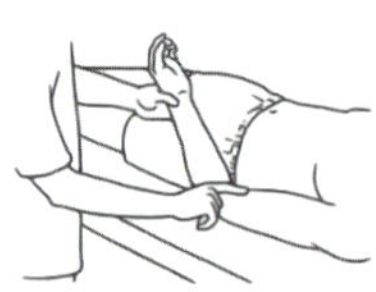<br>가(P) 방법2<br>앉지 못할 때 | 과다폄(젖힘, hyperextention)시켜 잠김상태가 되는 것을 방지 | 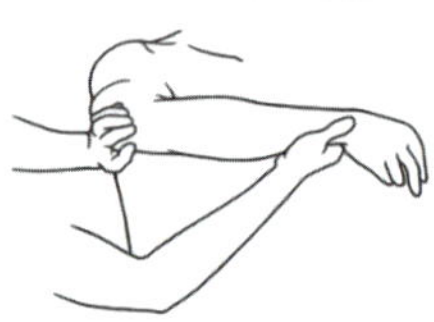<br>불가(T) |
| 비고 | • 손목 굽힘근 작용 방지 위해 이완하도록 함<br>• 앉지 못할 경우 모두 supine에서 시행하며 양(F) 검사 시 약간의 저항을 주어 중력에 대한 보상을 함 | 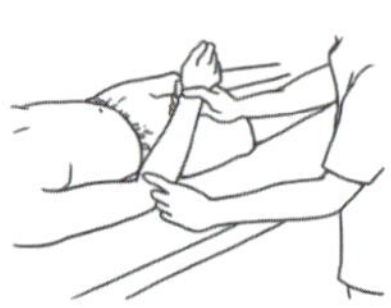<br>불가(T), 영(Z) | • 가쪽돌림 대상작용 : Z등급일 때도 환자가 팔을 벌리고 앉으면 팔꿉관절 폄이 가능함<br>• 수평모음 대상작용 | 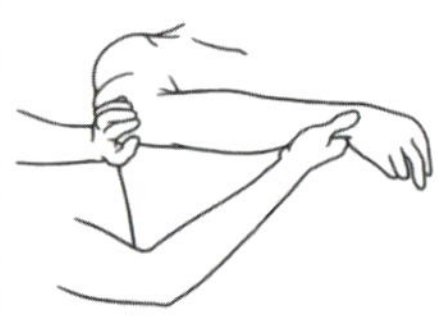<br>영(Z) |

| | | 아래팔 뒤침(Supination) | 아래팔 엎침(Pronation) |
|---|---|---|---|
| 근육 | | 손뒤침근 | 네모엎침근<br>원엎침근(위팔뼈머리, 자뼈머리) |
| 환자 자세 | | Sitting<br>• N·G·F·T·Z<br>– 팔꿉관절 : 90° 굽힘<br>– 아래팔 : 엎침<br>• P<br>– 어깨관절 : 45~90° 굽힘<br>– 팔꿉관절 : 90° 굽힘<br>– 아래팔 : 중립 | Sitting<br>• N·G·F·T·Z<br>– 팔꿉관절 : 90° 굽힘<br>– 아래팔 : 뒤침<br>• P<br>– 어깨관절 : 45~90° 굽힘<br>– 팔꿉관절 : 90° 굽힘<br>– 아래팔 : 중립 |
| 고정 | | • N·G·F·P : 팔꿉관절 지지<br>• T·Z : 팔꿉관절 바로 밑 아래팔 쪽 지지 | • N·G·F·P : 팔꿉관절 지지<br>• T·Z : 팔꿉관절 먼쪽 아래팔 지지 |
| 저항 | | N·G 방법1)<br>• 손목의 손바닥쪽 아래팔<br>– 엎침 방향<br>N·G 방법2)<br>• 악수하듯 환자 손을 잡고 저항을 가함 | N·G 방법1)<br>• 손목의 뒤쪽면의 아래팔<br>– 뒤침 방향<br>N·G 방법2)<br>• 악수하듯 환자 손을 잡고 저항을 가함 |
| 촉지 | | 아래팔 뒤쪽의 노뼈머리 먼쪽 | 위팔뼈의 안쪽관절융기~노쪽 가쪽면을 대각선상으로 아래팔 손바닥면의 위쪽 1/3 |
| 등급 | N | 손바닥이 위로 향하게 돌림 | 손바닥이 아래로 향하도록 돌리고 위쪽으로 돌아가지 않도록 함 |
| | G | | |
| | F | | |
| | P | 손바닥이 환자의 얼굴을 향하게 돌림 | 손바닥이 환자의 얼굴 반대쪽을 향하게 돌림 |
| | T | | |
| | Z | | |
| 비고 | | • 대상작용 : 어깨관절 가쪽 돌림과 모음시켜 아래팔을 뒤침시킴<br>• 손목폄근 대상작용 방지를 위해 손목과 손가락 이완하도록 함 | • 대상작용 : 어깨관절 안쪽 돌림과 벌림시켜 아래팔을 엎침시킴<br>• 노쪽손목굽힘근과 손가락굽힘근의 대상작용 방지를 위해 손목과 손가락 이완하도록 함 |

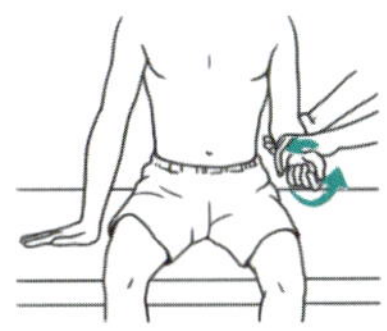
정상(N), 우(G) 방법1

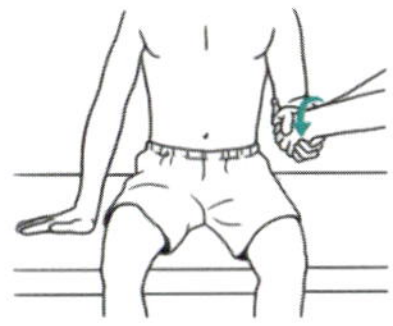
정상(N), 우(G) 방법2

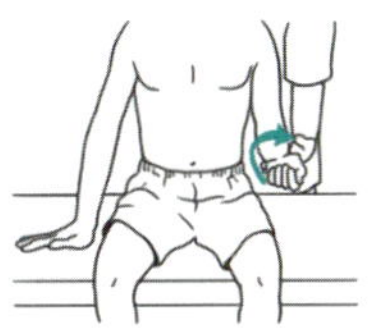
양(F)

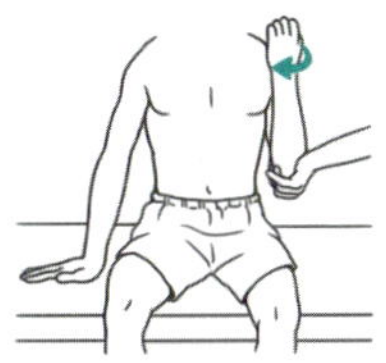
가(P)

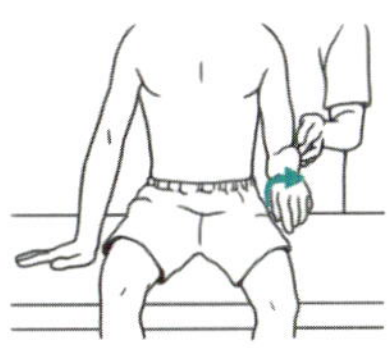
불가(T)

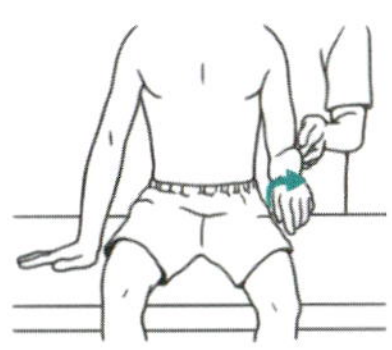
영(Z)

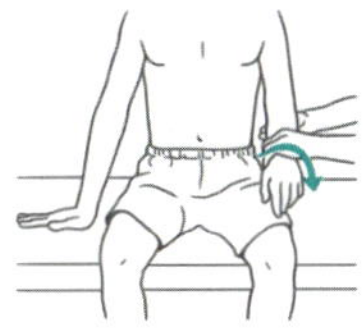
정상(N)

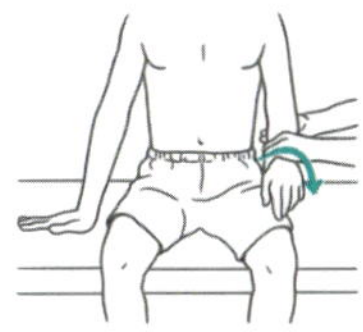
우(G)

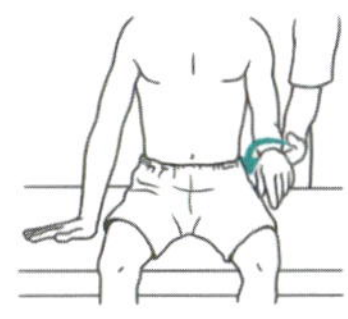
양(F)

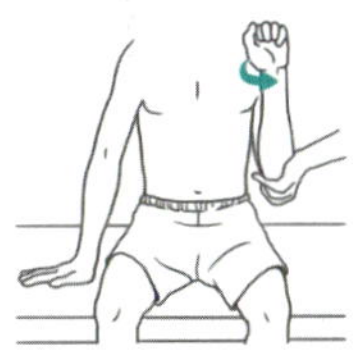
가(P)

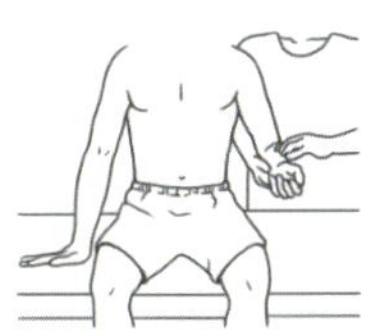
불가(T)

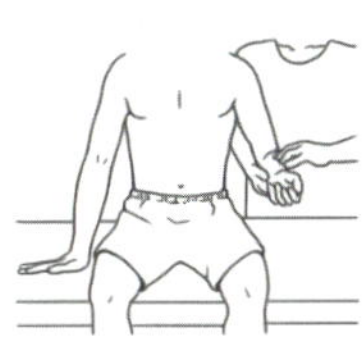
영(Z)

| | 손목 굽힘(Wrist flexion) | | 손목 폄(Wrist extension) | |
|---|---|---|---|---|
| 근육 | 노쪽손목굽힘근<br>자쪽손목굽힘근 | | 짧은노쪽손목폄근<br>긴노쪽손목폄근, 자쪽손목폄근 | |
| 환자 자세 | Sitting<br>• N·G·F<br>– 아래팔 : 엎침<br>– 손목관절 : 중립 또는 약간폄<br>– 손가락 : 이완<br>• P<br>– 팔꿉관절 : 손의 자뼈쪽을 검사대에 대고 놓음<br>– 아래팔 : 중립<br>– 손가락 : 이완<br>• T·Z<br>– 아래팔 : 엎침 | 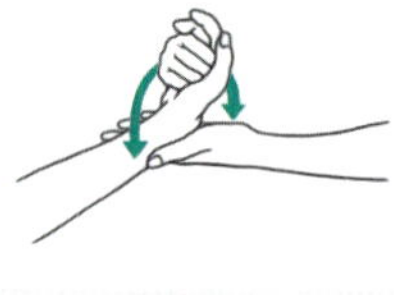<br>정상(N)<br>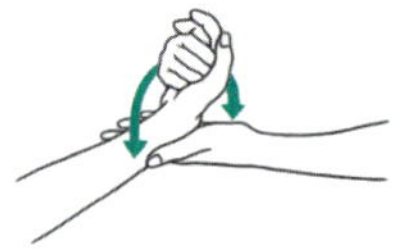<br>우(G) | Sitting<br>• N·G·F<br>– 아래팔 : 엎침<br>– 팔꿉관절 : 굽힘<br>– 손가락 : 이완<br>• P<br>– 아래팔 : 중립<br>– 손가락 : 이완<br>• T·Z<br>– 아래팔 : 엎침 | 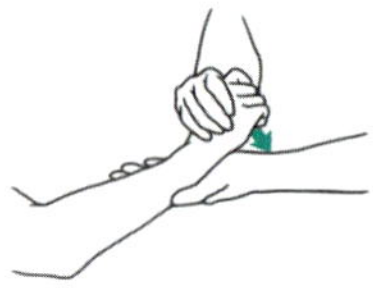<br>정상(N)·우(G)<br>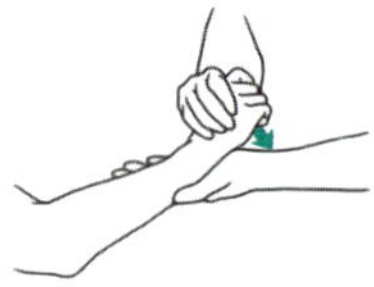<br>양(F) |
| 고정 | • N·G : 손목에서 아래팔 지지<br>• F·P : 손목아래에서 아래팔 지지<br>• T·Z : 손목 굽힘상태에서 지지 | 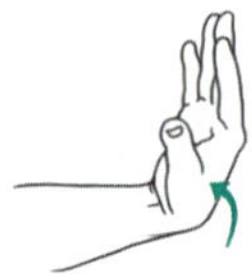 | • N·G·F : 아래팔 지지<br>• P : 손목지지<br>• T·Z : 손목 약간 폄 상태로 지지 | |
| 저항 | 전체검사)<br>• 손의 후면을 감싸고 손바닥에 저항<br>• 손목 폄 방향<br>노쪽손목굽힘근 검사)<br>• 2번째 손허리뼈 손바닥쪽<br>• 폄+자쪽편위 방향<br>자쪽손목굽힘근 검사)<br>• 5번째 손허리뼈 손바닥쪽<br>• 폄+노쪽편위 방향 | 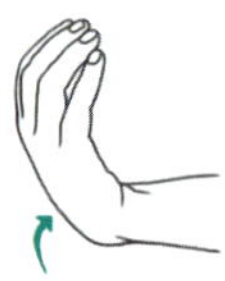<br>양(F) | 전체검사)<br>• 2, 5번째 손목뼈중간 위<br>• 앞+아래 방향<br>긴/짧은노쪽손목폄근 검사)<br>• 2, 3번째 손목뼈중간의 등쪽<br>• 굽힘+자쪽편위 방향<br>자쪽손목폄근 검사)<br>• 5번째 손목뼈중간의 등쪽<br>• 굽힘+노쪽편위 방향 | 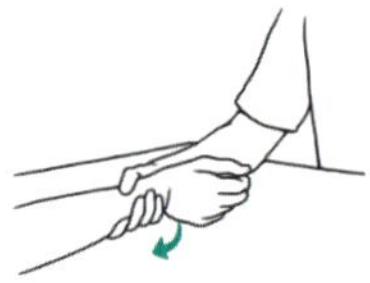<br>가(P) |
| 촉지 | • 노쪽손목굽힘근 : 긴손바닥근 가쪽인 손목의 손바닥 가쪽<br>• 자쪽손목굽힘근 : 손목의 손바닥 안쪽 | 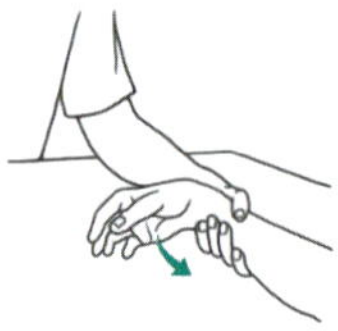<br>가(P) | • 긴노쪽손목폄근 : 손등 2번째 손허리뼈에 있는 힘줄<br>• 짧은노쪽손목폄근 : 손등 3번째 손허리뼈에 있는 힘줄<br>• 자쪽손목폄근 : 손등 5번째 손허리뼈 몸쪽과 자뼈 붓돌기 위의 힘줄 | 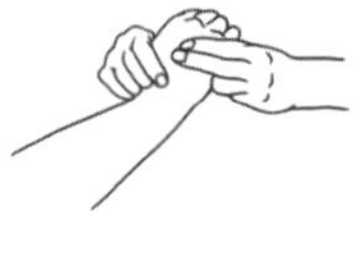<br>불가(T)·영(Z)<br>긴노쪽손목폄근 |
| 등급<br>N<br>G<br>F<br>P<br>T<br>Z | 손목관절 가쪽/안쪽 손바닥면<br>• 전체검사 : 편위 없이 수직방향으로 손목굽힘<br>• 노쪽손목굽힘근 : 엄지손가락 방향으로 손목굽힘<br>• 자쪽손목굽힘근 : 새끼손가락 방향으로 손목굽힘 | 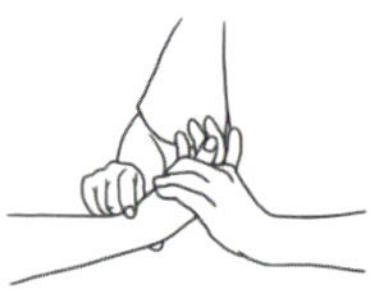<br>불가(T)·영(Z)<br>노쪽손목굽힘근 | | 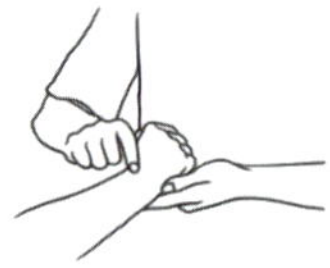<br>불가(T)·영(Z)<br>짧은노쪽손목폄근 |
| 비고 | | 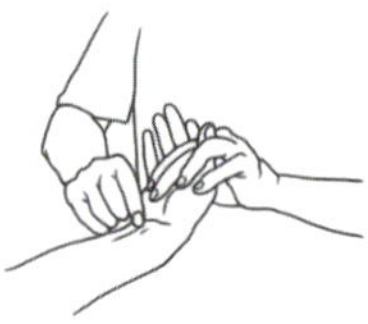<br>불가(T)·영(Z)<br>자쪽손목굽힘근 | • 대상작용 : 손가락 폄근<br>• 자쪽손목폄근이 노쪽손목폄근보다 강함<br>• $C_{5\sim6}$ 완전사지마비 환자 : 자쪽손목폄근만 수축함으로 손목 폄시 노쪽으로 치우치게 됨 | 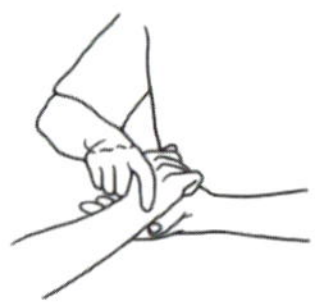<br>불가(T)·영(Z)<br>자쪽손목폄근 |

| | | 손허리손가락관절 굽힘 (Metacarpophalangeal joint flexion) | | 몸쪽 손가락뼈사이관절 굽힘 (Proximal interphalangeal joint flexion) | |
|---|---|---|---|---|---|
| 근육 | | 벌레근<br>등쪽뼈사이근<br>바닥쪽뼈사이근 | 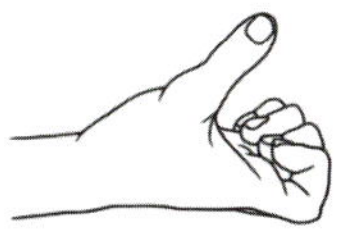 | 얕은손가락굽힘근 | 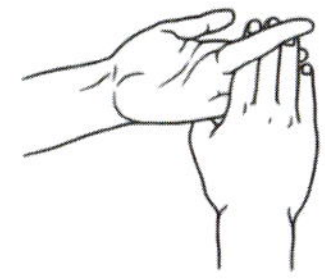 |
| 환자 자세 | | Sitting 또는 Supine<br>• N·G·F<br>– 아래팔 : 뒤침<br>– 손목 : 중립<br>– 손허리손가락관절(MP) : 폄<br>– 손가락뼈사이관절(IP) : 굽힘<br>• P·T·Z<br>– 아래팔, 손목 : 중립위<br>– 손허리손가락관절(MP) : 폄<br>– 손가락뼈사이관절(IP) : 굽힘 | 시작자세<br>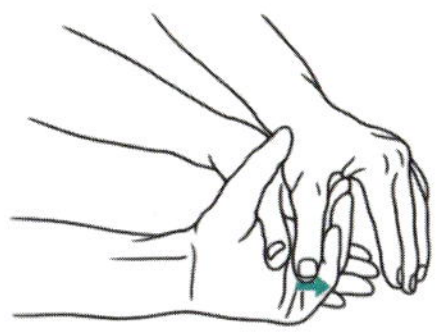<br>정상(N)·우(G)·양(F) | • 아래팔 : 뒤침<br>• 손목 : 중간위<br>• 손허리손가락관절 : 약간굽힘 | 시작자세<br>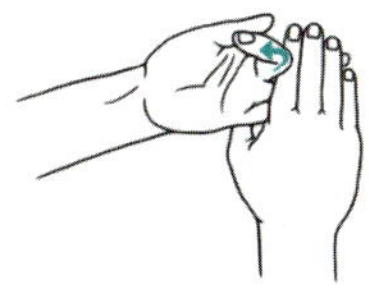<br>정상(N)·우(G)·양(F) |
| 고정 | | MP 몸쪽인 손허리뼈 | 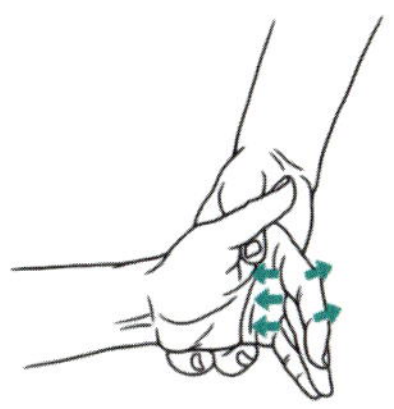 | 검사할 손가락 제외한 모든 손가락 | 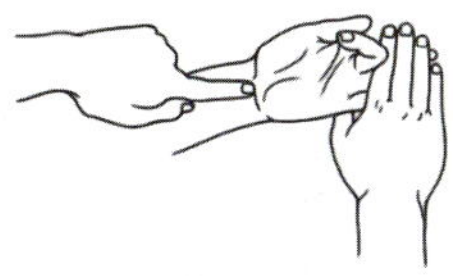 |
| 저항 | | • 손가락의 첫마디뼈<br>– MP 폄 방향 | 가(P)·불가(T)·영(Z) | • 손가락 끝마디뼈<br>– 폄 방향 | 가(P)·불가(T)·영(Z) |
| 촉지 | | | | 손바닥쪽에서 긴손바닥근과 자쪽손목굽힘근 사이 | |
| 등급 | N | MP 굽힘, IP 폄 | | DIP 굽히지 않고 PIP 굽힘 | |
| | G | 손가락이 갈고리 모양이 되지 않게 함 | | | |
| | F | | | | |
| | P | | | | |
| | T | | | | |
| | Z | | | | |
| 비고 | | • 대상작용 : 긴손가락굽힘근<br>– 손가락뼈사이관절을 완전히 펴고 검사 | | • 대상작용 : 깊은손가락굽힘근<br>– 손가락뼈사이관절이 같이 굽혀짐 | |

| | | 먼쪽 손가락뼈사이관절 굽힘<br>(Distal interphalangeal joint flexion) | | 손허리손가락관절 폄<br>(Metacarpophalangeal joint extension) | |
|---|---|---|---|---|---|
| 근육 | | 깊은손가락굽힘근 | 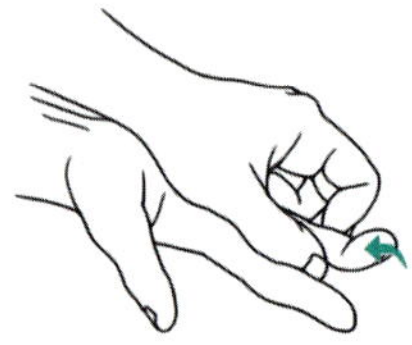 | 손가락폄근<br>집게폄근<br>새끼폄근 | 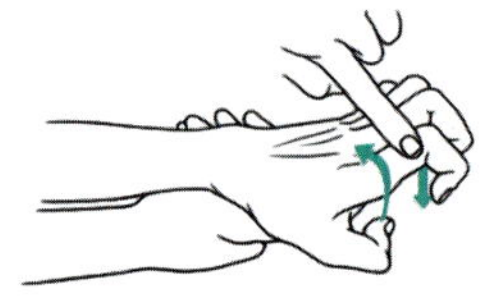 |
| 환자 자세 | | • N·G·F<br>– 아래팔 : 뒤침<br>– 손목 : 중간위<br>– 몸쪽손가락뼈사이관절 (PIP) : 폄<br>• P·T·Z<br>– 아래팔 : 중립위<br>– 손목 : 중간위<br>– 몸쪽손가락뼈사이관절 (PIP) : 폄 | 정상(N)·우(G)·양(F) | • N·G·F<br>– 아래팔 : 엎침<br>– 손목 : 중간위<br>– 손허리손가락/손가락뼈 사이관절 : 이완된 굽힘<br>• P 이하<br>– 아래팔 중립돌림<br>– 손목관절 중립<br>– 손허리손가락 관절 굽힘 | 정상(N)·우(G)·양(F) |
| 고정 | | 폄된 가운데 손가락의 양쪽을 잡아 고정 | | 손목 중간자세로 고정 | |
| 저항 | | • 끝마디뼈<br>– 폄 방향 | | • 첫마디뼈 손바닥면<br>– 굽힘 방향 | |
| 촉지 | | 손가락 중간마디뼈 | | • 손등에서 손가락으로의 경로 : 손가락폄근 힘줄(4개)<br>• 집게폄근 힘줄(1개)<br>• 새끼폄근 힘줄(1개) | |
| 등급 | N | | | • 손가락폄근 : MP폄, IP굽힘<br>• 집게폄근 : 2번째 MP폄<br>• 새끼폄근 : 5번째 MP폄 | |
| | G | | | | |
| | F | | | | |
| | P | | | | |
| | T | | | | |
| | Z | | | | |
| 비고 | | • 손목은 중간위치 유지<br>– tenodesis 작용 주위 | | 대상작용 : tenodesis 작용 | |

| | | 손가락 벌림(Finger abduction) | | 손가락 모음(Finger adduction) | |
|---|---|---|---|---|---|
| 근육 | | 등쪽뼈사이근<br>새끼벌림근 | 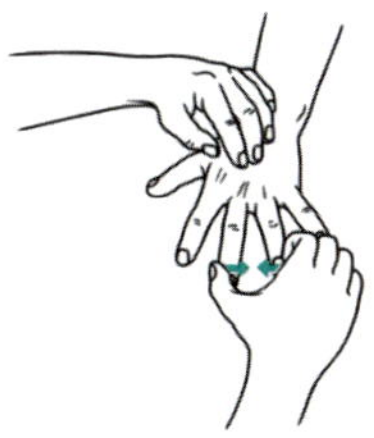 | 바닥쪽뼈사이근 | 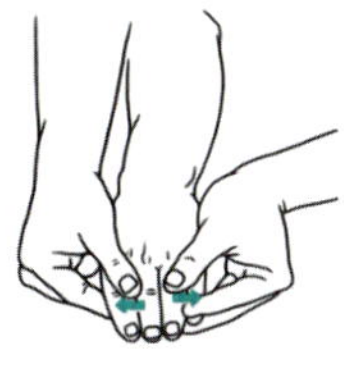 |
| 환자 자세 | | • 아래팔 : 엎침<br>• 손목 : 중간위<br>• 손가락 : 폄, 모음<br>• MP : 중간위(과다폄 되지 않도록) | 정상(N) | • 아래팔 : 엎침<br>• 손목 : 중간위<br>• 손가락 : 폄, 모음<br>• MP : 중간위(굽힘 되지 않도록) | 정상(N) |
| 고정 | | 손목 중간위로 고정<br>손허리뼈 손등면 | 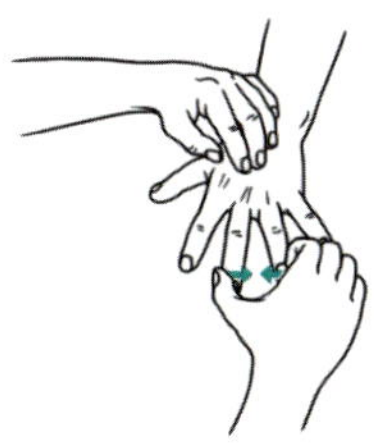<br>우(G) | 손허리뼈 손등면 | 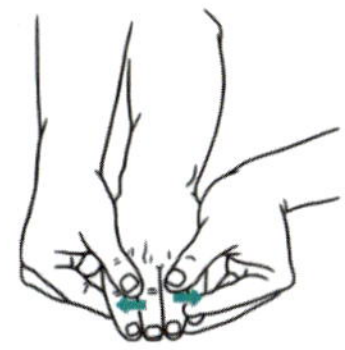<br>우(G) |
| 저항 | | • 끝마디뼈, 손가락의 노쪽과 인접한 손가락의 자쪽<br>– 두 손가락이 가까워지도록 쌍으로 저항방향 | 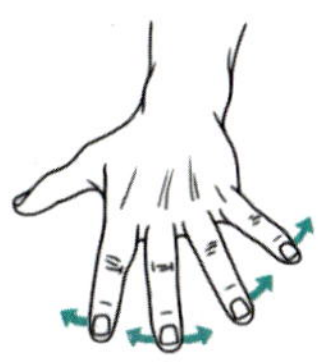 | • 가운데손가락에 인접한 손가락<br>– 벌림 방향 | 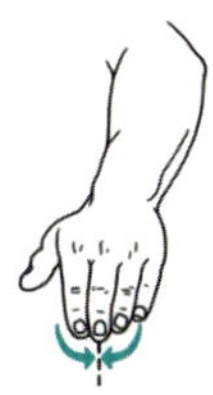 |
| 촉지 | | • 등쪽뼈사이근 : 집게손가락의 첫마디뼈 바닥쪽<br>• 새끼벌림근 : 손의 자쪽면 | 양(F) | | 양(F) |
| 등급 | N | | 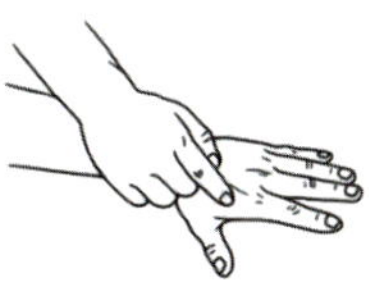 | 5번째 → 4번째, 4번째 → 3번째 쪽, 2번째 → 3번째, 1번째 → 2번째 쪽으로 모음 | |
| | G | | | | |
| | F | 가운데손가락은 양방향 모두 검사 | 가(P) | | |
| | P | | 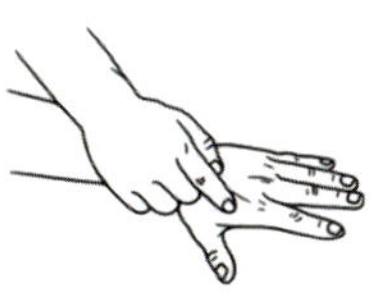 | | |
| | T | | 불가(T) | | |
| | Z | | 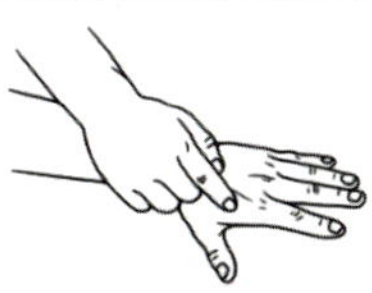 | | |
| 비고 | | | 영(Z) | | |

| 구분 | | 엄지 굽힘(Thumb flexion) | 엄지 폄(Thumb extension) |
|---|---|---|---|
| 근육 | | • MP : 짧은엄지굽힘근(얕은머리/깊은머리)<br>• IP : 긴엄지굽힘근 | • MP : 짧은엄지폄근<br>• IP : 긴엄지폄근 |
| 환자 자세 | | • 짧은엄지굽힘근<br>– 아래팔 : 엎침<br>– 손목 : 중간위<br>– MP/IP : 0°<br>• 긴엄지굽힘근<br>– 아래팔 : 뒤침<br>– MP : 폄 | • 짧은엄지폄근<br>– 아래팔, 손목 : 중간위<br>– MP/IP : 이완된 채 약간 굽힘<br>• 긴엄지폄근 N·G·F<br>– 아래팔, 손목 : 중간위<br>– 손 : 자쪽 바닥에 닿도록 위치<br>– 엄지손가락 : 굽힌 채 이완<br>• 긴엄지폄근 P·T·Z<br>– 아래팔 : 엎침<br>– 손목 : 중간위<br>– 엄지손가락 : 굽힌 채 이완 |
| 고정 | | • 짧은엄지굽힘근<br>– 첫째 손허리뼈<br>• 긴엄지굽힘근<br>– MP 폄 상태로 고정 | • 짧은엄지폄근<br>– 첫째 손허리뼈<br>• 긴엄지폄근 N·G·F<br>– 첫마디뼈<br>• 긴엄지폄근 P·T·Z<br>– 환자 손등이 위를 향하도록 고정, MP 아래쪽 고정 |
| 저항 | | • 짧은엄지굽힘근 – 첫마디뼈<br>– 폄 방향<br>• 긴엄지굽힘근<br>– 끝마디뼈 바닥쪽 | • 짧은엄지폄근<br>– 첫마디뼈 손등면<br>– 굽힘 방향<br>• 긴엄지폄근<br>– 끝마디뼈 위 손등면<br>– 굽힘 방향 |
| 촉지 | | • 짧은엄지굽힘근<br>– 엄지두덩에서 긴엄지굽힘근 힘줄의 자쪽<br>• 긴엄지굽힘근<br>– 첫마디뼈 손바닥면 | • 짧은엄지폄근<br>– 첫째 손허리뼈 바닥쪽의 긴엄지폄근과 긴엄지벌림근 사이<br>• 긴엄지폄근<br>– 해부학적 코담배갑의 자쪽과 엄지 첫마디뼈의 등쪽면 |
| 등급 | N | | |
| | G | | |
| | F | | |
| | P | | |
| | T | | |
| | Z | | |
| 비고 | | • 짧은엄지굽힘근 검사시 대상작용 : 긴엄지굽힘근<br>– 엄지손가락의 먼쪽 관절이 굽힘되지 않도록 해야 함<br>• 긴엄지굽힘근 검사를 시작할 때 엄지의 끝마디뼈가 펴지지 않도록 해야 함 | |

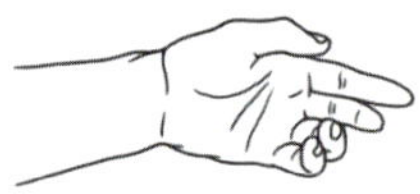
짧은엄지굽힘근 시작자세

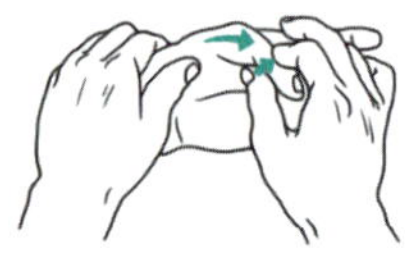
짧은엄지굽힘근 정상(N)·우(G)·양(F)·가(P)

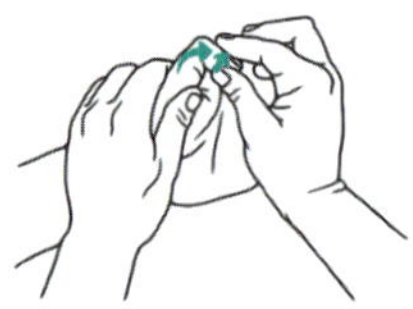
긴엄지굽힘근 정상(N)·우(G)·양(F)·가(P)

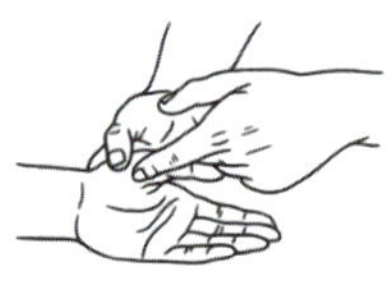
불가(T)·영(Z)

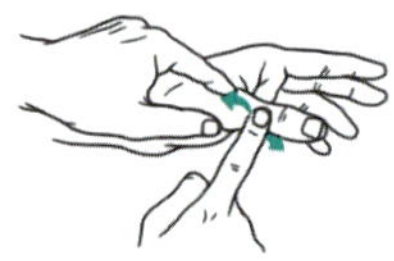
짧은엄지굽힘근 정상(N)·우(G)·양(F)·가(P)

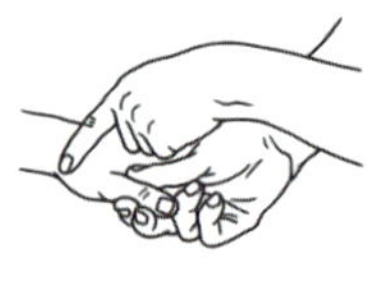
짧은엄지굽힘근 불가(T)·영(Z)

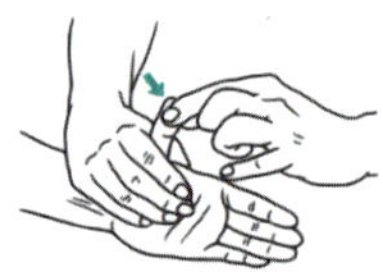
긴엄지굽힘근 정상(N)·우(G)·양(F)·가(P)

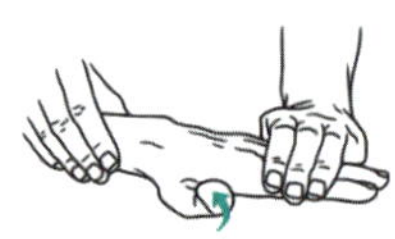
가(P)

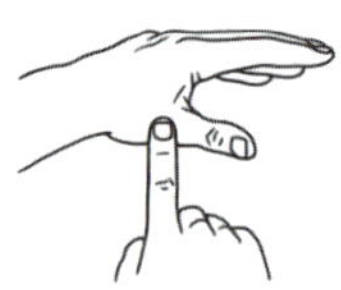
긴엄지굽힘근 불가(T)·영(Z)

| | | 엄지 벌림(Thumb abduction) | | 엄지 모음(Thumb adduction) | |
|---|---|---|---|---|---|
| 근육 | | 긴엄지벌림근<br>짧은엄지벌림근 | 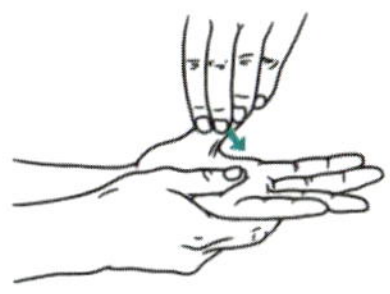 | 엄지모음근<br>(빗갈래, 가로갈래) | 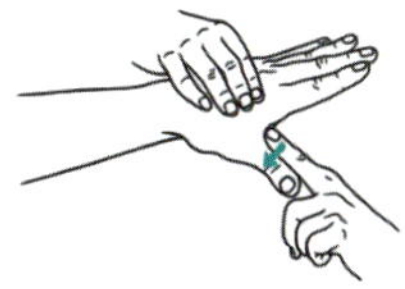 |
| 환자 자세 | | • 긴엄지벌림근 N-Z<br>• 짧은엄지벌림근 N·G·F<br>– 아래팔 : 뒤침<br>– 손목 : 중간위<br>– 엄지손가락 : 모음 상태로 이완<br>• 짧은엄지벌림근 P·T·Z<br>– 아래팔 : 중간위<br>– 손목 : 중간위<br>– 엄지손가락 : 모음 상태로 이완 | 긴엄지벌림근<br>정상(N)·우(G)·양(F)<br>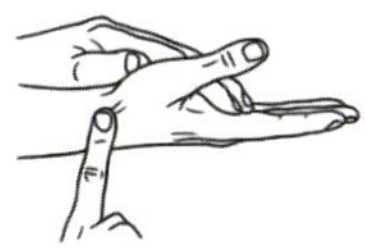 | • N·G·F<br>– 아래팔 : 엎침<br>– 손목 : 중간위<br>– 엄지손가락 : 벌림 상태로 이완<br>• P·T·Z<br>– 아래팔 : 중간위<br>– 손목 : 중간위<br>– 엄지손가락 : 벌림 | 정상(N)<br>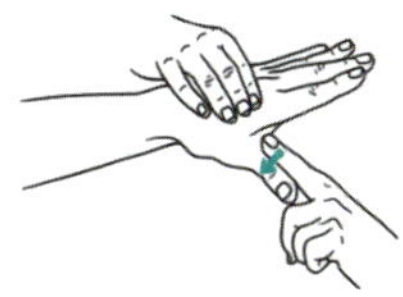 |
| 고정 | | • 긴엄지벌림근<br>– 4개 손가락의 손허리뼈와 손목<br>• 짧은엄지벌림근 N·G·F<br>– 엄지손가락과 손바닥이 등쪽을 향한 채로 손허리뼈 고정<br>• 짧은엄지벌림근 P·T·Z<br>– 손목 중간위로 고정 | 긴엄지벌림근<br>가(P)·불가(T)·영(Z)<br>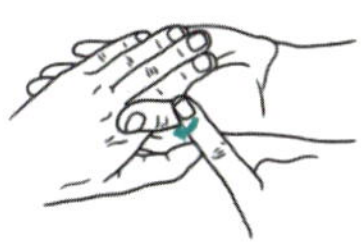<br>짧은엄지벌림근<br>정상(N)·우(G)·양(F) | 자쪽에서 감싸 쥐고 4개 손가락의 손허리뼈 고정 | 우(G)<br>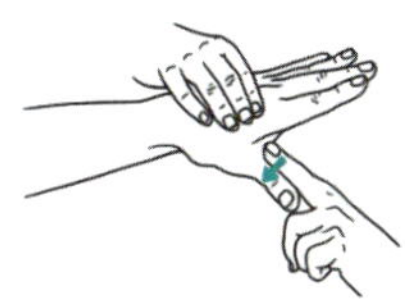<br>양(F) |
| 저항 | | • 긴엄지벌림근<br>– 손허리 먼쪽끝<br>– 모음 방향<br>• 짧은엄지벌림근<br>– 첫마디뼈 가쪽 면<br>– 모음 방향 | 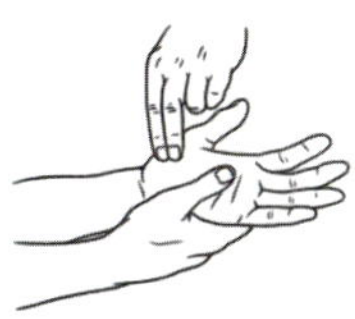<br>짧은엄지벌림근<br>가(P)·불가(T)·영(Z) | • 첫마디뼈 안쪽<br>– 벌림 방향 | 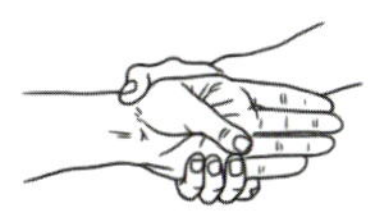<br>가(P) |
| 촉지 | | • 긴엄지벌림근<br>– 노쪽(손목의 가장 가쪽)<br>• 짧은엄지벌림근<br>– 엄지맞섬근의 안쪽, 엄지두덩 중간 | | 첫째와 둘째손가락 사이의 갈퀴막 | 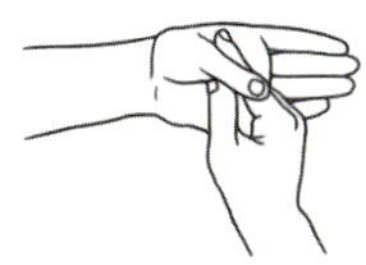 |
| 등급 | N | 엄지두덩의 피부위 주름, 긴손바닥근 힘줄의 돌출정도 관찰 | | | |
| | G | | | | 불가(T) |
| | F | | | | 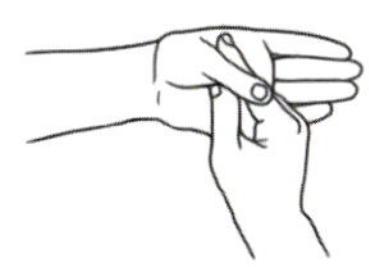 |
| | P | | | | |
| | T | | | | |
| | Z | | | | |
| 비고 | | | | | 영(Z) |

| | | 맞섬(Opposition) |
|---|---|---|
| 근육 | | 엄지맞섬근<br>새끼맞섬근 |
| 환자 자세 | | • 엄지맞섬근<br>– 아래팔 : 엎침<br>– 손목 : 중간위<br>– 엄지손가락 : MP/IP 굽힌 채 모음<br>• 새끼맞섬근<br>– 아래팔 : 중간위<br>– 손목 : 중간위<br>– 엄지손가락 : 모음 상태로 이완 |
| 고정 | | • 엄지맞섬근<br>– 손등면에서 손목을 잡아 손 고정 |
| 저항 | | • 엄지맞섬근<br>– 제1손허리뼈의 머리쪽<br>– 가쪽돌림+폄+모음 방향<br>• 새끼맞섬근<br>– 제5손허리뼈의 손바닥면<br>– 안쪽돌림 방향 |
| 촉지 | | • 엄지맞섬근<br>– 제1손허리뼈의 자쪽면<br>• 새끼맞섬근<br>– 제5손허리뼈의 자쪽면의 새끼두덩 |
| 등급 | N | |
| | G | |
| | F | |
| | P | |
| | T | |
| | Z | |
| 비고 | | • 엄지와 새끼손가락으로 물건을 잡게 한 후 검사자가 당겨봄으로써 검사할 수도 있음 |

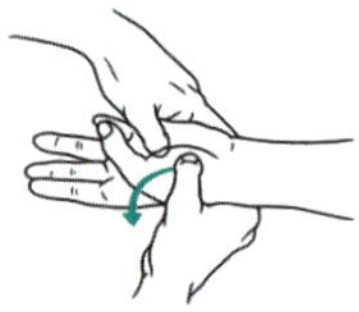

엄지맞섬근
정상(N) · 우(G) · 양(F) · 가(P)

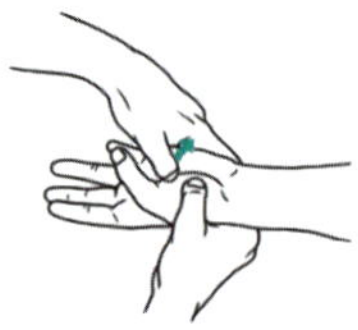

새끼맞섬근
정상(N) · 우(G) · 양(F) · 가(P)

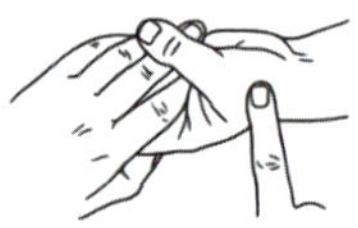

엄지맞섬근
불가(T) · 영(Z)

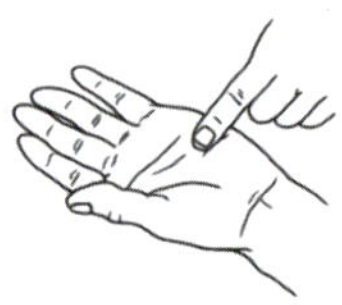

새끼맞섬근
불가(T) · 영(Z)

| | | 엉덩관절 굽힘(Hip Flexion) | | 엉덩관절 굽힘·벌림·가쪽돌림, 무릎관절 굽힘 | |
|---|---|---|---|---|---|
| 근육 | | 큰허리근<br>엉덩근 | 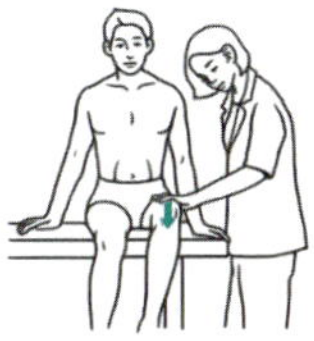 | 넙다리빗근 | 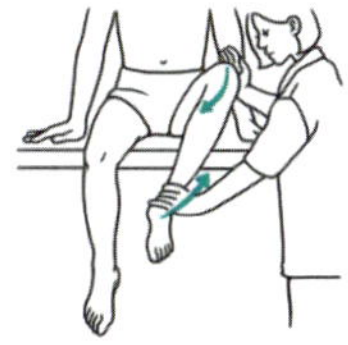 |
| 환자 자세 | | • N·G·F : Sitting<br>• P : Side-lying<br>– 몸통 : 중간위<br>• T·Z : Supine | 정상(N) | • N·G·F : Sitting<br>• P : Supine<br>– 검사쪽 발꿈치를 반대쪽 정강이에 올려놓음<br>• T·Z : Supine | 정상(N) |
| 고정 | | • N·G·F : 환자가 검사대를 짚음<br>• P : 위쪽 다리 받쳐줌<br>• T·Z : 검사측 무릎 밑의 장딴지 아래 지지 | 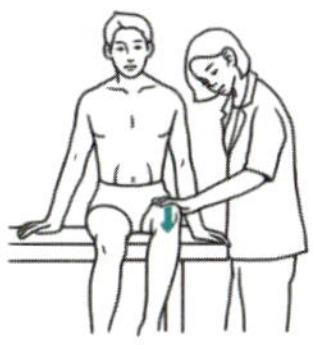 | • N·G·F : 환자가 검사대를 짚음 | 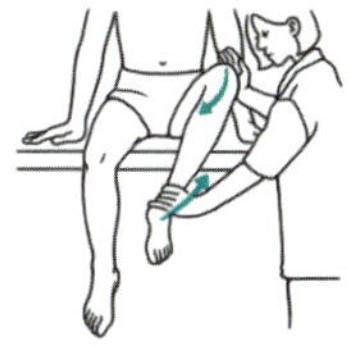 |
| 저항 | | • 무릎관절 몸쪽, 넙다리뼈 먼쪽 부분<br>– 아랫방향 | 우(G)<br>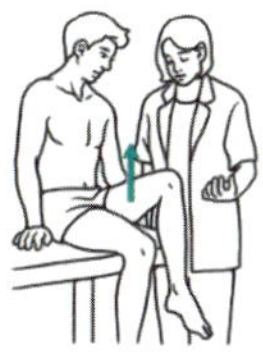 | • 무릎의 바깥쪽<br>– 아래+안쪽 방향<br>– 엉덩관절 굽힘, 벌림에 대항<br>• 종아리 먼쪽의 앞/안쪽면<br>– 엉덩관절 가쪽돌림, 무릎관절 굽힘에 대항 | 우(G)<br>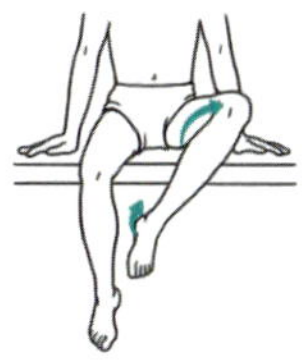 |
| 촉지 | | 넙다리빗근의 샅고랑인대 먼쪽 촉지 | 양(F)<br>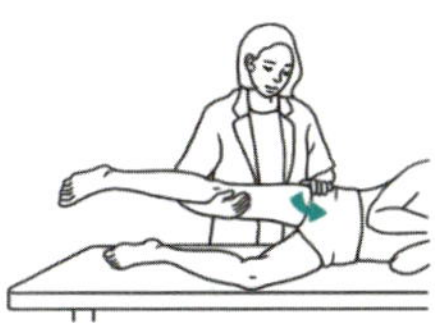 | ASIS 바로 아래<br>넙다리 안쪽에서 넙다리빗근 촉지 | 양(F)<br>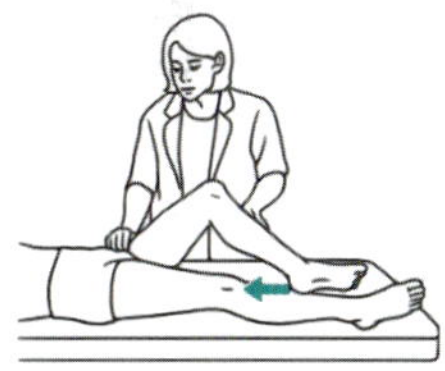 |
| 등급 | N | | | | |
| | G | | | | |
| | F | | | | |
| | P | • 아래쪽 다리 : 굽힘(안정성 제공)<br>• 위쪽 다리 : 무릎관절 굽힘(뒤넙다리근의 긴장 예방) | 가(P)<br>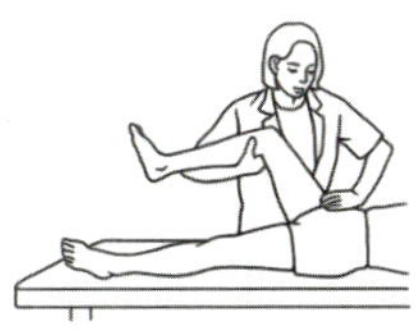 | 검사측 발꿈치를 반대편 정강이를 따라 무릎까지 끌어 올리도록 함 | 가(P)<br>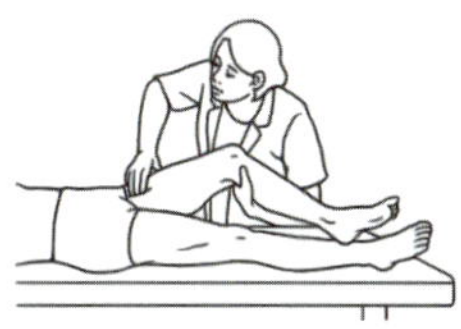 |
| | T | | | | |
| | Z | | | | |
| 비고 | | • 대상작용<br>– 넙다리빗근 : 엉덩관절 벌림·가쪽돌림<br>– 넙다리근막긴장근 : 엉덩관절 벌림·안쪽돌림<br>• 몸통이 약하면 Supine에서 검사 | 불가(T)<br>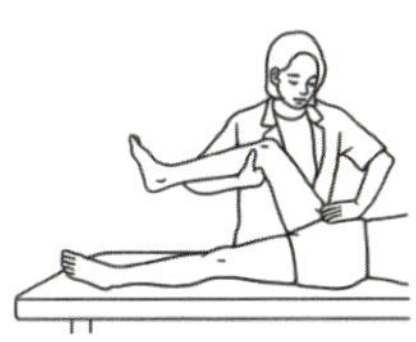<br>영(Z) | • 대상작용 : 엉덩관절 가쪽돌림, 벌림없이 굽힘됨<br>– 엉덩허리근+넙다리곧은근 | 불가(T)<br>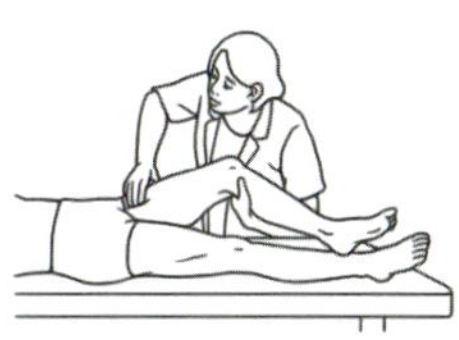<br>영(Z) |

| | 엉덩관절 폄(Hip extension) | 엉덩관절 폄의 큰볼기근 분리 |
|---|---|---|
| 근육/신경 | 큰볼기근<br>반힘줄모양근<br>반막근 넙다리두갈래근(긴갈래) | 큰볼기근 |
| 환자 자세 | • N·G·F·T·Z : Prone<br>• P : Side-lying<br>− 검사측 다리를 위로 함<br>− 무릎관절 : 폄<br>− 아래쪽 다리 : 굽힘 | • N·G·F·T·Z : Prone<br>− 무릎관절 : 90° 굽힘<br>• P : Side-lying<br>− 검사측 다리를 위로 함<br>− 무릎관절 : 굽힘<br>− 아래쪽 다리 : 굽힘 |
| 고정 | • N·G·F : PSIS에서 골반 위치 정렬 또는 고정<br>• P : 검사측 무릎 아래 감쌈 | • N·G : 골반의 자세유지나 고정<br>• F : 발목 감싸서 지지<br>• P : 무릎 아래를 아래팔로 감싸듯 잡고, 다른 손으로 골반에 위치 |
| 저항 | 방법1) 종아리 후면의 발목 위<br>방법2) 무릎 위 넙다리 뒷면<br>: 아래 방향 | • 무릎관절 바로 위의 넙다리 뒷면<br>− 아래 방향 |
| 촉지 | • 뒤넙다리근 : 궁둥뼈결절<br>• 큰볼기근 : 엉덩이 중간부분 강한 압력을 주어 위/아래 근섬유 촉지 | 큰볼기근 : 엉덩이 중간부분 강한 압력을 주어 위/아래 근섬유 촉지 |
| 등급 N | | |
| 등급 G | | |
| 등급 F | | |
| 등급 P | | |
| 등급 T | 큰볼기근이 수축하면 볼기주름이 협소해짐 | |
| 등급 Z | | |
| 비고 | • 대상작용<br>− 뒤넙다리근 : pelvic lift<br>− 허리뼈 : thorax lift | • 무릎 굽힘으로 인한 넙다리 곧은근 긴장으로 ROM이 줄어듦<br>• 큰볼기근 보행<br>− 아래볼기신경 마비<br>• 큰볼기근 약화<br>− 뒤넙다리근 강하게 작용 |

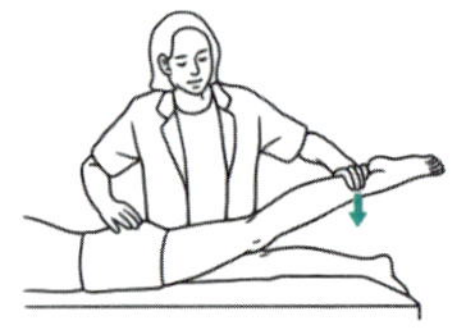
정상(N), 우(G) 방법1

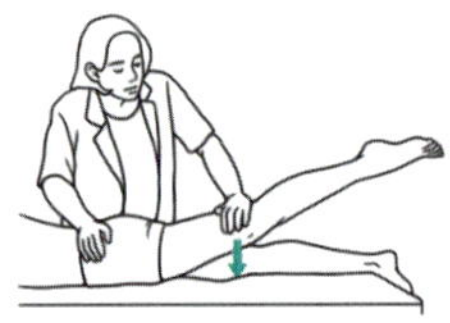
정상(N), 우(G) 방법2

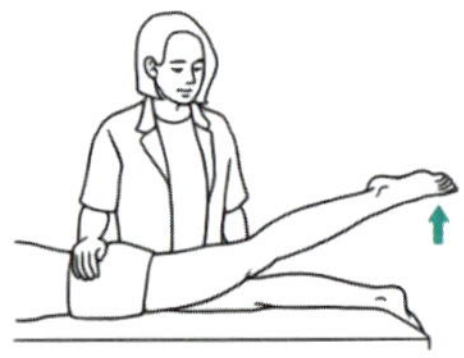
양(F)

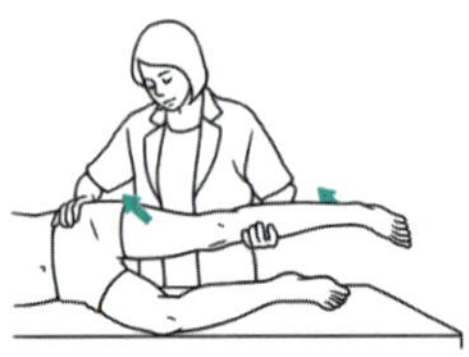
가(P)

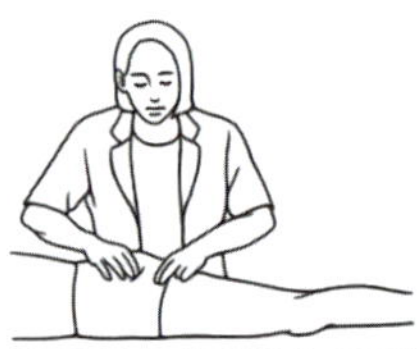
불가(T)

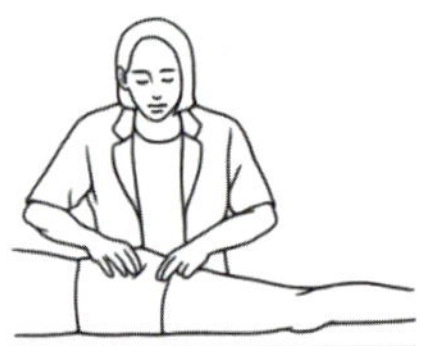
영(Z)

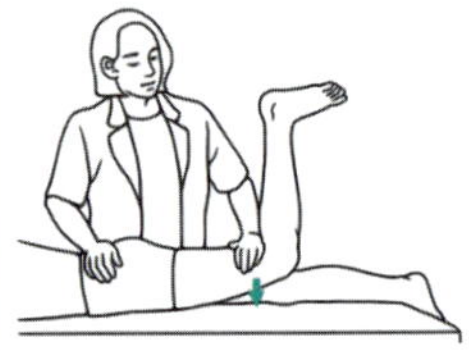
정상(N)

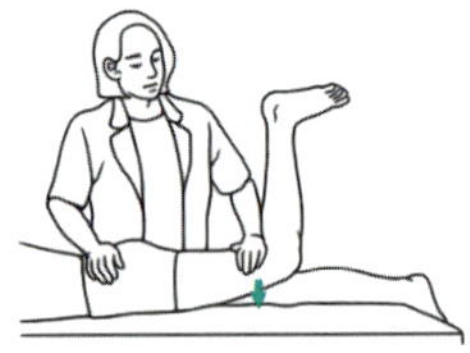
우(G)

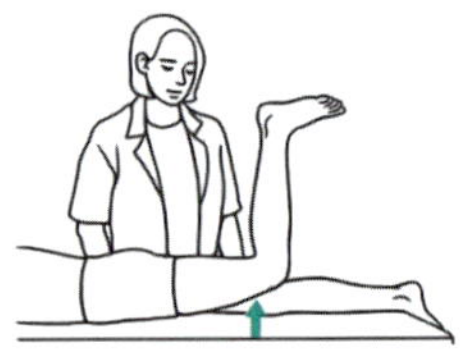
양(F)

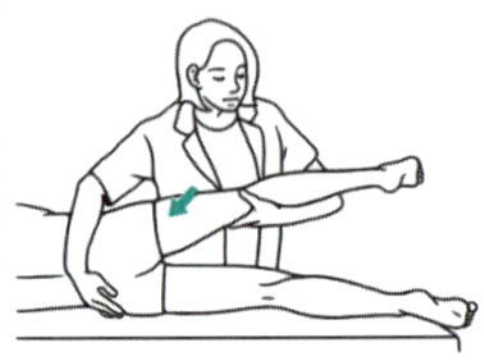
가(P)

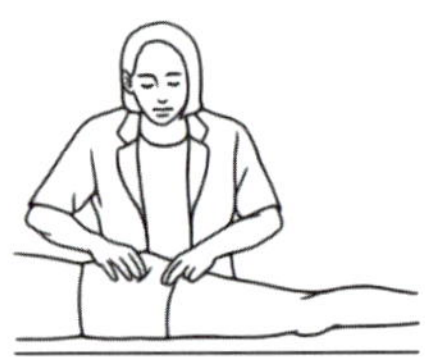
불가(T)

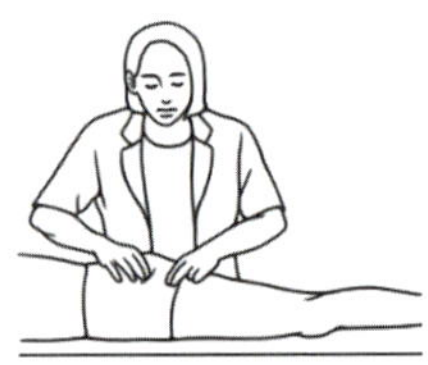
영(Z)

| | | 엉덩관절 굽힘근 단축 시 엉덩관절 폄 | | 누운 자세에서 엉덩관절 폄 | |
|---|---|---|---|---|---|
| 근육 | | | 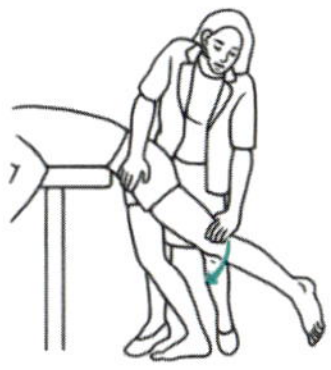 | | 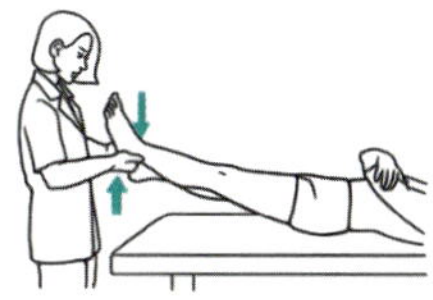 |
| 환자 자세 | | • N·G·F : Standing<br>– 엉덩관절 : 굽힘<br>– 무릎관절 : 검사측 폄, 반대측 굽힘<br>– 몸통 : 검사대 위에 엎드림 | 정상(N)<br>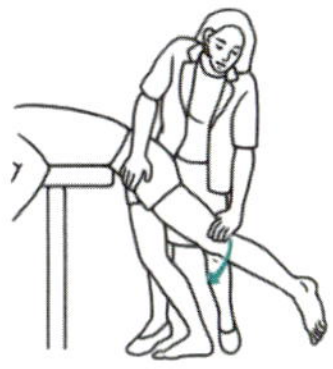 | • N·G·F·P : Supine<br>– 뒤꿈치가 검사대 끝에 위치<br>– 팔 : 교차하여 가슴이나 배에 위치 | 정상(N)<br>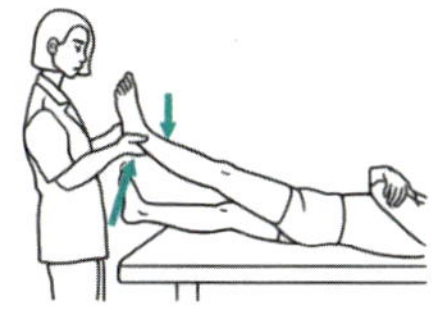 |
| 고정 | | • 환자의 팔로 검사대를 감싸 안음<br>• 골반 바깥쪽 고정 | 우(G) | N·G·F·P : 발꿈치를 감싸 잡고 24~26인치 들어올림 | 우(G) |
| 저항 | | • 무릎바로 위 넙다리 뒷면<br>– 아래+앞 방향 | 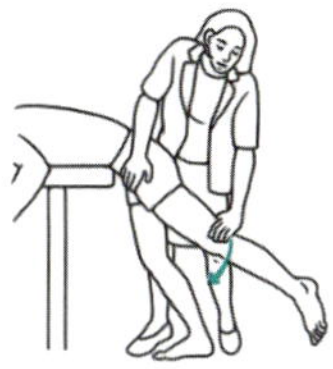 | | 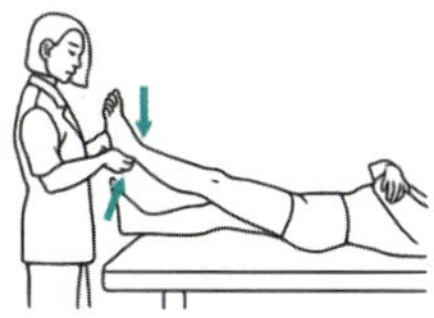 |
| 촉지 | | | | | |
| 등급 | N | | 양(F) | 검사자가 다리를 들어올리면 골반이 올림되면서 잠김 | 양(F) |
| | G | | | 검사자가 다리를 들어올리면 엉덩관절 굽힘이 30° 이하임 | 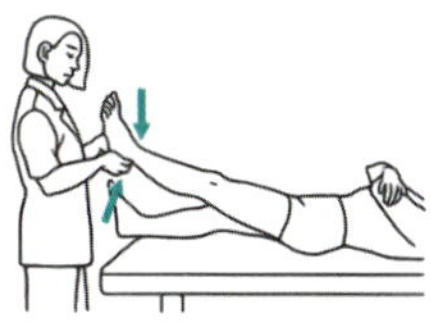 |
| | F | | | 검사자가 다리를 들어올리면 골반 올림이 되지 않음 | |
| | P | ‘엉덩관절 폄/누운 자세에서 엉덩관절 폄’의 검사와 동일 | | 최소한의 저항을 느끼며 엉덩관절은 굽힘됨 | 가(P) |
| | T | | | | |
| | Z | | | | |
| 비고 | | 엉덩관절 굽힘구축이 있거나 근약화(3등급 미만) Standing 에서는 검사를 실시하지 않음 | | Prone자세를 취할 수 없거나 엉덩관절 폄이 가(P)보다 높은 등급으로 예상될 때 시행 | |

| | 엉덩관절 벌림(Hip abduction) | 굽힘자세에서의 엉덩관절 벌림 |
|---|---|---|
| 근육 | 중간볼기근<br>작은볼기근 | 넙다리근막긴장근 |
| 환자 자세 | • N·G·F : Side-lying<br>– 위쪽 다리 : 검사측, 약간 뒤쪽으로 폄<br>– 아래쪽 다리 : 굽힘<br>– 골반 : 앞쪽으로 약간 회전<br>• P·T·Z : Supine | • N·G·F : Side-lying<br>– 위쪽 다리 : 검사측, 45° 굽힘하여 아래쪽 다리와 교차시킴<br>• P·T·Z : Sitting<br>– 팔 : 뒤로 뻗어 몸통지지<br>– 다리 : long-sitting<br>– 몸통 : 수직에서 뒤쪽으로 45° 기울임 |
| 고정 | 골반<br>• P : 발목 밑 잡고 들어올려 지지<br>• T·Z : 발목 바로 위 복사뼈 잡아 다리 밑부분 지지 | • N·G·F : 엉덩뼈능선<br>• P : 발목 아래 |
| 저항 | 무릎관절 가쪽 면<br>: 아래 방향 | 무릎 바로 위 넙다리 가쪽면<br>: 아래 방향 |
| 촉지 | 넙다리뼈의 큰돌기 바로 위의 엉덩관절 가쪽면 | 엉덩정강근막띠가 부착하는 넙다리 몸쪽의 앞/가쪽, 무릎의 가쪽면 |
| 등급 N | 큰 저항이 필요하면 발목부위에 저항을 가함 | 엉덩관절을 30° 벌리도록 지시 |
| 등급 G | | |
| 등급 F | | |
| 등급 P | | |
| 등급 T | | |
| 등급 Z | | |
| 비고 | • 가쪽돌림과 굽힘에 대한 대상작용 : 벌림하는 동안 가쪽돌림이 됨<br>• 넙다리근막긴장근에 대한 대상작용 : 엉덩관절 능동 굽힘 동반<br>• 중간볼기근 약화, 마비<br>– Trendelenburg's sign<br>– Trendelenburg's gait<br>– Gluteus medius gait | • 약화 : 안쪽굽음(varus)<br>• 구축 : 가쪽굽음(valgus)<br>• Ober's test |

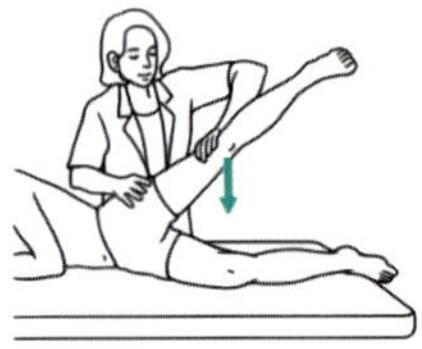
정상(N)

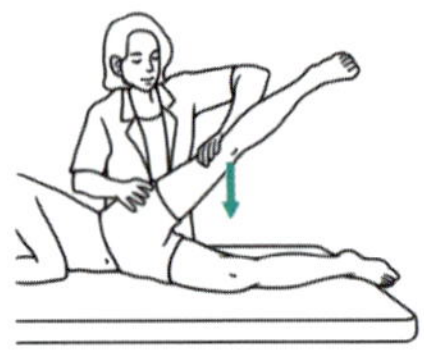
우(G)

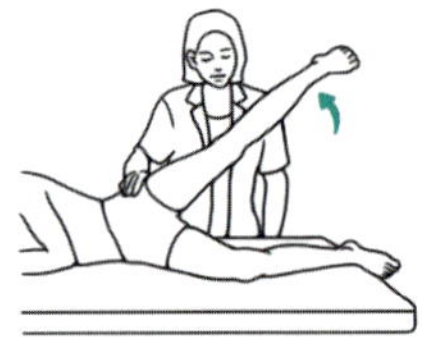
양(F)

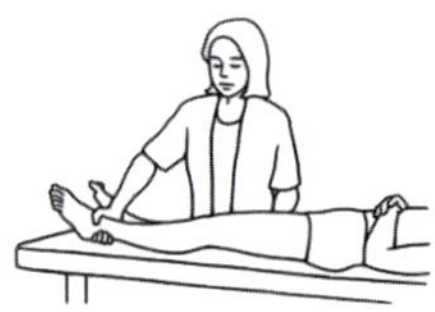
가(P)

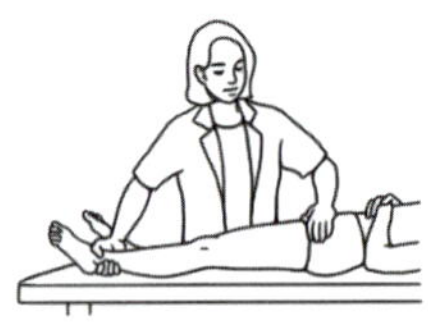
불가(T)

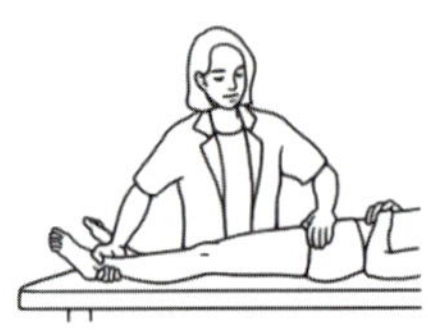
영(Z)

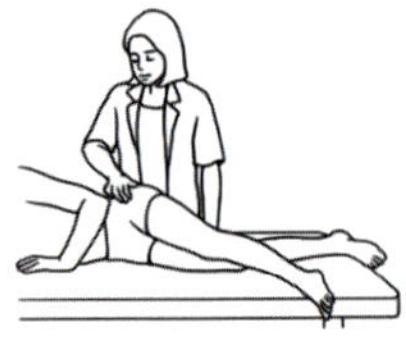
정상(N)·우(G)·양(F) 시작자세

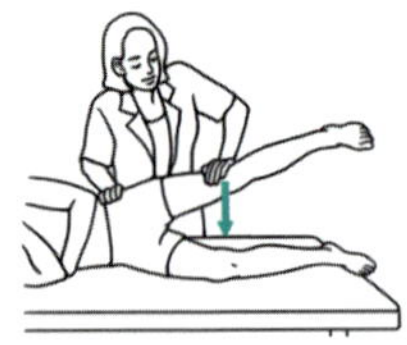
정상(N), 우(G)

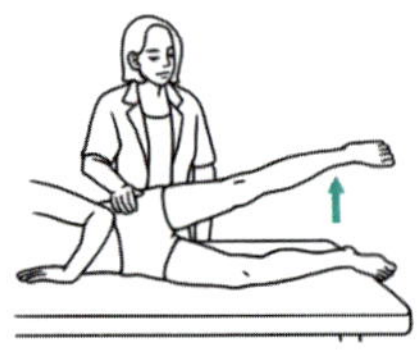
양(F)

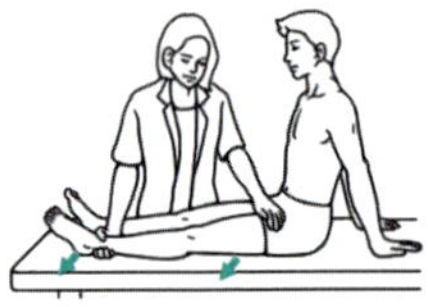
가(P)

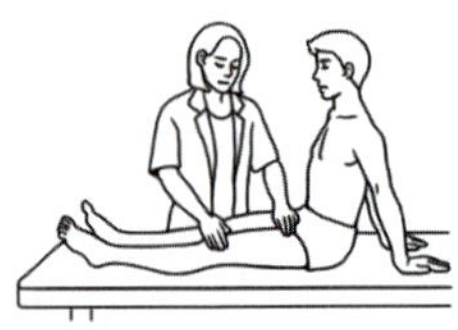
불가(T)

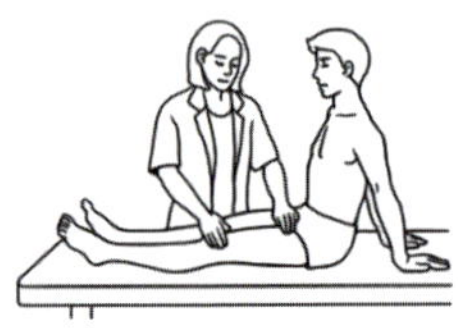
영(Z)

| | | 엉덩관절 모음(Hip adduction) (기출) | 엉덩관절 가쪽돌림(Hip external rotation) |
|---|---|---|---|
| 근육 | | 큰모음근<br>긴 / 짧은모음근<br>두덩정강근, 두덩근 | 바깥폐쇄근, 속폐쇄근<br>넙다리네모근, 궁둥구멍근<br>위쌍둥이근, 아래쌍둥이근<br>큰볼기근 |
| 환자 자세 | | • N·G·F : Side-lying<br>– 아래다리 : 검사측, 폄<br>– 위쪽다리 : 검사하지 않는 다리, 25° 벌림<br>• P·T·Z : Supine<br>– 검사하지 않는 다리를 약간 벌림 | • N·G·F : Sitting<br>• P·T·Z : Supine<br>– 검사측 다리 : 안쪽돌림 |
| 고정 | | • N·G·F : 위쪽다리의 무릎 안쪽면을 손으로 지지하고 아래팔로 다리를 감싸 안음<br>• P·T·Z : 발목을 잡고 약간 들어줌 | • N·G·F : 환자가 손으로 검사대를 잡아 몸통지지<br>• P·T·Z : 엉덩관절의 가쪽 |
| 저항 | | • 무릎관절 몸쪽부분, 넙다리뼈 먼쪽의 안쪽면<br>– 아래 방향 | • 저항) 복사뼈 바로 위 발목<br>– 가쪽 방향<br>• 반대압) 무릎 위쪽 넙다리 먼쪽의 가쪽면<br>– 무릎의 안쪽 방향 |
| 촉지 | | 넙다리 몸쪽의 안쪽면 | |
| 등급 | N | 환자는 아래다리가 위쪽다리에 닿게끔 들어올림 | |
| | G | | |
| | F | | |
| | P | | |
| | T | | |
| | Z | | |
| 비고 | | • 약화<br>– 보행시 엉덩관절 불안정<br>• 구축<br>– 가위보행(Scissor's gait)<br>• 엉덩관절굽힘근의 대상작용<br>– 골반 뒤기울임<br>• 뒤넙다리근의 대상작용<br>– 골반 앞기울임 | • 대상작용<br>– 반대쪽 골반기울임<br>– 넙다리빗근 : 엉덩관절 굽힘, 벌림 |

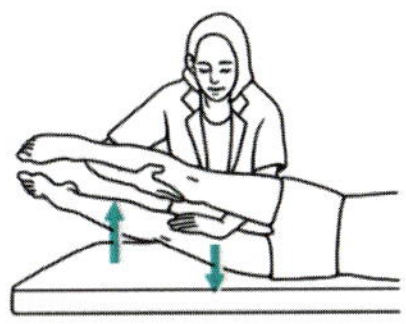
정상(N)

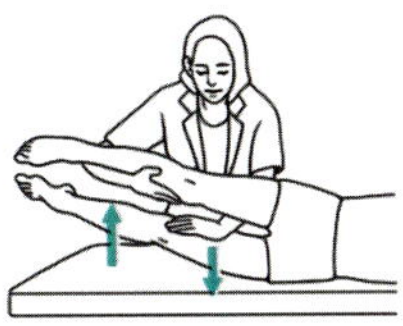
우(G)

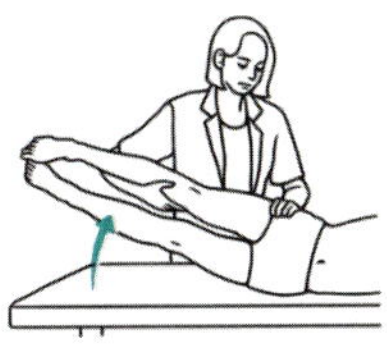
양(F)

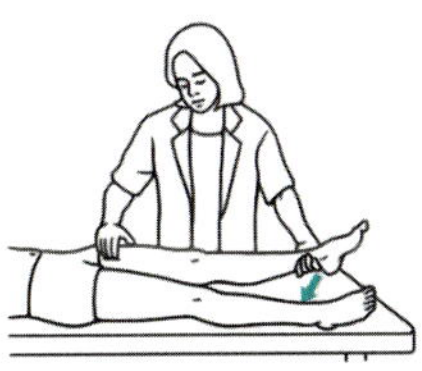
가(P)

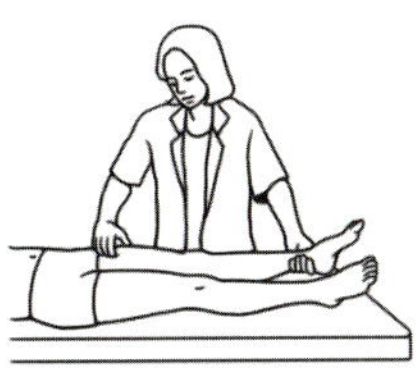
불가(T)

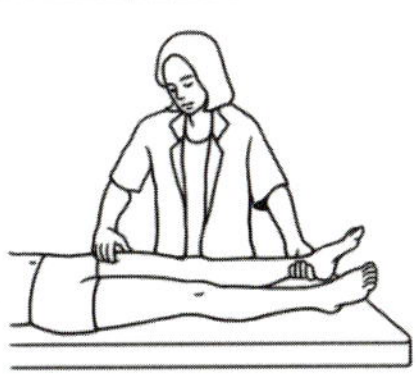
영(Z)

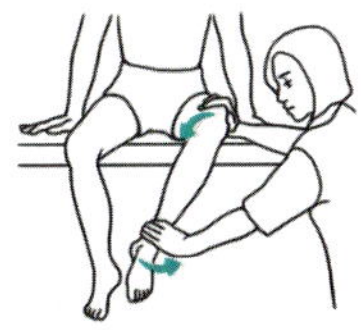
정상(N)

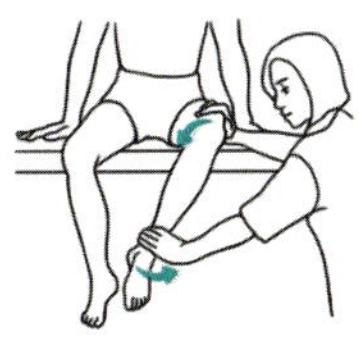
우(G)

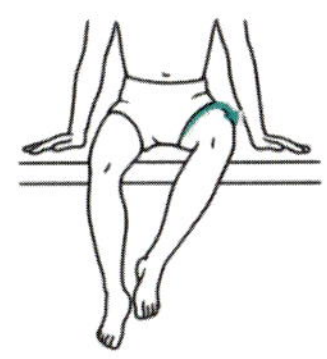
양(F)

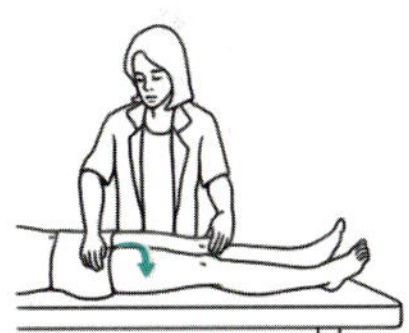
가(P)

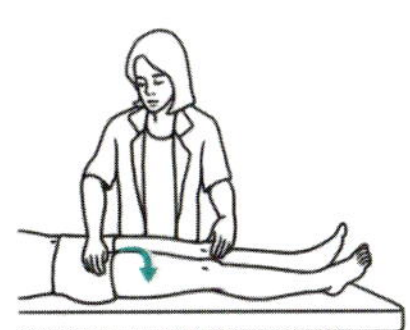
불가(T)

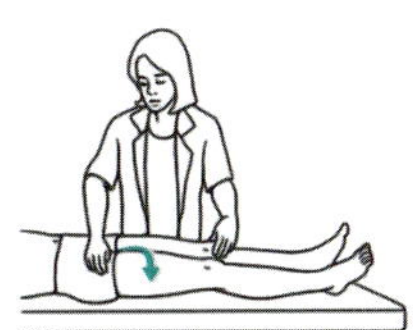
영(Z)

| | | 엉덩관절 안쪽돌림(Hip internal rotation) | | 무릎관절 굽힘(Knee flexion) | |
|---|---|---|---|---|---|
| 근육 | | 작은볼기근, 중간볼기근<br>넙다리근막긴장근 | 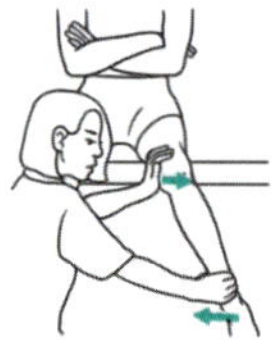<br>정상(N) | 넙다리두갈래근(긴/짧은갈래)<br>반힘줄모양근, 반막근 | 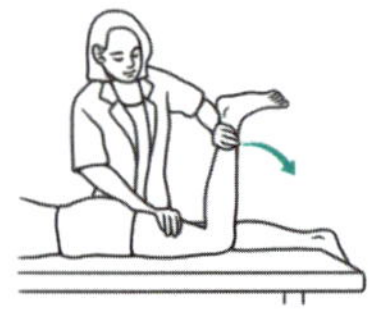<br>정상(N), 우(G)<br>전체뒤넙다리근 |
| 환자 자세 | | • N·G·F : Sitting<br>• P·T·Z : Supine<br>− 검사측 다리 : 약간 가쪽 돌림 | 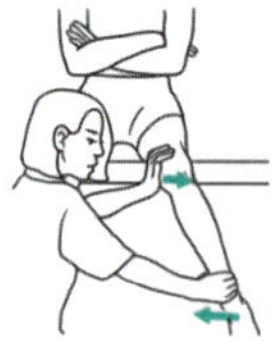<br>우(G) | • N·G·F : Prone<br>전체뒤넙다리근)<br>− 다리 폄, 발가락을 검사대 끝에 걸침<br>− 무릎관절 : 45° 굽힘<br>안쪽뒤넙다리근)<br>− 다리 : 안쪽돌림<br>− 무릎관절 : 90° 미만 굽힘<br>가쪽뒤넙다리근)<br>− 다리 : 가쪽돌림<br>− 무릎관절 : 90° 미만 굽힘<br>• P : Side-lying<br>− 위쪽다리 : 검사측<br>− 아래다리 : 안정되게 굽힘<br>• T·Z : Prone<br>− 다리 : 폄<br>− 무릎관절 : 약간 굽힘<br>− 발가락 : 폄시켜 검사대 모서리에 둠 | 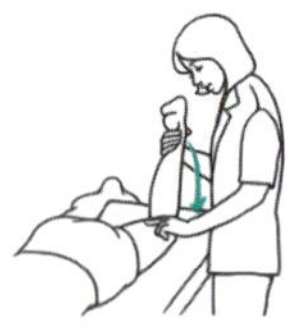<br>정상(N), 우(G)<br>안쪽뒤넙다리근 |
| 고정 | | 환자가 팔을 옆으로 뻗거나 팔짱을 껴서 몸통지지 | 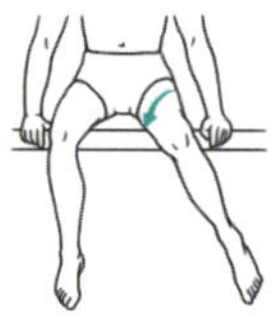<br>양(F) | • N·G·F 전체뒤넙다리근<br>− 뒤넙다리근의 힘줄<br>• P : 위쪽다리 무릎 안쪽에 손을 대고 넙다리는 팔을 이용하여 감싸 안고, 다른 손으로 복사뼈 바로 위 발목지지<br>• T·Z : 굽혀진 다리의 발목지지 | 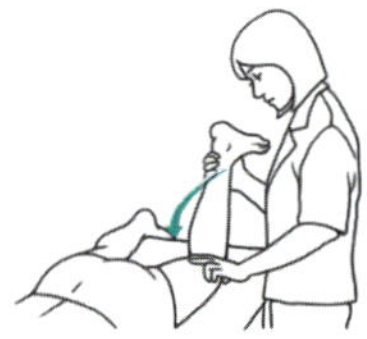<br>정상(N), 우(G)<br>가쪽뒤넙다리근 |
| 저항 | | • 저항) 복사뼈 바로 위 발목 가쪽<br>− 안쪽 방향<br>• 반대압) 무릎 위쪽 넙다리 먼쪽의 안쪽면<br>− 무릎의 가쪽 방향 | 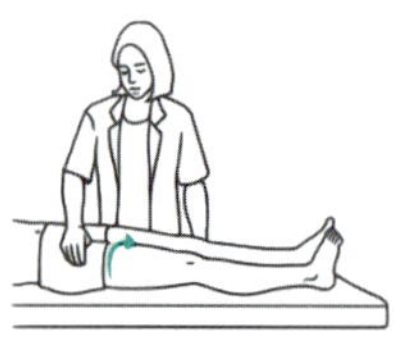<br>가(P) | • 발목 바로 위 다리 뒷면<br>− 무릎관절 폄 방향 | 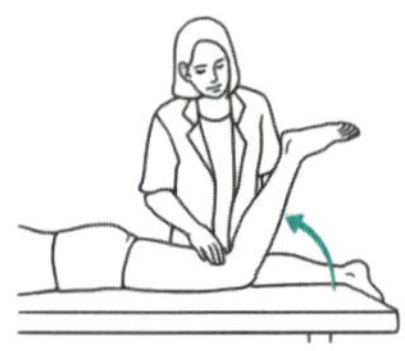<br>양(F) |
| 촉지 | | • 중간볼기근 : 큰돌기 위의 엉덩관절 뒤/가쪽면<br>• 넙다리근막긴장근 : ASIS 아랫부분의 엉덩관절 앞/가쪽면 | | 무릎 뒤쪽 바로 위의 가/안쪽 뒤넙다리근 힘줄 | |
| 등급 | N | | 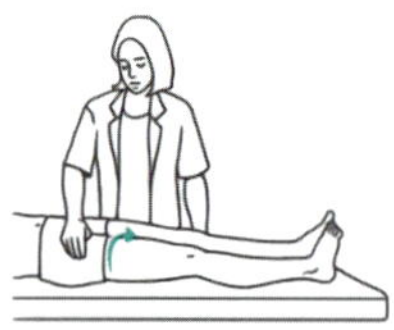<br>불가(T) | 장딴지근의 약증이 있을 경우 : 무릎 10° 굽힘 상태로 검사 시행 | 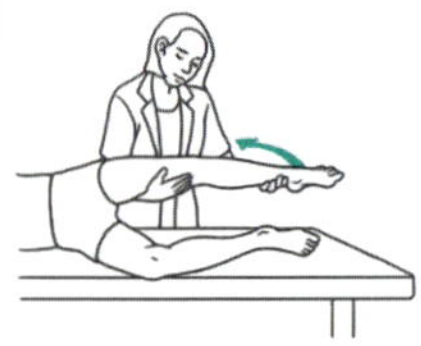<br>가(P) |
| | G | | | | |
| | F | | | | |
| | P | | | | |
| | T | | | | |
| | Z | | | | |
| 비고 | | • 대상작용<br>− 검사 측 골반올림<br>− 무릎관절 폄<br>− 엉덩관절 폄과 모음<br>• 약화 : 서기와 보행 시 가쪽 돌림<br>• 구축 : 충돌무릎(knock knee) | 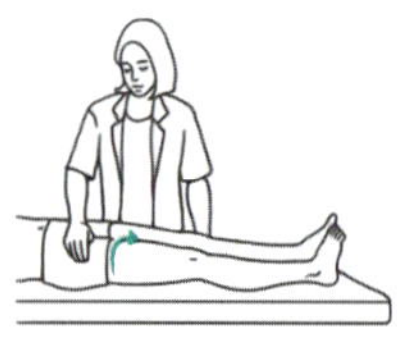<br>영(Z) | • 대상작용<br>− 넙다리빗근 : 엉덩관절 굽힘, 가쪽돌림<br>− 두덩정강근 : 엉덩관절 모음<br>− 장딴지근 : 발바닥굽힘<br>• 약화 : 젖힌무릎(back knee)<br>• 구축 : 무릎관절 굽힘, 골반뒤기울임, 편평한허리 | 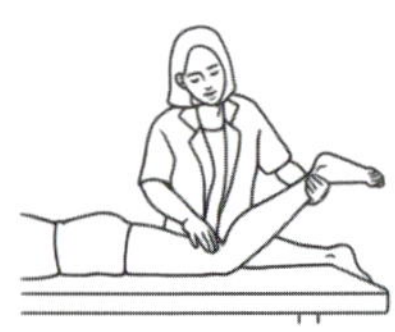<br>불가(T), 영(Z) |

| | 무릎관절 폄(Knee extension) | | 발목관절 발바닥굽힘(Ankle plantar flexion) | |
|---|---|---|---|---|
| 근육 | 넙다리곧은근<br>중간넓은근, 가쪽넓은근<br>안쪽긴넓은근, 안쪽넓은빗근 | 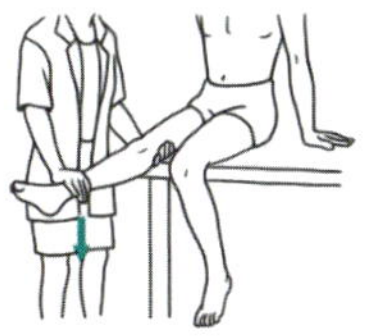<br>정상(N) | 장딴지근(안쪽/가쪽갈래)<br>가자미근 | 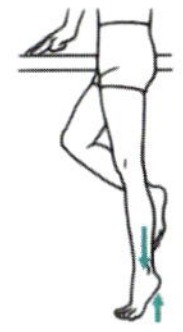<br>정상(N)·우(G) |
| 환자 자세 | • N·G·F : Sitting<br>• P : Side-lying<br>– 위쪽다리 : 검사측, 무릎 90° 굽힘<br>– 아래다리 : 약간 굽힘<br>• T·Z : Supine | 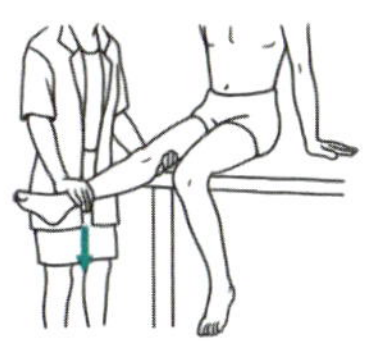<br>우(G) | • N·G·F·P : One-leg Standing<br>– 검사측 다리로 섬<br>– 무릎관절 : 폄<br>• P 방법2) Prone<br>– 검사대 밖으로 발을 내어놓음<br>• T·Z : Prone<br>– 검사대 밖으로 발끝을 떨어뜨림 | 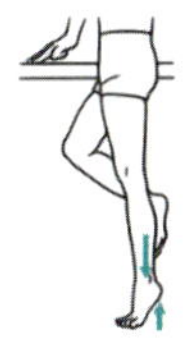<br>양(F) |
| 고정 | • N·G·F : 환자가 양손으로 검사대를 잡아 몸통 고정<br>• P : 한손으로 넙다리를 감싸듯 안아 무릎 밑을 받쳐 주고, 다른 손은 복사뼈 위의 종아리를 잡음 | 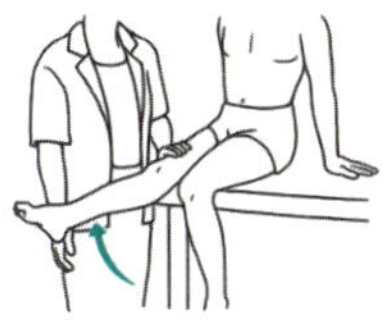<br>양(F) | • N·G·F & P 방법1)<br>– 환자가 1~2개 손가락으로 검사대 지지<br>• P 방법2)<br>– 발목 바로 윗부분 | 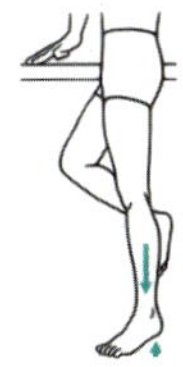<br>가(P) 방법1 |
| 저항 | • 발목 바로 위 먼쪽에서 종아리의 앞쪽면<br>– 아래쪽(무릎 굽힘 방향) | | • N·G·F·P : 체중<br>• P 방법2)<br>– 발바닥의 발허리뼈머리 | |
| 촉지 | • 넙다리네갈래근 힘줄<br>– 무릎 바로 위 | 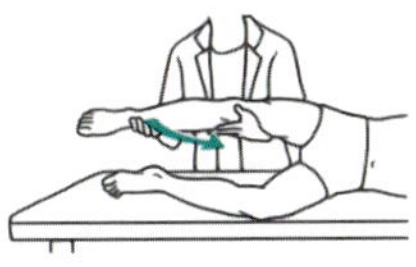<br>가(P) | 발꿈치뼈 바로 위에서 아킬레스힘줄의 긴장도를 살핌<br>• 장딴지근 : 종아리 중앙~중심선의 양쪽<br>• 가자미근 : 종아리 먼쪽의 뒤/안쪽면 | 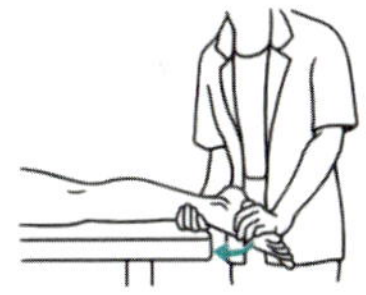<br>가(P) 방법2 |
| 등급 N | 무릎 과다폄을 하지 않도록 해야 함(잠김 자세가 될 수 있음) | 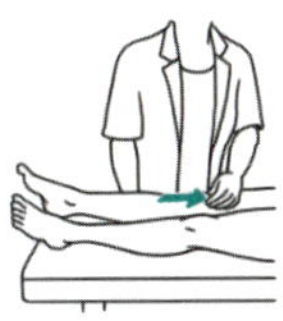<br>불가(T) | 피로감 없이 동작 25회 이상 | 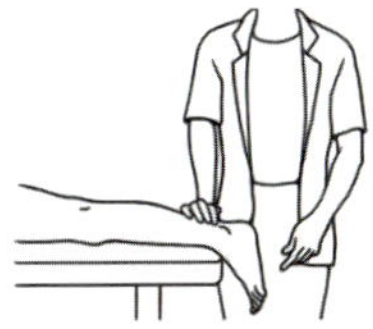<br>불가(T) |
| G | | | 피로감 없이 동작 10~24회 | |
| F | | | 피로감 없이 동작 1~9회 | |
| P | | | | |
| T | | | | |
| Z | | | | |
| 비고 | • 대상작용<br>– 엉덩관절 폄<br>• 안쪽넓은근 역할<br>– 동적 무릎 안정근<br>• 넙다리네갈래근 보행<br>– 젖힌무릎에서 주로 나타남 | 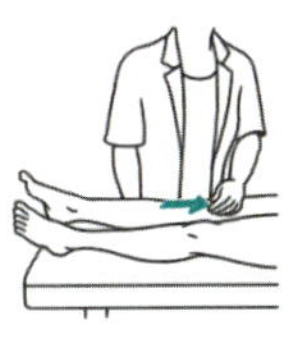<br>영(Z) | • 대상작용<br>– 긴발가락굽힘근·긴엄지굽힘근 : 강한 발가락 굽힘<br>– 긴·짧은종아리근 : 발의 바깥굽힘<br>– 뒤정강근 : 발의 안쪽굽힘 | 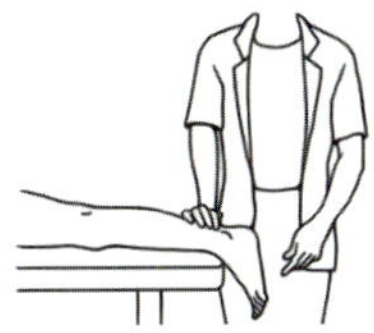<br>영(Z) |

측정 및 평가

| | | 발목관절 발바닥굽힘의 가자미근 분리 | 발목관절 발등굽힘과 안쪽번짐(Dorsiflexion & inversion) |
|---|---|---|---|
| 근육/신경 | | 가자미근 | 앞정강근 |
| 환자 자세 | | • N·G·F : One-leg Standing<br>– 검사측 다리로 섬<br>– 무릎관절 : 약간 굽힘<br>• P·T·Z : Prone<br>– 무릎관절 : 90° 굽힘 | Sitting |
| 고정 | | N·G·F : 환자가 1~2개 손가락으로 검사대 지지 | 복사뼈 바로 위 종아리 뒤부분 |
| 저항 | | 체중 | 발등 안쪽면 |
| 촉지 | | 발꿈치뼈 바로 위에서 아킬레스힘줄의 긴장도를 살핌<br>• 장딴지근 : 종아리 중앙~중심선의 양쪽<br>• 가자미근 : 종아리 먼쪽의 뒤/안쪽면 | 발목의 앞/안쪽복사,<br>정강뼈 가쪽의 근육팽대부 |
| 등급 | N | 피로감 없이 동작 20회 이상 | |
| | G | 피로감 없이 동작 10~19회 | |
| | F | 피로감 없이 동작 1~9회 | |
| | P | | |
| | T | | |
| | Z | | |
| 비고 | | • 대상작용<br>– 긴발가락굽힘근·긴엄지굽힘근 : 강한 발가락 굽힘<br>– 긴/짧은종아리근 : 발의 바깥굽힘<br>– 뒤정강근 : 발의 안쪽 굽힘 | • 대상작용<br>– 발가락폄근, 긴엄지폄근 |

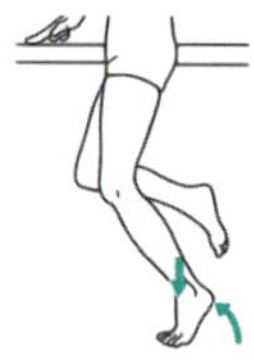
정상(N)

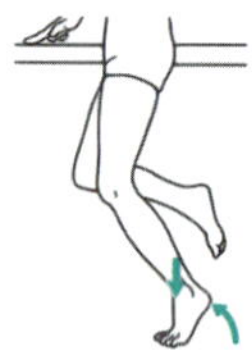
우(G)

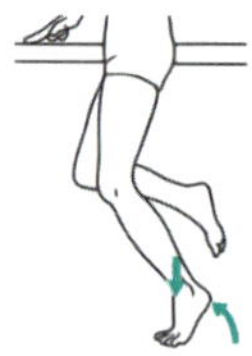
양(F)

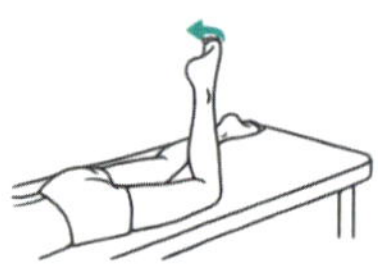
가(P)

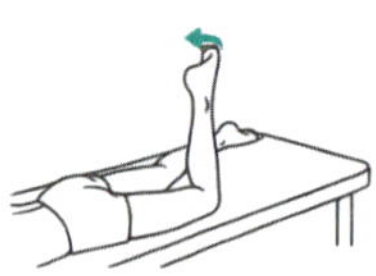
불가(T)

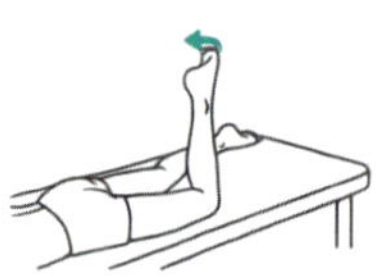
영(Z)

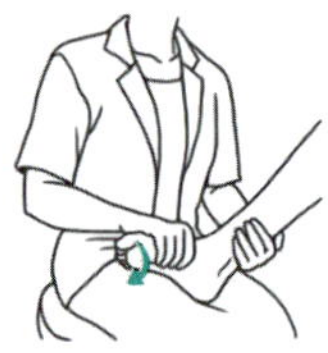
정상(N)

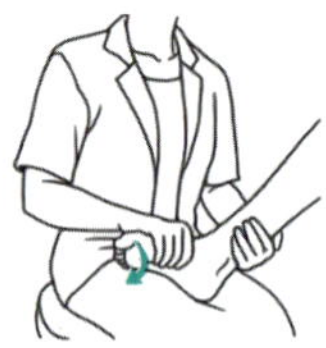
우(G)

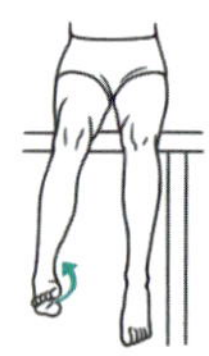
양(F)

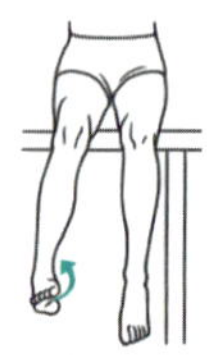
가(P)

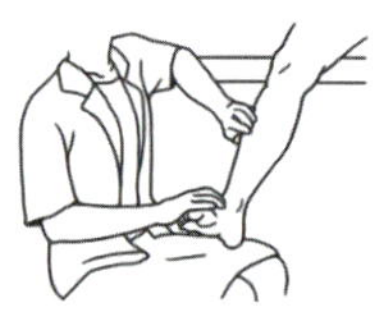
불가(T)

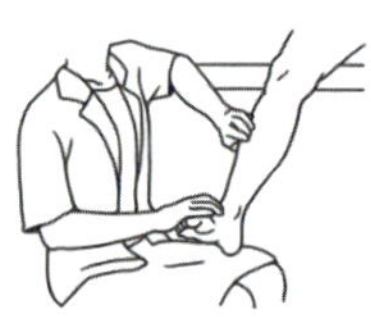
영(Z)

| | 발 안쪽번짐(Inversion) | 발 가쪽번짐(Eversion) |
|---|---|---|
| 근육 | 뒤정강근 | • 발바닥굽힘 동반<br>– 긴/짧은종아리근<br>• 발등굽힘 동반<br>– 긴발가락폄근, 장딴지근, 셋째 종아리근 |
| 환자 자세 | • N·G·F·P : Sitting<br>– 발목관절 : 약간 발바닥굽힘<br>• T·Z : Sitting 또는 Supine | • Sitting 또는 Supine<br>– 발목관절 : 중간위 |
| 고정 | 복사 바로 위 발목 | 복사 바로 위 발목 |
| 저항 | • 발허리뼈 머리 부위에서 발등과 안쪽부분<br>– 가쪽번짐+약간 발등굽힘 방향 | 안쪽번짐+약간 발등굽힘 방향 |
| 촉지 | 안쪽복사와 발배뼈 사이, 복사의 힘줄 | • 긴종아리근 : 종아리뼈 머리 아래의 위 1/3 가쪽<br>• 짧은종아리근 : 가쪽복사의 뒤~5번째 발허리뼈 바닥의 몸쪽 |
| 등급 N | | |
| 등급 G | | |
| 등급 F | | |
| 등급 P | | |
| 등급 T | | |
| 등급 Z | | |
| 비고 | 발가락 굽힘근의 대상작용을 예방하기 위해 발가락 이완해야 함 | |

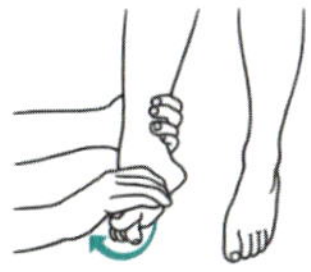
정상(N)

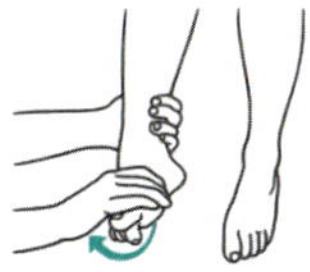
우(G)

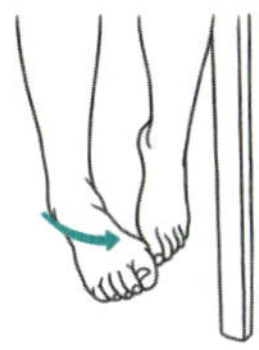
양(F)

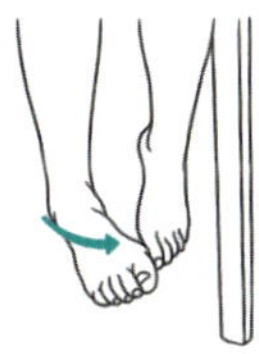
가(P)

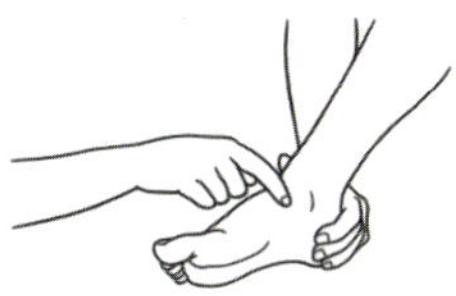
불가(T)

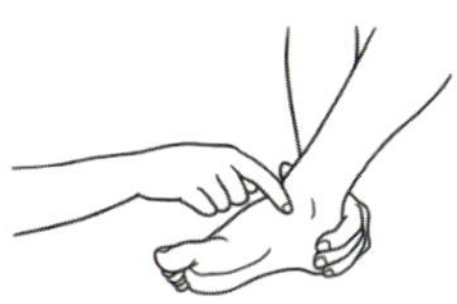
영(Z)

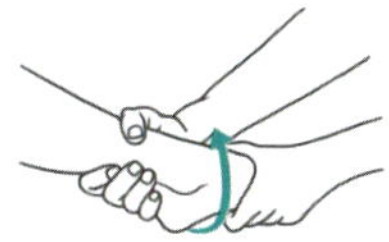
정상(N)

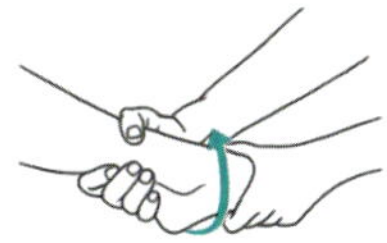
우(G)

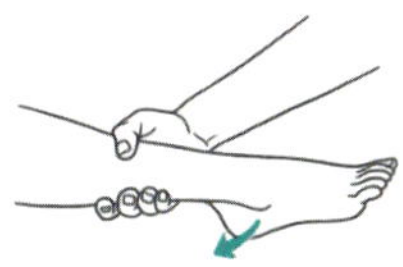
양(F)

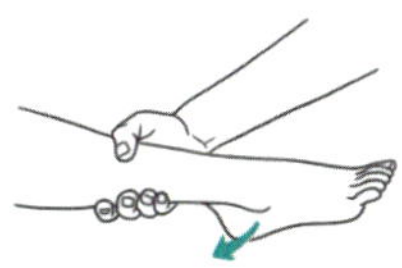
가(P)

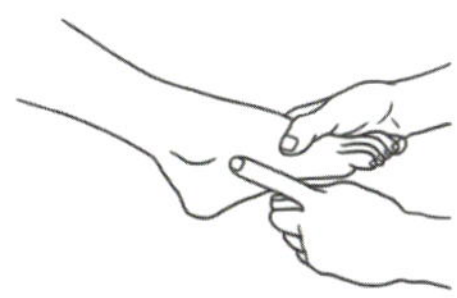
불가(T)

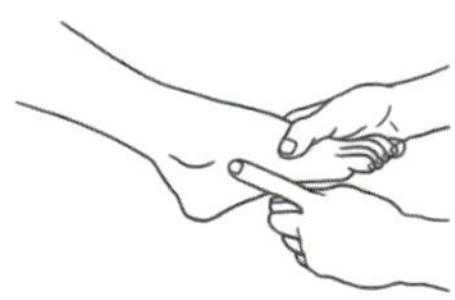
영(Z)

| | 발허리발가락관절 굽힘 | 발허리발가락관절 폄 | 발가락뼈사이관절 굽힘 | 엄지발가락관절 폄 |
|---|---|---|---|---|
| 신경 | 벌레근<br>짧은엄지굽힘근 | 긴발가락폄근<br>짧은발가락폄근 | DIP : 긴발가락굽힘근<br>PIP : 짧은발가락굽힘근<br>Hallux IP : 긴엄지굽힘근 | 긴엄지폄근 |
| 환자자세 | • Sitting 또는 Supine<br>– 발목관절 : 중간위 | • Sitting 또는 Supine<br>– 발목관절 : 중간위 | • Sitting 또는 Supine<br>– 발목관절 : 중간위 | • Sitting 또는 Supine<br>– 발목관절 : 중간위 |
| 고정 | 발목 바로 아래 발등 | 발허리뼈 | 엄지손가락으로 엄지발가락 PIP, DIP, IP 아래에 두고 앞발을 잡음 | 첫째발가락뼈 |
| 저항 | 가쪽 발허리발가락관절(MP) 아래 | 첫마디뼈 | • DIP : 중간마디뼈열 발바닥쪽<br>• PIP : 끝마디뼈열 발바닥쪽<br>• Hallux IP : 끝마디뼈열 발바닥쪽 | 엄지 끝마디뼈 등면 |
| 촉지 | | | | |
| T·Z (촉지) | | | | |
| 비고 | | | | |

EXPLANATION

## 얼굴근육

### 1. 근력단계(4단계)

1) 정상(normal) : 운동을 쉬고 완전히 자유롭게 함
2) 양(fair) : 운동이 힘듦
3) 불가(trace) : 최소한의 근 수축
4) 제로(zero) : 전혀 수축 없음

## 2. 표정근 신경지배 : 얼굴신경(7번째 뇌신경)

• 얼굴근육의 기능과 검사법

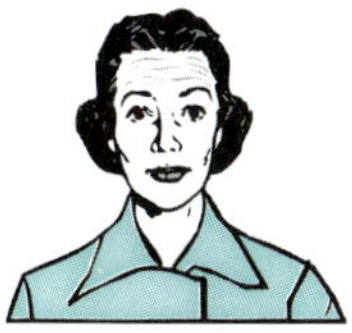

뒤통수이마근
(occipitofrontalis)
• 이마의 수평 주름 만들기
• 깜짝 놀랐을 때의 눈썹올림

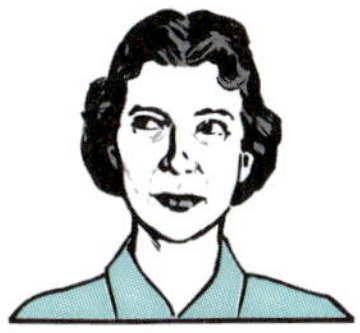

위눈꺼풀올림근
(levator palpebrae superioris)
• 위쪽 눈꺼풀을 들어 올림

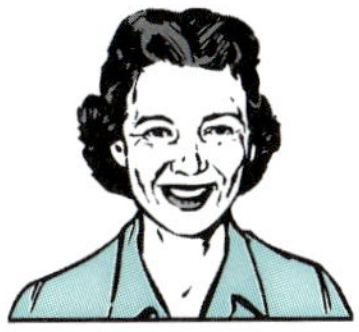

큰광대근
(zygomaticus major)
• 미소짓는 표정
• 입의 윤곽을 위/가쪽으로 올림

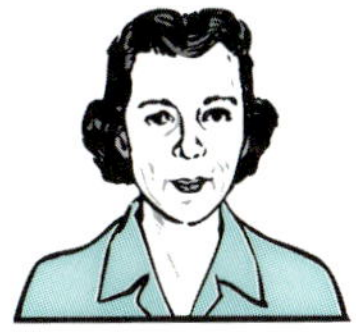

볼근
(buccinator)
• 트럼펫 부는 표정

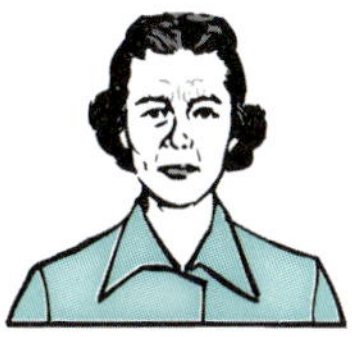

눈썹주름근
(corrugator supercilis)
• 눈살을 찌푸린 표정

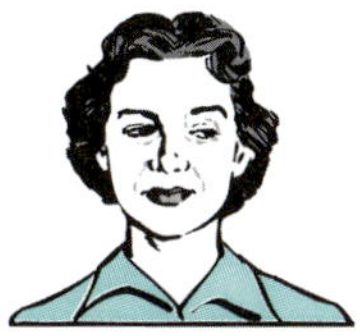

오른위빗근, 왼아래곧은근
(right sup. oblique, left inf. rectus)
• 눈알을 아래/왼쪽으로 움직임

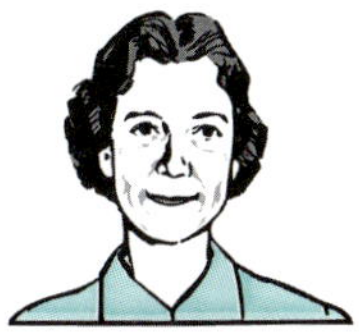

입꼬리당김근
(risorius)
• 입꼬리를 뒤쪽으로 당김
• 삐죽거림

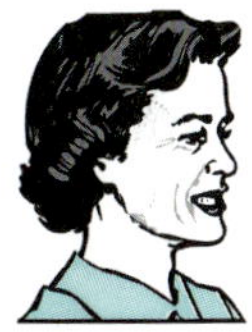

관자근, 깨물근, 안쪽날개근
(temporalis, masseter, pterygoid)
• 치아를 꼭 다묾(bite firmly)

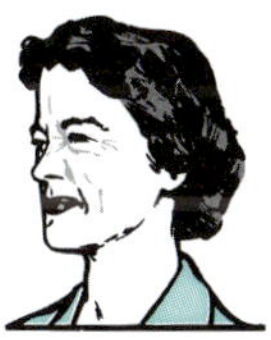

눈살근
(procerus)
• 싫어하는 표정
• 콧등에 주름 만들기

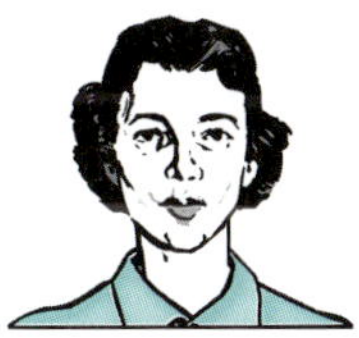

입둘레근
(orbiclarix oris)
• 휘파람 부는 표정
• 입술을 좁히고 압축(새주둥이)

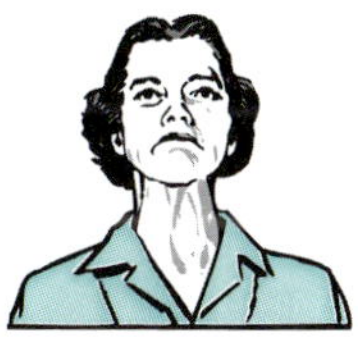

아랫입술내림근, 넓은목근
(depressor anguli oris and plastysma)
• 입꼬리를 아래고 당기고, 목의 피부가 당겨짐

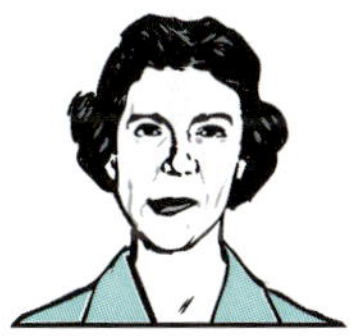

안·가쪽날개근
(lateral&medial pterygoids)
• 아래턱을 앞으로 내밀게 함
• 아랫니로 윗입술 깨물기

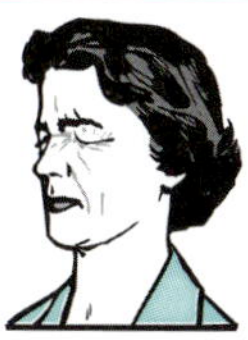

눈둘레근
(orbicularis oculi)
• 눈을 꼭 감게 함

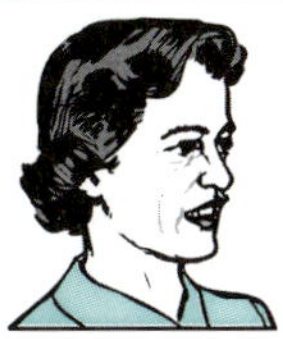

윗입술올림근, 작은광대근
(levator labii supeioris, zygomaticus minor)
• 위쪽 잇몸 보이도록 윗입술을 들어 올림

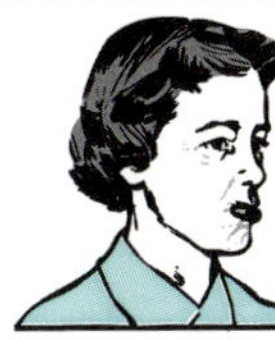

입꼬리내림근, 턱끝근
(depressor labii inferioris, mentalis)
• 뾰로통한 표정
• 아랫입술을 당겨 입꼬리 아래쪽과 양측바깥으로 당겨지고, 턱의 피부를 들어 올림

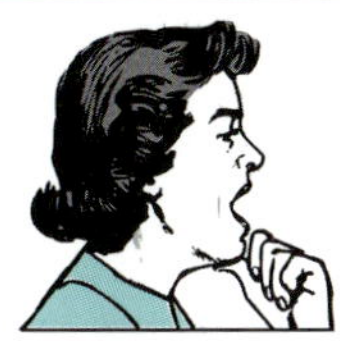

목뿔위근육
(suprahyoid muscles)
• 아래턱을 벌리게 함

# 자세평가

EXPLANATION

## 자세의 정의 및 변화

### 1. 자세의 정의와 원칙

| | |
|---|---|
| 정의 | • 주어진 순간의 모든 관절의 위치 |
| 원칙 | • 잘못된 정렬은 뼈, 관절, 인대 근육에 불필요한 스트레스와 좌상(strain) 유발<br>• 관절의 위치를 분석하면 어떤 근육이 늘어나있고 짧아져 있는지 알 수 있음<br>• 습관적 자세는 정렬과 근육검사 결과 사이에 상관관계가 존재함<br>• 근육의 약화는 근육이 부착되어 있는 부분에서 분리되도록 함<br>• 근육의 단축은 근육이 서로 더 가까이 붙어 있게 만듦<br>• 신장성 약화는 한 관절 근육이 늘어난 상태에서 발생할 수 있음<br>• 적응성 단축은 근육의 단축상태를 유발함 |

### 2. 성장에 따른 자세의 변화

| | 척추 | 골반 | 엉덩관절·무릎관절 |
|---|---|---|---|
| 영아기 | 목척주앞굽음 → 등척주뒤굽음 → 허리척주앞굽음 순으로 생김 | 앞기울임 되기 시작함 | 굽힘 경향 |
| 유아기 초기<br>(18개월~2세) | 보행 시작 → 허리척주앞굽음이 현저해짐 | X | 굽힘 경향이 사라짐 |
| 유아기<br>(2~6세) | X | X | 생리적 밖굽이무릎(genu valgum)이 6세까지 소실 |
| 학령기<br>(6~12세) | 척추굽음이 거의 완성 | 뒤굽음이 없어짐 | • 완전히 폄<br>• X형 다리(valgum)와 발의 뒤침 경향이 없어짐 |

EXPLANATION

# 자세의 평가

## 1. 신체의 측정

| 구분 | 항목 | 내용 |
|---|---|---|
| 자세 | 정의 | • 주어진 순간의 모든 관절의 위치 |
| | 성장에 따른 자세의 변화 | • 출생 후 목척주앞굽음 → 등척주뒤굽음 → 허리척주앞굽음의 순서로 발달 |
| | 원칙 | ① 잘못된 정렬은 뼈, 관절, 인대 근육에 불필요한 스트레스와 좌상(strain) 유발<br>② 관절의 위치를 분석하면 어떤 근육이 늘어나있고 짧아져 있는지 알 수 있음<br>③ 습관적 자세는 정렬과 근육검사 결과 사이에 상관관계가 존재함<br>④ 근육의 약화는 근육이 부착되어 있는 부분에서 분리되도록 함<br>⑤ 근육의 단축은 근육이 서로 더 가까이 붙어 있게 만듦<br>⑥ 신장성 약화는 한 관절 근육이 늘어난 상태에서 발생할 수 있음<br>⑦ 적응성 단축은 근육의 단축상태를 유발함 |
| 신체측정 | 위팔길이 | • 어깨뼈봉우리~노뼈붓돌기 |
| | 아래팔길이 | • 위팔뼈 가쪽위관절융기~노뼈붓돌기 |
| | 다리길이 | • 실제 길이(true leg length) : 위앞엉덩뼈가시~안쪽복사<br>• 외관상 길이(false leg length) : 넙다리뼈 큰돌기~가쪽복사 |
| | 위팔둘레 | • 위팔두갈래근의 최대 팽대부 |
| | 가슴둘레 | • 젖꼭지 직상~어깨뼈 아래각 직하의 높이를 통과하는 수평선에서 측정 |
| 측정의 일반원리 | ① 기본적인 출발 자세는 해부학적 위치에서 시작함<br>② 각도계는 팔다리의 가쪽 세로축에 평행하도록 가볍게 댐<br>③ 측정할 지절을 몇 번 움직이면서 운동 축을 확인함<br>④ 관절의 축은 운동의 최종위치까지는 결정되지 않으므로 최대 운동 범위에서 측정<br>⑤ 측정하는 관절 운동은 급격한 것이어서는 안 되고, 특히 동통, 경축이 있는 경우 천천히 운동시행<br>⑥ Passive ROM과 Active ROM 비교 | |
| 측정기구 | 자세측정기(conformature), 각도계, 연필, 줄자 등 | |

## 2. 신체적 정열(alignment)의 평가

1) **앞뒤균형**

(1) 시상면(sagittal plane) 내에서의 앞뒤균형을 비교

(2) 중심선 : 바깥귀길-어깨뼈봉우리-큰돌기-무릎관절 앞-발목관절 앞을 이은 선

2) **가쪽균형**

(1) 이마면 또는 관상면(frontal or coronal plane)에서의 좌우균형 안정도를 비교

(2) 2개의 체중계를 사용하여 어느 쪽 다리에 체중이 부하되는가에 따라 판정

(3) 중심선의 정중시상면(midsagittal plane) 안을 지남

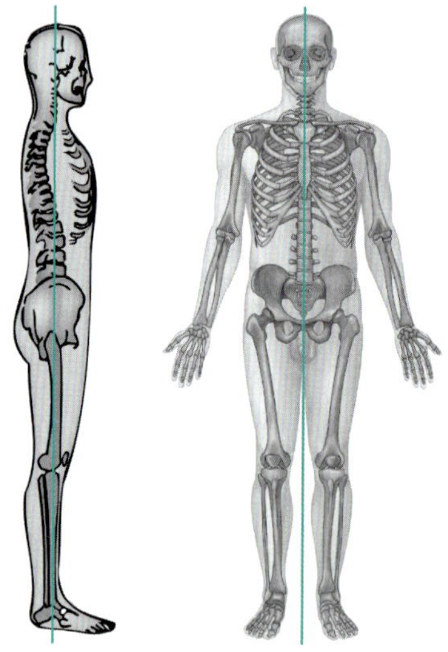

## 3. 머리

1) 앞뒤방향 편위 : 바깥귀길과 어깨뼈봉우리의 위치관계로 판정
2) 좌우방향 편위 : 턱과 어깨와의 관계, 바깥귀길과 어깨뼈봉우리와의 거리의 비교 등으로 판정

## 4. 가슴

1) 정상
   (1) 전체의 형태 : 원주형, 아래쪽이 넓음, 좌우는 거의 동형, 상봉각은 거의 직각
   (2) 앞뒤경은 좌우경보다 조금 작음
2) 가슴이상

| | | |
|---|---|---|
| **선천성 가슴이상** | 깔때기 가슴<br>(funnel chest, pectus excavatum) | • 가슴우리·복장뼈 내림(편측 : 유방↓)<br>• 폐활량 감소<br>• 순환장애<br>• 안쪽들린휜발증 갈비뼈유합 |
| **후천성 가슴이상** | 새가슴<br>(pigeon chest, pectus carinatum) | • 앞쪽과 아래쪽으로 돌출된 복장뼈<br>• 가슴의 앞쪽돌출형 |
| | 맥주통 가슴<br>(barrel chest) | • 갈비뼈의 증가된 전체 앞뒤쪽 지름<br>• 만성 폐기종 환자<br>• 가슴 좌·우의 유연성이 떨어짐(근 긴장이 높기 때문) |

## 5. 어깨의 높이

1) 양측 어깨뼈봉우리의 높이를 바깥귀길과의 관계로 측정
2) scapula의 inferior angle에 손을 대어서 높이 측정
3) acromion의 anterior process에 엄지를 대어서 높이 측정

4) 보통 어깨뼈 아래각은 $T_7$ 높이에 위치(어깨뼈가시=$T_3$, 어깨뼈아래각=$T_7$)

5) sprengel's shoulder : scapula가 elevation, downward rotation된 것

## 6. 어깨뼈

척주 정중선으로부터 어깨뼈 안쪽모서리(medial border of scapula)의 외전도, 어깨뼈 아래각의 돌출도 체크

* **날개어깨뼈(winging scapula)**
  - 엎드렸을 때 안쪽모서리(medial border)가 튀어나옴
  - 한쪽인 경우 : 신경의 이상(앞톱니근 지배신경인 긴가슴신경 손상)
  - 양쪽인 경우 : 근육의 이상(muscle atrophy)

## 7. 엉덩관절 높이

1) 양측 : 위앞엉덩뼈가시(ASIS) 높이 비교

2) 뒤쪽에서의 자세 평가기준 : 위뒤엉덩뼈가시(PSIS)

| | 골반 앞기울임(anterior tilting) | 골반 뒤기울임(posterior tilting) |
|---|---|---|
| 정의 | • 위앞엉덩뼈가시(ASIS)이 두덩결합 앞면에 놓은 상태 | • 두덩결합이 위앞엉덩뼈가시(ASIS) 앞면에 놓인 상태 |
| 원인 | • 허리척주앞굽음과 허리척주뒤굽음 증가<br>• 뒤쪽의 척추압박<br>• 폄된 배근육과 연부조직들<br>• 엉덩관절 굽힘근의 긴장, 허리네모근의 긴장<br>• 배곧은근, 큰볼기근의 약화 | • 등척주굽음증<br>• 앞쪽의 척추압박<br>• 폄된 엉덩관절 굽힘근과 아래배근, 관절주머니<br>• 뒤넙다리근 긴장<br>• 엉덩관절 굽힘근 약화, 허리네모근 약화 |

## 8. 배

* **Beevor's sign**
  - 일어나 앉을 때 배꼽이 위쪽으로 치우치는 징후
  - $T_{10}$에서의 척수 손상 시 위, 아래배근 균형의 붕괴
  - 배근 약화는 골반 앞기울임, 허리척주앞굽음, 아래갈비뼈의 확장(flaring) 등을 발생시키고 허리통증의 원인이 되기도 함

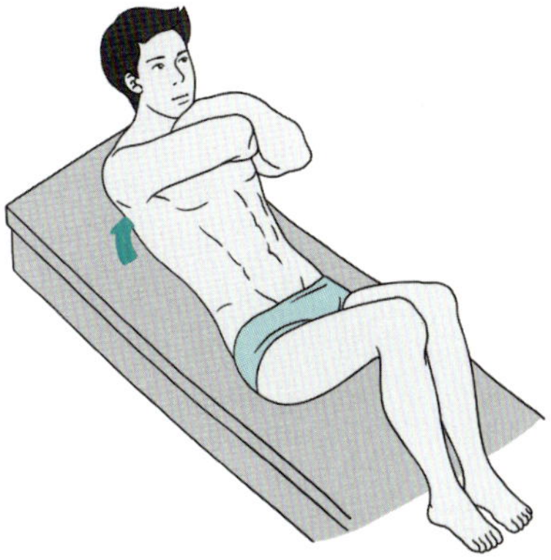

## 9. 척주

척주의 대표적인 형태이상 : 척주옆굽음증(scoliosis), 척주뒤굽음증(kyphosis), 척주앞굽음증(lordosis)

1) **척주옆굽음증(scoliosis)**

| 정의 | 척주가 연속적으로 이마면에서 가쪽으로 굽이된 것 | |
|---|---|---|
| 구분 | 단순성 척주옆굽음증 | • 척주가 한 방향으로 굽이된 경우 |
| | 복합성 척주옆굽음증 | • 주된 변형을 중심으로 위아래 부위에 대상성 굽이된 경우 |
| 척추굽이의 분류 | 1차 척추굽이 | • X선에서는 가장 현저한 curve를 말함<br>• 척주옆굽음증에서의 주된 변형을 일컬음 |
| | 2차 척추굽이 | • 평형관계를 유지하기 위하여 1차 척추굽이 중심으로 하여 생긴 척추굽이 |
| 형태학적 평가 | 어깨의 높이 | • 대사성 척추굽이가 없을 경우 : 볼록면의 어깨 높아짐<br>• 하지만 2차 척추굽이가 클수록 이에 대한 보상작용으로 거의 비슷할 수 있음 |
| | 갈비뼈의 형태 | • 볼록면 뒤쪽 돌출, 오목면은 반대로 편평함 |
| | 어깨뼈의 높이 | • 볼록면의 어깨뼈는 올림되고 아래각은 가쪽으로 돌림 |
| | 등의 폭 | • 볼록면이 오목면보다 넓게 보임<br>• 볼록면에는 갈비뼈의 bulging이 있음 |
| | 등의 피부상태 | • curve 반대쪽에 주름이 생김 |
| | 몸통의 편위 | • 위팔이 몸통에서 더 떨어져 있는지 아닌지 확인<br>• 볼록면이 붙어 있음<br>• 팔을 밑으로 늘어뜨리고 머리를 숙여 굽힘시킴<br>• curve된 쪽이 튀어 나옴 |
| | 대사성 척추굽이가 없을 때 볼록면 몸통과 팔의 거리가 오목면 몸통으로부터 팔까지의 거리보다 가까움 | |

2) **척주뒤굽음증(kyphosis, round back)**

척주의 등부분에 뒤쪽으로의 척추굽이자세가 뚜렷한 것

3) **척주앞굽음증(lorosis)**

(1) 인체를 옆에서 보았을 때, 허리척추굽이가 과도하게 앞으로 돌출된 상태

(2) 배근의 약화, 엉덩관절의 굽힘 구축(iliopsoas m.)에 기인

(3) 일차성 척주앞굽음증 : 선천적 형태이상

(4) 대상성 척주앞굽음증 : 골반을 중심으로 하는 기구의 왜곡에 의해 생긴 것

## 10. 다리 (기출)

| 분류 | 변형 | 정의 | 원인 |
|---|---|---|---|
| 이마면 이상 | 밖굽이무릎<br>(genu valgum,<br>konck knee,<br>X형 다리) | • 이마면안에서 가쪽굽힘 하는 변형<br>• Q-angle이 20° 이상<br>(정상 15°) | • 엉덩정강근막띠(iliotibial band)와 무릎관절·구조들의 긴장<br>• 넙다리 앞기울임(anteversion)<br>• 신장된 안쪽 무릎관절 구조들<br>• 가쪽 무릎관절의 압박<br>• 발의 엎침 |
| | 안굽이무릎<br>(genu varum,<br>bow leg,<br>O형 다리) | • 밖굽이무릎의 정반대 변형 무릎의 안쪽굽힘 변형<br>• Q-angle이 15° 이하<br>(정상 15°) | • 과다폄된 무릎관절, 넙다리네갈래근, 발 가쪽번짐근과 엉덩관절의 안쪽돌림근의 긴장<br>• 안쪽 관절 구조들의 압박<br>• 넙다리 뒤기울임(retroversion)<br>• 연장된 가쪽엉덩관절 돌림근, 오금근, 뒤정강근 |
| 시상면 이상 | 젖힌무릎<br>(genu recurvatum,<br>back knee) | • 무릎관절이 뒤쪽으로 굽어지는 변형<br>(중력 스트레스가 관절축의 앞쪽에 놓임) | • 장딴지근, 가자미근의 긴장<br>• 넙다리네갈래근의 약화<br>• 발의 꿈치들린휜발증위 구축<br>• 신장된 무릎관절의 오금근과 뒤넙다리근<br>• 앞쪽의 압력<br>• 뒤넙다리근(hamstring) 마비<br>• 정강뼈 프라토(tibial plateau)의 모양 |

※ Q-angle

(1) 정의
- 넙다리네갈래근과 무릎힘줄과의 각을 말함
- ASIS에서 무릎뼈 중앙을 잇는 선
- 앞정강뼈거친면(anterior tibial tuberosity)에서 무릎뼈 중앙을 잇는 선

(2) 자세
- 엉덩관절과 발의 다양한 자세가 Q각을 바꿀 수 있기 때문에 자세는 중요
- 다리를 이완하고 해부학적 자세에 있는 상태로 바로 누운 자세

(3) 검사자
- 몸쪽 팔(proximal arm) : 위앞엉덩뼈가시(ASIS)를 연결하는 넙다리 위에 놓음
- 관절운동측정기의 축 : 무릎뼈의 중앙 지점 위에 놓음
- 먼쪽 팔(distal arm) : 정강뼈결절 위에 놓음

(4) 결과

| | 남성 | 여성 |
|---|---|---|
| Normal angle | 10～14° | 15～17° |

| 기준보다 낮은 각 | 기준보다 큰 각 |
|---|---|
| • 무릎뼈 연골 연화증<br>• 무릎뼈의 고위와 | • 무릎뼈 넙다리 기능상실<br>• 증가된 넙다리 앞기울임<br>• 밖굽이무릎<br>• 증가된 가쪽정강뼈 비틀림 |

## 11. 발목관절 및 발

1) 여러 관절, 인대, 근들이 있고 복잡한 운동을 함과 동시에 체중의 지탱, 이동의 중요한 역할을 하고 있음
2) 발목관절
   (1) 발목관절(talocrural joint), 목말발꿈치관절(talocalcaneal joint), 목말밑관절(subtalar joint)
   (2) 발목관절 : 발등굽힘과 발바닥굽힘 및 약간의 모음·벌림을 함
   (3) 목말발꿈치관절과 목말밑관절 : 안쪽번짐·가쪽번짐을 함

| 변형 | 상태 |
|---|---|
| 꿈치들린휜발증<br>(pes equinus) | • 종아리신경(peroneal n.) 손상 시<br>• 발목관절이 발바닥굽힘위(plantar flexed) 구축 |
| 발끝들린휜발증<br>(pes calcaneus) | • 정강신경(tibial n.) 손상 시<br>• 발목관절이 발등굽힘(dorsi flexed) 구축 |
| 편평발<br>(pes planus, flat foot) | • 세로활(longitudinal arch) 높이 감소 또는 소실<br>→ 발앞부는 안쪽번짐위, 발뒤부는 가쪽번짐위로 구축 |
| 오그린휜발증<br>(pes excavatus, claw foot) | • 세로활의 증가가 원인<br>• 편평발과 반대변형 |
| 안쪽들린휜발증<br>(pes varus, club foot) | • 발이 안쪽번짐 구축 |
| 가쪽들린휜발증<br>(pes valgus) | • 발이 가쪽번짐 구축 |

# 보행검사

EXPLANATION

## 보행 검사

### 1. 보행의 기초(기출)

1) stance : 발이 땅에 닿아 있는 시기(60%)
   (1) 초기 닿기(initial contact)
   (2) 부하반응기(loading response)
   (3) 중간디딤기(midstance) : 중간볼기근 가장 강하게 작용
   (4) 후기디딤기(terminal stance)
   (5) 전흔듦기(preswing)
2) swing : 발이 떠 있는 시기(40%)
   (1) 초기흔듦기(initial swing)
   (2) 중간흔듦기(midswing)
   (3) 후기흔듦기(terminal swing)
   → 걷는 속도가 빨라질수록 single stance phase 길어지고, 짧아지다가 뛸 때는 double stance 없어짐
3) stance stability 유지
   (1) Hip : iliofemoral lig.
   (2) Knee : posterior oblique lig.
   (3) Ankle : soleus M.
4) Rocker system(보행 중 자연스럽고 최소한의 에너지가 소요되게 하는 기전)
   (1) Heel rocker : loading response 시기에 foot의 급격한 plantar flexion 방지 ankle dorsiflexion 작용
   (2) Ankle rocker : forefoot이 지면에 닿은 후 tibia가 급격히 앞으로 구르지 않도록 뒤에서 잡아주는 soleus 근육의 작용
   (3) Forefoot rocker : heel 이 들려지는 terminal stance 시기에 foot의 metatarsal head의 둥근 해부학적 모양에 의해 가능한 작용으로 ankle plantar flexion 작용
5) 한발의 heel에서 같은 발 heel까지의 거리 : step length

## 2. 디딤기(Stance phase)

- 발뒤꿈치 닿기(heel strike)
- 발바닥 닿기(foot flat)
- 중간디딤기(midstance)
- 발 끝 떼기(push-off)

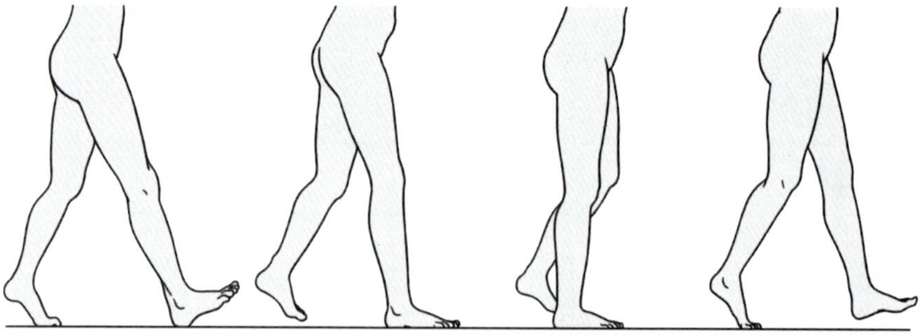


1) 디딤기 근력 쇠약
   (1) 앞정강근(tibialis anterior) : 발처짐 보행(drop foot gait)
   (2) 중간볼기근(gluteus medius) : 중간볼기근 파행
   (3) 큰볼기근 : 큰볼기근 파행
   (4) 장딴지근, 가자미근 : 편평발 보행
   (5) 넙다리네갈래근 : 젖힌무릎 보행
2) 불안정성
   (1) 발을 10cm 이상 넓게 벌리며 걷는다.
   (2) 발바닥 감각이 저하된 환자, 매독, 말초신경 장애는 보행 시 발을 넓게 하며 걸음
   (3) 소뇌에 이상 있는 환자는 발을 넓게 벌리고 걸음
   (4) 무릎뼈가 탈구된 환자는 갑자기 무릎이 구부러지고 주저앉게 되는 불안정한 무릎이 됨
   (5) 무릎의 반달연골이 단열된 환자는 불안정한 무릎이 되고 주저앉게 됨
   (6) 곁인대가 단열된 환자도 불안정한 무릎이 되며 주저앉기 쉬움
3) 동통
   (1) 구두에 문제가 있는 환자는 디딤기 모든 시기에 동통을 느끼며, 유통성 보행을 하게 됨
   (2) 발꿈치뼈돌기(heel spur)가 있는 환자는 디딤기 중에서 발뒤꿈치 닿기 때 동통을 느끼게 됨
   (3) 뼈관절염이 있는 환자는 디딤기 모든 시기에 동통을 느끼게 됨
   (4) 강직성 가락굽음증 환자는 엄지발가락의 동통 때문에 편평발 보행이 됨

## 3. 흔듦기(swing phase)

- 가속기(acceleration)
- 중간 흔듦기(midswing)
- 감속기(deceleration)

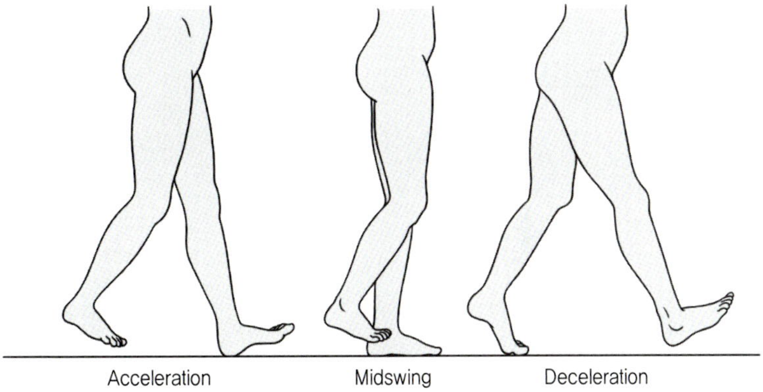


1) 근력 쇠약
   (1) 발과 발목관절의 발등굽힘근군이 약한 환자는 계상 보행으로 걸음
   (2) 넙다리네갈래근이 약한 환자는 엉덩관절을 돌림하지 않고서는 가속할 수 없음
   (3) 넙다리 뒤근육이 약한 환자는 발뒤꿈치 닿기 바로 직전에 적절한 감속을 할 수 없음
2) 융합된 관절
   무릎관절이 융합된 환자는 융합된 쪽의 엉덩관절을 들어 올려 발을 지면에서 떨어지게 함

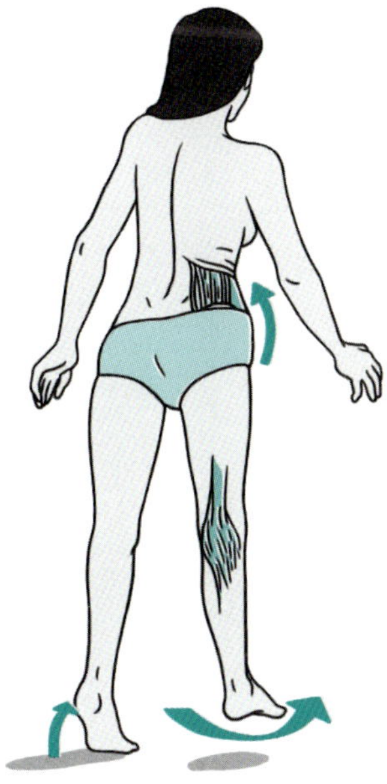

## 4. 보행 검사 판정 기준

1) 양 발 넓이 : 양 발뒤꿈치 사이의 거리 5～10cm
2) 몸의 중심 : 2번째 엉치뼈의 앞쪽 5cm되는 위치
3) 발뒤꿈치 닿기를 제외한 디딤기의 모든 시기에 무릎관절 약간 굽힘
4) 골반과 몸통은 보행 시 체중부하가 이루어지는 쪽으로 약 2.5cm 정도 가쪽 이동
5) 평균적 보폭 약 38cm
6) 흔듦기에서 골반은 앞쪽으로 4° 돌림

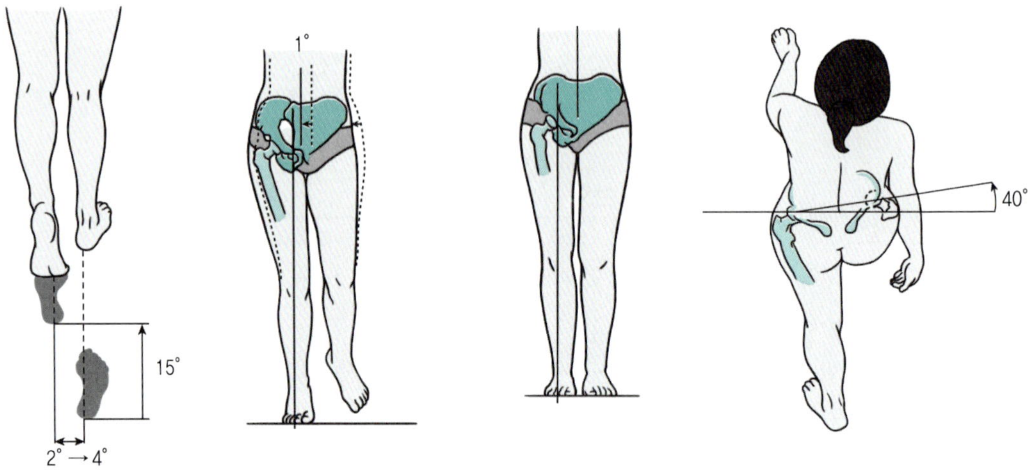

# 임상의사결정

퍼시픽 물리치료학 개념서

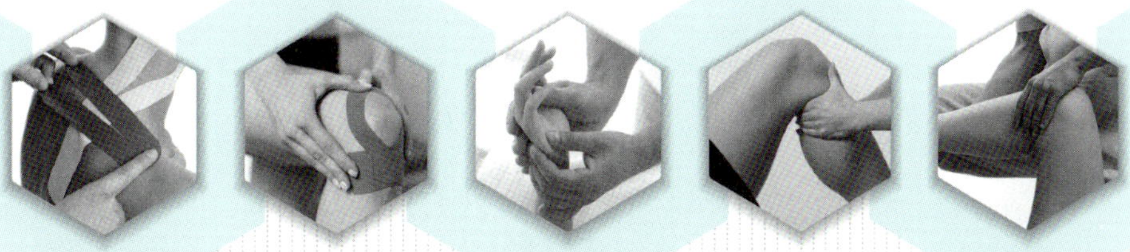

PHYSICAL THERAPY

PHYSICAL THERAPY

# 임상의사결정

EXPLANATION

## 임상추론 및 가설지향알고리즘

### 1. 임상추론 (기출)

1) 정의 : 환자를 평가하고 관리하는데 활용되는 인지과정 및 사고
2) 임상의사결정 및 임상판단 : 임상추론 과정에서 진단을 위한 의사결정에 초점을 둠
3) 임상문제해결 : 문제를 해결하기 위한 방안에 무게중심을 두며, 물리치료사의 목표는 환자의 문제 해결이라는 점을 암시
4) 임상추론과정 : 치료사의 지식기반, 인지능력(자료분석 및 통합), 메타인지능력(의식, 사고과정의 자기검열) 등에 영향을 받음

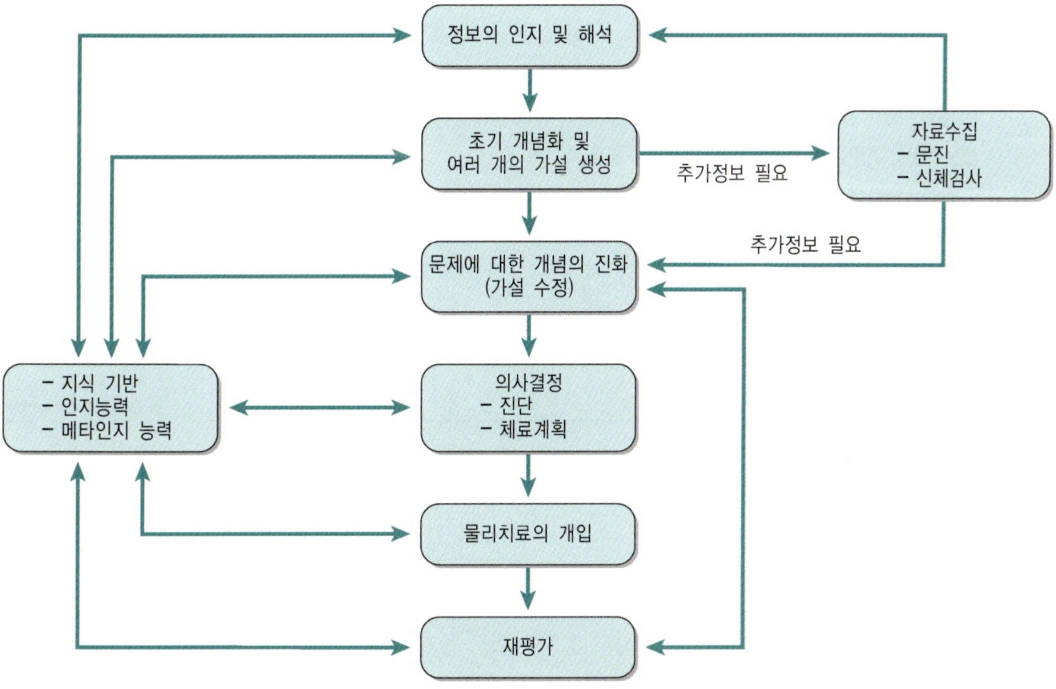


물리치료사의 임상추론 과정

## 2. 임상추론의 각 단계에 영향을 미치는 주요 요인

1) 정보의 인지 및 해석 : 환자의 연령, 외모, 얼굴 표정, 동작 패턴, 앉은 자세를 비롯한 즉흥적인 관찰 정보 등이 포함
2) 초기개념화 : 환자의 첫 만남에서 수집하는 정보들을 토대로 초기 개념 수립. 남은 진찰 및 관리과정 내내 고려할 '예비 작업가설'의 수립 포함
3) 추가정보(자료수집) : 문진 및 검사 과정 내내 이 작업가설을 염두에 두고 추가 정보 수집
4) 문제에 대한 개념의 진화 : 자료수집 과정은 가설이 정교화되고 새로운 가설을 생성하는 등 환자의 문제에 대한 치료사의 인식이 진화하면서 계속해서 반복. 환자를 진찰하면서, 진단을 내리고 관리 계획을 결정할 때까지 임상추론과정 반복
5) 의사결정 : 치료사는 치료를 할 것인지 말 것인지 관리 계획을 결정
6) 물리치료의 개입 : 본격적 치료를 시작하는 것이든 환자에 대한 권장 사항이든, 모든 종류의 치료는 가설 검증의 방편이어야 함
7) 재평가 : 가설을 유지할 것인지 폐기할 것인지 결정. 재평가를 통해 환자의 문제에 대한 치료사의 인식 진화

## 3. 가설지향알고리즘 (기출)

1) 가설중심알고리즘을 기초로 임상의사결정 수립
2) 순서
   (1) 환자의 초기정보 수집, 환자가 인지하고 있는 문제 목록화
   (2) PIPs를 검사할 수 있는 전략을 수립하여 가설 설정
   (3) 가설을 확인하기 위한 검사 수행
   (4) 환자가 인지하지 못하는 문제 추가, 기존문제와 예상문제의 이유 확인
   (5) PIPs, NPIPs 통합하여 통합문제 목록 작성
   (6) 통합문제에 대한 목표 설정, 재평가
   (7) 예상되는 문제에 대한 중재전략 수립
   (8) 전략 수행

EXPLANATION

# 임상의사결정

## 1. 임상의사결정

1) 개념과 정의
   (1) 환자의 문제를 정확하게 진단하고 효과적으로 중재하기 위한 일련의 인지적, 정서적, 심리운동적 과정

(2) 가설-추론적 방법을 사용하여 수행

① 환자의 문제에 대한 가설을 세움 → 측정, 검사 → 결과를 해석하는 과정

② 이에 따른 장단기 중재목표를 설정함

③ 근거에 기반을 둔 효과적인 중재 방법을 결정함

④ 치료목표가 달성되었는지 재평가함

2) 임상의사결정의 과정

(1) 1단계 : 환자의 검진

(2) 2단계 : 자료의 분석과 문제의 인식

(3) 3단계 : 진단하기

(4) 4단계 : 치료계획 수립과 예후의 판단

(5) 5단계 : 치료계획의 실행

(6) 6단계 : 치료결과의 평가와 환자의 재검진



## 2. 임상의사결정의 문서화 (기출)

| | |
|---|---|
| Subjective | 환자의 현 상태와 관련된 모든 정보를 환자로부터 얻어내어 명시 |
| Objective | 실시된 평가와 검사의 결과와 환자에 대한 객관적인 관찰을 기록 |
| Assessment | 문제목록, 장·단기 목표를 설정 |
| Plan | 환자를 치료하는 계획을 세우고 기록 |

1) **Subjective(주관적 정보)**

(1) 환자나 가족구성원에 의해 치료사에게 제공되는 정보

(2) 환자의 병력, 현재의 상태가 시작되기 전에 환자의 기능수준, 환자의 생활양식이나 가정생활

(3) 환자의 정서나 태도, 환자가 호소하는 내용, 환자의 치료에 대한 반응 등의 정보를 기술

① 환자나 가족 등이 치료사에게 말한 것들을 기록

② 환자의 개인정보, 사회력, 고용상태, 생활환경, 일반적 건강상태, 가족 건강력, 기능적인 활동수준, 약물, 치료중재에 대한 반응 등이 포함

③ 문제에 대한 종전의 병력과 그 문제에 대한 종전의 치료와 치료결과 기록

④ 약물적인 중재나 수술적인 중재와 같은 문제와 관련된 병력

⑤ 전반적인 건강, 투약, 이미 수행된 X선과 같은 문제와 관련된 검사를 간단하게 기술

(4) 증상의 시작과 손상기전에 대하여 기술

① 증상이 최근에 발병했는지, 재발했는지, 혹은 잠재적인지를 결정

② 영속하는 상황이 존재하는지를 결정

(5) 증상을 어떻게 인지했는지 기술

① 통증 혹은 증상의 위치, 형태 및 특성

② 통증과 증상이 척수 분절과 관련된 양상인지, 신경근 양상, 경질막 양상, 근막통증 양상, 말초신경 양상, 순환성 통증과 같은 분절외 기준 양상인지를 결정함

(6) 24시간의 전형적인 일상 활동을 수행하는 동안에 나타나는 증상의 양상을 기술
① 증상의 원인을 더 잘 일으키는 움직임 혹은 자세를 확인함
② 문제가 얼마나 심각한지, 얼마나 기능적으로 제한하는지를 결정함. 환자는 기능적인 제한을 일상생활활동, 직장활동, 가족활동, 사회활동 및 오락활동의 견지에서 기술
③ 증상이 얼마나 쉽게 일어나고 얼마나 오랫동안 지속되는지를 통해 그 문제의 심각성을 결정

2) **Objective(객관적 정보)**

(1) 주관적 소견에서 얻은 정보를 참고로 검사와 측정을 하는 단락
(2) 시스템 재조명 : 심혈관계, 외피계, 근골격계, 신경근계, 의사소통, 감정, 인지, 학습스타일 등
(3) 검사와 측정 : 보행, 균형, 관절가동범위, 근력, 감각, 일상생활동작, 표준화되고 신뢰도 있는 검사 도구 사용, 의사의 진단 및 각종 검사 소견을 기록하여, 특히 물리치료의 이학적 검사 내용을 기록
① ROM(운동범위)
② muscle strength and tone(근력 및 근긴장도)
③ sensation and proprioception(감각 및 고유감각)
④ functional evaluation(기능 평가)
⑤ transfer method(이동방법)
⑥ gait analysis(보행분석)
⑦ edema(부종)
⑧ skin condition(피부상태)
⑨ mental status(정신상태)
(4) 시진(inspection) : 전반적인 모습과 기본적인 활동을 관찰
① 검사 보조기구를 사용
② 전반적인 자세와 특정 부위의 자세 또는 외형의 변화, 부종, 위축, 비대 및 비대칭성과 같은 침범된 신체 부위의 형태를 관찰
③ 흉터조직과 같은 피부 상태와 탈구 등이 유발되었는지 관찰
④ 앉고 서고 걷는 양상, 전반적인 운동에 대한 효율성, 협응, 균형과 평가에 적응하는 능력을 관찰하고, 이러한 결과들과 진단검사 결과로부터 보다 상세한 검사가 기능적인 제한과 장애 및 핸디캡에 대한 판단을 위한 자료로 사용
(5) 증세유발－선택적인 긴장 유발 절차(provocation-selective tension procedures)
① **능동 관절가동범위 운동(Active Range Of Motion; AROM)**
- 증상과 관련된 신체 부분을 관절가동범위를 통해 움직이도록 환자에게 지시
- 움직이는 방법과 운동 범위로부터 환자가 움직일 수 있는지 혹은 움직이려는 의도가 있는지를 결정함

② **수동 관절가동범위 운동(Passive Range Of Motion; PROM)**
- 수동 관절가동범위를 측정하고 이것을 능동 관절가동범위와 비교하여 관절 문제가 존재할 때 그 관절의 전형적인 제한 패턴을 따르는지를 고려함

- 끝느낌
  - 용수철 느낌(spring) : 반달연골이나 관절연골의 찢어짐과 같은 관절 내의 걸리는 느낌
  - 근방호(muscle guarding) : 급성 통증에 반응하는 불수의적인 근 수축
  - 근경축(muscle spasm) : 순환과 대사성 변화에 반응하는 장기간의 근 수축
  - 근경련(muscle spasticity) : 중추신경계 영향으로 일어나는 근육의 긴장도와 수축의 증가
- 관절가동범위에 대해 통증이 언제 일어나는지 관찰하여 병리학적 단계(stage of pathology)를 결정함. 통증 혹은 근방호가 끝느낌 이전에 일어나는지(acute, 급성), 끝느낌과 동시에 일어나는지(subacute, 아급성), 과압력이 적용된 후에 일어나는지(chronic, 만성)를 관찰
- 관절의 안정성과 가동성을 결정
- 능동운동이나 수동운동에 의해 관절가동범위의 특정 범위 내에서 통증이 일어나는 통증호(painful arc)가 있는지를 체크

③ **관절 손상 검사(joint integrity, accessory motion test, 관절 움직임 검사)**

- 떼어당김(distraction) : 관절면을 분리하여 통증이 증가하거나 혹은 감소할 때를 기록하고 뼈가 얼마나 쉽게 분리되는지를 기록
- 압박(compression) : 관절면을 압축하여 통증이 증가하거나 혹은 감소하는지를 기록. 통증이 증가한다면 근수축의 압축력도 통증의 증가를 일으킬 수 있으며 통증의 근원은 근육 병변이 아니라 관절 내의 어느 구조물의 병변임
- 활주(gliding) : 다른 관절면에 대하여 한 관절면을 활주함으로써 조인트 플레이(joint play movement, 관절가동)의 질과 양을 기록함

④ **저항검사(resisted test)**

- 강하지만 통증이 있는 수축(painful contraction) : 수축성 단위에 문제가 있음을 의미
- 약하고 통증이 없는 수축(painless contraction) : 완전한 근열상, 무용성 근육, 신경학적 문제임을 암시
- 약하고 통증이 있는 수축 : 활동성 병변, 골절, 염증과 같은 심각한 상황을 암시
- 도수 근력검사 혹은 기계적인 근력검사의 등급을 기록

(6) 촉진(palpation)

① 피부와 피하조직 : 온도, 부종, 피부결 및 가동성

② 근육, 힘줄, 부착지점 : 긴장도, 압통, 발통점, 장력 및 부종

③ 힘줄집과 윤활주머니 : 압통, 조직의 결, 열발음 및 가동성

④ 관절과 인대 : 삼출액, 압통, 자세 혹은 형태의 변화, 윤활액 비대 등

⑤ 신경과 혈관 : 압통, 감각변화, 맥박, 신경종의 여부

(7) 신경학적 검사(neurologic test)

① 주요 근육 검사

- 말초신경 양상과 특정한 척수레벨과 관련된 근육의 근력과 반사를 확인한다.

② 운동 능력 검사

- 운동조절, 균형과 협응의 결손을 확인한다.
- 비정상적인 연합반응, 공동작용(synergy), 바로잡기반사와 보호반사를 확인한다.

③ 감각 검사

- 온도, 가벼운 촉각(light touch), 깊은압각(deep pressure), 이점식별력(two point discrimination), 입체인지력(stereognosis), 고유수용성 감각 등의 변화를 확인하고 말초신경 양상 또는 척수 양상의 소실 또는 중추신경계 조절에 대한 손실과 연결시켜 봄

④ 신경가동성(nerve mobility) 검사

말초신경, 신경근을 신장하거나 압력을 적용했을 때 증상이 어디에서 발생하는지 확인

⑤ 적응증일 경우에 뇌신경의 손상 유무를 검사함

(8) 부가적인 검사(additional test)

① 문제의 구조물을 확인하거나 혹은 의심할 필요가 있다면 각 부위의 특정조직에 대한 특별한 검사를 수행함

② 지구력 혹은 순환계의 안정성을 측정하는 방법으로 심혈관계의 상태를 확인한다.

③ 적응증일 경우에 호흡능력(respiratory capacity)을 측정하는데, 여기에는 청진, 호흡양상, 호흡률과 호흡리듬, 기침할 수 있는 능력, 폐활량(vital capacity)과 유출률(flow rates) 및 흉곽 가동성이 포함된다.

④ 의사 혹은 다른 보건 전문가에 의해 수행되는 검사는 관련통 양상과 약물 장애의 근원을 확인하는 데 필수적임

(9) 기능적인 제한, 장애와 핸디캡을 기록하는 특별한 검사법

① 평탄한 지면과 지면이 고르지 못한 곳에서의 보행을 관찰하고, 방향을 변화시켜 봄

② 허리 굽히기, 쪼그려 앉기, 무릎 꿇기, 허리를 뒤로 구부리기와 같은 동작들의 생역학과 관련된 능력을 관찰

③ 팔 뻗치기, 밀기, 당기기, 쥐기 그리고 바닥에서 점차적으로 팔 들어올리기 등을 관찰

④ 공 던지기, 달리기, 계단 오르기, 의자에서 일어서기 등을 관찰

3) **Assessment(분석평가, 사정)**

(1) 주관적 소견과 객관적 소견에 대한 해석, 분석, 조합의 과정을 통해 전문물리치료사의 진단과 예후를 임상의사결정함

(2) 치료적 진단 : 신체구조와 기능과 관련된 능력에 대한 결손과 손상을 다룸

(3) 예후 : 환자의 기능적인 부족과 결손의 심각성, 예상하는 기능향상 수준, 성취하는 데 걸리는 예상시간, 재활에 대한 치료사의 전문견해, 거주환경 등의 요인을 작성

(4) 문제 목록을 작성(Problem list)

주관적 정보와 객관적 정보를 종합 분석하여 이상 유무를 판단하고 문제 목록을 작성(의사의 진단 및 의견, 현재의 문제점 등)

(5) 치료목표 설정(Goal setting)

① 단기목표(short term goals)

② 장기목표(Long term goals)

4) **Plan(계획)**

(1) 평가, 진단과 예후를 바탕으로 장기 및 단기목표, 근거중심 물리치료 계획을 작성하는 단락

(2) 구체적인 근거중심 물리치료 방법과 전략, 절차, 관련된 치료도구의 사용법, 교육전략, 퇴원 후 계획에 대한 정보가 포함됨

(3) 중재에 대한 재평가를 추가적으로 실시, 환자가 계획한 목표가 충족되었는지 확인 후 퇴원처리 치료지침(치료부위, 치료도구, 치료시간, 치료강도, 치료자세, 주당 치료 빈도, 치료 장소 등 포함), 환자 및 보호자교육, 재평가계획 및 추적계획 등을 기록



EXPLANATION

# 근거중심 물리치료

## 1. 근거에 기초한 치료의 이해

1) 기원

(1) 1992년 캐나다의 Gordon Guyatt가 이끄는 근거에 기초한 의학작업 진단에서 의학교육에 도움을 주기 위한 지침을 만들었는데 여기에서 근거중심의학이라는 용어의 개념을 소개

(2) 효과적인 치료를 제공하기 위해서 질 높은 근거를 찾아내고 평가하여 사용하도록 하는 것

(3) 그 후 이 개념이 의학 전반에 걸쳐 빠르게 확산, 물리치료 분야에서도 사용

2) 개념

(1) 질 높은 임상연구의 정보에 근거한 물리치료

(2) 임상연구의 결과만을 바탕으로 의사결정 하는 것이 아니라 환자의 선호도도 고려하고 치료사 자신의 임상지식을 동원하여 의사결정을 함

3) 근거중심 물리치료의 중요성

(1) 수많은 치료장비와 치료법이 개발되고 있는 현실에서 물리치료사는 최선의 방법을 선택해야 함

(2) 이때 선택한 최선의 방법은 언제나 객관적인 근거에 바탕을 두어야 함

(3) 여러 치료방법에 대한 효과와 장단점을 알고 있어야 하며 이에 근거하여 환자에게 설명하고 의사결정과정에 환자가 참여할 수 있도록 기회를 주어야 함

## 2. 근거중심 물리치료의 수행

1) 근거가 되는 연구

**치료효과에 근거를 제공하는 임상연구**

| 임상연구 | 연구 방법 |
|---|---|
| 환자군 연구 | 동일한 질환이나 증상을 가진 환자군을 대상으로 중재를 적용한 후 효과를 평가 |
| 환자-대조군 연구 | 동일환 질환을 가진 환자를 두 군으로 나누어 한 군에는 중재를 적용하고, 다른 군에는 중재를 적용하지 않고 결과를 비교 |
| 무작위화 임상시험 | 중재를 시행하는 실험군과 중재를 시행하지 않는 대조군을 무작위로 배정하고 이루어진 연구 |
| 체계적 고찰 | 같은 주제의 많은 임상연구를 찾아서 그 결과들을 정리한 것 |

2) 수행단계 (기출)

(1) **임상 질문 작성**

EBP수행의 첫단계로 구조화된 임상질문을 사용하면 관련된 근거를 쉽고 효율적으로 찾을 수 있다. 임상 질문의 형식 중 PICO가 많이 사용되고 있다.

① P(patient or problem) : 환자 혹은 해당 문제

② I(intervention or management strategy) : 치료 또는 관리절차

③ C(comparative intervention) : 비교가 되는 치료

④ O(outcome) : 결과

(2) **근거의 찾기**

의료문헌 전문 데이터베이스에서 검색

(3) **근거의 평가**

① **근거의 등급**

- 무작위배정 임상시험의 평가
  - 실험군과 대조군은 개입조건을 제외하고 모든 조건이 유사한지 확인
  - 조사기간에 중도탈락자가 적은지 확인
  - 연구대상자가 실험군 또는 대조군에 배정된 사실을 알지 못하게 함, 평가자도 대상자가 실험군인지 대조군인지 모르게 하였는지 확인
- 체계적 고찰의 평가
  - 문헌을 수집할 때 치우침 없이 객관적이고 명확한 기준에 의하여 수집하였는지 확인
  - 가능한 한 관련 연구를 모두 수집하였는지 확인
  - 연구결과를 신뢰할 수 있는 질 높은 연구만이 포함되었는지 확인
- 메타분석
  - 한 가지 주제를 목적으로 여러 가지 논문의 결과를 종합하는 것
  - 명확한 의학적 증거를 보여줄 수 있고 통일되지 않은 의견이나 결과에 대해 해결 방안을 제시
  - 과거처럼 전문가의 견해나 이론, 경험에만 의지하는 진료 방법이 아닌 과학적 증거를 통한 진료를 하기 위한 분석 방법
- 환자 대조군 비교연구

  동일환 질환을 가진 환자를 두 군으로 나누어 한 군에는 중재를 적용하고, 다른 군에는 중재를 적용하지 않고 결과를 비교
- 환자군 연구

  동일한 질환이나 증상을 가진 환자군을 대상으로 중재를 적용한 후 효과를 평가
- 기술조사

  연구대상의 특정 속성과 변수의 연관성을 설명하거나 가설을 검증하는데 목적이 있지만, 원인과 효과의 관계를 확립하거나 실제 가설을 검증할 수는 없다
- 사례연구

  특정 사례에 대해 여러 사람이 전개 과정, 특성, 문제점과 원인과 대책을 검토 및 분석

② 근거의 평가 기준
- 신뢰성－내적 타당성 : 연구 결과에 대해 믿을 수 있는가, 진실성과 연구의 질에 대해 평가
- 적용성－외적 타당성 : 결과를 다른 상황에 적용할 수 있는가를 외부 타당성을 보고 평가
- 타당성－신뢰성 : 결과의 일관성이 있었는가에 대해 평가. 비슷한 주제의 연구가 있다면 결과는 유사한가를 평가
- 확실성－객관성 : 중립성이 보이는가, 연구의 편견(Bias)을 줄임으로써 객관성을 강화하였는지 평가

(4) **임상 적용**
- 임상연구에 대한 비판적 평가 후 그 연구 결과를 내가 치료하는 환자에게도 적용할 수 있는가 추측해야 함
- 무작위배정 임상시험과 체계적 고찰 연구의 의미를 해석하기 위해서 다음 사항 점검이 필요함

① 무작위배정 임상시험의 의미해석
- 연구대상자나 개입방법이 내가 고려하고 있는 상황과 유사한지 확인
- 임상시험에 적용된 개입의 용량과 강도가 최적의 치료 조건에서 시행되었는지 확인
- 연구에서 측정된 지표가 환자에게 중요한 의미를 지니는 결과를 측정한 것인지 확인
- 방법의 적용에 따른 시간이나 비용, 부작용 등의 부정적인 요소에 비하여 긍정적인 효과가 훨씬 더 큰지 확인

② 체계적 고찰의 의미해석
- 체계적 고찰의 대상, 개입, 결과에 대한 정보를 제공할 수 있는지 확인
- 어떤 방법으로 개별 임상시험에서 얻은 결과를 통합하여 치료효과의 근거를 진술하였는지 확인

(5) **치료에 대한 평가**

① 이 모든 과정을 거쳐서 수행하거나 의료제공 조직에서 근거중심치료를 하도록 유도하는 방법 두 가지가 있음

② 여러 어려움을 극복을 하고자 하는 물리치료사의 의지가 필요함

3) 임상지침의 활용

(1) 임상지침

① 임상에서 접하는 여러 상황에서 임상가가 환자에 대해 적절한 의사결정을 할 수 있도록 돕기 위해 체계적으로 개발된 진술

② 엄청나게 증가하는 임상연구 문헌을 검색하여 새로운 연구의 결과를 평가하여 근거를 찾아낸 후 전문가의 의견과 환자의 경험을 통합하여 바람직한 권고안을 만들어서 제공해줌

(2) 임상지침 제공 사이트

① Medline, EMBASE, CINAHL 등의 데이터베이스

② 물리치료 관련은 PEDro에서 제공

EXPLANATION

# 장애모형

## 1. 장애분류 개념

질병, 상해, 선천적 장애, 발달 장애 등과 같은 급성 혹은 만성기 상태에서의 기능적 결과가 특정 신체 계통에 대해 필수적·관습적이고 바람직한 사회기능과 역학을 위한 개인의 능력을 손상시키는 것

## 2. 질병(disease)의 정의

신체의 일부 또는 전체가 구조적·기능적으로 비정상적인 상태에 있는 것

1) **장해**(impairment) : **손상 자체**
   신체 일부분을 상실하거나 기능적·구조적 손실로 인해 숙련 결함이 나타난 것
2) **장애**(disability) : **수행 결함**
   기능적 능력의 감소나 상실로 인해 일 수행 결함이 발생한 것
3) **불구**(handicap) : **사회적 불이익**
   이들 장애에 의해 사회적 불이익을 보는 상태로 역할 결함이 있는 것

## 3. 질병개념의 변화

| 판단근거 | ICD-10 | ICIKH, ICIDH-2 | ICF |
|---|---|---|---|
| 장애를 보는 관점 | 질병 | 질병<br>능력장애<br>사회적 불리 | 질병<br>능력장애<br>사회적 불리<br>환경과의 관계 |
| 장애 개념 | 개인적인 문제 | 개인과 환경과의 관계,<br>상호작용에서 발생하는 문제 | 개인과 환경 및 환경을 구성하고 있는 개별요소들과의 상호작용에서 종합적으로 발생 |

## 4. 장애모형들의 특징

1) 나기 모델(Nagi model)
   (1) 능동적 병리학 : 기관을 정상적으로 회복하기 위한 일반적 과정이나 노력이 방해를 받거나 간섭 받는 것
   (2) 손상 : 해부학적, 생리학적, 정신적, 감정적 비정상 또는 소실
   (3) 기능제한 : 온전한 인간으로의 수준을 수행함에 있어서의 제한
   (4) 장애 : 사회적으로 정해진 역할 수행의 제한

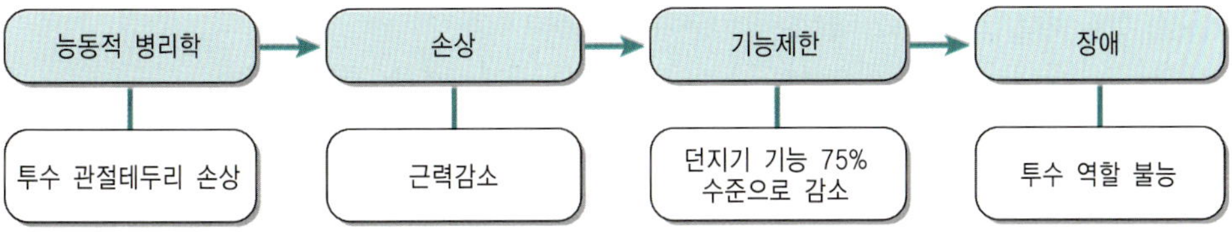


Nagi 모델

2) 미국국립의학재활연구센터 모델(NCMRR model) : Nagi model에 사회적 한계 개념 추가
   (1) 능동적 병리학 : 기관을 정상적으로 회복하기 위한 일반적 과정이나 노력이 방해를 받거나 간섭을 받는 것
   (2) 손상 : 해부학적, 생리학적, 정신적, 감정적 비정상 또는 소실
   (3) 기능제한 : 온전한 인간으로의 수준을 수행함에 있어서의 제한
   (4) 장애 : 사회적으로 정해진 역할 수행의 제한
   (5) 사회적 한계 : 사회적 정책이나 장벽에 의한 제한으로 역할 기능의 한계

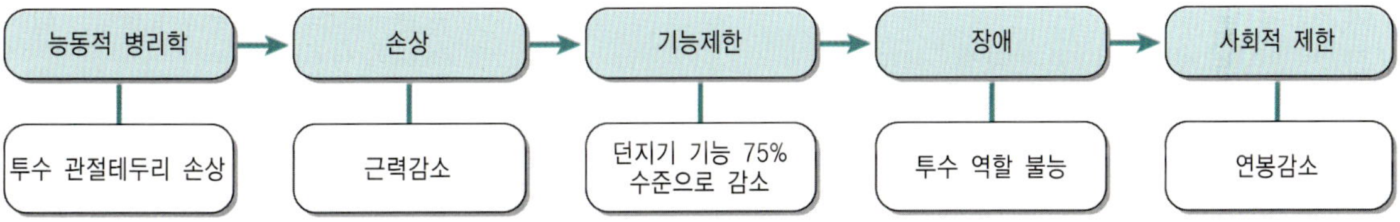


NCMRR 모델

3) 국제장애분류 모델(ICIDH model) : 기존의 장애를 개인의 문제로 보던 관점에서 장애를 개인의 문제에 기인한 '사회참여의 제한'의 개념을 포함하여 장애를 설명

| ICIDH | 제시된 용어 | 정형외과적 예 |
|---|---|---|
| <건강상태(disease)><br>징후와 증상의 특성을 확인하는 병리과정 | <의료적인 진단><br>외상, 질환, 대사성 불균형, 감염과 관련된 활동성 병리 | 힘줄염, 윤활막염, 류마티스성 관절염, 골절, 수술, 뼈엉성증 |
| <손상(impairment)><br>심리적, 생리적, 해부학적 구조나 기능의 비정상적인 소실. 이는 조직기능 장애와 관련됨 | <진단적인 범주><br>지식과 실습영역 내에서 검사자에 의해 확인된 주기능 장애의 범주<br><손상><br>진단성 범주 혹은 의료적 범주와 관련해 평가자에 의해 확인된 기능 장애·문제 | • 과사용 증후군, 부딪힘 증후군<br>• 자세성 증후군<br>• 관절염<br>• 관절제한<br>• 휴식, 운동, 반복적인 운동, 저항 및 촉진 시에 일어나는 운동<br>• 신경학적 증상<br>• 근육 불균형<br>• 근약증<br>• 가동범위 감소(근육－관절)<br>• 지구력 감소<br>• 불안정성<br>• 움직임<br>• 세기의 협응 부족 |
| <기능제약(disability)><br>• 사람의 정상적인 가동 범위 안에서나 어떤 방법으로 활동을 수행하는 능력의 제한이나 결손<br>• 장애는 손상에 의해 일어나고, 신체적, 정신적, 사회적 그리고 정서적인 것으로 분류됨 | <기능적인 제한><br>제한은 손상으로부터 일어나고 일상의 역할과 활동을 수행할 수 있는 능력의 감소를 일으킴<br><장애><br>특별한 활동을 수행하지 못함 | 서기, 걷기, 굽히기, 웅크리기, 무릎 꿇기, 팔 들기, 팔 뻗기, 운반하기, 운전하기, 자전거타기, 가벼운 집안일하기, 스포츠 혹은 취미활동, 지속적이고 반복적인 활동 |
| <핸디캡(handicap)><br>개인의 정상적인 역할의 충족을 제한하거나 방해로 인한 불이익 | <핸디캡> | 일상생활 활동을 행할 수 없을 때의 도움 필요 |

4) 국제기능장애건강분류 모델(ICF model) (기출)
   (1) 건강구조(질병)
   (2) 신체기능과 구조(손상)－활동(제한)－참여(제약)
   (3) 배경요인 : 개인요인, 환경요인
   (4) 개인의 건강상태를 신체적인 측면에 국한하지 않고 일상생활, 사회생활, 환경적 요인을 종합하여 평가함
   (5) 국제적 모델이므로 건강관련 연구를 위한 과학적 기초를 제공하며 다양한 분야 간의 의사소통을 원활하게 하고 기능과 장애의 정도를 국제적으로 비교 가능하도록 함

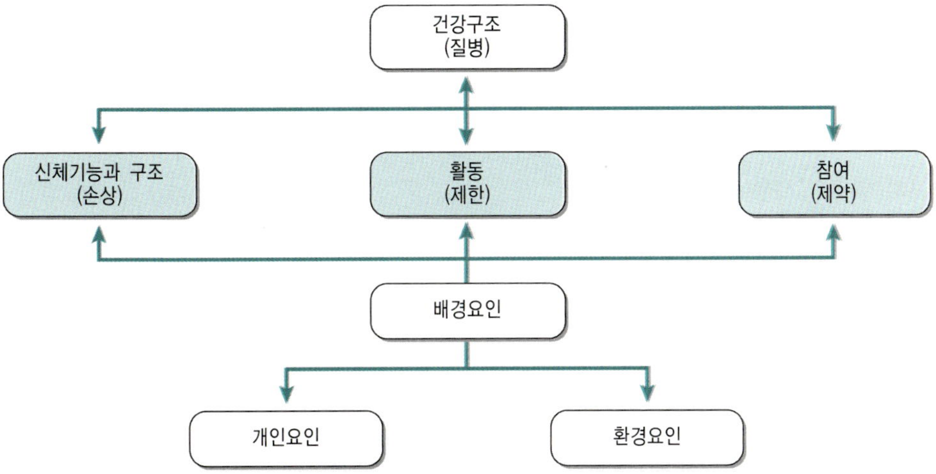


ICF 모델

EXPLANATION

## 지역사회 중심재활

### 1. 재활

1) 재활의 정의
   (1) '사회복귀'와 같은 말로 사용됨
   (2) 장애를 가진 사람이 사람답게 살아갈 권리와 인간으로서의 존엄성을 가지고 살아갈 권리
   (3) 장애를 입은 사람의 능력과 가능성을 평가하여 잠재능력을 최대한 발휘할 수 있도록 신체적, 정신적, 사회적, 심리적, 직업적으로 회복시켜 사회에 복귀하게 하는 것
2) 재활의 과정
   (1) 장애의 상담 : 장애의 조기발견으로 조기치료에 목적
   (2) 장애의 평가
   (3) 치료, 교육 및 훈련
   (4) 사회복귀 : 장애인 자신의 편견과 일반사회 구성원들이 장애인을 받아들이는 인식수준이나 편견 등이다.
   (5) 사후지도
3) 재활의 서비스(기출)
   (1) 의학적 재활
      ① 재활 서비스의 첫 단계
      ② 의학적 조치, 작업치료, 언어치료, 물리치료
      ③ 보장구의 처치와 훈련, 일상생활활동의 훈련, 기능 훈련, 가능한 잠재력 평가, 능력의 증진 훈련, 생활환경이나 작업환경의 개선을 위한 의학적 충고

(2) 심리적 재활

① 장애인 자신뿐 아니라 가족, 주변인들의 심리적 상태, 열등감, 소극적 태도, 욕구불만, 공포, 불안감과 퇴행 등 심리적 문제를 해결하는 과정

② 재활과정 모든 영역에 영향을 미치는 중요한 분야

(3) 사회적 재활

① 사회에 복귀하여 원활히 업무를 수행하고 사회 일원으로 적응하도록 돕는 정신적 재활

② 개별적, 집단적 상담과 지도, 다양한 적응 프로그램 이용

③ 사회참여 의욕과 능력을 개발하고 지역사회 주민의 이해와 관심을 이끌어냄

(4) 교육적 재활

① 장애인의 능력을 향상시키고 잠재력 개발과 적성 육성을 목적으로 함

② 교육적 욕구를 충족시키기 위해 교육적 환경을 정비하고 교육을 시행하여 사회에 한 시민, 전문인을 양성하는 영역

③ 균등한 교육을 받아 사회에 복귀하여 적응하기 위한 것

(5) 직업적 재활

① 직업은 생계수단이며 자신이 사회의 일원으로서의 존재가치와 존엄성을 느끼게 해주며 자아실현을 향상시킴

② 생활보장, 사회 발전에 기여, 성공적인 사회 적응을 도모하므로 재활사업 중 가장 중요한 자립생활을 위한 영역

4) 재활사업

(1) 시설중심재활 접근법 → 지역사회중심재활 접근법으로 변모

(2) 의료서비스의 중심인 병원과 시설을 중심으로 재활 → 개인의 특성에 맞는 재활 서비스를 지역사회에서 제공

## 2. 지역사회중심재활의 개념과 특징 (기출)

1) 지역사회의 개념

(1) 공유, 공통성이라는 뜻

(2) 문화적, 언어적, 환경 등을 공유하는 공동체 집단

(3) 공동체 구성원의 공동의 목표와 요구를 충족시키기 위하여 만든 공식적, 비공식적 집단

(4) WHO : 지리적 경계와 공동 가치를 위한 사회집단으로 서로 상호작용하여 특수한 기능과 사회적 규범, 가치, 제도를 창출하는 공동체 집단

(5) 지역사회 기능

① 경제적 기능 : 경제적으로 자립

② 사회화 기능 : 다른 지역사회와 구분되는 생활양식을 터득

③ 사회통제 기능 : 구성원 스스로 규칙과 규범 속에서 행동을 통제함

④ 참여적 사회통합 기능 : 공동체의 문제를 함께 해결함

⑤ 상부상조 기능 : 필요한 상황에서 서로를 지지하고 조력

2) 지역사회중심재활의 정의
   (1) 지역사회에서 장애인 스스로 주체가 되어 장애복지를 이루어 장애인의 사회적, 환경적, 심리적 불이익 해소를 위한 지역사회의 지지를 강조하는 것
   (2) 장애를 가진 사람들이 지역사회를 중심으로 잔존 능력의 개발과 훈련을 통하여 사회통합을 목표로 하는 재활사업

3) 지역사회 중심재활의 이념
   (1) 평등 : 모든 사람은 동등한 가치와 권리를 지님
   (2) 사회적 정의 : 재활 서비스는 다수를 위한 것, 인간다운 삶을 살아야 한다는 것
   (3) 통합 : 모든 사람들이 더불어 살아가야 한다는 것
   (4) 존엄성 : 장애인도 인간으로서 존엄한 존재라는 것

4) 지역사회 중심재활의 목표
   (1) 장애인의 기능적 잔존 능력을 최대한으로 향상
   (2) 지역사회에서 장애에 대한 인식의 변화와 사회적 책임감 향상
   (3) 장애인, 가족, 지역사회 구성원을 포함하는 지역사회 인적자원을 형성하여 사회통합 추구
   (4) 지역사회에서 활용할 수 있는 재활의 방법과 기술을 통하여 지역사회의 기술을 축적
   (5) 교육, 사회적 서비스, 노동, 의료서비스 등 지역사회의 서비스를 사용하여 장애인들의 실질적인 요구를 충족시켜 장애인의 사회 참여를 통한 지역사회를 발전
   (6) 장애인 자신과 가족이 지역사회 중심재활사업 및 정책의 주체가 되어 장애인 자신의 욕구를 충분히 반영시킴
   (7) 정부, 지역사회, 비정부기구, 영리기구, 비영리기구, 관련 협회 등 전체사회의 참여와 협력을 통해 재활계획을 수립하고 재활서비스를 제공

5) 지역사회 중심재활의 장점
   (1) 지역사회에 재활 치료, 직업훈련 등의 교육을 통해 스스로 문제를 해결하는 기회를 제공하고 기술을 축적
   (2) 지역사회와 주민들의 장애에 대한 이해와 책임을 향상시켜 장애인의 자립의식을 강화할 수 있도록 협력함
   (3) 지역사회가 가지고 있는 잠재된 물적자원을 총동원하여 포괄적 서비스 능력과 영역을 확대시켜 지역사회 발전과 정부의 경제적 자원의 효용성을 확대함
   (4) 지역사회의 인적자원과 각종 기관, 시설, 단체 등의 상호 유기적 네트워크를 조직화하고 활용하여 사회발전을 이룸

6) 지역사회 중심재활의 원칙
   (1) 재활의 주체를 장애인 자신과 가족으로 설정하여 프로그램 계획과 평가에 주체적으로 참여
   (2) 재활 프로그램의 일차적 책임을 다할 수 있도록 위원회에 운영을 위임
   (3) 기족의 복지서비스를 개선하고 유관단체와 긴밀한 상호협조체제를 구축해야 함
   (4) 지역사회 내의 자원을 활용해야 함
   (5) 지역사회의 축적된 기술을 활용해야 함
   (6) 환경적 개선과 다양한 서비스를 지속적으로 제공해야 함

## 3. 지역사회중심재활의 물리치료적 접근

1) 지역사회 물리치료 개요

(1) 지역사회 물리치료

① 지역사회 내의 장애인을 대상으로 물리치료와 관련된 인적, 물적 자원을 활용하여 물리치료 서비스를 받을 수 있도록 하는 체계

② 지역사회 청소년, 산업체 노무자, 스포츠 이용자, 선수, 만성질환 노인, 재가 장애인 등을 대상으로 신체적 능력 향상 및 회복을 촉진하여 일상생활 능력을 극대화함

③ 건강 증진 및 예방프로그램, 기능향상 프로그램, 손상회복 프로그램 등을 시행하는 제도

(2) 의료기관과 각 대학의 물리치료학과, 보건소 등의 관련단체 간 긴밀한 협조와 상호작용 필요

2) 지역사회 물리치료

(1) 지역사회 교육

① 대상 : 지역주민, 장애인과 그의 가족, 다른 의료종사자, 관공서 관계자

② 고혈압, 당뇨교실, 장애, 낙상예방 교육 등 예방교육

③ 지역사회시설 종사자, 요양보호사, 보호자 등의 교육

④ 지역사회 환경과 안전 교육, 재활 전문가들을 대상으로 한 전문교육

(2) 지역사회 물리치료 수행

① 지역사회 물리치료 계획수립

② 지역사회 물리치료 수행

- 가정방문 물리치료 프로그램
- 장애인 일상생활 기능증진 프로그램
- 환경 내 장애 요소 적응 프로그램
- 건강증진 프로그램

(3) 지역사회 물리치료 수행에 따른 평가 : 지역사회 물리치료 구조, 과정, 결과 평가, 만족도 조사, 추후관리 계획, 사례관리 사정 등이 있음

3) 지역사회 물리치료의 기대효과

(1) 장애인의 장기적인 병원 거주를 방법

(2) 효율적이고 편리한 물리치료를 제공

(3) 지역사회에서 관리함으로써 사회적 문제를 예방

(4) 집중적 관리 가능

(5) 지역사회의 발전을 도모

(6) 전문화된 인력과 시설의 효율적 사용이 가능

(7) 병원 이용의 최소화로 시간적, 경제적 에너지 감소를 유도

(8) 재가 장애인의 요구를 충족

# REFERENCE


- 강응식, (알기 쉬운)정형외과학=Orthopaedics, 의학문화사, 2002.
- 강화정, 인체생리학, KMS, 2007.
- 고병문, (간추린)인체해부학, 정문각, 2008.
- 구봉오, 물리치료학개론, 대학서림, 2002.
- 구희서, 정형물리치료학, 대학서림, 2006.
- 권혁철, 근육 검진학, 정문각, 1996.
- 길미아춘, 운동치료학 각론 : 물리치료학 전문분야, 영문출판사, 2005.
- 길미아춘, 운동치료학 총론 : 물리치료학 전문분야, 영문출판사, 2006.
- 김경, 광선치료학=Photo therapeutics, 현문사, 2002.
- 김동대, 측정 및 평가, 현문사, 2005.
- 김순희, 광선치료학=Phototherapy, 하늘뜨락, 2005.
- 김양호, 인체생리학=Human physiology, 현문사, 2007.
- 김영규, 인체생리학, 고문사, 2008.
- 김용천, 노인물리치료학=Geriatric physical therapy, 현문사, 2002.
- 김장환, 상지보조기학=Upper extremity orthosis, 탑메디오피아, 2006.
- 김장환, 의지·보조기학=Prosthetics & orthotics, 탑메디오피아, 2006.
- 김종만, 신경계물리치료학=Neurological physical therapy, 정담, 2001.
- 김진호, 보조기학과 의지학=Orthotics & prosthetics, 대학서림, 2001.
- 김태호, 소아물리치료=Pediatric physical therapy, 탑메디오피아, 2006.
- 김택훈, 신경계 질환별 물리치료, 현문사, 2003.
- 내산, 운동기능 평가학 : 물리치료 전문분야, 영문출판사, 2005.
- 대학서림, 물리치료학개론, 대학서림, 1999.
- 대한정형외과학회, 정형외과학, 최신의학사, 2005.
- 맥키넌, 파멜라, 옥스포드 기능해부학, E*Public, 2007.
- 민경옥, (근골격계 및 호흡기계)운동치료학, 하늘뜨락, 2005.
- 민경옥, (신경계)운동치료학, 하늘뜨락, 2006.
- 민경옥, 電氣治療學=Electrotheraphy, 현문사, 2001.
- 민경옥, 정형도수치료학=Orthopedic manipulative therapy, 하늘뜨락, 2005.
- 박래준, 광선치료학, 대학서림, 2005.
- 박래준, 전기치료학 : 근거중심실무 : evidence based practice=Electrotherapy, 현문사, 2008.
- 박윤기, 근골격계 질환별 물리치료, 현문사, 2003.

# REFERENCE


- 박정태, 임상 정형외과학 개론=Manual of clinical orthopedics, 현문사, 2002.
- 박종철, 수 치료학=Hydrotherapy, 현문사, 1994.
- 박지환, 근골격계 질환별 물리치료=Musculoskeletal disease physical therapy, 현문사, 2007.
- 박찬의, 광선치료, 대학서림, 1996.
- 박찬의, 근골격질환물리치료, 대학서림, 2006.
- 신홍철, 보장구학과 의지학=Orthotics & prosthetics, 현문사, 2005.
- 안의수, (알기 쉬운)인체해부학=Essential Human Anatomy, 대한나래출판사, 2008.
- 오정희, 임상운동학 : 인체역학. 기능해부. 임상운동, 도서출판 대학서림, 1990.
- 오정희, 임상운동학, 대학서림, 1986.
- 이재형, 임상전기치료학, 대학서림, 1998.
- 이창현, 해부생리학=The human body : concepts of anatomy & physiology, 메디컬코리아, 2007.
- 이충휘, 전기치료학=Electrotherapy, 탑메디오피아, 2005.
- 이한기, (새용어) 인체해부학=Systematic human anatomy, KMS, 2008.
- 임한수, 임상운동학, 賢文社, 1990.
- 전세일, 재활치료학=Rehabilitation therapeutics, 계축문화사, 1998.
- 정영길, 인체해부학=Human anatomy, 고문사, 2008.
- 정영태, 인체생리학, 청구문화사, 2007.
- 정진우, 보조기 · 의지학, 대학서림, 2007.
- 조광필, 생리학, 퍼시픽, 2007.
- 최경임, 해부생리학개론, 서원각, 2007.
- 함용운, 광선치료학, 현문사, 1991.
- Bandy, William D, Therapeutic exercise : techniques for intervention, Lippincott Williams & Wilkins, 2001.
- Basmajian, John V., Therapeutic exercise : student edition, Williams & Wilkins, 1980.
- Bates, Andrea, 수중 운동치료, 대학서림, 2003.
- Bottomley, Jennifer M, 노인재활, 군자출판사, 2005.
- Brotzman, S. Brent, 근골격계 질환의 진단 및 재활치료, 한미의학, 2005.
- Clayton, E. Bellis, Clayton's electrotherapy 10th ed., Saunders, 1996.
- Costanzo, Linda S., 생리학, E*Public, 2007.
- Davies, Patricia M, 운동치료학, 영문출판사, 2001.
- Edwards, Brian C, 복합운동 정형물리치료, 영문, 2002.
- Gosling, J. A, 인체해부학, 대한나래, 2008.

# REFERENCE


- Hall, Carrie M, Therapeutic exercise : moving toward function, Lippincott Williams & Wilk-ins, 1999.
- Hall, Carrie M, (기능증진을 위한)운동치료학, 영문출판사, 2003.
- Hislop, Helen J, Daniels and Worthingham's muscle testing : techniques of manual examination, Saunders / Elsevier, 2007.
- Hoppenfeld, Stanley, 척추와 사지의 검진, 대학서림, 2000.
- Kahn, Joseph, Principles and practice of electrotherapy, Churchill Livingstone, 1994.
- Katsuhiko Tachino, 정형외과학, 영문출판사, 2003.
- Kawamura Jiro, 보장구의지학=Orthotics prosthetics, 고문사, 2004.
- Kawamura, Hiroyuki, (여기가 포인트)정형외과적 물리치료, 영문출판, 2008.
- Kitchen, Sheila, Electrotherapy : evidence-based practice, Churchill Livingstone, 2002.
- Konin, Jeff G, 정형물리치료 정형 검사, 영문출판사, 1998.
- Kovcs, Richard, Electrotherapy and light therapy : with the essentials of hydrotherapy and mechanotherapy 4th ed., H. Kimpton, 1942.
- Lesh, Steven G, (물리치료사를 위한)임상정형외과학, 영문, 2004.
- Levangie, Pamela K, 임상운동학 : 관절의 구조와 기능 : 종합적 분석, 영문, 2004.
- Lippert, Lynn, Clinical kinesiology for physical therapist assistants, F.A. Davis Company, 2000.
- Low, John, Electrotherapy explained : principles and practice, Butterworth-Heinemann, 2000.
- Mader, Sylvia S, 해부생리학, 東和技術, 2006.
- Malone, Terry R, 정형 스포츠 물리치료, 영문출판사, 2002.
- Marieb, Elaine Nicpon, Human anatomy & physiology, Benjamin Cummings, 2001.
- Martini, Frederic H, (Martini)핵심 해부생리학, 바이오사이언스, 2008.
- Martini, Frederic, Fundamentals of anatomy & physiology, Benjamin Cummings, 2004.
- McKee, Pat, (재활의학에서 필요한)보조기학, 영문출판사, 2002.
- Meadows, James T. S, 질환별 감별진단학, 계축문화사, 2002.
- Michlovitz, Susan L, (냉·온을 이용한)물리치료학, 영문출판사, 2002.
- Moore, Keith L, (무어)임상 해부학, 신흥메드싸이언스, 2007.
- Moore, Keith L, Clinically oriented anatomy, Lippincott Williams & Wilkins, 1999.
- Moore, Keith L, Moore 핵심임상해부학, E*Public, 2008.
- Myers, Rose Sgarlat, (질환별 물리치료)사운더스의 물리치료실무 매뉴얼, 대학서림, 2006.
- Nosek, Thomas M, Essentials of human physiology : a breakthrough in human physiology education[computer file], Gold Standard Multimedia, Inc., 1998.

# REFERENCE


- O'Sullivan, Susan B, (오'설리반 & 슈미츠)질환별 물리치료, 영문출판사, 2007.
- Oatis, Carol A, 임상운동학 : 인체 운동의 역학과 병태역학 중심으로, 영문출판사, 2008.
- Ombregt, Ludwig, 말초관절의 정형의학적 검사, 범문사, 2003.
- Porter, Stuart B, 타이디 질환별 물리치료, 군자출판사, 2005.
- Prentice, William E, 근골격 재활, 군자출판사, 2005.
- Rasch, Philip J, Kinesiology and applied anatomy : the science of human movement, Lea & Febiger, 1978.
- Reider, Brude, (사진으로 보는)척추와 사지의 검진, 군자, 2006.
- Rizzo, Donald C, 해부생리학, KMS, 2008.
- Rizzo, Donald C, Delmar's fundamentals of anatomy & physiology, Delmar, 2001.
- Ruoti, Richard G, 수치료학, 현문사, 2005.
- Scanlon, Valerie, C, (필수)해부생리학, 영문출판사, 2008.
- Shier, David, Hole's human anatomy & physiology, McGraw-Hill, 2004.
- Shier, David, Hole's human anatomy & physiology, WCB/McGraw-Hill, 1999.
- Shriber, William J, A manual of electrotherapy, Lea & Febiger, 1975.
- Smith, Laura K, (Brunnstrorm's)임상운동학, 영문, 1999.
- Snell, Richard S, (스넬)임상신경해부학, 신흥메드싸이언스, 2007.
- Snell, Richard S, Gross anatomy dissector : a companion for atlas of clinical anatomy, Little, Brown, 1978.
- Thibodeau, Gary A., Anthony's textbook of anatomy & physiology, Mosby, 1999.
- Thompson, Clem W, Manual of structural kinesiology, Mosby, 1977.
- Van De Graaff, Kent M, 인체해부학, 정문각, 2007.
- Van De Graaff, Kent M, Concepts of human anatomy & physiology, W.C. Brown, 1995.
- Widmaier, Eric P, 인체생리학, 지코사이언스, 2008.
- Widmaier, Eric P, Vander, Sherman, & Luciano's human physiology : the mechanisms of body function, McGraw-Hill Higher Education, 2004.
- Winkel, Dos, 상지의 정형물리치료, 영문, 2002.
- Winkel, Dos, 하지의 정형물리치료, 영문출판사, 2003.

## 라



## 마



## 바



## 사

## 아

## 자



## 차



## 카

## 타



## 파



## 하



## A



## B

PHYSICAL THERAPY

03

VOLUME

2021

퍼시픽 물리치료학 개념서

# 물리치료 진단평가

2021년 4월 30일 발행

저 자 퍼시픽북스 학술편찬국
발행인 이 웅 현
발행처 **퍼시픽북스**
서울시 중구 충무로 29 아시아미디어타워 501호
TEL. 02-2272-7766(代) / FAX. 02-2272-7166
E-mail: papu77@daum.net

ISBN 979-11-6375-244-8
set ISBN 979-11-6375-246-2



정가 Volume 3 18,000원

PHYSICAL THERAPY